中国医药学术原创精品图书出版工程

转化中医学

——中药复方新药创制转化思路与方法

主编　赵军宁　王海南

人民卫生出版社

·北 京·

图书在版编目（CIP）数据

转化中医学：中药复方新药创制转化思路与方法 /
赵军宁，王海南主编 . 一北京：人民卫生出版社，
2021.9
ISBN 978-7-117-31211-0

I.①转… Ⅱ.①赵…②王… Ⅲ.①中药学-研究
Ⅳ.①R28

中国版本图书馆 CIP 数据核字（2021）第 037616 号

转化中医学——中药复方新药创制转化思路与方法
Zhuanhua Zhongyixue——Zhongyao Fufang Xinyao Chuangzhi Zhuanhua Silu yu Fangfa

策划编辑	张 科
责任编辑	曾 纯 张 科
书籍设计	人卫源设计工作室 尹 岩 彭子雁
主 编	赵军宁 王海南
出版发行	人民卫生出版社（中继线 010-59780011）
地 址	北京市朝阳区潘家园南里 19 号
邮 编	100021
印 刷	北京顶佳世纪印刷有限公司
经 销	新华书店
开 本	787×1092 1/16 印张：35
字 数	746 千字
版 次	2021 年 9 月第 1 版
印 次	2021 年 9 月第 1 次印刷
标准书号	ISBN 978-7-117-31211-0
定 价	128.00 元

E－mail pmph@pmph.com
购书热线 010-59787592 010-59787584 010-65264830
打击盗版举报电话：010-59787491 E-mail：WQ@pmph.com
质量问题联系电话：010-59787234 E-mail：zhiliang@pmph.com

转化中医学
——中药复方新药创制转化思路与方法

主编 赵军宁 王海南

副主编 肖小河 胡镜清 刘建勋 王 忠 王 梅 卞兆祥
魏 玮 唐健元 张翼冠 曾 瑾

编 委（按姓氏笔画排序）

王 忠	王 梅	王伽伯	王海南	卞兆祥	叶祖光
曲建博	吕映华	任建勋	任钧国	华 桦	刘玉红
刘建勋	许爱丽	孙濛濛	严志祥	李 兵	李 晗
李 磊	李天泉	李依洁	杨 光	杨 洋	杨力强
杨安东	杨洪军	肖小河	肖海涛	张广平	张好霞
张俊华	张洪春	张翼冠	武红莉	范骁辉	易进海
罗 恒	周 贝	郑青山	封继宏	赵军宁	赵艳玲
胡镜清	柏兆方	郭玉明	唐健元	曾 瑾	温泽淮
鄢良春	窦金辉	戴 瑛	魏 玮	瞿先侯	

张伯礼院士序

  转化医学是将基础医学研究和临床实践紧密联系的一种新医学思维模式,也是促进医学科学研究向工程技术应用转变的过程。自问世以来,其产生了重要作用,推动了整个医学领域的进步。

  中医转化医学研究的重点是将医药学研究的最新成果运用到临床实践中,形成一系列科学、可推广、中西医都接受的诊疗标准、临床指南或临床路径等,以及综合应用循证医学、临床流行病学等方法,强化对中药制剂、诊疗方案的疗效评价和验证,将个体经验上升到对群体规律的认识,进一步提高临床服务能力和水平。

  中医药学有几千年历史,其发展模式是"从临床到理论再到临床"的往复渐进的历程。中医药的核心哲学理论是相对恒定的,但其诊疗方法及方药应用都在与时俱进、不断发展,这也是中医药发展的内生动力。中医药从神农尝百草渐次演变到现代中成药,从运气学说到子午流注理论的演变,从六经辨证到金元医家的学说争鸣,再到温病学说的形成与发展,无不体现着中医学理论来源于实践又在实践中经历验证和升华的特点,临床与理论的相互转化一直是中医药发展的主线。建立符合中医药特点的转化医学研究新模式是中医药发展的必由之路,也是中药新药开发等应用产业发展的内生动力。

  中医药现代化战略推动了中医药学与现代科学技术的交汇融合,产生了重大社会效益和经济效益。从 2016 年我国政府首次颁布《中医药发展战略规划纲要(2016—2030 年)》,到 2017 年《中华人民共和国中医药法》正式施行,为保护发展中医药提供法律保障。近几年,我国相继出台中医药健康服务、中药材保护和发展、中医药科技创新、健康旅游、健康养老与互联网融合发展等一系列发展规划和指导意见,构建了全方位发展中医药的政策措施,中医药走向全面发展的新时代。当前,中医药作为我国自主创新的优势领域,面临难得的发展机遇,全球范围内对中医药的需求日益迫切,中医药在维护健康领域的贡献越来越大。中医药科研标志性的成果,从临床到方法,从理论到药物,从产业技术升级到标准引领,从合作研究到走向国际等各方面全方位的进步,表明中医药是可驭"转化医学"乘势而为,为服务人民、光泽世界做出贡献。中医药学虽然古老，但它的理念、方法并不落后，现代生命科学所遇到的很多困难和挑战，将从中医药学中得到启发。我常讲，中西医是两种不同的医学，它们是站在不同的角度，把握人体的健康，各自具有优势。其优势可以互补，但不可以互相取代。中药新药研发亦不宜搬用西药研发的模式，而应该注重自身特点，特别是复杂药物成分和多靶点综合作用的优势，借鉴转化医学的工具，走出一条中医药创新发展之路。

我非常高兴地看到由赵军宁研究员、王海南研究员担纲的《转化中医学——中药复方新药创制转化思路与方法》专著，从理论、方法和实践三个方面首次系统梳理转化医学的发展历程、一般原则与发展方向，总结和提出转化中医学中药复方新药发现与创制的思路和方法，为建立中药复方新药创制理论方法体系奠定基础。本书的出版将不仅有助于加深我们对中医药原创思维、临床经验、防治方法的科学内涵认识，还将对进一步发挥中医药优势和价值，破解中医药诊疗技术相对落后的难题起到重要作用。特别是基于经方、验方的新药创制和上市中成药二次开发研究，是实践中医药转化医学研究的重要内容。"他山之石，可以攻玉"，我主人随，大胆借鉴，勇于探索，多学科融合发展，将是新时代中医药传承发展的捷径，这本著作将给人以有益的启迪，故乐为之序！

张伯礼

中国工程院院士
天津中医药大学校长
中国中医科学院名誉院长
2019 年 8 月于天津团结湖畔

陈凯先院士序

转化医学（translational medicine）或转化研究（translational research）的概念，是在 2003 年由美国 Elias A. Zerhouni 在 NIH 路线图计划（NIH roadmap）中提出来的，它的核心是要将医学生物学基础研究成果迅速有效地转化为可在临床实际应用的理论、技术、方法和药物，它要在实验室到病房（bench to bedside，简称 B2B）之间架起一条快速通道。转化医学模式强调要重视以临床研究的需要和发现来牵引基础研究、驱动创新药物研发，实行基础和临床之间的双向转化。在这种新模式下，以系统生物医学为指导和基于临床需求的创新药物研发策略越来越得到重视；同时，可根据个体携带的遗传信息"量身定做"疾病防治药物，这是遗传药理学和药物基因组学发展带来的一场革命，已成为转化医学和精准医疗研究的重要方面。

当前人类所面临的全球性健康挑战除了重大突发传染病以外，主要是非传染性的慢性病，如心脑血管疾病、神经退行性疾病、代谢障碍性疾病、肿瘤和免疫性疾病等，这些疾病的共同点在于病原体往往不明确，是由多因素导致的复杂疾病。当代科学和医学的发展注重整体与局部并重、综合与分析并重、经验与实验并重。医学发展的战略优先从"以治愈疾病为目的的高技术追求"，转向"预防疾病和损伤，维持和促进健康"。医疗模式也从单一的生物医学模式向生物医学 - 心理 - 社会 - 环境 - 工程医学相结合的整体医学模式逐步转变，凸显"预防、预测、个体化和公众参与"四个因素的综合作用。从这个角度来看，东西方医学会聚是当代医学发展的必然趋势。中西医学要共同应对当代面临的健康挑战，中医整体的、多靶点、多层次的作用和调节显示出了独特的价值和意义。

中医药学是伟大的科学宝库，中草药和天然产物是创新药物研发的重要源泉。青蒿素类抗疟新药的研发、三氧化二砷治疗白血病的研究等，都是杰出的范例。近年来，中医药研究日益重视遵循转化医学的理念，更注重深入化、定量化、系统化。传统医药学和现代科技交叉融合，深入挖掘中医药和天然药物宝库，催生了中药和天然药物药效成分辨识、作用机制探索、复方组合设计、临床功效评价等许多新的研究方法和技术。

为系统总结和整理中医药学转化研究的学术思想、创新理论、技术方法,由赵军宁研究员、王海南研究员共同策划、组织编撰的《转化中医学——中药复方新药创制转化思路与方法》,以转化医学理念为指引,以复方新药创制转化为突破口,包括理论篇、方法篇、实践篇等内容,涵盖了现代转化医学理论、中成药的发现与创制基本原理、中药复方新药转化的新理论、新技术和新方法,并重点总结了源于民族民间经验方、临床经验方、古代经典名方和现代科研方的复方新药转化成功案例。本书的出版发行填补了该领域的空白,必将为推动中医药科学技术进步与创新,加快中药复方新药转化,构建适合中药特点的新药技术体系发挥重要作用。我相信,未来中西医学的汇聚融合,不但会促进医疗水平的提高,为健康中国战略服务,而且必然会成为当代医学发展的一个强大的推动力。

在本书即将付梓之际,我非常高兴地为之作序。

陈凯先

中国科学院院士、上海市科学技术协会原主席

2021 年 3 月 12 日于上海

王广基院士序

药理学与转化医学均有桥梁属性,前者为临床与基础之间最重要的桥梁学科,后者则采用前沿理论、技术为基础研究到临床应用搭建桥梁。中药具有多组分、多靶点的特点,其代谢复杂、药效输出广泛,但目前绝大多数中药的药效物质基础及作用机制尚不明确,中药药理学机制研究与新药转化遇到很多瓶颈,中药药效物质基础研究一直是中医药现代化的关键问题之一。研究中药代谢与药效机制的桥接是中药研究中亟待解决的重大科学问题。中药特殊的"多向代谢"模式,以及基于整体观、符合中医药特点和具有普适性的中药复杂药效物质研究关键技术与方法学体系,对解释中医、中药的科学性,推进中药国际化、现代化具有重要的意义。

建立以药理学 - 转化医学 - 临床应用为主导模式的新型平台是建立中西医学深层纽带机制的必经之路,也是中药新药开发等应用产业发展的核心支撑。赵军宁、王海南两位研究员主编的《转化中医学——中药复方新药创制转化思路与方法》,基于中医药原创理论和现代转化医学技术手段,构建以临床转化应用为目的的中医药转化医学理论体系,建立适合现代中药复方新药研发的药理模型、理论和方法,客观地阐释中药药性(毒性)理论、中药作用特点和指导中药复方新药创制与转化,以确有疗效的中医方剂和名优中成药、医院制剂为源头,研究开发特色明显、配伍科学、药效成分基本清楚、机制基本明确、安全有效、质量可控的创新中药,集中展现了中医整体观与现代医学融合、转化中医学模式的最新进展。

这是我国第一部系统总结中药复方新药转化理论和方法的扛鼎之作。本书作者群均为在该领域一线工作的卓有成效的中青年专家学者,不仅体现了多学科交叉融合的趋势,还体现了传统医药学和现代科技交叉融合的成果,更体现了行业内外从事中医药转化医学协同研究的集体智慧。赵军宁研究员从事中药药理和新药转化研究 20 余年,并兼任全国首家独立建制的中医药转化医学研究机构——四川省中医药转化医学中心主任,探索中医药"基础 - 临床 - 产业"多向性转化新机制。本书的出版可为中药复方科学内涵的解释及新药转化提供新理论、新思路、新方法,根据中医药本源提出革新性研究与发现思路,使中药复方与新药转化有更清晰的实现路径,对于通过转化医学理论技术探寻中医药科学内涵及评价标准,明确中医药学与现代医学桥接依据,对于开拓视野,提升科研思维,推动具有中医药特色审评技术体系的建立具有里程碑式的重要意义。

我非常高兴为本书作序。

中国工程院院士

2019 年 8 月于南京

前　言

　　"转化医学"首见于 1996 年《柳叶刀》(*The Lancet*) 杂志的一篇题为 "*Adenomatous polyposis coli and translational medicine*" 的文章中, 而后于 2003 年由美国国立卫生研究院 (NIH) 正式提出, 随后逐渐引起全球医学界的广泛关注。它以解决临床中患者实际问题为出发点, 以倡导基础研究与临床应用成果双向转化为模式, 其核心在于将实验室科研成果高效转化为可直接应用于临床实践的产品 (如理论、技术、药物、设备等), 注重多学科交融合作, 并建立起连接基础理论与临床实践之间的桥梁, 整合从两者中获取的知识, 为常见疾病的诊断、治疗及预防提供有效和新颖的策略以促进整体医疗水平的提升。转化医学旨在提高总体医疗水平, 大大保障患者的健康以及促进基础研究的深入发展。美国及英国、德国等国家均将"推动实验发现用于临床治疗"作为国家医学研究的重要战略, 且通过各种手段加大对转化医学的支持和发展力度。

　　尽管转化医学的概念在我国提出较晚, 开展专门研究起步也较晚, 但很快得到广泛认同和高度重视。国家科技部"十二五"发展规划中强调了开展转化医学及建设转化医学平台的重要性。《中共中央关于制定国民经济和社会发展第十二个五年规划的建议》辅导读本中指出: 转化医学为核心, 大力提升医学科技水平, 强化医药卫生重点学科建设。在《"健康中国 2030"规划纲要》中也提出: 加强医药成果转化推广平台建设, 促进医学成果转化推广, 建立更好的医学创新激励机制和以应用为导向的成果评价机制。2007 年, 北京协和医院召开"第一届国际转化医学大会"。近 10 年来, 转化医学在中国完成了从理念到实践落地的转变, 据初步统计已建立了 200 多家各具特色的转化医学研究机构, 重点关注重大疾病的临床与转化研究与合作, 但专注于中医药基础研究和临床应用转化的机构数量甚少。2010 年, 中国中医科学院中药研究所主办"2010 年中药转化医学学术研讨会", "中国中医科学院中药研究所转化医学研究中心"正式揭牌, 这是国内第一个中药转化医学研究中心。2016 年, 四川省委机构编制委员会正式批准在四川省中医药科学院设立"四川省中医药转化医学中心", 这是国内迄今唯一具有独立法人资质、专门从事中医药"基础 - 临床 - 产业"多向性转化的公益二类事业单位。

中医药在数千年的医学实践中不断吸收和融合各个时期的先进科学技术和人文思想,不断创新发展,其理论体系日趋完善,技术方法更加丰富,形成了独特的生命观、健康观、疾病观、防治观。从宏观、系统、整体角度揭示了人的健康与疾病的发生发展规律。随着人类疾病谱的变化,传统中医药理法方药及其主要治病手段——中药复方以其在慢性复杂多因素性疾病的治疗方面具有显著优势而备受关注,日益得到包括国际主流医药界的重视和认可。2015年8月9日国务院颁布了《关于改革药品医疗器械审评审批制度的意见》(国发〔2015〕44号),为鼓励研究和创制新药确立了"以临床价值为导向的药物创新"方向。原国家食品药品监督管理总局随之于2015年11月11日颁布了《关于药品注册审评审批若干政策的公告》(2015年第230号),明确"对新药的临床试验申请,实行一次性批准,不再采取分期申报、分期审评审批的方式;申报临床试验的新药重点审查临床试验方案的科学性和对安全性风险的控制,保障受试者的安全"。据此,新药注册的评价思路和形式也发生了较大的调整。

为推动中医药科学技术进步与创新,加快中药复方新药转化,构建适合中药特点的新药技术体系,我们从2016年3月开始策划编撰一部中医药转化医学的专门著作,旨在系统梳理中医药转化医学的发展历程、一般原则与发展方向,重点总结和突破中药复方新药转化的思路和方法难题,凝练、提升转化医学在中成药创制转化的特殊作用,为建立具有中医药特色的中药复方新药创制理论体系奠定基础。2017年3月,《转化中医学——中药复方新药创制转化思路与方法》编写工作启动会在北京市河南大厦成功举行。2018年11月,《转化中医学——中药复方新药创制转化思路与方法》编写委员会在北京人卫酒店召开了审稿及出版工作讨论会。本书编撰历时近3年,得到中国中医科学院、四川省中医药科学院、中国人民解放军总医院第五医学中心、中日友好医院、浙江大学、上海中医药大学、广州中医药大学、广西中医药大学、成都中医药大学附属医院、天津中医药大学、深圳大学医学部、军事医学科学院、荷兰莱顿大学、香港浸会大学等20余家权威机构的

50 余名知名专家、学者积极响应和大力支持。

本书共计 25 章，主要由概论篇、方法篇、实践篇三个相互衔接的内容及一个附篇组成，分别涉及现代转化医学理论、概念、传统中成药的发现与创制基本原理，中药复方新药转化的新理论、新技术和新方法，源于民族民间经验方、临床经验方、古代经典名方、现代科研方的复方新药转化等内容。

在本书编撰过程中和即将付梓之际，我们得到陈凯先院士、张伯礼院士、王广基院士等诸多专家的热忱鼓励和悉心指导，在此一并表示衷心的感谢！

我们相信，转化中医学——从传统理法方药到现代中成药的发展历程和理论创新，将有助于客观描述中药作用特点和指导中药复方新药创制与转化，推动具有中药特色的审评技术体系建立，助力构筑中医药"基础 - 临床 - 产业"相互开放、相互循环、相互转化的新型并行性研究新模式，研究开发中医药特色明显、配伍科学合理、安全有效、质量可控的复方中药创新药，加快传统中医药获得国际主流医药市场的认可步伐，并在未来创新药物国际竞争中占据有利地位。

总之，转化医学强调"环境 - 社会 - 心理 - 工程 - 生物"的整体医学观及复杂理论系统研究的重要性，与几千年来"临床实践→理论认识→临床实践"的传统中医药发展模式不谋而合。传统中医药从神农尝百草、个体化辨证处方到渐次演变、转化而来的现代复方中成药，从五行生克制化理论、运气学说以及经络流注理论的演变，到金元医家的创新，再到温病学说的形成与发展，无不体现着中医学理论来源于临床实践又在临床实践中得到验证和完善的特点，临床与基础的相互转化一直是中医药发展的主线。随着生命组学尤其是免疫组学理论技术的加速度发展，以临床为导向的中医药现代化研究发展迎来了最佳的时代契机，中医整体观与现代医学融合的新型转化医学模式已经开启，这将为具有临床价值中药新药的加速研制提供强大助力。

对我们而言，编撰一部与时代接轨、全新的转化中医学著作，面临的挑战也是巨大的。囿于我们自身学术水平和学科知识局限，本书还存在诸多不足，很多观点和问题仍然有待同读者一起商榷或在以后的工作中来进一步完善。在此恳请广大专家、学者、读者不吝赐教！

赵军宁　王海南

2019 年 8 月

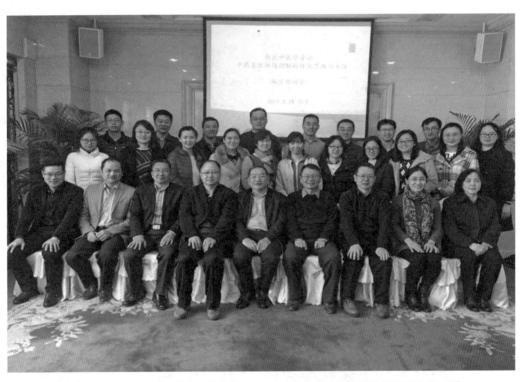

2017 年 3 月 19 日,《转化中医学——中药复方新药创制转化思路与方法》
编写工作启动会在北京市河南大厦举行

目 录

上篇

▶ 概论篇

第一章

转化医学概念与中医药转化医学实践

第一节
转化医学概念

1968 年 *The New England Journal of Medicine* 刊登了一篇编辑部社论文,文章提出"bench-bedside interface"的研究模式,但医学界对此并没有产生足够的重视。1992 年 *Science* 杂志首次提出转化研究"从实验室到病床(bench to bedside,B to B)"的概念,1994 年 Morrow 和 Bellg 提出用"转化研究(translational research)"概念指导癌症防控,转化医学才逐渐被认识和理解。1996 年 *The Lancet* 杂志首次出现"转化医学"一词,意为基础科学新发现和临床实践的结合。2003 年美国国立卫生研究院(National Institutes of Health,NIH)院长 Zerhouni 博士在 *Science* 上发表文章 *"The NIH Roadmap"*,标志了现代概念的转化医学理念——双向、开放、循环的转化医学体系正式确立。

目前,普遍使用转化医学的定义为,倡导以患者为中心,从临床工作中发现问题、提出问题;由基础研究人员进行深入研究,分析问题;再将基础科研成果快速转向临床应用,解决问题。其核心是在基础研究与临床应用之间建立转化通道,实现两者之间的双向快速转化。转化医学作为一门新兴的学科,旨在提高总体医疗水平,大大保障患者的健康以及促进基础研究的深入发展。国外主要研究转化医学的有美国及英国、德国等欧洲国家,这些国家均将"推动实验发现用于临床治疗"作为国家医学研究的重要战略,且通过各种手段加大对转化医学支持和发展的力度。

一、美国的转化医学

美国是转化医学的主要推动者。2011 年美国 NIH 在原设立的临床与转化科学基金(Clinical and Translational Science Awards,CTSAs)基础上成立"国立医学转化促进中心"(National Center for Advancing Translational Sciences,NCATS),NIH 每年投入约 200 亿美元用于基础研究,130 亿美元用于临床应用研究,而新建立的 NCATS 作为 NIH 的指导发展机构,保持原有资金不变,额外增加 7 亿美元支持临床和转化项目。NIH 建立 NCATS 的决定,使科学创新的技术和成果渡过"死亡之谷",激励研发更安全、有效的医疗方案,加快新药的上市进程。NCATS 的建立,使得把已资助的转化科学研究和转化中心项目相互联合,进一步优化调整,实现资源共享,从而降低临床试验成本,加快新药研发。NCATS 领军人物奥斯汀在 2011 年展开了一个毒性研究项目"Tox21",即筛查一万种环境化学物和已审批药物与每种已知的人体信号转导通路的作用情况,以鉴别哪些分子可能有毒性作用。该项目能促进新药研发进程,解决毒副作用的障碍,从而加快新药在临床的应用。

在美国,哈佛大学医学院是转化医学的先行者,其基于已有的转化医学研究基础进行相关的战略性规划发展,取得了卓越的成果,并且也得到 NIH 长达 5 年的资助。随后,受到资助的医学院以及研究机构的数量不断地增加,且形成一种团体合作与发展的趋势,共同带动临床医学转化研究的进步。

二、欧洲的转化医学

2000 年以后,欧洲各国在生物医学研究上取得巨大进展,研究人员对疾病相关分子机制进行了深入的探讨,但是在疾病预防、诊断和治疗方案等方面的产出率却很低,同时药物开发成本越来越高,新药申请越来越少,在这种情况下,欧洲各国决定建立欧洲先进转化医学研究基础设施(EATRIS)。2008—2010 年 EATRIS 对 14 个国家的 54 个学术非营利机构展开了一系列调查,调查结果明确了转化研究在欧洲的地位与需要落实的方向,包括:①提供学术界和工业界所需的,尤其是稀缺的高端基础设施和服务;②创建多学科的基础研究和临床研究集成环境;③咨询服务,尤其是在项目管理、产品开发、质量控制、知识产权和监管问题,以及临床试验阶段等方面;④落实资金支持,解决由政府支持的传统模式不能满足转化研究多样及复杂的成本开支问题;⑤提供系统的转化医学培训和教育。2012 年 EATRIS 进入建设阶段。2013 年,EATRIS 的第一个试点项目正式启动。EATRIS 不仅是静态的基础设施,而且是动态的随医疗需求而变化的交流合作学术团体,各国进入 EATRIS 后在提高自己的转化研究实力的同时促进了其基础研究成果的快速转化。2016 年,德国癌症协会等机构的研究人员发现,在化疗后 FLT3 受体能够对机体中残留的白血病细胞进行标记,随后被标记的白血病细胞就会被机体自身的免疫细胞所识别,进而被消灭。利用激酶抑制剂,促进突变的 FLT3 受体被转运至细胞表面,使癌细胞再次对免疫疗法变得敏感。FLT3 抑制剂和 FLT3 抗体的组合有望在临床试验中表现优良,而且 FLT3 抑制剂米哚妥林(midostaurin)已经获批能够与标准的化学疗法进行组合对白血病患者进行联合治疗。当联合特定抑制剂后,新型组合疗法或有望彻底治愈白血病。

三、我国的转化医学

我国最早在 2002 年开始建立一定规模的转化医学中心。近 10 年来,转化医学在中国完成了从理念到实践落地的转变,重点关注重大疾病的临床与转化研究与合作。据不完全统计,2006 年以来我国转化医学研究中心已超过 50 家,但专注于中医药基础研究和临床应用转化的机构不到 10 家。这些转化医学研究中心既有高校之间的合作,也有高校(或科研机构)与医院之间的合作,还有企业与高校(或科研机构)、医院间的合作,这种多部门间的合作能有效地促进转化医学的发展,提升转化医学的发展质量。

尽管转化医学的概念在我国提出较晚,开展专门研究起步也较晚,但很快得到广泛认同和高度重视,在国内得到大力的推行,成为国家创新战略的一部分。2007年,北京协和医院召开"第一届国际转化医学大会",2008年又举办了"第二届国际转化医学大会"。2009年上海召开了主题为"转化医学的理论与实践探讨"的会议。随后,一系列关于转化医学的会议不断召开。2010年,中国中医科学院中药研究所主办"2010年中药转化医学学术研讨会"。2011年2月,时任卫生部部长的陈竺院士在《科学时报》上发表了题为《推动转化医学发展,应对人民健康挑战》的文章,指出:转化医学符合医学科学发展的内在客观规律,要通过医学模式的进步与创新,大力发展转化医学。2011年国家自然科学基金的申请指南中也首次提及鼓励基础医学与临床医学相结合的转化医学研究,在国家科技部发布的《国家"十二五"科学和技术发展规划》中也强调了开展转化医学及建设转化医学平台的重要性。《中共中央关于制定国民经济和社会发展第十二个五年规划的建议》辅导读本中指出:以转化医学为核心,大力提升医学科技水平,强化医药卫生重点学科建设。《"健康中国2030"规划纲要》也提出:加强医药成果转化推广平台建设,促进医学成果转化推广,建立更好的医学创新激励机制和以应用为导向的成果评价机制。

我国在转化医学研究方面主要是在学习国外经验后制定符合中国国情和医疗体系的转化医学研究方案,与国外相比,在优势资源的整合以促进转化医学研究方面相对更加缺乏,这也直接造成了一定情况下无法为转化医学发展提供适宜的条件。在国内,也主要从临床的需求出发,强调实验是如何结合临床的。然而,在国际上,特别是在美国,更加注重如何改变新药、新技术、新理念在临床前的停滞,使其快速应用于临床,从而提高其临床治疗的技术和水平,也会通过技术创新发掘某些药物的新作用,之前适应证未通过临床审批的药物因新用途的发掘能有再次被利用的机会,这是国内较缺乏的。我国第一家转化研究平台建立于1999年,是由中国科学院上海生命科学研究院和上海交通大学医学院合作成立的健康科学研究所(2005年更名),聚焦生物医学转化型研究。截至2016年,我国的主要转化医学机构已有50余个,其中2016年12月成立的四川省中医药转化医学中心是全国首个独立建制的中医药转化医学研究机构,也是全国首个基于"基因组学+信息技术+智能健康管理"的中医"治未病"精准医学中心,运行中医药"基础-临床-产业"多向性转化新机制(表1-1)。

表1-1　我国主要转化医学机构

序号	成立时间	转化机构名称	机构特色
1	1999年	健康科学研究所	中国科学院上海生命科学研究院和上海交通大学医学院合作成立,并建立了生物医学转化研究平台
2	2006年4月	厦门大学生物医学研究院转化医学中心	研究院下设6个研究中心:癌症研究中心、细胞生物学及传染性疾病研究中心、代谢性疾病研究中心、神经退行性疾病及衰老研究中心、转化医学研究中心和天然产物化学研究中心

续表

序号	成立时间	转化机构名称	机构特色
3	2009 年	中国科学院深圳先进技术研究院转化医学研究与发展中心	主要的研究方向包括可降解镁合金人工骨及心血管支架研发,骨关节炎的治疗,骨折的物理治疗及相关设备的研发,骨科生物导航技术,SMART 病历管理系统研发,复合生物活性材料骨科修复支架开发,骨生物学基础及临床疾病治疗研发和人体肌骨系统/关节动力学及力学分析等八大类
4	2009 年	复旦大学儿童发育与疾病转化医学研究中心	致力于出生缺陷机制研究、儿童遗传病样本库建设和出生缺陷疾病的分子基因诊断技术研发
5	2009 年 10 月	上海交通大学医学院附属上海儿童医学中心儿科转化医学研究所	聚焦严重危害儿童身体健康和身心健康的重大疾病,如恶性肿瘤、儿童先天性代谢性疾病、儿童先天性重大出生缺陷(主要包括先天性心脏病、先天性神经管畸形等),以及儿童心理行为问题及发育障碍等开展相关研究
6	2009 年 12 月	南昌大学转化医学研究院	设有心血管疾病、肿瘤与代谢性疾病、基因组学与生物信息学(配有新一代高通量测序仪等设备)、生物技术与生化制药(配有中试车间)等四个研究中心和一个转基因小鼠技术平台,旨在全面开展转化医学研究及产品研发
7	2010 年 2 月	307-青藤转化医学中心	致力于胎盘、脐带、各种组织干细胞的基础、临床前和临床研究,大力推动干细胞新技术与临床实践的密切结合
8	2010 年 6 月	同济大学东方转化医学研究中心	研究中心以心律失常教育部重点实验室为核心,研究方向以心血管疾病为主,并以肿瘤、急救与创伤、心身疾病等为重点
9	2010 年 7 月	东北临床与转化医学中心	针对北方地区冬季漫长、气候寒冷,冠心病、高血压、糖尿病、肿瘤等重大疾病发病率较高的特点,设计科研方向
10	2010 年 7 月	南京医科大学第二附属医院、东南大学生物科学与医学工程学院转化医学合作研究中心	双方主要是在内镜诊疗用器械、医用纳米技术表面处理技术、生物影像技术等方面开展深入合作
11	2010 年 9 月	中国中医科学院中药研究所转化医学研究中心	我国中医药界展开转化医学研究的开端
12	2010 年 9 月	长海医院临床与转化医学中心	关注肿瘤领域,主要集中在胰腺癌、前列腺癌这两种肿瘤,"兴趣点"在早期诊断、个性化治疗、炎症与肿瘤的关系等三个方面;在心脑血管领域,主要关注介入治疗的器具研发和动脉瘤形成机制及风险评估;在干细胞领域,主要关注干细胞的体外定向分化,及其在组织工程和细胞治疗中的应用

续表

序号	成立时间	转化机构名称	机构特色
13	2010 年 11 月	吉林大学药学院转化医学研究中心	以干细胞和组织工程为主要内容的再生医学领域,在以中药和天然药为主要内容,重点致力于在转化医学的模式下,将再生医学和创新药物等研究成果尽快应用到临床
14	2011 年 1 月	南京军区南京总医院肾脏病转化医学研究中心	建立国际上最大的肾脏病资源库,目前已开展多种新药的研发和血液净化设备的研发,如具有中国自主品牌的血液净化机
15	2011 年 2 月	广药集团转化医学研究中心	中心以广药集团为主体,联合全国 10 多家医疗单位和科研机构开展"白云山板蓝根颗粒抗病毒机制研究"等项目,对旗下白云山板蓝根颗粒、白云山消炎利胆片等 12 个品种率先开展转化医学研究
16	2011 年 2 月	生物治疗技术医学转化研究中心	致力于前沿生物技术的研究和转化应用,在新型免疫细胞治疗、干细胞治疗、治疗性疫苗、基因治疗药物等前沿生物治疗技术研究领域,在国内最早提出"生物调控"概念并开展研究,与该院附属 307 医院联合建立"全军细胞治疗中心",应用外周血单核细胞来源的树突状细胞与巨核细胞进行相关疾病治疗
17	2011 年 5 月	苏州大学转化医学研究中心	针对自身免疫性疾病、肿瘤和代谢性疾病等影响人类健康的重大临床问题,建立干细胞再生医学、免疫生物学治疗策略、新型诊断技术以及靶点药物和个性化治疗四个研究平台,开展以基础理论研究为前导的转化型应用研究
18	2011 年 6 月	吉林大学转化医学研究院	国内第二所成立转化医学研究院的大学,下设若干研究中心和创新平台,对干细胞组织工程、肿瘤早期诊断、疫苗、真菌、新药创制临床前评价、神经生物学等开展研究
19	2011 年 7 月	同济—长征转化医学联合研究中心	将联合中心建设成为一个符合生物医药产业发展方向的"转化医学研究平台",以促进生物医药产业发展
20	2011 年 8 月	武汉同济医院转化医学中心	中心分设"基因诊断及研究中心""生物工程及再生医学中心""生物样本库与生物资源研究中心",建设成集肿瘤机制及早期诊断、生物工程及再生医学、移植及干细胞研究、心脑血管疾病基因治疗、药物研发等为一体的国内领先的转化医学开放性研究中心
21	2011 年 9 月	深圳-都柏林转化医学研究院	该研究院旨在建立一个融健康人才培养、科学与技术研究、创新性技术与产品开发于一体的学术实体,从而实现医学院的跨越式发展,促进区域整体医疗水平的提升

续表

序号	成立时间	转化机构名称	机构特色
22	2011年9月	天津市泌尿系统肿瘤转化医学平台	整合天津市泌尿系统肿瘤基础研究和临床诊断治疗的资源,形成全市多学科、多专业联合攻关,提高泌尿系肿瘤诊治水平,进而达到国内先进水平
23	2011年9月	北京军区总医院附属八一脑科医院神经科学转化医学中心	由北京军区总医院附属八一脑科医院、北京大学干细胞中心、美国密歇根大学医学中心共同组建的国际化转化医学基地暨脑胶质瘤诊疗中心,致力于神经系统重大疾病特别是脑胶质瘤这一世界性难题的创新诊疗技术的应用研究
24	2011年11月	儿童发育和老年痴呆症联合转化医学研究中心	重点针对儿童唐氏综合征、阿尔茨海默病、孤独症等疾病,进行基础研究与转化医学研究
25	2011年11月	湖北医药学院附属太和医院转化医学研究中心	下设三个分中心,分别为武当医药开发研究分中心(挂靠武当中医药研究所)、干细胞治疗研究分中心(挂靠生命科学研究所)、免疫细胞治疗研究分中心(挂靠生物医学研究所)
26	2011年12月	传染病诊治转化医学联合研究中心	在传染病病原体抗体"绿色"检测系统、疫苗新型佐剂、慢性乙肝个性化治疗以及传染病生物样本库建设项目等方面开展合作研究
27	2011年12月	广药陈李济转化医学中心	采用新的现代医学、药学的技术,研究、阐述陈李济传统名优中成药的作用机制、药效、适应证等
28	2011年12月	西安交通大学第一附属医院转化医学中心	在建立高质量的标本库、影像资料库和患者长期随访资料库的同时,提高第一附属医院开展高技术含量诊疗项目的能力和心脑血管疾病、肿瘤和免疫代谢性疾病等重要疾病的诊断、治疗和预防水平
29	2012年4月	兰州大学第二医院生物技术转化医学中心	发展前沿的生物治疗技术,产生一系列知识产权和生物技术产品
30	2012年5月	无锡市第二人民医院转化医学中心	针对临床上重大难题,开展各种病原体检测、肿瘤耐药基因分析等,使生物学与基础医学研究的新成果尽早应用于临床诊疗
31	2012年5月	中国-哈佛医学院转化医学联合中心	将共同开展癌症、糖尿病和免疫性疾病等疾病的前瞻性临床研究
32	2012年6月	华西医院转化医学中心眉山分中心	系国家"863"计划建设项目,将成为国内技术最先进、规模最大的新药药效评价中心。主要建设国家新药药效评价中心、实验猕猴繁育示范基地、实验医学实用性人才培训基地等
33	2012年7月	中科院大连化学物理研究所-辽宁医学院附属第一医院转化医学研究中心	与吴阶平医学基金会共同成立了"细胞与分子临床医学中心",为开展多学科合作和临床科研提供了一个良好的平台

续表

序号	成立时间	转化机构名称	机构特色
34	2012年8月	北京德易东方转化医学研究中心	新一代肿瘤个体化用药项目开创了仅用血样就能检测靶向药靶标的先河,并且实现了高于传统方法的灵敏度和准确性,也可以实现对肿瘤的风险提示、危机预警和全面监控
35	2012年8月	常州市肿瘤分子诊断及治疗临床转化中心	主要在四个方面展开了研究,分别是神经系统、泌尿系统、消化系统以及呼吸系统;将细胞免疫治疗技术转化为临床治疗技术,为广大肿瘤患者提供了一种新型、安全和有效的治疗方法
36	2012年9月	上海市交通大学附属第六人民医院转化医学中心	建成了国内一流的代谢性疾病样本库
37	2012年10月	河南省转化医学中心	是河南省最大的集医疗、教学、科研、预防为一体的现代化综合医院,拥有大量的临床信息和生物标准库
38	2012年10月	中国科学院四川转化医学研究医院	中国科学院与四川省人民医院已在眼睛角膜自身干细胞结合生物膜移植、癫痫致病基因的功能研究、天然小分子药物对小血管疾病筛选、基于核酶构建病原检测核酸探针体系等方面开展了项目合作
39	2012年11月	东方医院"干细胞工程转化医学中心"	着力于研究干细胞库的建立,脂肪干细胞治疗皮肤损伤、缺血性心力衰竭及创伤修复等,免疫细胞治疗肿瘤等研究
40	2012年12月	上海高校知识服务平台-转化医学协同创新中心	中心以临床和生物医药产业需求为导向,以知识服务和成果转化为出口,服务国家和上海生物医药战略发展,产-学-研-用相互促进、良性互动
41	2012年12月	上海市头颈肿瘤诊治和转化医学中心	业务范围涵盖头颈肿瘤综合序列治疗与功能重建的前瞻性多中心研究、样本库的建立、颅颌面肿瘤联合根治、头颈部血管瘤/血管畸形临床诊治、头颈肿瘤基础研究,并开展多学科交叉的手术方案,以及头颈肿瘤疑难病例讨论
42	2012年12月	中国科学院北京转化医学研究院	建设中国人群前瞻性生物样本库-北方中心,建立重大和疑难疾病研究室,推动一些疑难疾病在发病机制、诊治技术等方面的突破;成立了渐冻人、带状疱疹后神经痛、脑脊液病、烟雾病、慢性盆腔痛、口腔种植6种疾病研究室
43	2013年3月	甘肃省肿瘤医院、甘肃省医学科学研究院转化医学研究中心	中心目前已构建起5个研究技术平台和1个资源平台,推动区域肿瘤研究和临床治疗的进步

续表

序号	成立时间	转化机构名称	机构特色
44	2013年4月	转化医学合作中心(国家新药筛选中心、国家化合物样品库和美国珀金埃尔默公司)	长期致力于新药的研发,将在个性化药物研究领域开展在基因组水平验证反映药物疗效标志物和相关生物信息学的合作研究,并以代谢性疾病为主攻方向,针对亚洲人群研究一套利用新一代测序技术的药效评估手段
45	2013年5月	(南京)心血管病转化医学协同创新中心	中心以显著提高心血管疾病的防治水平为目标,主要以转化医学研究为途径,围绕心血管病发病机制、新靶点发现、药物研发和临床诊疗技术四个方面进行研究
46	2013年6月	中医转化医学研究中心(黑龙江中医药大学附属第一医院)	中心具有四项职能:一是建立中医转化医学研究平台,为全省中医临床研究提供专业化的队伍及专职临床研究病房;二是打造一站式服务平台,承接各类型的临床研究,或协助课题组进行文献检索、课题设计、患者招募等工作;三是定期举办循证医学和科研方法学培训,提高中医临床科研素养与水平;四是搭建数据管理平台,建立文献数据库和科研病例管理库,有利于科研信息共享
47	2013年12月	解放军总医院转化医学中心	旨在以重大疾病为主要研究方向,开展集智攻关,搭建符合转化医学研究需求的公用研发平台,建立快速转化机制、利益共享机制和人才培养机制
48	2013年12月	江苏省肿瘤生物治疗转化医学基地	重点解决肿瘤生物治疗领域自体免疫细胞治疗、基因治疗、靶点药物研发核心技术,开发出抗肿瘤临床技术、细胞产品和生物药物,为江苏临床转化医学发展及行业技术进步提供动力;建立有效的肿瘤生物治疗技术推广机制,指导和提升基层卫生人员诊疗服务能力,为制定行业规范和人员培训提供帮助;使基地成为具有重要影响的肿瘤生物治疗学术高地、技术研发基地、转化医学发展示范基地
49	2014年6月	(河南)分子诊断技术转化医学中心	将在分子诊断技术、基于生命科学研究的中医药防治疾病机制研究、疾病的分子诊断与分型、个体化用药、药物治疗相关基因检测、疗效监控、预后评估、病原微生物检测以及生物治疗等方面进行深入研究
50	2014年7月	闽台重大疾病转化医学协同创新中心	协同创新中心将针对我国台湾和福建地区的常见病、多发病进行研究
51	2014年7月	郑州大学附属郑州中心医院转化医学中心	中心包括个体化医学检测中心、肿瘤生物治疗中心和实验医学研究中心,以疾病的预防、早期诊断、治疗等关键技术为主攻方向

续表

序号	成立时间	转化机构名称	机构特色
52	2014 年 9 月	郑州市转化医学研究中心	郑州市转化医学研究中心是经市政府批准成立的郑州市第一家转化医学研究中心,同时被市科技局认定为"郑州市国际科技合作基地",以个性化诊断试剂盒及探针产品为核心,涉及基因监测、耐药诊断试剂盒、高通量测序试剂盒等的研发
53	2015 年 3 月	陕西中医药大学第二附属医院转化医学中心	以恶性肿瘤、遗传性疾病、感染传染性疾病及代谢性疾病为重点,应用现代科学研究手段,在临床细胞治疗、个体化用药、遗传性疾病基因检测等领域组织多学科协作攻关,开展临床重大疾病的发病机制及诊断、治疗技术的研究及临床诊疗服务
54	2015 年 9 月	大连医科大学医学科学研究院	围绕医学与健康领域的前沿科学问题,重点针对心血管疾病、糖尿病、肾脏病等严重危害我国人民健康的慢性疾病开展创新研究
55	2016 年 1 月	国家分子医学转化科学中心	建成中国首个有特色的、先进的分子医学转化科学中心,建立分子医学共性技术体系,达到国际分子医学领域先进水平
56	2016 年 12 月	四川省中医药转化医学中心(四川省中医药科学院转化药理与临床应用研究所)	全国首个独立建制的中医药转化医学研究机构,也是全国首个基于"基因组学 + 信息技术 + 智能健康管理"的中医"治未病"精准医学中心,运行中医药"基础 - 临床 - 产业"多向性转化新机制

第二节

中医药实践中的转化医学思想

中医药在数千年的医学实践中不断吸收和融合各个时期的先进科学技术和人文思想,不断创新发展,其理论体系日趋完善,技术方法更加丰富,形成了独特的生命观、健康观、疾病观、防治观。从宏观、系统、整体角度揭示了人的健康与疾病的发生发展规律。中医药的整个实践过程蕴含着丰富的转化医学思想。

一、从中医药理论的形成过程探寻转化医学思想的轨迹

从最早的中华民族祖先发现某些动植物可缓解病痛从而积累了最初的用药知识,到人们开始有目的地寻找防病治病的药物和方法,人们经过了漫长的探索和研究。从秦汉时期《黄帝内经》到东汉张仲景的《伤寒杂病论》与同时期的《神农本草经》,再到唐代孙思邈的《备急千金要方》、明代李时珍的《本草纲目》、清代叶桂的《温热论》,无不体现着一代代中医药学者与医者的创新与发展的理念。从五行生克制化理论、运气学说以及经络流注理论的演变,到金元医家的创新,再到温病学说的形成与发展,无不体现着中医学理论来源于临床实践又在临床实践中得到验证和完善的特点。

二、从中药复方的形成和发展过程探寻其间蕴含的转化医学思想

中药复方或者方剂配伍的主要目的是根据病证的需要及药物的特性,选择两味或两味以上的药物配合使用,制毒纠偏,发挥其相辅相成或相反的综合作用。中药复方体现了中医的整体观念与辨证论治,是中医临床用药的主要形式和手段,其独特配伍规律及应用效用的优越性已为长期临床实践所证实,故中药复方新药也一直是中药新药研究的主要方向。这种以方剂为载体,注重整体,采用辨证论治的方法进行综合治疗,其思想符合现代治疗学的发展趋势。中药复方(方剂)的形成与发展过程,是从简单的经验积累上升到主动探求研究配方理论的过程,是中医理论与中药理论在实践的基础上充分结合、转化的过程。

近年在国际顶级期刊 *JAMA*(影响因子 44.405)发表的《电针对女性压力性尿失禁漏尿量疗效的随机临床试验》,以及获得 2011 年度拉斯克奖、2015 年诺贝尔生理学或医学奖的屠呦呦研究员发现抗疟药物"青蒿素"等,均是遵循传统中医药理论指导,基于临床需求开展研究,以临床疗效证据为基础,进而将研究对象成功转化为临床有效治疗

方法或药物的典型案例。

2015年8月9日,国务院颁布了《国务院关于改革药品医疗器械审评审批制度的意见》(国发〔2015〕44号),为鼓励研究和创制新药,确立了"以临床价值为导向的药物创新"方向。以临床为核心的中药新药研发思路与创新策略,面向临床的新药研发科研设计以及中药新药研发创新思维与方法,从药材源头质量控制、工艺设计和工艺过程研究、建立全过程质量控制体系,已经成为新形势下中药新药研究和转化的主流趋势。

第三节

中医药转化医学发展模式与前景展望

中医药重视整体,注重平和,强调个体化,突出预防保健"治未病",其使用方法简便,倡导大医精诚,实现了自然科学与人文科学的融合和统一。中医药维护健康的理念和方法符合健康观念和医学模式转型的新趋势,它蕴含着解决人类健康问题的宝贵智慧。中医药来源于临床,其基础研究的根本目的是为了解决临床实践中存在的问题,提高临床疗效,促进中药复方新药转化,这是目前中医药转化医学要做的主要工作。

一、发展模式

中医药转化医学就发展模式而言,主要包括以下几种:

(一)阶段性转化模式

转化医学的模式是从实验室到病床、从病床到实验室(bedside to bench),意图在基础研究与临床医疗之间建立更为直接的联系——双向转化通道(two-side way),应当包含完整的双向转化内容(bedside to bench to bedside,B to B to B)。NIH 将生物应用性研究的整体过程分为 5 部分:①流行病学调查(epidemiology investigation),基础科研工作者应明确所研究疾病的发病率及相应信息;②病因学调查(etiology investigation),了解疾病的致病/保护遗传及环境因素,以便找到治疗或生物标志物;③干预设计(intervention design),最大程度地模拟现实患者状态的实验设计;④临床研究(effectiveness trials),临床 Ⅰ~Ⅳ期研究,确定药物是否在人体中有显著疗效;⑤技术推广(dissemination),提高疾病的预防及治疗药物知识的普及。如上所述,转化医学研究过程是以治疗药物为产出的生物应用性研究,对于产出为器械、方法、机制、规则的研究原理相通,可以完整地体现出"B to B to B"的过程,其中①~③为从病床到实验室的过程;③~④和③~⑤都是实验室到病床的过程。区别在于①~③处于临床研究阶段,而③~④和③~⑤得以在临床中成熟应用,使得更多的人受益于高新科技发展成果。

转化医学的关键问题是通过基础研究寻找和发现可真正运用于临床并能有效解决实际问题的医学技术与手段,并且使解决问题的速度加快。转化医学研究一般可分为 4 个阶段,在不同阶段存在不同的转化模式。①研究成果向个案的转化(T1)。将基础研究成果用于数量有限的患者,通常为病例研究或者 Ⅰ、Ⅱ 期临床。②研究成果向患者的转化(T2)。这是在一个相对严格控制的环境下对基础研究成果的应用方式进行探索和优化,形成临床应用的指导方案。T2 研究主要是将基础研究成果用于更大规模的患者,主要研究内容是Ⅱ、Ⅲ期临床试验。③研究成果向医学实践的转化(T3)。通过一系列研究表明某种成果是否适合更广泛的人群,其主要研究内容是Ⅳ期临床试验、健康服务研究。④研究成果向人群健康的转化(T4)。主要是研究分析影响人群健康的因素和研究提高人群健康的综合方法。T4 研究成果能被临床医生与患者广泛了解和应用。

(二) 问题导向模式

按问题导向模式分,转化医学主要分为Ⅰ型转化医学和Ⅱ型转化医学,分别用于解决如何进行转化研究及应用推广问题。

Ⅰ型转化医学是人们所常说的"从实验台到病床"(bench to bedside),主要是将基础研究成果应用到临床前期或者临床研究;Ⅱ型转化医学是常被科学工作者所忽视的"循证基础上的应用推广"(evidence-based implementation and sustainability)。前者属狭义范畴,后者属广义范畴。前者主要实现转化医学的短期目标,后者主要实现转化医学的长远目的。有学者认为,Ⅱ型转化医学是真正的、成功的转化医学;因为真正得以实际应用,产生了经济和社会效益,而Ⅰ型转化医学是不完全的转化医学。

通过对转化医学发展模式的认识,可见从纵向发展方向来讲,转化医学贯穿疾病的预防、发生、发展、诊断、治疗、预后评估整个过程,Ⅰ、Ⅱ型模式体现了转化医学的"信息传递"的特点,不仅是将基础研究成果快速转化为临床应用中的理论、技术、药物等,并且也反馈信息给基础研究工作者,最终实现双向化的特点,其核心在于转化,目的在于运用。

(三) 多向性转化模式

结合中医药的特点,中医药领域的转化医学研究可以有以下几种转化形式同时存在,即多向性转化模式:

1. 正向转化 即通常说的基础科研成果向临床治疗转化。该种模式目的在于减少从基础研究到临床应用的障碍,使得研究成果能快速被利用,减少研究成本以及繁杂的程序,例如有些方剂可以经过一种特殊的途径进行临床验证后,通过医院制剂等方式尽快用于临床。

2. 逆向转化 即临床治疗向基础科研的转化。逆向模式其实就是将在临床应用时所发现的相关信息与问题及时反馈给基础研究工作者,根据临床数据,使其有目的地进行改善或调整处方,进而使最终成果更加完善。

3. 直接转化 即可以不经过复杂的中间研究过程,直接过渡到生产和临床应用,是基础科研向临床转化的一种模式,这种模式特别适用于中医药转化医学研究。如前面提到的某些临床长期使用的经典中药和复方,或者经过临床长期使用发现有效且没有毒副作用的中药及复方。在满足特定条件下可以豁免临床研究而获得新技术或者新产品注册,能保证其有效性和安全性。

4. 间接转化　即要经过复杂的中间研究,才可以应用到临床的基础科研向临床转化的一种模式,最具代表性是新药研发转化医学模式。与化学药或者天然药物类似,中药创新药也是在经历漫长的新药发现、临床前评价及临床研究后才能进入临床审批。因此转化医学的出现为中医药提供了较好的机会,可使其从研发到应用变得更加迅速,实现新的飞跃。

5. 学科内转化及学科间转化　即跨学科和学科内的不同技术、方法和理论,甚至理念之间的转化。这种转化往往更容易产生一些革命性的医学成果,最具代表性的例子,如 X 射线、磁共振等物理学发现向临床诊断学的转化。

二、前景展望

转化医学是 21 世纪初创立的强调协同创新、前沿技术应用与生命科学研究实践的交叉学科领域。近年来,转化医学在中国完成了从理念到实践落地的转变,重点关注重大疾病的临床与转化研究与合作。我国传统医学有着数千年的临床经验积累和浩瀚的医籍记载,这些宝贵的经验如通过循证医学证实临床疗效,再转入基础研究,而后再从基础到临床应用,就会获益更大。中医生命力的体现在于其临床疗效。中医药的现代化发展所面临的一个重要挑战是,如何拿出中医、中药疗效的客观证据。转化医学的兴起为中医学的发展提供了新的时代契机,给以临床为基础的中医药研究提供了一个良好的发展空间。中医和中西医结合转化研究的关键是从临床实际需求出发,构建基础与临床相结合的“转化平台”,从体制、资金、人才及政策导向进行整合和试点。

从临床应用来看,随着人类疾病谱的变化,复方药物日益得到包括国际主流医药界的重视和认可。中医药以其在慢性复杂多因素性疾病的治疗方面具有显著优势而备受关注。以确有疗效的中医方剂和名优中成药、医院制剂为源头,研究开发成为中医药特色明显、配伍科学合理、安全有效、质量可控的复方中药创新药,有望获得国际主流医药市场的认可,并在未来创新药物国际竞争中占据有利地位。转化中医学——从传统理法方药到现代中成药的发展历程和理论创新,将有助于客观描述中药作用特点和指导中药复方新药创制与转化。

(赵军宁　王海南　曾　瑾)

参考文献

[1] LISTED N A. Phagocytes and the "bench-bedside interface" [J]. New England Journal of Medicine, 1968, 278 (18): 1014.

[2] ZERHOUNI E. The NIH roadmap [J]. Science, 2003, 302 (5642): 63-72.

[3] LITTMAN B H, MARIO L D, PLEBANI M, et al. What is next in translational medicine [J]. Clinical Science, 2007, 112 (4): 217-227.

[4] 李升伟. 志在转化医学领域前行的人——记 NCATS 领军人物克里斯托弗·奥斯汀 [J]. 世界科

学 , 2013,(3): 45-48.

[5] REITER K, POLZER H, KRUPKA C, et al. Tyrosine kinase inhibition increases the cell surface localization of FLT3-ITD and enhances FLT3-directed immunotherapy of acute myeloid leukemia [J/OL]. Leukemia, 2018, 32 (2): 313-322 [2018-2-15]. https://www. nature. com/articles/ leu2017257. DOI: 10. 1038/leu. 2017. 257.

[6] 陈竺 . 推动转化医学发展 , 应对人民健康挑战 [N]. 科学时报 , 2011-02-14 (B01).

[7] 中共中央 , 国务院 . "健康中国 2030" 规划纲要 [EB/OL]. (2016-10-25)[2018-8-25]. http://www. gov. cn/ zhengce/2016-10/25/content_5124174. htm.

[8] 王小宁 . 中国转化医学的侧重点与思考 [J]. 转化医学研究 , 2011, 1 (2): 66-77.

[9] MANKOFF S P, BRANDER C, FERRONE S, et al. Lost in translation: obstacles to transla-tional medicine [J/OL]. Journal of Translational Medicine, 2004, 2: 14 [2018-03-20]. https:// doi. org/10. 1186/1479-5876-2-14.

[10] 赵强元 , 荣扬 , 李艳君 , 等 . 关于转化医学的思考 [J]. 转化医学杂志 , 2016, 5 (3): 140-144, 148.

[11] 钟非 , 赵阿丽 , 王乐 , 等 . 对中医转化医学内涵的思考 [J]. 中医药管理杂志 , 2016, 24 (20): 1-2.

[12] 赵军宁 , 杨明 , 陈易新 , 等 . 中药毒性理论在我国的形成与创新发展 [J]. 中国中药杂志 , 2010, 35 (7): 922-927.

[13] 赵军宁 . 中药复方适度调节原理与中药复方新药转化中的药理学问题 [J]. 中国中药杂志 , 2017, 42 (5): 836-843.

[14] 赵军宁 . 中药复方新药的药理学评价思考 [J]. 世界科学技术—中医药现代化 , 2017, 19 (3): 439-443.

[15] LIU Z, LIU Y, XU H, et al. Effect of electroacupuncture on urinary leakage among women with stress urinary incontinence: a randomized clinical trial [J]. JAMA, 2017, 60 (24): 2493.

[16] 马中良 , 王旻 . 青蒿素的发现及转化医学的思考 [J]. 转化医学杂志 , 2015, 4 (6): 321-323.

[17] 刘保成 , 贺光 , 贺林 . 转化医学 : 从基础科研到临床应用 [J]. 国际遗传学杂志 , 2010, 33 (3): 147-150, 174.

[18] 陈汝雪 , 钱阳明 , 周山 , 等 . 国内外转化医学的主要转化模式与途径及其启示 [J]. 转化医学杂志 , 2015, 4 (2): 91-93.

[19] 李平 , 唐启盛 . 转化医学理念与中医药发展新机遇 [J]. 北京中医药大学学报 (中医临床版), 2012, 19 (1): 5-9.

[20] 时占祥 , 詹启敏 , 顾申 , 等 . 转化医学在中国 : 五年回顾与展望 [J]. 科学通报 , 2015, 60 (22): 2151-2156.

[21] 蒋跃绒 , 陈可冀 . 转化医学与中西医结合的研究和发展 [J]. 中国中西医结合杂志 , 2010, 30 (10): 1017-1020.

第二章

中药药性理论与中药复方新药转化

第一节

中药药性理论基本概念与发展源流

一、基本概念

中药药性，或称性能，是指中药所具有的与治疗作用有关的性能，可概括为四气五味、归经、升降浮沉、毒性等。中药的性能是中医理论对中药作用特点的高度概括。药性理论是指研究药性的形成机制及运用规律的理论。有广义与狭义之分，广义的药性理论包括中药的基源、产地、采集、炮制、制剂、四气五味、升降浮沉、归经、毒性、阴阳、配伍、禁忌、用法用量等内容；狭义的药性理论主要包括四气五味、升降浮沉、归经、毒性等内容。

四气，就是寒热温凉四种不同的药性，又称四性。它反映了药物对人体阴阳盛衰、寒热变化的作用倾向。为药性理论重要组成部分，是说明药物作用的主要理论依据之一。

五味，是指药物有酸、苦、甘、辛、咸五种不同的味道，因而具有不同的治疗作用。有些还具有涩味或者淡味，因而实际上不止五种。但是，五味是最基本的五种滋味，所以仍然称为五味。

归经，是指药物对于机体某部分的选择性作用，即某药对某些脏腑经络有特殊的亲和作用，因而对这些部位的病变起着主要或特殊的治疗作用，药物的归经不同，其治疗作用也不同。

升降浮沉，指药物作用的趋向而言。升是上升，降是下降，浮是发散上行，沉是泻利下行。升浮药上行而向外，有升阳、发表、散寒等作用。凡气温热，味辛甘的药物大多有升浮的作用；凡气寒凉，味苦酸的药物，大多有沉降作用，花、叶及质轻的药物大多升浮，种子、果实及质重的药物，大多沉降。

毒性，西汉以前古人常常把毒药看作是一切药物的总称，把药物的毒性看作是药物的偏性。后世医家把毒性分为"有毒，无毒，微毒，小毒"。

二、发展源流

中医学的形成来源于古代人们对世界的认识和长期的医学实践，在漫长的药物应用过程中经历了从萌芽到发展再到成熟的阶段，逐步形成了较为完整的药性理论体系。

一方面,人们在药物的临床应用中对其具体功效有了越来越清晰的认识,另一方面又从药物的具体功效中不断总结出共性的规律形成理论,因此药性理论的形成是一个从个性到共性的过程。古人在与疾病斗争的初始阶段偶然获取到药物应用于疾病治疗的信息,在长期的医疗实践中,我国历代医家开始从不同的维度将这些药物作用于人体的偶然信息进行归纳和抽象,总结出用药规律,并以此推测,且在几千年的医疗实践中不断验证与修正,药性理论于此形成、发展。形成的比较早的是四气、五味理论,金元时期升降浮沉及归经理论得到逐渐完善。

药性一词始见于《神农本草经·序列》,文中指出"药性有宜作丸者、宜散者、宜水煮者、宜酒渍者……并随药性,不得违越"。这是从制剂宜忌角度来论述药性,指代是药物的物理特性,较为局限。在陶弘景《本草经集注·序录》中,药性相当于药物的功效主治,"圣于药性所主,当以识识相因","上品药性,亦能遣疾,但其势用和厚,不为仓卒之效","案今药性,一物兼主十余病者,取其偏长为本",在此古人已比较明确地提出药物是以其偏性治病。中医学观点认为人体在正常的生理状态下,机体功能保持一种相对阴阳平衡,平衡被打破后出现偏象导致病理改变继而产生疾病。根据中医学观点,药物的作用就是以偏纠偏,利用药物的偏性来纠正人体机体气血阴阳或脏腑所发生的偏盛偏衰,因此把药物的性能就称为药物的偏性。高晓山主编的《中药药性论》从药物物质基础角度上论述了药性:药物与疗效(医疗、保健)有关的各种属性和性质。概括来讲,四气是药物作用对于寒热或者阴阳盛衰的一种影响;五味是作用在补泻敛散方面的一些特征;升降浮沉表示的是药物作用的趋向性;归经是概括药物作用的部位。可以说药性理论在药物的临床应用中有着非常重要的地位,尤其在早期人们对药物的具体功效的认知并不十分清晰,也比较笼统,如《神农本草经》等药学专著,因此药性理论的作用一方面帮助医家从用药规律方面对药物的组方有较为全面的考虑,另一方面在具体药物的使用上可以从不同的角度去认识药物,提高临床用药的准确性。

中药药性理论产生于中国劳动人民对事物的认识从个性到共性再到个性的哲学思辨过程,在临床实践到理论发展再指导临床的转化应用中不断发展,是中国劳动人民的智慧结晶,是中国思想文化源远流长的历史印章。药物性能的认识和论定,是前人在长期实践中对为数众多的药物的各种性质及其医疗作用的了解与认识不断深化,进而加以概括和总结出来的,并以阴阳、脏腑、经络、治疗法则等医学理论为其理论基础,创造和逐步发展了中药基本理论,是整个中医学理论体系中一个重要组成部分。由此可见,临床实践是药性理论发展的基石和动力,也是药性理论形成和发展的决定性因素,同时药性理论对指导临床用药有着十分重要的意义,为临床辨证用药提供了理论依据。

值得指出的是,中药药性理论是中国历代医家在长期医疗实践中,以阴阳五行学说和脏腑经络学说为依据,根据药物所产生的不同治疗作用所总结出来的用药理论。早在宋代《宋徽宗圣济经》中就有专门的"药理篇",可称之为"中医药理学"。而采用现代生物医学技术探讨中药药理作用机制始于20世纪20年代,从数学、生物物理学、生物化学、分子生物学、免疫学等学科角度研究中药作用机制,用现代科技语阐明中药方药的传统功效,这种脱胎于现代药理学的关于中药的药理学研究被称为"中药药理学"。显然,"中医药理学"与"中药药理学"内涵不尽相同。高晓山主编的《中药药性论》就指出:《中药药性论》中的"药性"二字,实为"药理"之意。由于在现代医学中药理已经成为专科名称且使用广泛(现代中医药院校中广泛使用《中药药理学》教材),为了避免混淆,该书不称"药性理论"为"药理",但"药性理论"实为"药理理论"。

第二节

四气理论的科学内涵与临床应用

一、四气理论的形成

四气理论的形成，主要是由药物作用于人体所产生的不同反应和所获得的不同疗效而总结出来的用药理论。是在患者服药后以中医寒热辨证为基础，从药物对所治疾病的病因病性或者症状寒热性质的影响中得以认识的。一般情况下能够减轻或治疗热证的药物药性寒凉，能够减轻或治疗寒证的药物药性温热。例如：患者表现出高热、面红目赤、口舌生疮、小便短赤等热证，当使用石膏、黄芩、栀子、竹叶等药物症状得到消除或缓解，说明此类药物的药性是寒凉的；反之，当患者出现脘腹冷痛、阳痿宫冷、面白舌淡等寒证，当使用干姜、肉桂、附子、淫羊藿等药物症状得到消除或缓解，说明此类药物的药性是温热的。

《神农本草经》将四气与药物具体功效相结合，阐述了药物因性气的不同而具有不同的功效，以临床用药实践奠定了四气理论的基础，而后的医家与本草学家在几千年的医疗实践中将四气理论不断补充与完善，通过临床医疗实践对该理论产生新的认识，对具体药物的性气也会随之产生新的见解，例如：丹参，《神农本草经》言其微寒，李当之谓其大寒，陶弘景指出"时人多服眼赤，故应性热，今云微寒，恐为谬也"，陶弘景根据丹参服用后人体表现出热象推论丹参应为性热而非性寒，《药性论》又记载其为平性，李时珍曰"气平而降"。又如薄荷，在《唐本草》里薄荷用于治疗风寒感冒，用于寒证，故记载其药性为温，到金元时期，张元素谓其"能去高巅及皮肤风热"故认为其药性为凉，李时珍也认为其药性为凉，因为"辛能发散，凉能清利，专于消散风热"。由此可见，四气理论是在一定历史时期，人们在医疗实践中对药物与人体作用规律的认识而来，也会在临床实践中随着人们认知的改变而变化，药物药性的记载也会在不同的本草版本中不断被修订，这是事物发展的客观规律，也是该理论实现从实践中来到实践中去的必然过程。

二、四气理论的科学内涵

四气是指药物具有"寒热温凉"四种不同的药性，能使机体产生不同的寒热效应以及阴阳扶抑作用，以平衡阴阳，调理脏腑从而达到治愈疾病的目的。"药有……寒热温凉四气"

首出于《神农本草经》，一开始就将药物的寒热温凉称为四气，由于天人相应的观点贯穿于中医理论的形成过程，古人认为药物的气禀受于天，作用于人体就像四季的气候一样有寒热温凉这样的影响，明代李中梓曰："清以四时之气为喻，四时者，春温、夏热、秋凉、冬寒而已。故药性之温者，于时为春，所以生万物者也，药性之热者，于时为夏，所以长万物者也；药性之凉者，于是为秋，所以肃万物者也；药性之寒者，于时为冬，所以杀万物者也"，在此解释了前人因受四时气候的寒热温凉的影响，来比喻药物对人体寒热的作用，概括为"四气"。四气的提法一直延续至宋代，直至寇宗奭在《本草衍义》提出："凡称气者，即是香臭之气，其寒热温凉则是药之性……其序例中气字，恐后世误书，当改为性字，则于义方允。"此书指出人们所理解的气应该是能嗅到的诸如香臭的感官之气，为了不在概念上混淆，应将四气的提法改为四性，直观地表达为药物的四种性能或药性。对此，李时珍在《本草纲目》中对此进行了解释："寇氏言寒热温凉是性，香臭腥臊是气，其说与《礼记》文合。但自素问以来，只以气味言，卒难易改，姑从旧尔。"由此可见李时珍对四性的提法也是认同的，只因《神农本草经》是经典著作，所以延续四气的说法至今。因此，无论"四气"还是"四性"并不代表药物的具体特点，其概念表示的是对药物作用于人体寒热温凉变化作用倾向性的概括。

《神农本草经·序列》提出"药有……寒热温凉四气"。一般而言，寒凉药具有清热泻火、清热燥湿、清热凉血、清热解毒等作用，如石膏、知母、黄芩、黄连等药物；温热药具有助阳补火、温经通脉、温中散寒等作用，如附子、干姜、肉桂等药物。从作用倾向而言，只有寒热两种对立性质的区分，属于一级划分；凉和温都是表示寒与热在程度上的不同，属于二级划分。历代本草文献对四气的描述较为丰富，诸如"大寒""微寒""微凉""大热""微热""小热""甚温""微温"，归纳起来药物的四气实为寒热两性。有些药物寒热并不明显，药性平和，作用缓和，应用广泛，这一部分药物自古以来就把它标为平性。自《神农本草经》开始单独以"平性"记载药性，该书记载的365味药物当中有1/3以上的药物为平性，超过了140味。其后历代本草沿袭了"平应入性"的药性分类法，《本草纲目》明确提到"五性焉，寒热温凉平"。因此，平性是介于寒热两性之间的一种药性，是客观存在的。

三、四气理论的临床应用

四气理论一直是临床用药的纲领，该理论以中医临床寒热辨证为基础，从寒热变化、阴阳盛衰的维度对药物的作用进行高度概括，为临床治病用药提供理论依据。药物治病，是利用药物性气的偏性，调整人身之气的偏胜偏衰，使之归于平和。周之干曰"药气俱偏，用之得当，以治人病之偏，偏者方自全也"。而性气是四时气候之模拟，故仍是"法四时以为治"。最早在《素问·至真要大论》已有"寒者热之，热者寒之""治以寒凉""治以温热"的提法；至《神农本草经·序列》中"疗寒以热药，疗热以寒药"明确指出了运用四气理论指导临床用药的原则，则全面奠定了四气用药的理论基础；陶弘景更是重视四气理论,他在《本草经集注》中说:"其甘苦之味可略,有毒无毒易知,唯冷热须明",即药物最重要的是需要明白它的寒热;李中梓也强调"寒热温凉,一匕之谬,覆水难收"。由此可见,四气所代表的中药寒热温凉的性能是药性中最重要的性能,是指导中医临床用药的重要依据。

清热法和温里法是四气理论指导中医临床用药的两种重要的治法。清热法,又称清法,是运用具有清热作用的寒凉药物,治疗热性病证的一种治法,广泛应用于温热病邪所引起的各种证候:如外感热病、高热烦渴、湿热泄泻、温毒发斑,痈肿疮毒及阴虚发热等。温里法,又称温法,是运用温热类药物祛除寒邪和补益阳气的一种治法,从而达到补益阳气而祛邪治病的目的,广泛应用于寒邪中脏,凝滞经络,阳气衰微等证候:如外感寒病、脘腹冷痛、寒疝作痛、阳痿宫冷、畏寒肢冷、四肢厥逆、脉微欲绝等。

对性气治法因证施用,临床运用灵活。《吴医汇讲》云:"寒、热、温、凉,有一定之药,无一定之治……故有正用,亦有反用,又有兼用,亦有活用、借用之不同。"具体有如下几点:

1. 据病证的寒热选择相应药物,治阳热证投寒凉药,治阴寒证投热药。如治高热烦渴、肺热咳喘等气分高热证,投性寒的石膏、知母;脘腹冷痛、阳虚水肿等里寒证,投性热的附子、干姜。

2. 据病证寒热程度的差别选择相应药物。四气本质上来说只有寒热之分,但在程度上来说确有寒、凉和温、热之不同,用药时需注意。如治亡阳证,选大热之附子,治中寒腹痛,投温性之煨姜;如治气分盛热、壮热烦渴,选大寒之石膏,治温热感冒、温病初起,投性凉之薄荷。

3. 寒热错杂或寒热格拒者,则寒热并用。疾病是复杂的,临床上寒下热或里热外寒等十分常见,则可采用寒热并用的治法,至于孰多孰少,据情而定。如《伤寒论》中半夏泻心汤,主治寒热错杂之痞证,是寒热并用的典型范例。该证寒热错杂,治当调其寒热。以辛温之半夏合辛热之干姜,配苦寒之黄芩、黄连,寒热互用以和其阴阳,寒去热清,达到寒热并除的目的。

4. 对于真寒假热或真热假寒者,则关键在于辨证论治,分辨证候的寒热本质,当分别治以热药或寒药,必要时加用药性相反的反佐药。

第三节

五味理论的科学内涵与临床应用

一、五味理论的形成

五味是最早形成的一种药物性能,这是由其产生的过程决定的。"入口则知味,入腹则知性",即口尝就可知道药物的真实滋味。传说自神农开始中国医家就有通过口尝来辨别药物的滋味的临床经验,《淮南子·修务训》中记载:"神农尝百草之滋味,水泉之甘苦,令民知所避就";《针灸甲乙经·序》记载:"上古神农,始尝草木而知百味";明代张介宾云:"余少年时,每将用药,必逐件细尝,既得其理,所益无限"。最早药物的五味,是以药材的真实滋味为主要依据的,加上《神农本草经》记载的药味不多,三百六十五味,对药物的认识有限,因此在当时的用药实践中药物的功效和其滋味之间存在较大的相关性。例如,《神农本草经》中记载的人参、甘草、干地黄,被认为都具有补益作用,可轻身延年,归为上品,而这三种药的真实滋味也是带甜味的,于是有了甘味能补的认识,又发现一些甘味的药大部分都有补益的作用,就逐渐形成了甘能补的五味理论。

五味作为药性理论最早见于《黄帝内经》《神农本草经》。《黄帝内经》对药物的五味学说进行了全面探讨,为五味理论的产生奠定了基础,《神农本草经》则开创了标注药性结合功效论述的本草编写先河,使五味理论落实到药物的临床使用中。

但随着临床用药数量的增加和医家对药味功效认知的深入,最初的五味已不能逐渐包括药物真实滋味,因此和四气一样,医家们通过长期临床实践和观察不同味道的药作用于人体后产生了不同的效应,再据此进行归纳和不断完善五味理论,五味理论也逐渐超越了真实的滋味,成为了建立在药物功效基础上的对药物性能进行高度概括的理论。

二、科学内涵

五味有两层意思,一是指药物有"辛、甘、酸、苦、咸"五种口尝而直接感知的真实滋味,二是标示药物在"散、补、敛、泻、下"等方面作用的一些性质和特征。从药物的真实滋味来讲,除了五味还具有淡味或者涩味,但古人深受五行学说影响,为了将药味理论纳入五行学说,将药味定为"辛、甘、酸、苦、咸"五种,并附加"淡为甘之余味,可附于甘中;涩为酸之变味,其用同于酸"等解释,五味所标示的药物作用的性质和特征归纳起来有如下几个方面：

辛："能散能行"，即有发散、行气、行血的作用。解表药、行气药、活血药多具有辛味。故辛味药多用于治疗表证及气血阻滞的病证。

甘："能补能和能缓"，即有补益、和中、调和药性、缓急止痛的作用。补益药、调和药、止痛药多具有甘味。故甘味药多用于治疗正气虚弱、脾胃失和、诸痛证及方剂中药味的调和。

酸、涩：酸和涩两种味都能"能收能涩"，本草文献多以酸味代表涩味功效，或与酸味并列，标记药性。即具有收敛、固涩的作用，固表止汗、敛肺止咳、涩肠止泻、固精缩尿的药物多具有酸味或涩味。故酸味或涩味药多用于治疗体虚多汗、肺虚久咳、久泻久利、遗尿遗精等病证。

苦："能泻能燥能坚"，即具有清热泻火、泄降气逆、破泄结聚、燥湿等作用。清热药、燥湿药多具有苦味。故苦味药多用于治疗热证、咳喘、呕逆、寒湿、湿热等证。

咸："能软能下"，即具有泻下通便，软坚散结的作用。泻下、软下、软坚、消散的药物多具有咸味。故咸味药多用于治疗瘰疬痞块、瘰疬、痰核等证。

淡："能渗能利"，即利小便的作用。利水渗湿的药物多具有淡味。故淡味药多用于治疗水肿、脚气、小便不利之证。李时珍主张"淡附于甘"，故多数淡味药都以甘淡并列，标记药性。

五味的最早记载，见于《尚书·洪范》，曰："润下作咸、炎上作苦、曲直作酸、从革作辛、稼穑作甘"。五味的起源与饮食关系甚密，许多较早文献对五味的记载与烹调、饮食有关，在春秋战国时代以饮食调和论出现，如《吕氏春秋》云："调和之事，必以甘、酸、苦、咸，先后多少，其齐甚微，皆有自起……甘而不哝，酸而不酷，咸而不减，辛而不烈，淡而不薄，肥而不腴"，说明了不同滋味调和的重要性。在长期的实践观察中，人们逐渐发现不同味道的食物可对机体脏腑经络产生不同的生理效应，而许多食物也是药物，由饮食的"味-效"关系推理到药物的"味"与"效"之间也同样存在着客观的联系与规律。

三、临床应用

五味理论在古代药物功效表述不完整的情况下有利于增强药物临床用药的准确性。古代医家对药物理论和功效的认识是逐渐完善的过程，例如《神农本草经》里是按上、中、下三品将药物进行分类，早期很多药物的功效表述不清楚，或者对它的基本功效还没有总结出来，在早期药味不多且功效与五味相关性较强的情况下可以作为临床用药的佐证。对于味相同的药，早期代表药物有类似的作用特征，例如，甘味有补益作用，在《神农本草经》中大部分甘味药被归类为上品，如人参、甘草、干地黄、麦门冬等；但也有部分甘味药被归类为中品，如百合、当归。而《神农本草经》中对于药物的功效描述也相对模糊：人参"主补五脏，安精神，定魂魄，止惊悸，除邪气，明目，开心益智。久服，轻身延年"；甘草"主五脏六府寒热邪气，坚筋骨，长肌肉，倍力，金创，解毒。久服轻身延年";干地黄"主折跌绝筋,伤中,逐血痹,填骨髓,长肌肉,作汤,除寒热积聚,除痹,生者尤良。久服,轻身不老";麦门冬"主心腹,结气伤中伤饱,胃络脉绝,羸瘦短气。久服轻身,不老不饥";百合"主邪气腹张、心痛,利大小便,补中益气";当归"主咳逆上气,温虐,寒热……妇人漏下绝子,诸恶创疡金创"。在这样的情况下,这些药物味同样都是甘味,也都具有补益作用,可以相须为用。对于味不同的药,在早期也代表了药物不同的作用特征,例如黄连、黄芩、赤石脂、乌梅均有止泻的作用,但黄芩、黄连味苦,通过清热止泻,赤石脂、乌梅味酸,通过收敛止泻,应用中就会根据临床辨证来选择适宜的止泻药。

《本草经集注》中开始出现"诸病通用药"对药物按主要功效进行分类,这样的分类方法有利于医生的临证处方用药。随着临床实践中人们对药物的认识越来越全面,到现代的中药书中已明确将味的作用纳入药物的功效中,且据药物作用特征的相似性归类,例如麻黄"发汗解表、宣肺平喘、利水消肿"、羌活"散寒解表、胜湿止痛",薄荷"疏散风热、清利头目、利咽透疹"、牛蒡子"疏散风热、宣肺透疹、解毒利咽",这些药物都是辛味,具有行"行、散"的特点,在功效描述中已清楚地说明"发汗、解表、宣肺"等代表辛味的药物作用特征,并根据药物具体的功效归为解表药中的发散风寒药——麻黄、羌活,发散风热药——薄荷、牛蒡子。因此,现在中药书中可以得到药物的信息已经相对全面,加上随着中药书中记载的药物越来越多,许多药物的作用已经不能用简单的五味来归纳,例如一些杀虫、涌吐、止痒、生肌这样的作用,并不适合归纳到五味中,尽管五味的内容也随着临床应用不断修正,但在现代临床中的价值已逐渐降低。

第四节

升降浮沉理论的科学内涵与临床应用

一、升降浮沉理论的形成

与其他药性理论类似，药物升降浮沉作用趋向的形成，也来源于对药物作用机体所产生的不同疗效和表现出的不同作用趋向性的概括。气机的升降出入是人体生命活动的基础，气机异常就会导致人体疾病。由于疾病在趋势上常表现出向上如咳嗽、呕吐，向外如自汗、盗汗，向下如崩漏、下垂，向内如热入营血；在病位上则有在表如外感表证，在里如里热证，在上如胃气上逆，在下如小便不利等不同，能够改善或消除这些病证的药物，就分别具有升降浮沉的作用趋向了。

早在先秦时期，《黄帝内经》就指出了升降出入是人体生命活动的基础，如果气机升降出入异常就会产生疾病。例如，《素问·六微旨大论》提到"出入废则神机化灭，升降息则气立孤危。故非出入，则无以生长壮老已；非升降，则无以生长化收藏。是以升降出入，无器不有……四者之有，而贵常守，反常则灾害至矣"。《素问·阴阳应象大论》对人体气机的运动规律及产生的病理变化做了阐述："清阳出上窍，浊阴出下窍；清阳发腠理，浊阴走五脏；清阳实四肢，浊阴归六腑"，"清气在下，则生飧泄；浊气在上，则生䐜胀"。该篇还对气机升降失常所产生的疾病指出了相应的治疗方法："其高者，因而越之；其下者，引而竭之；中满者，泻之于内。其有邪者，渍形以为汗。其在皮者，汗而发之。其慓悍者，按而收之。其实者，散而泻之。"《黄帝内经》中升降浮沉的基本概念已经形成。《黄帝内经》之后随着临床医学的发展，升降浮沉理论也有所发展，例如《本草拾遗》创立了"十剂"分类理论，其中宣、补、轻等剂具有升浮趋向；通、泻、重等剂具有沉降趋向。

直至金元时期，以张元素为代表的医家推动了升降浮沉理论的全面发展，在他的《医学启源》当中提出"药性要旨""用药升降浮沉补泻"系统地把升降浮沉作为药性来概括，并将药物按升降浮沉来分类，由此升降浮沉成为了中药性能的一个重要理论。明清以后升降浮沉理论更趋于完备。

现代的中药书中仅在总论中对升降浮沉理论进行论述，在各论中并未单独阐述，原因在于随着药物功效的完善，一方面药物升降浮沉的作用特征已概括在功效中并进行分类如解表药都具有升浮的作用趋势，在功效描述中"宣肺""发汗""清头目"此类描述也清楚地说明了药物的作用趋向性，故不必赘述；另一方面，并非所有的药物都有明显的升降浮沉的作用特征,如杀虫、止痛止痒药之类,也不适合用该理论进行概括。

二、科学内涵

升降浮沉是用于表示药物作用趋向性的一种性能。升即上升提举,趋向于上;降即下达降逆,趋向于下;浮即向外发散,趋向于外;沉即向内收敛,趋向于内。概括来说是与疾病所表现的趋向相对而言指,药物所表现出来对机体有向上、向下、向外、向内四种不同作用趋势,包含了药物作用定向的概念,也是药性理论的重要内容之一。例如解表药可以帮助机体将表邪由里向外把它祛除出去,因此其作用趋势是向外的;补益脾气的药可以升举阳气,因此其作用趋势是向上的;清热药可以将里邪通过下泄的方式排出,因此其作用趋势是向下的;收涩药有向内收敛的作用,因此其作用趋势是向内的。因升与浮、沉与降为近义词,表示类似的作用趋势,文献中时常混称,或简称"升降",这与"寒热温凉"的情况相似,但由于药物的作用趋势与其功效有紧密的联系,因此在实际应用中"升"与"浮""沉"与"降"所对应药物的功效还是有较大差异的。

升降浮沉理论源于古代的哲学思想认为世界是物质的,这种基本物质就是气,而且这种气是处在不同的运动状态当中,这种运动的基本形式,就是升降出入。中医学就利用这种升降出入的理论,来解释人体的生理功能和病理改变。中医学认为升降出入是机体生命活动的总括,它概括了脏腑、经络、营卫、气血、津液等全部生理活动及新陈代谢整个过程。作为药性理论来讲,升降浮沉既有单纯的药物作用趋势的概念,又有参与调整、恢复、平衡脏腑、经络气机运动的含义。

三、临床应用

升降浮沉理论作为说明药物作用趋势的高度概括,由于其既有单纯的药物作用趋势的概念,又有参与调整、恢复、平衡脏腑、经络气机运动的含义,故在临床用药方面至今也是重要的依据之一。主要表现在以下两个方面:

1. 改变升降浮沉的病势趋向,使其生理功能恢复正常。病势上逆者,宜降不宜升,如胃气上逆引起的呕吐,可选半夏、代赭石、旋覆花等降胃气的药来缓解呕吐;肺气上逆引起的咳嗽,可选杏仁、葶苈子等降肺气治疗气逆咳喘;肝阳上亢引起的头晕目眩,可选用石决明、珍珠母等起到平肝潜阳的作用。病势下陷者宜升不宜降,如脾气下陷引起的崩漏、脱垂、泄泻,应选用黄芪、升麻等药通过升举脾阳来改善症状。对于复杂的病机,则可采用升降并举的用药方法,如治疗治心肾不交,虚烦失眠,腰冷便溏,上热下寒证,常用黄连清心降火,配肉桂引火归原,两者一升一降,使心火下降于肾,肾水上济于心,心肾相交,水火既济;治疗表邪未解,邪热壅肺,汗出而喘的表寒里热证,常用石膏清泄肺热以平喘,配麻黄宣肺解表以止咳,两者一宣一泻,升降并用;治湿浊中阻,清阳不升,浊阴不降,头痛昏蒙,腹胀便秘,升降失调的病证,常用蚕沙和胃化湿,以升清气,配皂角子降浊润燥,滑肠通便,两者一升一降,升清降浊,脾升而胃降。

2. 顺应气机的趋向,根据病邪所在部位,因势利导,祛邪外出。病变部位在上在表者,宜升浮不宜沉降,如外感表邪,应选择麻黄、桂枝、薄荷等升浮药以发汗解表;病变部位在下在里者,宜沉降不宜升浮,如大便秘结、燥屎坚结及实热积滞之证,则应选择大黄、芒硝等沉降药以泻下攻积、清热泻火,以达釜底抽薪之效。

总之,通过辨证,根据病机的趋向性和疾病发生的部位,结合药物升降浮沉的不同特性,选择恰当的药物才能取得良好的临床疗效。

第五节

归经理论的科学内涵与临床应用

一、归经理论的形成

归经理论的形成与临床经验的积累和中医辨证理论体系的不断完善有关。中药归经理论的形成可追溯到先秦,《韩非子·喻老》中记载了扁鹊的一段话:"疾在腠理,汤熨之所及;在肌肤,针砭所及也;在肠胃,火齐之所及也;在骨髓,司命之所属,无奈何也。"这是早期有关疾病及药物定位的初步概念。《黄帝内经》里面就有五味所入、五味各有所走的提法,明确地谈到五味选择性的定位作用,有了归经理论的萌芽。

此后的本草学著作如《神农本草经》《名医别录》《备急千金要方》《食疗本草》《本草拾遗》等对药物的归经都进行过描述,但未形成理论体系,直至金元时期张元素的《珍珠囊》是现存第一部将归经内容作为正式的药性记载的本草著作,可以看出该时期的医家对药物的归经是很重视的,但对于归经的说法并不统一;直到清代中期,沈金鳌的《要药分剂》正式将"归经"作为专项列于"主治"后项,说明药性,并采用五脏六腑之名。归纳起来古代的归经主要有三类学说:①汉代张仲景的《伤寒论》在《黄帝内经》以六经热病的基础上创立了太阳、阳明、少阳、太阴、少阴、厥阴的六经辨证法,据此产生了六经分经用药的归经方法,如柴胡、黄芩主治少阳经证,入少阳经;②清代名医叶桂在《温热论》中,将卫、气、营、血作为温病的辨证纲领,据此产生了相应了卫气营血分经用药的归经方法,如丹参、赤芍用于治疗热入营血证,为血分药;③清代温病学家吴鞠通以上、中、下三焦为纲,创立了三焦辨证,进而产生了三焦归经的用药方法,如黄芩、菊花清散上焦热邪,为上焦药。

古代文献对归经的表述在很长时间内大多为经络,或以经络为主体。现代中药书的归经理论是以中医脏腑经络学说为基础理论,以所治病证为依据。脏腑经络学说认为经络能沟通人体内外表里,外邪可以通过经络传到脏腑;反之,脏腑的病变也可以通过经络反映到体表,由于五脏六腑功能不同,循行经络不同,开窍不同,病变部位也不尽相同,故临床病证各不相同。在此理论基础上,人们总结出许多功效相同的药物,或者其他性能也相同的药物,但是它产生疗效的部位是不同的。比如清热药中石膏、知母、竹叶、栀子、决明子、夏枯草,这些药药性均寒凉,对热证都有治疗作用,但作用选择性是不同的,石膏、知母可以治疗肺热咳喘、胃热烦渴,故归肺、胃经;竹叶、栀子可以治疗心火烦闷、小便不利,故归心经;决明子、夏枯草可以治疗目赤肿痛、头痛眩晕,故归肝经。

二、科学内涵

归经是用于表示药物作用部位的一种性能,反映了药物对机体的选择性。不同的药物因对不同的脏腑经络有特殊的亲和性,而产生对该脏腑经络病变的治疗作用。归经不同,药物作用的部位就不同,其指明了药物治病的适用范围,包含了药物作用定向、定位的概念。

值得说明的是,这里的脏腑经络是属于中医学基础理论当中的藏象学说和经络学说中的概念,与解剖学上的部位不能等同,故药物的归经是指疗效显现在某一由中医理论概念表述的脏腑经络上,而非药物在某一解剖部位上的蓄积。例如,菊花的药性标注为归肺、肝经,功效标注为疏散风热、平肝明目、清热解毒,菊花归肝经的内涵是指菊花的作用显现在中医藏象学说中"肝"的概念上,即包括了肝开窍于"目",有明目的功效,而非代表菊花的主要成分在解剖部位上的肝脏中蓄积。又如解表药中的麻黄和羌活的药性标注都是归膀胱经。根据藏象学说,膀胱可以排小便,而麻黄有利尿的作用,故麻黄归膀胱经;而羌活并无利尿作用,但它对于项背部位的疼痛作用显著,根据经络学说,这个项背是足太阳膀胱经循行的部位,故羌活也归膀胱经。两者归膀胱经代表了两种不同的概念,与药物是否在膀胱这个解剖部位有蓄积无关。

三、临床应用

在归经理论体系形成以前,药性理论主要以阴阳、气味、补泻、升降浮沉、毒性为主,比较偏重于对药物作用性质的理解和应用,归经理论的系统化,使人们对药物作用的定位有了比较明确的认识,这种对药物作用部位的认识早于西方医学的对药物作用靶点的认识,医家在用药的时候除了通过辨证选择不同性质的药物对证治疗,还能通过归经理论更加准确地对不同部位的证选择相应的药物进行治疗,这在很大程度上提高了临床用药的准确性。例如:同为热证,根据"寒者热之,热者寒之"的治则,首先选用药性寒凉的清热药,但清热药有很多,怎么选择呢? 根据脏腑经络归经理论,表现为目赤肿胀的可选用入肝经的清热药菊花、夏枯草,表现为高热咳喘的可选用如肺经的清热药石膏、知母,表现为小便短赤的可选用入心经的竹叶、淡竹叶;根据卫气营血理论,表现为气分热证如高热咳喘的可选用石膏,表现为热入营血如出血、斑疹的可选用生地黄;根据三焦归经理论,上焦热证可选用黄芩,中焦热证可选用黄连,下焦热证可选用黄柏。

第六节

有毒无毒理论的科学内涵与临床应用

一、有毒无毒理论的形成

原始人类在寻觅食物的过程中,难免会因误服一些有害植物而产生对机体的损伤。对此,《淮南·修务训》有所记载:"神农尝百草之滋味,水泉之甘苦……一日而遇七十毒"。至《神农本草经》则开始对药物的毒性有较为全面的认识,首先该书提出了有毒无毒是药性的一种:"药有酸、咸、甘、苦、辛五味,又有寒、热、温、凉四气,及有毒无毒";其二,书中将三百六十五种药物,按有毒无毒分为上、中、下三品;其三,提出了毒药可以治病:"若用毒药疗病,先起如黍粟,病去即止。不去倍之;不去十之。取去为度。"但该书在具体药物的药性条目下,并无"有毒"的记载。关于药性有毒、无毒在具体药物条目下的记载,最早见于魏晋时期的《吴普本草》,例如书中对丹砂的记载为:"神农:甘。黄帝、岐伯:苦,有毒。扁鹊:苦。李氏:大寒。或生武陵。采无时,能化朱成水银,畏磁石,恶咸水。"对附子的记载为"神农:辛。岐伯、雷公:甘,有毒。李氏:苦,有毒,大温。"后世历代本草的各药物条目下,大多都有"有毒、无毒"的记载,如清之前本草《名医别录》《新修本草》《证类本草》《本草纲目》,近代药物专著《中药大辞典》,现代《中华人民共和国药典》等。

二、科学内涵

在我国,中药一开始就被称作"毒药"。西汉以前的中药毒性分级大体上是把攻病愈疾的药物称为有毒,而可久服补虚的药物看作无毒。《神农本草经》将所收载的药物分为上、中、下三品,认为上品药"无毒",中品药"无毒有毒",下品药"多毒"。陶弘景对此做了注解:"上品药性皆能遣疾,但其势力和厚,不为仓卒之效,然而岁月常服,必获大益";"中品药性,疗病之辞渐深,轻身之说稍薄,于服之者,祛患当速,而延龄为缓";"下品药性,专主攻击,毒烈之气,倾损中和,不可常服,疾愈即止"。后世《名医别录》《新修本草》等古代文献和现行药典在部分药物性味之下标明的"大毒""有毒"和"小毒",大多是指一些可能对具体具有一定毒性或副作用的药物。因此,中药"毒性"有广义与狭义的说法,广义"毒性"既概括反映了中药的偏性及由此产生的纠偏(治疗)效应,又反映出药物有毒无毒的安全特征及在一定条件下对机体的损害性,狭义的"毒性"单指后者,其概念类似于现代医学的"毒性"。

现代医学的"毒性(toxicity)"又称生物有害性,一般是指外源化学物质与生命机体接触或进入生物活体体内后,能引起直接或间接损害作用的相对能力,或简称为损伤生物体的能力。也可简单表述为,外源化学物在一定条件下损伤生物体的能力。由药物毒性引起的机体损害习惯称中毒。大量毒药迅速进入人体,很快引起中毒甚至死亡者,称为急性中毒;少量毒药逐渐进入人体,经过较长时间积蓄而引起的中毒,称为慢性中毒。此外,药物的致癌、致突变、致畸等作用,则称为特殊毒性。相对而言,能够引起机体毒性反应的药物则称为毒药。

由于传统中药毒性认识基本上都是靠人体尝试或者经验知识取得的,我国医家对药物毒性的认知是一个复杂的过程,对其概念的理解也有阶段性的不同,因此中药"毒"或者"毒性"与现代的中药毒性概念中所谓引起功能障碍、病理变化及死亡的内涵并不完全相同。一般而言,"中药毒性"是指中药引起机体的伤害性,用以反映中药安全程度的性能。"中药毒性效应"则是指中药与机体交互作用过程中,产生的对机体健康引起的有害作用(即中毒)。"有毒中药"是指在较低剂量与机体交互作用可引起机体损伤的中药,即治疗剂量与中毒剂量比较接近,使用不当会导致人体中毒或者死亡。有毒中药在历代本草和现行药典、本科教材中标识为"大毒""有毒""小毒"以及部分"证候禁忌""妊娠禁忌""配伍禁忌""饮食禁忌"的中药。由此可见,中药毒性是中药一种内在的、固有的生物学性质,这种性质取决于中药所含的化学物质;中药毒性效应则是中药毒性在某些条件下引起机体健康有害的作用,改变条件(如炮制、配伍、辨证等)就可能影响中药毒性效应,属于临床不良反应范畴,具有可变性(表 2-1)。应该特别指出的是,如果现在仍然把传统中药"毒性"与现代医学"毒性"概念等同看,无疑是扩大了传统"有毒中药"的概念。

表 2-1　现代中药"毒性"与"毒效应"基本概念及分级的理论基础

概念	中药毒性(性能、药性)	中药毒效应(毒性效应、毒性作用或毒作用)
内涵	指中药引起机体的伤害性,用以反映中药安全程度的性能。包括急性毒性、亚急性毒性、慢性毒性及器官毒性等	是指中药与机体交互作用过程中,产生的对机体健康引起的有害作用(毒性效应)。在临床上,凡用药后产生与用药目的不相符的并给患者带来不适或痛苦的反应统称为不良反应(adverse reaction)
性质	内在的、固有的生物学性质,这种性质取决于中药所含的化学物质。不能改变这种内在属性	在某些条件下引起机体健康有害的作用,改变条件就可能影响中药毒性效应
分级	中药"毒性"分级的基础。应反映出药物有毒无毒及毒性大小的安全特征。《中华人民共和国药典》(一部)援引传统中医本草,仅针对中药进行毒性分级(大毒、有毒、小毒)。目前化学药和生物药尚无类似分级标准	药品(包括所有化学药、生物药、中药等)不良反应严重程度分级。①轻度:指轻微的反应或疾病,症状不明显,一般无需治疗;②中度:指不良反应症状明显,重要器官或系统功能有中度损害;③重度:指重要器官或系统功能有严重损害,导致残疾或缩短或危及生命

三、临床应用

为避免和药物的治疗作用混淆,此章只论述狭义"毒性"在临床上的应用。

在中药应用之初,先人就认识到有的药物虽然产生机体的损害作用,但却可以用于治疗疾病。在《淮南子·缪称训》记载:"天雄乌喙,药之凶毒也,良医以活人"。说明附子乌头虽毒性巨大,但用好了也可以救人。《尚书·说命》说:"若药不瞑眩,厥疾弗瘳"。所谓瞑眩反应是患者在接受某些中医治疗后会出现的一些身体的一些应激反应,古人已经认识到如果不出现这些反应,一些重疾和顽疾就不会有疗效。

东汉末年,张仲景《伤寒杂病论》开创了有毒中药大胆应用于临床的先河。著作中所载的药物 184 种,使用了乌头、附子、甘遂、大戟、水蛭等有毒中药 24 种。以有毒中药为君药或含有毒中药的方剂竟达 119 首,占 2/5,其中如乌头汤、附子汤、十枣汤等名方一直为后世医家所习用。张仲景对有毒中药的应用有非常全面的认识和丰富的经验,认识到体质、炮制、剂量、剂型、配伍、煎服方法等因素在药物减毒增效方面的重要作用,确立有毒中药应用的基本原则、减毒防毒方法和应用有毒中药创制有效方剂等三个方面,证实了有毒中药在治病救人的医疗实践中具有重大的应用价值,对有毒中药的临床应用做出了巨大的贡献。

东晋医药学家葛洪在《肘后备急方》收载附子治疗疾病的方剂共 100 余方,其临床应用广泛,治疗疾病种类丰富,方剂所成中药剂型较多,有数十种,服用方法在传统的服药方法的基础上结合了舌下、黏膜等特色方式。同时还记载了附子中毒的解救方,全面地阐述了附子的临床应用和中毒解救方法。对现代临床应用以及毒性毒理的研究具有重要贡献。

唐代孙思邈在《备急千金要方》中也收载了不少剧毒药治病的方剂,如用水蛭治疗崩漏,敷蜘蛛于穴位治疗中风等;唐代陈藏器《本草拾遗》中,新增有毒中药约 53 种,并介绍有毒中药治疗顽疾的急性,如用蝮蛇浸酒可以治疗恶风、恶疮、皮肤顽疾等;北宋《太平圣惠方》中记载了剧毒药砒石用于治疗恶疮,瘰疬,顽癣,牙疳,痔疮以及适宜的剂型:"本品外用有攻毒杀虫、蚀疮去腐之功。虽可单用贴敷,因易中毒且引起剧烈疼痛,故多配伍其他药物以缓其毒。治疗恶疮日久,可与硫黄、苦参、附子、蜡等同用,调油为膏,柳枝煎汤洗疮后外涂,如砒霜膏"。

清代名医叶桂的《临证指南医案》共 10 卷计 89 病,其中用附子者共约 150 余案之多。其中用附子 5 案以上者有中风、脱、噎膈、反胃、呕吐、喘、泄泻、痉厥、产后等;用附子 10 案以上者有肿胀、痰饮、疟、痢等。由此可见,叶桂用附子非常广泛,均取附子辛温大热之功,配伍十分灵活的,主治诸多证候,既有传承张仲景善用附子之经典,又有发扬《伤寒论》之创新,再次验证了有毒中药附子非但不是临床禁忌,且具有重要的临床价值。

现代医家以有毒中药为君药或主药在临床应用最为经典的有附子、乌头、黄药子和砒霜。附子辛、甘、大热，善走十二经络及督脉，功能引火归原，温少阴之里，补命门真阳，是一味治疗阳虚证、亡阳证非常有用且极为重要的药物，如"附子理中丸"善治阳虚证、"四逆汤"为亡阳证之经典方剂。乌头能散经络之寒而止痛，适用于风湿、类风湿关节炎等，如乌头汤治历节病，散脏腑之寒而止痛，适用于寒邪所致心腹疼痛，乌头赤石脂丸治心痛，赤丸治腹满痛，大乌头煎、乌头桂枝汤治寒疝腹痛。在诸多用于治疗痛症外用制剂如膏剂、酊剂、喷雾剂中应用广泛。黄药子（*Dioscorea bulbifera* L.）最早记录于唐代孙思邈的《千金月令》："疗忽生瘿疾一二年者，以万州黄药子半斤，须紧重者为上。"其药用历史悠久，历代本草均有述及，具有化痰散结、解毒消肿、凉血止血的功能。关于其性味归经历代多有记载。古代医家多认为黄药子味苦、平、无毒，归肺、肝经，但现代研究证实，其不良反应尤其肝脏毒性在临床较为多见，不论是黄药子的水总提取物还是醇总提取物都有肝脏毒性相关报道。由于黄药子及其组方对亚急性甲状腺炎、单纯性甲状腺肿、甲状腺腺瘤、甲状腺癌以及甲状腺功能亢进症等多种甲状腺疾病的治疗均取得良好疗效，学者们通过研究对黄药子的临床使用提出建议：临床应用黄药子时应严格控制用量，注意使用前后对患者肝肾功能的监测，注意其与其他中药之间的配伍，起到增效减毒的作用。砒霜因毒性剧烈而限制了其临床应用，被视为剧毒药。现代表明其具有原浆毒作用，能干扰白血病细胞的核酸代谢，破坏白血病患者细胞膜，干扰 DNA 及RNA 的合成和克隆、增殖能力，从而诱导白血病细胞产生凋亡，抑制肿瘤的新生血管生成，抑制肿瘤细胞生长，临床上砒霜在治疗白血病中取得了突出成绩，疗效确切，无明显的骨髓抑制，毒副作用较轻，对癌细胞又有选择性作用。

由此可见，有毒中药在我国临床应用已有 2 000 多年的历史，历代医家在对中药的毒性的认识和临床应用已有非常丰富的经验，证实了有毒中药在中医医疗实践中的重要作用。从目前国内和国际上所谓"中药安全性"事件来看，有其西医固定思维模式，大多数对中药安全性的认识均依据临床不良反应／事件报告，但由于所引发的严重不良反应／事件的基础并不明确，且大多数品种只有大概的指向，缺乏明晰的药材与成分定位及其他相关科学证据，剥离了中医理论对临床应用的指导，片面地从中药含有某种有毒成分，甚至在缺乏对毒性原因系统研究的情况下就对中药及其制剂进行全面抵制，其中不乏偏颇的认知，甚至极端的案例。而传统中医药对"有毒中药"的毒性控制和科学应用具有特殊的中医思维模式和手段：成分有毒不同于药材有毒（成分协同解毒），药材有毒不同于饮片有毒（炮制解毒），饮片有毒不同于复方有毒（配伍解毒），复方有毒不同于制剂有毒（制备工艺解毒），制剂有毒不同于临床应用有毒（辨证论治、因人因时因地制宜），从而在保证"有毒中药"在确有疗效的基础上的安全用药，切不可因噎废食，摒弃具有中医临床优势和特色的中药材。

第七节

中药药性理论在中药复方新药转化中的应用

一、药性理论对中药复方转化指导作用

中药复方转化是指以中药材为原料,在中医药理论指导下,为了预防及治疗疾病的需要,按规定的处方和制剂工艺将其加工制成一定剂型的中药制品的过程。在中医理论指导下确立处方是中药复方转化的核心,也是中药复方区别于化学或天然药物的根本。中医临床强调辨证施治,因此中医基础理论是辨证的基础,而药性理论则是遣方用药的根本,在中药复方转化中有不可替代的理论指导价值(图 2-1)。

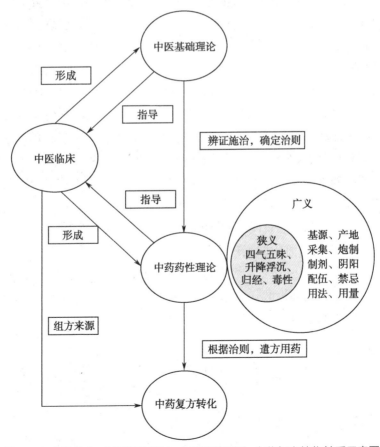

图 2-1　中医临床、中医基础理论、中药药性理论、中药复方转化关系示意图

中药复方转化应用就是中医临床辨证施治的过程。首先是明确复方针对的证候。从辨证来讲,八纲,即阴阳、表里、寒热、虚实,张介宾称之为"阴阳""六变",是辨证论治的理论基础之一。通过四诊掌握辨证资料,再根据病位的深浅、病邪的性质、人体正气的强弱等多方面的情况,进行分析综合,归纳为八类不同的证候,称为八纲辨证。尽管疾病的表现是极其复杂的,但基本上都可以用八纲加以归纳。如疾病的类别,可分为阴证与阳证;病位的浅深可分为表证与里证;疾病的性质,可分为寒证与热证;邪正的盛衰,可分为实证与虚证。运用八纲辨证就能将错综复杂的临床表现,归纳为表里、寒热、虚实、阴阳四对纲领性证候,从而找出疾病的关键,确定其类型,预测其趋势,从而指导治疗。八纲是分析疾病共性的辨证方法,是各种辨证的总纲,适应于临床各科的辨证,具体又可分化为病因、气血津液、脏腑、经络、六经、卫气营血和三焦辨证。例如,结合脏腑病变的特点,分支为脏腑辨证;结合气血津液病变的特点,分支为气血津液辨证;结合温病的病变特点,分支为卫气营血辨证,等等。各种辨证既各有其特点和适应范围,又有相互联系,且都是在八纲辨证的基础上加以深化,通过辨证方法,辨析认识疾病的病因、病性、病位以及邪正消长情况,对疾病所属的证候作出诊断。

证候确定以后,根据中医不同治则如扶正祛邪、标本缓急、平衡阴阳、脏腑补泻、三因制宜等确定具体治法,再根据治法选择不同药性的药材组方,确立复方的功能主治。所谓"法随证立、方从法出",指的是在中医辨证论治的过程中,适当的药物组方依据合理的治则来选定,合理的治则根据正确的辨证来确定。从遣方用药来讲,药物的功效和性能决定了组方的功能主治和作用特点。因此,熟练掌握药性理论,指导临床用药,方能保证复方的功能主治、作用特点与治则的一致性,以达到有的放矢、对证用药的目的。

归纳起来讲,药性理论对中药复方的理论指导作用主要体现在:①中医的优势在于系统论,根据药性理论用药可以保证复方的功能主治遵循中医理论的治法治则,而不是简单根据单味药材的成分或药理作用来组方。②提纲挈领地确定组方原则,如寒热证,应用四气理论确立"寒者热之、热者寒之";如病变部位在上、在表者,根据升降浮沉理论,确立宜升浮不宜沉降等组方原则。③有针对性地选择具体的药物以符合复方的作用特点,如风寒表证和风热表证,根据四气 + 五味理论分别选择辛温解表和辛凉解表药;如热证,根据"四气 + 脏腑归经理论"可选择药性寒凉的入肺经、肝经、心经、胃经、小肠经药,根据四气 + 卫气营血归经理论可选择药性寒凉的入卫分、气分、营分、血分药,根据四气 + 三焦归经理论可分别选择药性寒凉的入上、中、下焦药;如果脾气虚弱导致的下陷证,根据"脏腑归经 + 升降浮沉理论"可选择入脾经的升阳举陷药等。

二、基于药性理论的中药复方转化应用案例

(一) 实例1——风寒感冒冲剂

1. 病因病机　西医对感冒的定义是一种常见的急性上呼吸道病毒性感染性疾病,

临床表现为鼻塞、喷嚏、流涕、发热、咳嗽、头痛等,多呈自限性。中医认为感冒是受风邪所导致的外感疾病。根据辨证和治疗原则,中药复方治疗感冒用药原则如下:首先要明确的是针对表证,病位在肺系卫表,遵循"其在皮者,汗而发之"(《素问·阴阳应象大论》)的治则,以疏散表邪为主,根据五味理论,选择有行散功效的辛味药,需要注意的是表证虽大多偏实证,辛散即对证,但对于虚证则不宜重用辛味强的药物以免过于发散,而以扶正祛邪为主;其次分辨针对风寒感冒还是风热感冒,因为疾病的寒热性质不同,治则迥异,"寒者热之、热者寒之",根据"四气 + 五味理论",风寒表证选择辛温解表药,风热表证选择辛凉解表药;再者由于病位在肺,根据脏腑归经理论选择入肺经药;另外感风寒首先导致肺的宣发功能障碍而出现胸闷鼻塞、恶寒发热、无汗等症,同时也可引起肺的肃降功能失常而伴有咳嗽喘息,故根据升降浮沉理论,还需考虑宣肺与肃肺药的使用。其余兼证随证配伍相应药物。

2. 风寒感冒冲剂

【处方组成】麻黄、葛根、紫苏叶、防风、桂枝、白芷、陈皮、苦杏仁、桔梗、干姜、甘草。

【标准来源】《中华人民共和国卫生部药品标准:中药成方制剂(第一册)》。

【功能主治】解表发汗,疏风散寒。用于感冒身热,头痛,咳嗽,鼻塞,流涕。

【辨证要点】恶寒重、发热轻、头痛鼻塞、流清涕、舌苔薄白、脉浮紧为风寒表证,咳嗽为肺失宣降。

【治则】辛温解表、宣肺止咳。

3. 药性理论应用 / 方义　病变在表、在上者,根据升降浮沉理论,宜升浮不宜沉降,应选择麻黄、桂枝等升浮药以发汗解表,根据五味理论也应选择辛味药行发散之功;病性为寒,根据四气理论选择性温、热药为主;病位在肺,根据脏腑归经理论选择入肺经药为主;肺失宣降引发咳喘,根据升降浮沉理论配伍宣肺与降肺药同用。方中以麻黄、桂枝性温味辛,入肺经,解表、散寒、发汗,为主药;辅以紫苏、防风、白芷等性温味辛,入肺、膀胱经,发汗解表、通窍止痛;桔梗、杏仁性温味苦,入肺经,一宣一降纠正肺气机失常所致的咳喘,为佐药;甘草味甘主调和,为使药。诸药合用,共奏辛温解表、宣肺止咳之功。据此,复方的功能主治与治则相一致。

(二) 实例2——安宫牛黄丸

1. 病因病机　中医外感发热是指人体感受六淫之邪或温热疫毒之气,导致营卫失和,脏腑阴阳失调,出现病理性体温升高,伴有恶寒、面赤、烦躁、脉数等为主要临床表现的一类外感病证。西医一些感染或非感染性疾病,以发热症状为主,如流感、肺炎、流行性乙型脑炎(简称"乙脑")等发热。外感发热,古代常名之为"发热""寒热""壮热"等。根据辨证和治疗原则,中药复方治疗外感发热的用药原则如下:首先明确的是针对热证,遵循"清热解毒"的治则,根据"寒者热之、热者寒之"的四气用药理论选择药性寒凉的药,需要考虑的是温病传变的过程为卫→气→营→血,根据"四气 + 卫气营血归经理论",需要分别选择相应归经的寒凉药;其次由于发热病多兼脏腑实热,遵循"实去热除"的治则,通过脏腑泻下清热,根据"四气＋脏腑归经理论",通过辨不同脏腑热证选择相应归经的寒凉药;再者由于发热病久必伤阴,久病或体虚之人,还应考虑"扶正祛邪",根据"五味＋脏腑归经理论",选择甘味、入相应脏腑经的补益药配伍。

2. 安宫牛黄丸

【处方组成】牛黄、水牛角浓缩粉、麝香、珍珠、朱砂、雄黄、黄连、黄芩、栀子、郁金、冰片。

【标准来源】《中华人民共和国药典》2020年版一部。

【功能主治】清热解毒、镇惊开窍。用于高热烦躁、神昏谵语,脑出血者可见昏迷不醒、大小便失禁等,或突然昏仆、神识不清、肢体强直、痰多息促、身热鼻鼾等。

【辨证要点】高热烦躁、神昏谵语、惊厥抽搐为热入心包,突然昏仆、神识不清、肢体强直、痰多息促、身热鼻鼾、舌红苔黄厚腻,脉滑数有力为痰热中风。

【治则】清热解毒、镇惊开窍、化痰安神。

3. 药性理论应用/方义　病性为热,根据四气理论选择性寒、凉药为主;病位在心,根据脏腑归经理论选择入心经药为主;病证为闭证,根据五味理论选择辛味药行发散、开窍之功;症见惊厥抽搐,根据升降浮沉理论选择作用趋势为沉降之药重镇安神。方中牛黄性凉味甘,气味芳香,专入心肝经,既善清热解毒,化痰开窍,又能息风定惊;麝香性温味辛,芳香走窜,入心、脾经,既善开窍醒神,又能活血通脉。二药为君,既善清心热,又善开窍醒神。水牛角浓缩粉性寒味咸,善清热凉血解毒;黄连、黄芩、栀子性寒味苦,善清热泻火解毒;冰片性微寒味辛苦,入心、脾、肺经,芳香走窜,清热开窍;郁金性寒味辛苦,入心、肺、肝经,凉血解郁启闭;六药入心既助牛黄清热解毒,又助麝香开窍醒神,故为臣药。朱砂、珍珠性寒质重作用趋势为沉降,既重镇安神,又清泄心火;雄黄性温有毒,善燥湿祛痰定惊,既增牛黄清热化痰定惊之力,又能重镇安神而除烦躁,故为佐药。丸剂所用蜂蜜味甘,既为赋形剂,又能调和诸药,故为使药。诸药相合,共奏清热解毒,镇惊开窍,化痰安神之功。据此,复方的功能主治与治则相一致。

(三)实例3——强身口服液

1. 病因病机　自汗、盗汗为临床表现为出汗的症状,可见于西医的多种疾病中,如自主神经功能紊乱、甲亢、糖尿病、更年期综合征等。中医认为自汗、盗汗是由于阴阳失调,腠理不固导致汗液外泄失常的病证。白昼汗出,动辄尤甚者,称为自汗;入睡后汗出异常,醒后汗泄即止称为盗汗。根据辨证和治疗原则,中药复方治疗自汗、盗汗用药原则如下:首先明确的是汗证虚者见多,自汗多属气虚不固,盗汗多为阴虚内热。根据五味理论,虚证当以味甘之补益药为主;又自汗多因肺卫不固,遵循"益肺固表"的治则,根据"脏腑＋五味理论",选择甘味补益入脾、肺经药,对汗多者,可酌加收涩之品以敛汗;盗汗多因阴虚内热,又因肝肾阴虚而起,遵循"滋阴清热"的治则,根据"四气＋五味＋脏腑理论",可选择性寒凉、味甘、入肝肾经的药随证按需配伍,对汗多者,可酌加收涩之品以敛汗;久病或体质虚弱的气阴两虚既自汗又盗汗者,遵循"益气养阴、固表敛汗"的治则,根据"五味 + 脏腑理论",可选择味甘、入肺、胃经的药随证配伍,对汗多者,可酌加收涩之品以敛汗。

2. 强身口服液

【处方组成】人参、麦冬、黄芪、五味子。

【标准来源】《中华人民共和国卫生部药品标准:中药成方制剂(第十三册)》。

【功能主治】补气提神,固表止汗,生津止渴。用于体质虚弱,心悸气短,虚汗口渴,神疲乏力,食欲不振。

【辨证要点】气阴两虚证,症见汗出恶风,心悸气短,神疲乏力,虚汗口渴,或消渴,舌苔薄淡红或干,脉虚细或细数。

【治则】益气补阴、敛汗止渴。

3. 药性理论应用 / 方义　病证为虚当补,根据五味理论选择甘味补益药为主;病位在肺、脾、心,根据脏腑归经理论选择入肺、脾、心经药为主;根据五味理论,汗重者选择味酸之药以敛汗。方中人参性温味甘,入脾、肺经、心经,大补元气、生津解渴;黄芪性温味甘、平,入肺、脾经,益卫固表、治汗证;麦冬性寒味甘、微苦,入肺、胃、心经,养阴润肺、清心除烦、益胃生津;五味子性温味酸、甘,收敛固涩,益气生津,补肾宁心。诸药合用,共奏气阴双补、敛汗止渴之功。据此,复方的功能主治与治则相一致。

(四) 实例 4——参茸丸

1. 病因病机　虚劳临床表现为功能性衰弱,可见于西医的各个系统疾病,如营养缺乏、代谢性疾病、器官功能衰退、免疫功能低下、内分泌系统疾病等。中医认为由于禀赋薄弱、后天失养及外感内伤等多种原因引起的,以脏腑功能衰退,气血阴阳亏损,日久不复为主要病机,以五脏虚证为主要临床表现的多种慢性虚弱证候的总称。根据辨证和治疗原则,中药复方治疗虚劳用药原则如下:首先明确针对的是虚证,遵循"虚者当以补"的治则,根据五味理论,选择味甘补益药为主;再者虚劳证不离五脏,五脏之伤不外乎气、血、阴、阳,故遵循"气虚益气、血虚养血、阴虚滋阴、阳虚温阳"的治则,选择对应功效的药物;同时根据脏腑归经理论,选择入相应脏腑经的药物,由于"脾肺肾多虚证",故根据"五味 + 脏腑归经理论",甘味、入脾、肺、肾经的药应用频率较高。需要注意的是如表现有热象,根据"四气 + 升降浮沉理论",可选择性寒凉或有泻下趋势的药物配伍;如组方较为滋腻,根据五味理论,可选择辛味芳香药行散助运等随证配伍。

2. 参茸丸

【处方组成】红参、熟地黄、巴戟天、陈皮、菟丝子(炒)、白术(炒)、山药、炙黄芪、茯苓、牛膝、肉苁蓉、肉桂、当归、枸杞子、鹿茸、小茴香(盐制)、白芍(酒炒)、炙甘草。

【标准来源】《中华人民共和国卫生部药品标准:中药成方制剂(第二册)》。

【功能主治】滋阴补肾,益精壮阳。用于肾虚肾寒,阳痿早泄,梦遗滑精,腰腿酸痛,形体瘦弱,气血两亏。

【辨证要点】肾阴阳两亏,气血双亏。

【治则】滋阴助阳、补益气血。

3. **药性理论应用 / 方义**　病证为虚当补,根据五味理论选择甘味补益药为主;肾阴阳亏虚病位在肾、肝,气血亏虚病位在肺、脾、肝,根据"五味 + 脏腑归经"选择入肾、肝、肺、脾经补益药为主;再考虑到滋补药易滋腻,根据五味理论配伍辛味芳香药行散助运。方中红参是人参的熟制品,性较人参偏热、味甘,入脾、肺经、心经,具有火大、劲足、功效强的特点,更长于大补元气、回阳救逆、益气摄血,鹿茸性温味甘、咸,入肾、肝经,壮肾阳,益精血,两药合用为君,肝肾双补、气血双补;白术、山药、黄芪、茯苓、甘草性平或温、味甘,主入心、肺、脾经,补气健脾以资气血生化之源,巴戟天、菟丝子、肉苁蓉、肉桂、小茴香性热或温、味辛或甘,主入肾、肝、脾、心经,助鹿茸补火温肾壮阳为臣;枸杞子、熟地黄、白芍、牛膝、当归性平或微温、味甘,主入肝、肾经,滋肝肾阴、补血为佐;陈皮温味辛芳香走窜,入脾、肺经,理气健脾,有助运化之功,且肉桂、小茴香味辛芳香温通经脉,理气和胃,都可减少复方补益药味过多而易生的滋腻性。诸药合用,共奏滋阴助阳、补益气血之功。据此,复方的功能主治与治则相一致。

(曾　瑾　赵军宁　肖小河)

参考文献

[1] 赵军宁. 中药复方适度调节原理与中药复方新药转化中的药理学问题 [J]. 中国中药杂志, 2017, 42 (5): 836-843.

[2] 赵军宁. 中药复方新药的药理学评价思考 [J]. 世界科学技术—中药现代化, 2017, 19 (3): 439-443.

[3] 高晓山. 中药药性论 [M]. 北京:人民卫生出版社, 1992.

[4] 孙星衍, 孙冯翼, 辑. 神农本草经 [M]. 太原:山西科学技术出版社, 2018.

[5] 李中梓. 医宗必读 [M]. 郭霞珍, 整理. 北京:人民卫生出版社, 2006.

[6] 寇宗奭. 本草衍义 [M]. 梁茂新, 范颖, 点评. 北京:中国医药科技出版社, 2018.

[7] 李时珍. 本草纲目 (校点本)[M]. 北京:人民卫生出版社, 2007.

[8] 周之干. 慎斋遗书 [M]. 熊俊, 校注. 北京:中国医药科技出版社, 2016.

[9] 赵佶. 宋徽宗圣济经 [M]. 吴褆, 注;李顺保, 程玫, 校. 北京:学苑出版社, 2014.

[10] 唐竺山. 吴医汇讲 [M]. 丁光迪, 校. 北京:中国医药科技出版社, 2013.

[11] 张双棣, 张万彬, 殷国光, 等译注. 吕氏春秋 [M]. 北京:中华医局, 2016.

[12] 郭秀梅, 王少丽. 本草经集注 [M]. 北京:学苑出版社, 2013.

[13] 张元素. 医学启源 [M]. 北京:中国医药科技出版社, 2007.

[14] 沈金鳌. 要药分剂 [M]. 北京:科技卫生出版社, 1959.

[15] 吴普. 吴普本草 [M]. 尚志钧, 尤荣辑, 郝学君, 等辑校. 北京:人民卫生出版社, 1987.

[16] 赵军宁, 杨明, 陈易新, 等. 中药毒性理论在我国的形成与创新发展 [J]. 中国中药杂志, 2010, (7): 922-927.

[17] 赵军宁, 叶祖光. 传统中药毒性分级理论的科学内涵与《中国药典》(一部) 标注修订建议 [J]. 中国中药杂志, 2012,(15): 2193-2198.

[18] 李红念, 梅全喜, 郭文贤.《肘后备急方》中附子的应用探讨 [J]. 中药材, 2016, 39 (1): 209-212.

[19] 陈瑞春. 谈叶天士用附子 [J]. 天津中医药, 1985,(1): 30-32.

［20］徐英, 陈崇崇, 杨莉, 等. 基于胆汁酸代谢网络分析中药黄药子的肝毒性 [J]. 药学学报, 2011, 46 (1): 39-44.

［21］谢敏, 龚甜, 赵勇, 等. 黄药子及其组方在甲状腺疾病中的应用 [J]. 江西中医药, 2018, 49 (11): 74-77.

［22］王晓玲, 李江涛, 徐瑞荣. 砒霜治疗白血病的研究概况 [J]. 辽宁中医药大学学报, 2008,(6): 74-75.

第三章

方剂配伍理论与中药复方新药转化

第一节

方剂配伍的基本概念与发展源流

一、方剂配伍的概念与特点

"方剂"是"方"和"剂"的合称。方者,医方也。《隋书·经籍志》曰:"医方者,所以除病灾保性命之术者也"。剂,古作齐,指调剂。《汉书·艺文志》:"调百药齐和之所宜"。《中国医药汇编》云:"以方剂合论,大概古称曰方,后称曰剂,近世又总称曰方剂。以一方剂分论,则方与剂,义亦较有区别,盖所谓方者,谓支配之法度也。所谓剂者,谓兼定其分量标准也。方仅定其药味,剂则必斟酌其轻重焉。"由此可见,方剂应包括两个方面内容,其一是"方"的含义,即根据治法,选择药味(一种或多种),其二是"剂"的内容。只有两者齐备,才能称为方剂。"剂"在此又可具体分为三个方面的意思,其一是"调剂"之义;其二是"剂量"之义。如《梁书·陆襄传》曰:"襄母卒患心痛,医方须三升粟浆……忽有老人诣门货浆,量如方剂"。其三是"剂型"之义。一个药方,单有药物名称不行,还必须标明各种药物的"剂量",指出"调剂"药物的办法,标明制成什么样的"剂型",这才算一个完整的方剂,三者缺一不可。"调剂"就有配伍的意思,这就是说,只有"配伍"才能组成"方剂"。因此"方剂"概念应该是:"在经过辨证审因,确定治法的基础上,按照组方原则,选择恰当的药物合理配伍,酌定合适的剂量、剂型、用法而成的药物配伍组合。"可见配伍是方剂研究的主要内容。

配伍是当代中医药学常用术语,方剂配伍、中药配伍是当前中医药学研究的热点。方剂诞生于两千年前,由于方剂是通过药物配伍构成的,可以说,没有药物的配伍应用就没有方剂。但是,方剂概念出现很早,先秦时期就有"方"的概念,或称禁方、经方,"方剂"合称则诞生于南北朝时期。然而,配伍概念的产生时间很晚,中药配伍、方剂配伍概念出现的时间则更晚。就目前资料显示,配伍一词首见于民国时期医家聂云台《伤寒解毒疗法·方剂说明》曰:"表里和解丹:上方虽用经九年,效验甚确切,然其配伍药亦应研究随时改良。"迄今为止,《辞源》《辞海》中均没有配伍概念的记载与解释。20世纪60年代以后,随着中医药学高等教育的发展,配伍概念被逐渐吸纳到《中药学》《方剂学》教材之中。20世纪80年代开始,配伍逐渐成为中医药学的关键学术术语,中药配伍与方剂配伍也成为中医药科学研究的关键内容。配伍,虽然是当代中医药学常用学术术语,但历版中医药学高等教育教材对配伍概念内涵的揭示都比较简单。例如,1960年成都中医学院主编《中药学讲义》认为:"两味以上药物合用叫配伍。"全国中医药行业高等教育"十三五"国家级规划教材《中药学》认为："按照病情的不同需要和药物的不同特点,有选择地将两种以上的药物合在一起应用,叫做配伍。"对配伍概念内涵的深入研究与规范,有助于方剂配伍规律的研究。从文字角度讲,"配"者合也,也有填补、补缺之意。"伍",古代军队编制单位,五人为伍;也指行列,引申为次序、秩序。"配伍"的文字含义是将两种或两种以上的人或物进行组合,这种组合具有一定秩序性和 / 或互补性。中医药学范畴内的"配伍"可以理解为:①动词,是指在中医理论指导下依据临床治疗需要,将多种中药配合起来应用(组成方剂)的行为;②名词,是指中药与中药的配合使用,进而引申为中药与中药之间的相互作用关系。目前中医学界的配伍概念主要指后者。配伍是指在中医药学理论指导下将两种或两种以上的中药配合使用,这种配合具有一定的秩序性和 / 或互补性、有效性,配伍的终极目的是满足临床治疗需要。

配伍应该具有"有理、有序、有效"这样三个特点:①"有理"是指符合中医药学理论。中药几千年来积累的使用经验均是在中医学理论指导下获得的,目前若脱离中医学理论指导中药则无从进行配伍使用。换言之,目前还没有理论能够替代中医学来指导中药配伍使用。②"有序"是指中药配合使用要有秩序性和 / 或互补性。中药配合使用时的秩序性和互补性是产生治疗效果的基础。例如君臣佐使理论是中医学配伍药物组成方剂的著名指导理论,是典型的借助中国古代政体制度说明药物配伍时秩序性的理论。又如七情配伍理论中的相须、相使理论,体现的是药物配伍使用时的互补性。③"有效"是指药物配伍使用应产生积极的治疗效应。这种积极的治疗效应包括两方面,一是对疾病的直接治疗作用,一是通过药物配伍减轻或消除药物的毒副作用,七情配伍理论中的相杀、相畏理论即是后者的体现。配伍是药物之间的配合使用,可以是两味药物配合使用,也可以是多味药物配合使用。两味药物配合使用的关系比较简单,只是两者之间的相互作用,而多味药物配合使用则关系复杂多变,往往呈现"多层次、多方向、多交叉"的特点:①"多层次":中医学最为常用的配伍理论是君臣佐使,它在一定意义上代表着药物配伍使用时的层次关系。从文字层面讲,君臣佐使表明药物配伍组方可以多达四个层次,当然这种层次关系也体现了药物配伍时的秩序性。②"多方向":两味药物配伍时药物之间的相互作用方向是双向性的,但三味以上药物配伍时,其中一味药物可以与其他几味药物同时发生关系,呈现出作用的多方向性。也正是由于药物配伍时出现的作用多方向性,使得配伍关系有时呈现得异常复杂。③"多交叉":三味以上药物配伍使用时,药物之间在相互作用过程中极易产生交叉点,配伍使用的药物越多则产生交叉点的几率越多。这种交叉点对方剂功能将会产生何种影响,古人没有进行过探讨,现代中医学术界对此也少有关注。总之,配伍是指将两味或两味以上的中药配合使用,这种配合使用要依据"有理、有序、有效"原则,药物配伍之后内部往往存在有"多层次、多方向、多交叉"的特点。

二、方剂配伍理论的源流

方剂配伍的相关理论在古代称为"方论",历代医家论述较多,其内容包括君臣佐使、药性、七情等。依据《四库·医家类总叙》记载"儒之门户分于宋,医之门户分于金元",一般将方剂配伍理论发展分为宋以前、宋金元、明清三个阶段。

宋以前,关于方剂配伍的论述主要见于《黄帝内经》《神农本草经》和梁代陶弘景《辅行诀脏腑用药法要》。《黄帝内经》《神农本草经》主要论述了方剂配伍的理论,而较少有应用于方剂的配伍和解释方剂的配伍,而《辅行诀脏腑用药法要》则记载了君臣佐使和将五脏五味补泻用于配伍方剂。《黄帝内经》最早提出了"君臣佐使"的理论。《素问·至真要大论》谓"主病之谓君,佐君之谓臣,应臣之谓使",确立了以"君臣佐使"作为组织方剂基本结构的要求。宋代《太平惠民和剂局方》阐述了相恶、相畏、相反和相杀的关系,并比较了相反为害深于相恶。宋代赵佶《圣济总录》记载了标本理论,宋代寇宗奭《本草衍义》记载了防风与黄芪相须为用。宋代《太医局诸科程文》记载了中医方剂配伍理论的历史,研究了应用主辅解释方剂的配伍。金代成无己《伤寒明理论·药方论序》选择仲景医方20首,依据君臣佐使和药性配伍理论详解其方剂的配伍,开方论之先河,真正将方剂从理论的角度有所发挥及详细剖析方剂配伍理论,从而使方剂配伍理论上升一个新的高度。金代刘完素《素问病机气宜保命集》将《黄帝内经》中气味厚薄、阴阳升降与具体药物和组方相联系,认为补下治下的急剂应该由气味厚的药物组成,如附子、干姜之类,为纯阳之药,而补上治上的缓剂则由气味薄的药物组成,如丁香、木香之类气不纯粹之药。此外,刘完素还提出根据病位远近之不同,组方用药的气味厚薄及药味多少也不同。金代刘完素《素问要旨论》阐述风胜的治疗原则和用药补泻歌诀。金代张元素《医学启源》创立引经报使说,按照十二经分列每经的引经药,在五脏五味补泻的基础上加入四气,论述了五行制方生克法。金代李杲《东垣试效方》将标本理论与方剂配伍相联系。清代医家对君、臣、佐、使的配伍结构进行阐发,如黄庭镜在《目经大成·品药制方治病解》云:"君为王,臣为辅,佐为助,使为用,制方之旨也"。韦协梦在《医论三十篇·药有君臣佐使》用军旅做比喻,将君臣佐使配伍结构进行了总结:"官有正师司旅,韵有君臣佐使。君药者,主药也,如六官之有长,如三军之有帅,可以控驭群药,而执病之权。臣药者,辅药也,如前疑、后丞、左辅、右弼,匡之、直之、辅之、翼之。佐药者,引经之药,从治之药也。引经者,汇众药而引入一经,若军旅之有前驱,宾客之有傧相。从治者,热因寒用,寒因热用,消中有补,补中有消,既立之监,或佐之史,沉潜刚克,高明柔克,制其偏而用其长,斯能和衷而共济。使药者,驱遣之药也,若身之使臂,臂之使指,占小善者率以录,名一艺者无不庸,俱收并蓄,待用无遗。"徐大椿在《医学源流论·方药离合论》中指出:"方之与药,似合而实离也……若夫按病用药,药虽切中,而立方无法,谓之有药无方。"历代的方书和方论专著,极大地丰富了方剂的配伍理论,逐渐形成了一个完整的理论体系。

三、方剂配伍的目的

药物的功用各有所长,也各有所短,只有通过合理的组织,调其偏性,制其毒性,增强或改变原有功能,消除或缓解其对人体的不良因素,发挥其相辅相成或相反相成的综合作用,使各具特性的群药组合成一个新的有机整体,才能符合辨证论治的要求。这种运用药物的组合过程,中医药学称之为"配伍"。"配"有组织、搭配之义;"伍"有队伍、序列之义。徐大椿说:"药有个性之专长,方有合群之妙用","方之与药,似合而实离也,得天地之气,成一物之性,各有功能,可以变易气血,以除疾病,此药之力也。然草木之性与人殊体,入人肠胃,何以能如人所欲,以致其效。圣人为之制方,以调剂之,或用以专攻,或用以兼治,或以相辅者,或以相反者,或以相用者,或以相制者。故方之既成,能使药各全其性,亦能使药各失其性。操纵之法,有大权焉,以方之妙也"。

大多数单味中药都具有多功用的特点,在治疗疾病时往往需要发挥其中部分功用;况且,药物既有其治疗作用的一面,也有因其药性偏胜而致不同程度毒副作用的一面。这就需要熟悉并把握其药物功用(包括毒副作用)发挥方向的控制因素、控制方法及运用技巧。这些方法和技巧,在古今医家以小生产方式积累的理论和实践总结中有着丰富的内容。因此,正确、全面地学习和掌握有关配伍知识及技能,掌握历代名方中常用的配伍组合规律,对于今后正确地遣药组方、灵活运用成方、减少临床运用方药的随意性、提高临床动手能力、保证临床疗效等,均有着重要的意义。

运用配伍方法遣药组方,从总体而言,其目的不外增效、减毒两个方面。"用药有利有弊,用方有利无弊",如何充分发挥药物对治疗疾病有"利"的一面,同时又能控制、减少甚至消除药物对人体有"弊"的一面,这就是方剂学在运用配伍手段时最根本的目的。

1. 增强药效 功用相近的药物配伍,能增强治疗作用,这种配伍方法在组方运用中较为普遍。例如,荆芥、防风同用以疏风解表,薄荷、茶叶同用以清利头目,党参、黄芪同用以健脾益气,桃仁、红花同用以活血祛瘀等。药物之间在某些方面具有一定的协同作用,常相互需求而增强某种疗效。例如,麻黄和桂枝相配,通过"开腠"和"解肌"协同,比单用麻黄或桂枝方剂的发汗力量明显增强;附子和干姜相配,俗称"附子无姜不热",体现了先后天脾肾阳气同温,"走而不守"和"守而不走"协同,大大提高了温阳祛寒的作用。

2. 扩大治疗范围,以适应复杂的病情 药物经过合理配伍组成的方剂,能利用其综合作用,达到全面照顾、扩大治疗范围以适应比较复杂病证的目的。例如,四君子汤是治疗脾肺气虚的基础方,又是通治气虚证的基础方。作为气虚证来说,后天气虚主要是脾肺气虚,所以基本的气虚见证一般以脾肺气虚为基础,表现为食少便溏、声低息短、四肢无力、脉来虚软等。这种基本的气虚见证可用四君子汤来治疗。气虚之后会出现脾胃运化水湿能力减弱,导致水湿壅滞,阻滞气机,出现胸脘痞闷,即所谓食滞气机,治疗时在四君子汤的基础上加点陈皮,成了异功散;如果食滞以后,湿聚成痰,痰阻气滞,引起升降失常,出现恶心、呕吐,治疗时再加半夏以燥湿化痰、和胃降逆,即四君子加陈皮、半夏,这就成了六君子汤;痰湿阻滞重了,不通则痛,可以有疼痛、呕吐、胃脘胀闷严重,治疗时增加理气化湿、行气化湿止痛之力,加木香、砂仁或香附、砂仁(最早用香附、砂仁,后来用木香、砂仁),这就成了香砂六君子汤。基础方又可以相互融合产生新疗效。例如,四物汤是治疗血虚之证的基础方,加上四君子汤,再加姜、枣,就成了八珍汤,气血双补;如果阳气又不足,加黄芪、肉桂,就成了十全大补汤。通过这种加减配伍的方式,不断地扩大药物的治疗范围。所以古代很多名方都能找到它的基础方。通过这种基本处方、基本结构发展而来的这种配伍、组方方式,扩大治疗范围。

3. 控制多功效单味中药的发挥方向　这是在方剂配伍中十分重要的一个方面。如桂枝具有解表散寒、调和营卫、温经止痛、温经活血、温阳化气、平冲降逆等多种功效,但其具体的功效发挥方向往往受复方中包括配伍环境在内的诸多因素所控制。如前所述,在发汗解表方面,多和麻黄相配;温经止痛方面,往往和细辛相配;调和营卫、阴阳方面,又须与芍药相配;平冲降逆方面,则多与茯苓、甘草相配;温经活血方面,常与丹皮、赤芍相配;温阳化气方面,常须与茯苓、白术相配。又如黄柏具有清热泻火、清热燥湿、清虚热、降虚火等作用,但往往以其分别配伍黄芩、黄连、苍术、知母为前提。川芎具有祛风止痛、活血行气的作用,但祛风止痛多与羌活、细辛、白芷等引经药相配,活血调经多与当归、芍药同用,而行气解郁则又多与香附、苍术相伍。再如柴胡有疏肝理气、升举阳气、发表退热的作用,但调肝多配芍药,升阳多伍升麻,和解少阳则须配黄芩。由此可见,通过配伍,可以控制药物功效的发挥方向,从而减少临床运用方药的随意性。

4. 减轻或消除药物的毒副作用　中药,古代曾被称为"毒药",所以是药三分毒,通过配伍组合成方以后,减轻或消除药物的毒副作用。徐大椿在《医学全书》提出的"用药有利有弊,用方要有利无弊",要达到有利无弊,就需要通过配伍来控制药物的毒副作用。例如,用柴胡的时候配合生麦芽,能保障疗效,减轻副作用。大黄和甘草合在一起煎煮,可以降低大黄的峻烈之性。临证也可以通过使用药味功效相近的多味药相配代替单味有毒药物,增效减毒。例如,十枣汤用小剂量的甘遂、芫花、大戟,三药均可峻下逐水,甘遂能够攻逐经隧,大戟作用于脏腑,芫花作用于胸膈,三药连用扩大了治疗范围,而且三药毒副作用的方向不完全一致,所以反而降低了毒副作用。这个配伍方法在临床上很多见。又例如中药"三黄"——黄芩、黄连、黄柏配伍应用,治疗热病效果较好,在功效上做到三焦兼顾,能清热燥湿、泻火解毒,合用以后比单用三倍剂量的一味药物毒副作用减小很多。

四、方剂配伍理论的指导思想

中医学概括起来包括理、法、方、药四个部分,方剂以药物为基础,以中医为指导而组成的,是在辨证立法的基础上产生的,所以在方剂中既有理,又有法,又有药。它是理法方药的有机组合。中医治病首先是辨证。"证"乃疾病发生发展过程中一组具有内在联系的,能够反映疾病在某一阶段病理本质的主要症状和体征。是中医学认识疾病的着眼点,掌握其特性,对于提高临床诊断水平和确定治法的准确性有很重要的意义。因此要理论娴熟,精于辨证,才能正确推理,据理立法,依法选方,据方议药。只有理明、法合、方对、药当,丝丝入扣,才可得之精纯。试观仲景之方,不仅辨证准确,用药精当,而且体现了"法随证立,方从法出,以法统方"的治疗体系。

(一)辨证推理

理是指中医的生理学与病理学。中医学认为,人体是一个以五脏为中心的有机整体,通过经络、气血等途径,与四肢百骸、五官九窍等建立起了密切联系。由于古代受生产力水平的限制及思维方式的影响,中医学对脏腑系统的认识并未局限于形体本身上,而是通过感悟、联想,在更广阔的空间赋予其丰富的功能含义,这也就有了"实体脏"与"功能脏"的区别,并因而使脏腑系统具有了三重属性,即生理属性、自然属性与社会属性。在健康情况下,机体呈现的是一种脏腑燮和、藏泻有度、气血盈畅、升降相因、寒温适宜、燥湿相济的"阴平阳秘"状态。而一旦遇邪气侵扰,在正邪相争的过程中出现了阴阳失去平衡,此即为发病状态。换言之,疾病是正不胜邪、阴阳失衡的结果,并且从整体观念的角度来理解,任何局部病变都应是整体病变在局部的反映。具体而言,疾病发生的一般模式是:病因作用于病位,导致该病位的生理功能失常,出现相应的病理变化。如风寒型咳嗽,其发病过程为:风寒袭肺,肺失宣肃,肺气上逆而咳。而根据一个病变的相关信息,如主症、体征、病机、病因、特殊表现即可确定相应"病"的诊断;根据综合分析病因、病位、病性等,则可得出"证"的结论。证,是疾病在某一阶段病理实质的概括,反映的是病变当前阶段的主要矛盾。辨证就是把四诊所收集的资料,通过归纳、分析,辨别疾病的病因、病性、病位及邪正之间的关系,进而概括、判断为某证,这就是所谓的"推理",是用以揭示疾病本质的特有方式,也是"治病求本"的具体要求。由于不同类疾病有着各自的发生及演变规律,因而在辨析时又产生了不同的辨证方法,如适用于内伤病的脏腑辨证、八纲辨证,适用于外感病之六经辨证、卫气营血辨证、三焦辨证等。

(二)据理立法

法指临床具体的治疗方法,也就是治法。中医治疗学建立在中医发病学基础上,是中医临床辨治思维的重要体现,具有非常丰富的治疗思想与方法。一般可分为三个层次:治疗法则是指根据中医发病学的原理,确立的具有普适性的治疗方法,主要包括扶正祛邪、调理阴阳、三因制宜等。治疗原则是指在中医治疗法则的指导下,根据病证的特点,确立适用于一个病或一类病证的治疗方法。前者是根据一个"病"自身的病机要点或演变规律制定的治疗大法,如内科病证中感冒的"解表达邪",胃痛的"理气和胃止痛",泄泻的"运脾化湿",黄疸的"化湿邪、利小便",血证的"治火、治气、治血",消渴的"润燥清热、养阴生津"等。再如治疗温热病,叶桂根据温热邪气由浅入深的发展规律,提出对卫气营血四个阶段宜分别采取"汗、清、透、散"的治疗原则;吴瑭则根据温热病由上而下的三焦传变规律,提出应宜采用"轻、平、重"的治疗原则。后者则是根据对"证"的归纳分类制定的相应治疗方法,如实则泻之、虚则补之、寒者热之、热者寒之等。尽管临床病变纷繁复杂,多种多样,但其常见的证候类型之间却有明显的规律可循,即同一种病理变化可见于多个病证中。以"证"作为治疗切入点,中医学确立了"证同治亦同"的原则,并由此产生了"异病同治""同病异治"的现象。对此,清代医家程国彭在《医学心悟》中说:"论病之源,以内伤外感四字括之;论病之情,则以寒、热、虚、实、表、里、阴、阳八字统之;而论治病之方,则又以汗、和、下、消、吐、清、温、补八法尽之。"所言之"八法",实际上是指针对八类证的治疗原则。治疗方法是指在中医学治疗法则、治疗原则的指导下,针对病证某一类型所制定的具体治疗措施。一般说来,一个病证完整的治疗方案应包括治本与治标两方面内容。治本之法,着眼于解决病变的主要矛盾,要求"据证立法";治标之法,则着眼于解决病变当前的主要痛苦,可理解为对症治疗,如止咳、止痛、止泻、平喘、安神定悸、利胆退黄、利水消肿、舒筋通络,等等。在对一个病证的整体及当前状态充分了解的基础上,确立了治疗策略或选择了治疗切入点,其后如何实现治疗意图或治疗目标的任务,就落在选方用药的环节上。

(三) 依法选方

方即是方剂,是治疗疾病的主要手段。方剂是中医学治疗疾病的主要手段或形式。"方从法出""方即是法"及"方随证设"的说法,都充分说明了方剂与证候及治法之间的密切关系,即方剂的组成一定要契合中医学的发病与治疗原理。方剂是药物的有机组合。医者在组方时应做到细致分析,弄清病变的主次矛盾或主次环节,并周密谋划,区分出君臣佐使,力求既能突出主题,显现出协同作用,又能物尽其用,扬长避短,即所谓"方有合群之妙用"。这一过程犹如管理一个团队,每个个体都有自己的角色,既要明确定位,各司其职,各尽其能,又要服从大局,密切配合,团结协作,为实现共同的目标而发挥最佳的群体效用。这就需要管理者对问题的症结、任务的细节了然于胸,同时还应对团队成员的个体情况有充分了解。中医学历代医家通过用心体会、反复验证,创制出了众多方剂。《中医方剂大辞典》即收录了近十万首方剂,可以说这些都是临床经验积累的结晶,值得借鉴学习。当然,这些曾经的验方,甚至是秘方,都有着明确的适应证,因此欲取其效验,必须要辨证准确,用之得当。

(四) 据方议药

药是组成方剂的基本元素。中药取材于自然界的植物、动物与矿物,属天然药物。由于禀承不同、成分有别而具有"四气"(寒、热、温、凉)及"五味"(酸、苦、甘、辛、咸)之偏,借此可以用来纠正疾病之偏,因而中药治病的原理可以概括为"以偏纠偏"。"药有个性之专长",即每一味药物都有着性味、归经及功能等方面的特点。不难理解,只有做到谙熟个性,"用药如用兵",且能知己知彼,才能用药如神。当然,由于每一味药物的个性不同,配伍之后发生的变化又千差万别,因而为中药的临床应用留下了广阔的体验、感悟空间,也为之积累了异常丰富的用药经验,甚至因好用或善用某药而获得谑称,如"张熟地"(张介宾)、"严附子"(严观)、"余石膏"(余师愚)、"徐麻黄"(徐小圃),等等。不可否认,中医历代也重视一方一药的研究,但这种"效在于药"的现象绝非主流,不能显示中医治病的规律和对疾病认识的全貌。如黄连止痢,在民间早沿用,但宋代寇宗奭即指出:"今人多用黄连治痢,盖执以苦燥之义,亦有但见肠虚渗泄,微似有血便即用之,又不顾寒热多少,惟欲尽剂,由是多致危困。若气实初病,热多血痢,服之便止,不必尽剂;若虚而冷者,慎勿轻用。"因此,必须在中医理法的指导下,结合有特殊疗效的方药,易"对症用药"而为"对证用药",才能取得更好的疗效,这就是"效在于法"。

由上述可知,中医学的理法方药是一个完整且完善的体系,可谓环环相扣,自然而然,浑然一体,理、法是方、药之据,方、药是理、法之具,法随证立,方从法出,方证相应,所以辨证和治法就是方剂配伍的前提和指导思想。

第二节

方剂配伍的科学内涵

一、方剂配伍的形式

在理、法、方、药的体系中,方是法的具体体现,而药则是方的具体内容,方剂的配伍实际上指的就是中药的搭配,具体来说就是中药药性的搭配。中药药性是与疗效有关的药物的性质和性能的统称,包括四气五味、升降浮沉、归经、有毒无毒、十八反、十九畏等。这些理论内容构成了中药的基本属性,也是方剂配伍时选药的依据。因此,弄清组成方剂各元素的属性对研究方剂配伍规律十分重要。这也是在饮片层次上认识君臣佐使配伍内涵的前提。对中药药性理论的认识,直接关系到对方剂君臣佐使配伍的理解;直接关系到方剂配伍规律是否能深入进行下去。药物配伍的基本内容是"七情"。《神农本草经》指出药"有单行者,有相须者,有相使者,有相畏者,有相恶者,有相反者,有相杀者,凡此七情,合和视之。当用相须相使者良,勿用相恶相反者,若有毒宜制,可用相畏相杀者;不尔,不合用也"。七情的目的不外乎通过药物之间的相互作用,达到增效减毒,这一点和方剂的配伍目的基本一致。但七情只是药物配伍的最简单最基本模式,方剂中药物之间的联系更加复杂,这种复杂联系不能简单理解为若干药对的加和关系。如果单纯按照七情来分析方剂,显然不能体现方剂中药物配伍之间的非线性关系,忽略了其他重要因素,对于单味中药乃至整个方剂功效发挥的制约作用,与临床也不相衔接。所以,方剂的配伍规律的研究既基于中药药性理论及"七情"原理,又必须注重对诸如药性、证的特点、经验搭配等因素的综合分析,方能真正指导临床,提高配伍技巧及准确性。因此对于方剂的配伍形式后世有着不同角度的理解,总结起来分为以下几种。

(一) 药性配伍

1. 四气配伍　即根据病证的寒热性质及用药法度,将药性(寒热温凉)相同或相异的药物配伍组方使用,正如《素问·至真要大论》所指出的"寒者热之,热者寒之"。如黄连解毒汤中黄连配伍同是寒性的黄芩,乌梅丸中寒性的黄连、黄柏配伍热性的蜀椒、细辛。药性相同,可相辅相成,提高疗效;药性相反,可相反相成,针对证机,降低毒副作用。如同为寒凉之性的金银花、连翘合用以加强清热解毒之功属于寒凉配对;附子和干姜皆具辛热之性,二药合用属于温热配对。

2. 五味配伍　性味配伍理论在《素问·至真要大论》中已被明确提出。《素问·至真要大论》指出:"风淫于内,治以辛凉,佐以苦甘,以甘缓之,以辛散之。热淫于内,治以咸寒,佐以甘苦,以酸收之,以苦发之。湿淫于内,治以苦热,佐以酸淡,以苦燥之,以淡泄之。火淫于内,治以咸冷,佐以苦辛,以酸收之,以苦发之。燥淫于内,治以苦温,佐以甘辛,以苦下之。寒淫于内,治以甘热,佐以苦辛,以咸泻之,以辛润之,以苦坚之。"《素问·脏气法时论》篇在阐明脏气、四时与五行生克承制规律时,强调五脏苦欲补泻的论治、配方规律。"肝苦急,急食甘以缓之","心苦缓,急食酸以收之","脾苦湿,急食苦以燥之","肺苦气上逆,急食苦以泻之","肾苦燥,急食辛以润之"。"肝欲散,急食辛以散之,用辛补之,酸泻之","心欲耍,急食咸以耍之,用咸补之,甘泻之","脾欲缓,急食甘以缓之,用苦泻之,甘补之","肺欲收,急食酸以收之,用酸补之,辛泻之","肾欲坚,急食苦以坚之,用苦补之,咸泻之"。如酸收的白芍与甘缓的甘草合用,酸甘化阴,共奏补虚缓急之功,属酸甘配对;桂枝辛甘而温,常用于表证,甘草甘平健脾益气,二药合用,专行营分而走里,有辛甘养阳之力,属辛甘配对。辛甘配伍(起着辛甘扶阳或辛阳发散的作用,如桂枝 - 甘草)、辛苦配伍(起着辛开苦降,舒畅气机,调和肝脾和脾胃功能的作用,如半夏 - 黄连)、辛酸配伍(辛散酸收,解散邪气收敛正气,适宜于正虚邪恋的复杂病情,如干姜 - 五味子)、酸甘配伍(具有益阴敛阳,补虚生津的作用)。

3. 归经配伍　指相同归经的药物共同使用增强疗效:如天冬和麦冬,天冬善入肾经,麦冬善入肺经,两者配对,既可润肺,又可滋肾;白术、茯苓同归脾经;党参、黄芪同归脾肺经。或者不同归经的药物共同使用来体现分经论治的整体观念:如九味羌活汤中羌活为治太阳风寒湿邪在表之要药,苍术为祛太阴寒湿的主要药物,细辛善治少阴头痛,白芷擅解阳明头痛、川芎长于止少阳厥阴头痛,五药分属六经,到达六经分治,从而增强整体疗效的目的。再如六味地黄丸之熟地、山药、山萸肉,三阴并补,增强补阴的功效。

4. 引经配伍　一种药物能引导另一种药物直达病所,两药在某一归经的相同与合用后并入某经,从而发挥出选择性治疗作用的配对。例如桂枝与芍药,桂枝可引芍药入太阳经。

5. 毒性配伍　如半夏和生姜配对,生姜可杀半夏之毒等。

6. 升降浮沉配伍　如同趋向的升麻和柴胡,两者皆有向上的作用趋势,共奏升阳举陷之功;异向作用趋势的如桔梗与枳壳,一升一降,开宣肺气。

(二) 七情配伍

《神农本草经》说:"有单行者,有相须者,有相使者,有相畏者,有相恶者,有相反者,有相杀者,凡此七情,合和视之。当用相须相使者良,勿用相恶相反者,若有毒宜制,可用相畏相杀者;不尔,不合用也。"七情合和概括了药物之间最基本的关系,是药物配伍最基本的模式,具体有:

1. 相须配伍　即性能功效相似药物的配伍,可以明显增强原有疗效。有性味相同者:如麻黄汤之麻黄、桂枝配伍,麻黄微苦辛温,开腠发汗,解表祛邪;桂枝辛甘温,温经通阳,解肌祛风,合用则辛温发汗之力增,鼓舞正气祛邪外达。另如白虎汤之石膏配伍知母亦是,石膏辛甘大寒,善能清热泻火,除烦止渴;知母苦寒而润,长于泻火滋燥,合用则善清阳明气分邪热壅滞。

2. 相使配伍　即性能功效有某种共性药物的配伍,但有主次之分,辅药提高主药药效。如理中丸,人参大补元气,增强五脏功能;干姜温中散寒,擅扶脾肾阳气,合用则人参可助干姜温运中阳。《金匮要略》之防己茯苓汤中黄芪伍茯苓,茯苓可提高黄芪补气利水之功;泻心汤之黄芩伍大黄,大黄泻火泄热,"以泻代清"而加强黄芩清热之力。

3. 相畏配伍　即一药毒副作用被另一药减轻或消除的配伍,如四逆汤之附子配伍炙甘草,甘草甘缓降附子峻烈之性,从而破阴回阳无暴散之虞。

4. 相杀配伍　即一药能减轻、消除另一药的毒副作用的配伍,如十枣汤之大枣配伍甘遂、大戟、芫花,大枣甘缓,益气护胃,缓和诸药峻烈毒性,使水饮得逐而正气不伤。

5. 相反配伍　即药物之间合用可产生明显毒副作用的配伍,一般与合用降低彼此药效的相恶配伍均视为配伍禁忌,但有时相反配伍也可起到相反相成,产生激荡之力而治疗疾病,如《金匮要略》中的甘遂半夏汤之甘遂配伍甘草。

(三) 相对关系配伍

相对关系配伍的主要目的是通过将阴阳、气血、寒热、补泻、散收、润燥、刚柔、升降、动静等性味或功用相对立的药味配伍在同一首方剂中,以制毒纠偏,改变或增强药物原有的功用,缓解或消除对人体的不良反应,充分发挥药物间的综合作用,以适用于复杂病情的需要。其大致有以下主要形式:

1. 阴阳并调　在一般的情况下,阳虚以温阳为主,采用扶阳的药物来治疗,方中没有滋阴的药物。阴虚以滋阴为主,由滋阴药组成,方中没有扶阳药。在某种情况下,治疗阳虚如果尽用纯阳刚燥之品,燥性太过反伤阴劫津;若在治疗阴虚的方剂里,尽用纯阴滞腻之品,则易阻遏清阳,反不受补。所以在温阳的方剂中兼用滋阴之品,同理在阴虚的方中兼顾扶阳。治疗疾病的关键在于调和阴阳的盛衰,泻其有余、补其不足,阴中求阳,阳中求阴。如用于治疗肾阳不足证的肾气丸,方以桂枝、附子补肾阳、助气化,用六味地黄丸补肾阴、滋化源,桂附与六味地黄丸用量之比,意在微微生长少火以生肾气。本方配伍方法,属于"阴中求阳"之类,体现了中医的"少火生气"理论,意在徐生肾气,而不速壮肾阳。

2. 气血同治　气属阳,血属阴。气主温煦和运行,血主滋润和濡养。《难经·二十二难》云:"气主呴之,血主濡之。""气为血之帅","血为气之母",可见气血关系密切。具体说,气能生血、行血、摄血和血为气之母。两者互根为用,不得相失。因此临床治病,在治气分病证时兼顾血分,治血分病证时也要兼顾气分。《灵枢·九针十二原》云:"通其经脉,调其血气。"如治疗中风之气虚血瘀证的补阳还五汤,方中重用补气之黄芪与少量活血之当归、赤芍、川芎、桃仁、红花、地龙相伍,使气旺血行,瘀祛络通,标本兼顾。

3. 寒热共用　在一般的情况下,对于寒证治以热药,对于热证治以寒凉药,即"寒者热之,热者寒之。"由于病情、病程的复杂多变,寒与热在一定的条件下可以转化,故此法针对寒热错杂之证而设,将寒凉药与温热药结合,以解除病邪在机体内引起的寒热变化。清代何梦瑶在《医碥·反治论》对寒热共用也有论述:"有寒热并用者,因其人寒热之邪夹杂于内,不得不用寒热夹杂之剂。古人每多如此。昧者訾为杂乱,乃无识也。"如交泰丸,黄连与肉桂配伍,黄连苦寒,以清上炎之火,配辛热之肉桂用以交通心肾,治疗心肾不交之失眠。如李时珍曰:"一冷一热,一阴一阳,寒因热用,热因寒用,君臣相佐,阴阳相济,最得制方之妙,所以有成功而无偏胜之害也。"

4. 补泻兼施 补为扶助正气,用于补益人体的气、血、阴、阳的不足,如补中益气汤、左归丸、右归丸。泻有祛除病邪之义,包括发汗、攻下、利水、消导等方法,用以攻逐水饮、积滞、瘀血等实邪,如十枣汤、保和丸等。补法与泻法分别适用于虚证与实证。由于人体正气有强弱之分,感邪有轻重之别,加之治疗的方法不同,疾病有时见寒热互结之征,此时若用补法则有恋邪之弊,单纯祛邪又恐伤正,因此采用补泻兼施的治疗方法。吴有性对此法进行了详述:"证本应下,耽搁失治,火毒内壅,耗气搏血,外见循衣摸床,撮空理线,筋揭肉瞤,眩晕郁冒,目中不了了,皆缘失下之咎。今则元神将脱,补之则疫毒愈壅,下之则元气仅存一线,不胜其攻,两无生理,不得已而重加参、附于下药之中,或可回生于万一。"因各种病情的需要,此类配伍又分为补散兼施、清补兼施、攻补兼施、消补兼施等。补散兼施是扶正与散邪同时进行,以补益药配发散药,用于治疗正虚邪恋或正虚不能逐邪外出的复杂病情。如用于治疗虚人而感风寒湿邪的败毒散,用独活、川芎、柴胡、枳壳、桔梗、前胡等与人参相配,一方面助正气鼓邪外出,一方面散中有补,不致耗伤真元。此类病情,若只发表,则无力鼓邪外出,即使表邪暂缓,也可因正气不足而致邪气复入;专事补正,亦有敛邪之弊,因此只有补散兼施,才使补不滞邪,散不伤正。清补兼施用于治疗阴虚诸症,阴虚则阳旺,阴虚则内热,故用甘润药以养阴,伍以寒凉药以清热。如竹叶石膏汤,主治伤寒、温热、暑病之后,余热未清,气津两伤。以竹叶、石膏清热除烦;人参益气,麦冬养阴生津;半夏、粳米、甘草和中降逆,和脾养胃。合而用之,使热枯烦除,气津两复,胃气和调,诸症消失。里实正虚者,单用攻下使正气不支,单用补益又使邪气更为壅滞,惟有攻补兼施,用药以攻下药配伍补益药,方为两全之策,才使攻不伤正,补不助邪。如主治阳明腑实,气血不足证的黄龙汤,大黄与人参配伍,用大黄攻坚去实以助正气恢复,用人参扶正补虚以助逐邪外出。消补兼施是将消积药与补益药配伍,用于治疗脾胃虚弱又兼停积之证。消积药能消除积聚,但用之过多易耗散正气;而补益药能扶助正气,但易使气机壅滞,故将消法与补法结合运用,使之各有所宜。如用于治疗脾虚气滞,寒热互结证的枳实消痞丸,用枳实配厚朴以行气消痞除满;配以黄连、半夏曲、干姜以助枳、朴行气消痞除满之功;人参、白术、茯苓、甘草等,益气健脾。散收并用:散,指用辛味发散的药物,以宣通气机,祛除外邪为主;收,用酸味药物以固摄气血、收敛固脱为用。凡正气涣散而不收,邪气郁而不散,将辛酸药物相合,散其邪气,收其正气,以达扶正祛邪的目的。张仲景制方严谨,用药精炼,常将解除邪气与收敛正气的药物相结合。如小青龙汤中干姜、细辛配五味子便是明证,症状中兼有痰饮喘咳、痰涎清稀而量大,不得平卧等,用干姜、细辛温化在肺之痰饮,配五味子敛肺止咳,开中有合,既可使肺气复苏,宣降有权,而又敛肺不留邪。

5. 润燥相济　润燥相济是指甘寒滋润药与辛香温燥药相互配合使用,以调整机体的阴阳平衡,以求"阴平阳秘,精神乃治"为目的。叶桂辨证用药,润燥适宜的用药特色,堪称典范。他提出:同一疾病,病因病机、脏腑病位不同,用药润燥亦自不同;据病情机制演变情况,立法用药应润燥适宜,勿过刚燥或腻滞。对于温病后期,或痹证日久肝肾损伤者多采用此法进行论治,麦门冬汤便是此法的代表方。其主治虚热肺痿、胃阴不足证,症见咳逆上气,咳痰不爽,咳吐涎沫,或气逆呕吐,口干咽燥,舌红少苔,脉虚数。方中重用麦冬,滋养肺胃之阴,佐以半夏,降逆化痰,其性虽燥,与麦冬相伍则燥性减而降逆之性存,且又使麦冬滋而不腻,人参益气生津。复加大枣、粳米、甘草补脾益胃。全方润燥相宜,滋而不腻,燥不伤津。

6. 刚柔互用　刚是指阳热性质的辛香温燥药;柔是指阴寒质润的滋阴药。因温燥药用之太过易耗阴,或阴柔之品多用易滋腻碍胃,因此将这两类药物配合使用,则可扬长避短。对于药物气味有阴阳之别,药性有缓急之分,药物有刚柔之异,张介宾对此多有论述。其在《景岳全书·传忠录·十问篇》中说:"气味有阴阳:阴者降,阳者升。阴者静,阳者动。阴者柔,阳者刚……气味之刚柔:柔者纯而缓,刚者躁而急。纯者可和,躁者可劫。非刚不足以去暴,非柔不足以济刚。"由此可见其将阳药作为刚药,阴药作为柔药。仲景对药物刚柔配伍运用得淋漓尽致,如芍药甘草附子汤、黄土汤、真武汤等。以黄土汤为例,本方主治脾阳不足,中焦虚寒证。症见大便下血,血色晦暗,先便后血,腔腹隐痛,或衄血、吐血,以及妇人崩漏,血色黯淡,畏寒肢冷,四肢不温,面色萎黄,舌淡苔白,脉细缓无力。方中以附子、白术温阳健脾,然其易耗血动血,且出血量多,阴血易亏耗,故用生地、阿胶滋阴养血,兼以止血,且生地、阿胶得术、附又不虑其滋腻呆滞碍脾,体现了刚柔相济,温阳不伤阴,滋阴不碍阳的配伍特点。

7. 升(宣)降兼施　升是上升,降是下降。升者升清阳,降者降浊阴。升(宣)降兼施是用升浮之品与沉降之药配合在一起,以治疗气机不畅所致的胸胁胀满、腹胀、食欲不振、大便不调等症。人体气机以升降出入相互对立的形式存在,并行不悖。如在《素问·六微旨大论》中记载:"出入废则神机化灭,升降息则气立孤危。"因人体五脏六腑气机运动各有其特点,需相互配合才能完成。如叶桂在《临证指南医案》中云:"脾宜升则健,胃宜降则和。"脾升胃降,两者相反相成,共同完成饮食物的传化过程。若湿邪困脾,运化功能失职后出现清阳不升,胃的受纳与和降功能也受到影响,出现食欲不振、纳呆、脘腹胀满不适、恶心、呕吐等症。治宜升清阳,降胃浊。可将白术与枳实配合应用,以白术健脾,枳实通降胃浊,使纳运复常。升降兼施的配伍方法应用于多首方剂中,如血府逐瘀汤中柴胡、桔梗与牛膝、枳壳配伍;桑菊饮中桔梗与杏仁的配伍;升降散中蝉蜕、僵蚕与姜黄、大黄的配伍等,均体现了中医因势利导的治病特点,以升降法调畅气机。因此,临床中对于许多慢性病及疑难痼疾等均可用升(宣)降兼施法来调治。

8. 通涩并行　通利之药,具有泻下、活血、渗泄的作用,"通可去滞"多用于实证;固涩药有收敛、固涩之用,"涩可固脱"多用于虚证,临床中将两者融于一方,多能收到桴鼓之效。如固崩止带剂,因阴虚血热,冲任受损者,常用滋补肝肾之白芍、龟板等,配伍清热泻火之黄芩、黄柏及止血药椿根皮等组成方剂;若因脾肾亏虚、湿浊下注所致的带下,临证时常将补肾健脾药如芡实、山药配以收湿止带、利湿化浊之鸡冠花、白果、海螵蛸、薏苡仁、车前仁、滑石等;若崩漏因脾气、冲脉不固所致,用人参、黄芪等益气健脾药配与收涩止血之煅龙骨、煅牡蛎等药组合成方。同理,对于出血兼有瘀血,在运用止血药的同时适当伍用活血祛瘀之品,以求"止血不留瘀"。如用于治疗出血病证的十灰散,在凉血止血之大小蓟、侧柏叶、荷叶、白茅根、茜草中,与活血化瘀之大黄、丹皮相伍,既可止血不留瘀,又加强止血之效。

9. 动静结合　动、静相对于药物的特性而言,动药具有辛散、温通、走窜之性;静药性味厚腻,多守而不走。如《景岳全书·传忠录·十问篇》云:"用纯气者,用其动而能行;用纯味者,用其静而能守。有气味兼用者,和合之妙,贵乎相成。"一般说来,补气健脾养血之药多为静药,调气活血化瘀之药多为动药。人体本身就是一个有机的统一体,阴平阳秘,动静结合。当气、血、阴、阳偏衰,动静失调后产生虚证,常于补益剂中加入疏利之品,既能防止辛散、温通、活血等动药伤正,又可防止静药的阴柔滋腻及甘温益气之品的呆滞,动静结合往往会收到理想的治疗效果。多首方剂均体现了动静结合的思想,如治疗血虚证的四物汤,为补血调血之剂。方中以阴柔补血的熟地、白芍配以辛香之当归、川芎,能养血而行血中之气。全方虽尽为血分药,但组合得体,补血不滞血,行血不伤血,动静结合,实为血家百病之良方。又如归脾汤治心脾气血两虚证,方中在大量健脾养心、益气补血药中配以行气醒脾之木香,防益气补血药滋腻滞气,有碍脾胃的运化功能。

(四) 药对配伍

药对又称对药,将相对固定的两味中药进行配伍使用,为方剂配伍的一种特殊形式,也是方剂的最小配伍单位,临床中较常用。但并非是随意地将两味药物进行组合或单纯堆砌叠加,而是历代医家临证用药经验的积累。最初人类在长期的生产实践及生活中,从单味药开始治疗疾病,随着病情变得复杂,单味药难以胜任复杂的病情,人们便归纳、总结药物的知识,基本形成了药性理论。随之,药对理论便有了雏形,在《吕氏春秋》中就有"夫草有莘有藟,独食之则杀人,合食之则益寿"的记载。这一时期《黄帝内经》中的气味相合论及《神农本草经》中七情和合等也为药对理论的发展奠定了基础。张仲景在《伤寒杂病论》中虽未直言药对,但书中以两味药组成的方剂有 29 首,为后世研究药对理论打下了坚实的基础。至北齐徐之才的《雷公药对》,阐述了药对的不同作用。书中强调应根据辨证而选相适宜的药物,如序言云:"虚而劳损,其弊万端,宜应随病加减。"自隋唐至明代,对于药对理论的研究虽处于低谷,但临床医家对其运用进行不断的创新,如《丹溪心法》将黄柏与苍术配合应用组成二妙散,至今临床仍在使用。至清代,因医家注重对医籍的整理及理论的研究,使得药对研究也因此走出低谷。《得配本草》一书,堪称论述药对最多最详的著作,书中重点论述了药物间配伍作用。现代医家施今墨对此也颇有研究,对于施老的临床用药经验,经其门人整理后出版《施今墨对药》一书,效验颇佳,被后世广为推崇。

药对的配伍应用主要是通过组成一定的方剂来体现。如麻黄汤中麻黄与桂枝;玉屏风散中黄芪与防风;温胆汤中半夏与竹茹;玉女煎中石膏与知母的使用等。有些药对本身就独立成方,如左金丸、六一散、失笑散、当归补血汤等。此外尚有多个药对出现在同一首方剂中,如桂枝汤中桂枝与芍药相伍,用以调和营卫,使表邪得解;生姜与大枣相用,补脾和胃。又如小柴胡汤中升散之柴胡与降泄之黄芩相伍,使邪热外透内清,用以和解少阳;生姜与半夏配伍,生姜既去半夏之毒,又助半夏和胃降逆止呕。可见,药对配伍应用,可使方剂配伍更合理,功用更清晰。

以上四种配伍形式并不是相互独立的,而是相互糅合,其中当以七情为总纲。七情只是概括了药物之间最基本的关系,是药物配伍最基本的模式。但仅仅依照七情配伍,尚不能构成方剂全貌。方剂配伍还要遵循"君臣佐使"的配伍理论。君臣佐使是方剂配伍的基本结构,这也是在整体层次上的配伍规律。

二、方剂配伍的结构

(一)方剂配伍的君臣佐使

方剂配伍的基本结构是"君、臣、佐、使",《神农本草经》根据药物性能和应用的不同,以"君臣佐使"来区分药物的上、中、下三品,即上品为君,中品为臣,下品为佐使,这与方剂组成原则的涵义完全不同。《素问·至真要大论》中第一次明确提出了"主病之谓君,佐君之谓臣,应臣之谓使"的配伍结构,指出方制君臣"非上中下三品之谓也"。王冰注云:"上药为君,中药为臣,下药为佐使,所以异善恶之名位,服饵之道,当从此为法。治病之道,不必皆然。以主病者为君,佐君者为臣,应臣之用者为使,皆所以赞成方用也。"说明"君臣佐使"的原始含义,有药性分类和制方理论两个方面。方剂"君臣佐使"的提出,源于《黄帝内经》,对此应加以区别。《黄帝内经》时期"君臣佐使"的制方理论,借喻当时国家体制君、臣、佐、使的不同设置作用,揭示药物在方剂中主次从属的不同关系,所谓"主病之谓君,佐君之谓臣,应臣之谓使"。由于药物在方中的作用有主次从属之分,且"君臣佐使"的药味因配伍需要而有多寡之别,故《黄帝内经》根据临床所需的制方大小,进一步对方剂的组成做出"君一臣二""君一臣三佐五""君一臣三佐九"等形式上的规定,从而使遣药组方有规矩可循。宋代沈括在分析方剂的组成原则时指出:"用药有一君、二臣、三佐、五使之说,其意以谓药虽众,主病者在一物,其他则节节相为用,大略相统制,如此为宜,不必尽然也。所谓君者,主此一方者,固无定物也。《药性论》乃以众药之和厚者定以为君,其次为臣,为佐,有毒者为使,此谬说也。设若欲攻坚积,如巴豆辈,岂得不为君哉?"说明"君臣佐使"是据药物在方剂中的主次作用而决定的。李杲也主张"主病之为君"的观点,他强调组方基本结构,要以君臣佐使来分清主次,这是组织方剂上关键的制方之要,他又讲,"君药分量最多,臣药次之,佐药又次之,不可令臣过于君,君臣有序,相与宣摄,则可以御邪除病矣"。把在方中用量最大药物作君药。与"君臣佐使"组方原则的意见相反,近代医家秦伯未认为"方剂的组成,分君臣佐使四项……实质是用来代表主要药和协助药,以说明方剂的组织形式。"更有人根据有些方剂不具备或很难区分"君臣佐使",提出"君臣佐使"不能作为方剂的组成原则,而是方剂的一种组织形式。何伯斋也提出"药之治病,各有所主",从主治上面出发,不是从药量方面出发,"主治者,君也,辅治者,臣也,与君药相反而相助者,佐也,引经及治病之药至病所者,使也。"立足于从主治功效方面,在方中针对病机占主药方面,提出主治、辅治、佐使的概念。这些认识,关系到对方剂组成原则的正确评价,有必要做进一步讨论。总之方剂的组成,不是机械地将药物堆砌或简单地将药效相加,而必须有一定的原则。任何一首方剂单味药组成者除外,均有主要药与协助药两大部分。主要药即君药,而协助药因有相辅相成和相反相成两类,且每种协助形式所选用药物又不尽相同,方剂据其协助药主次作用不同而又有臣、佐、使的区别。虽然方剂中臣、佐、使药不一定齐全,但是从方剂的整体来看,"君臣佐使"基本上可以概括其配结构和组方原则。

1. 君药配伍 君药是针对主病或主证包括病机,起主要治疗作用的药物,也就是《黄帝内经》中所谓的"主病之谓君"。一张方剂,无论药味多寡,都必然有君药存在。君药是方剂的灵魂,它的性能决定了整个方剂的性能,当君药的用药、用量甚至煎服方法发生变化时,全方的性能往往随之变化。君药在,方剂在;君药变,方剂则变;君药亡,则方剂亦亡。如麻黄汤,外感风寒表实证是其主证,故以麻黄苦辛性温,发汗解表,宣肺达邪,肺经专药为君药。若无麻黄,则不存在麻黄汤。理中丸,用治中焦虚寒证,临床或见呕吐下利,或见阳虚失血,或见小儿"慢惊",病后喜唾等。症虽多途,主证病机则一,即中焦虚寒,故均可用以干姜为君药的理中丸,若去干姜,则不成其为理中丸。金元时期李杲《脾胃论·君臣佐使法》曰:"凡药之所用,皆以气味为主,补泻在味,随时换气,主病为君,假令治风,防风为君,治寒附子为君,治湿防己为君,治上焦热,黄芩为君,中焦热黄连为君,兼见何病,以佐使药分治之,此治方之要也。"清代吴仪洛《成方切用》解释:"主病者,对证之要药也,故谓之君,味数少而分量重,赖之为主也。"普通高等教育中医药类规划教材《方剂学》从第五、六版开始均指出凡针对主病或主证起主要治疗作用的药物为君。这就需要首先结合辨证,确定疾病的病因及主证。通常来说,病因与主证是一致的,它们关系为因果关系。君药就应针对病因和主证而选择,解决疾病的主要矛盾。其次,君药性能应较强,药力多居方中之首。君药是方中的统帅,一张方剂,无论药味多寡,都必然有君药存在。例如主治中风后遗症的名方补阳还五汤,功能补气活血通络,方中重用黄芪为君,以大补元气,使气旺则血行。据报道全方和单味黄芪皆能抑制血小板聚集,有助于化瘀,若全方减去君药,则抑制作用消失。鉴于君药针对性较强,药力较大,作用显著,所以在方中占有主导地位。

君药确立的依据是针对主病或主证而设,且起主要治疗作用。前者是大前提,后者是小前提。虽为主病或主证而设,若非起主要治疗作用,仍不能确定其为君药。如麻黄汤中之桂枝,大承气汤中之芒硝等。反之,既为主病或主证而设,且起主要治疗作用的药物就不能拒之于君药之外。如大柴胡汤,用治少阳、阳明合病。柴胡为少阳经药而非阳明经药,单以柴胡为君,只能散少阳之邪,而解不了阳明之急,唯少阳之柴胡、阳明之大黄合为君药,方能共奏少阳、阳明双解之功,两者缺一,都不能称其为大柴胡汤。又如独活寄生汤,大多学者包括现行普通高等教育中医药类规划教材第十版《方剂学》,都以独活一味为君药。然本方所主治病证,不同于单纯的风寒湿痹证,其病机乃由痹证日久,肝肾两亏,气血不足所致。既有痹着之风寒湿邪,又有肝肾两亏之内因存在,邪盛正亏是其主要病机。徒治痹则正愈亏,徒扶正则邪愈滞,唯两者并治,方为合拍。故唐代孙思邈宗《黄帝内经》"君二"之制,以独活祛邪、寄生扶正,两者共为君药,并以此为方名。那种主张"主病者在一物",泥于君药只有一味的观点,是不妥当的,其结果往往会顾此失彼或曲解原方旨意。至于关于君药用量方面,张元素指出:"为君最多,臣次之,佐使又次之。药之于证,所主同者,则各等分。或云力大者为君。"李杲在《脾胃论》中说:"君药分两最多,臣药次之,使药又次之,不可令臣过于君,君臣有序,相与宣摄,则可以御邪除病矣。""力大者为君","君药分量最多",他们的学术思想对现今之学术界,仍有很深的影响。但似乎对方中君药的确定,不能仅仅以此为依据。因方中分量最多、药力最大之药物与针对主病或主证而设者有时并不统一。如《金匮要略》中的肾气丸方,用于治疗"妇人病,饮食如故,烦热不得卧而反倚息者",方中干地黄用八两,桂、附各用一两,有人便认为地黄为君药。然该方为温补肾阳之代表方,主治肾阳不足之证。地黄用量虽多,终属滋阴之品,岂可为君?药桂、附用量虽少,却正是针对主证而设并起主要治疗作用。故君药非桂、附莫属,取其"少火生气","益火之源,以消阴翳"之义。配补阴之品者,诚如张介宾所言"善补阳者,必于阴中求阳,则阳得阴助而生化无穷。"故而不能拘泥于"力大者为君""君药分量最多"的观点,临证还需根据主病或主证具体分析。

2. 臣药配伍　臣药在方剂中的地位仅次于君药,除了少数单方外,绝大多数的方剂都配伍臣药,臣药的用量一般要小于君药。《素问·至真要大论》最早提出了臣药的概念,指出"佐君之谓臣"。对于臣药的概念,历代医家的认识基本是比较统一的。臣药有两个含意:第一是辅助君药的,加强治疗主病、主证的作用的药物。就是说它作用的方向,功效发挥的主要方向,和君药是一致的。在方中和君药功效发挥方向一致的药物里,它是占比较重要地位的。第二是针对重要的兼病或兼证起主要治疗作用的药物。在一个病和证的发生过程当中,根据其轻重程度不同,往往出现主要或次要的兼病和兼证,而治疗主要兼病和兼证的就是臣药。

臣药必须具备两个特点,一是在臣药配伍思想的选用上,尽量不与君药的配伍思想相同,君药针对主病或主证病性,而臣药一般针对主病或主证的病性或病邪特点,或者针对主病的病位的特点相配伍。目的是以确保能够选用"与君药功效不同"的一类药物组方。二是这些配伍思想必须是"疗效显著的配伍思想",以确保君臣配伍后能激发出较大的药力。如用当归补血为君组方时,臣以炙黄芪补气以生血来配伍组方,这里选用了与君药配伍思想不同的设计(补气以生血);且选用的是与君药功效不同的药物(补气药炙黄芪);补气以生血配伍设计被历代医家认为是补血疗效极佳的配伍思想(以确保君臣相配,生血之效较强)。再如白虎汤中石膏作为君药清气分大热,而热邪治病的特点就是容易伤阴伤津,所以臣药选用了可以养阴生津的知母来增强石膏的清热之力。

一个完整的"证"包括病性和病位两个方面,如果君药只能针对病性的话,那么臣药就要兼顾病位的特点,如四君子汤治疗脾胃气虚,君药以人参补气,其病位在脾胃,脾胃中焦湿土,喜燥而恶润,所以针对脾脏的特点就要燥湿健脾,臣药配伍白术。此外,臣药对重要的兼病、兼证起主要治疗作用。由于兼病、兼证在整个疾病中有着重大的影响,不解决则影响整个病证的治愈,故必须设置一类药物解决这一问题,这就是臣药在组方中必不可缺的又一个重要原因。其实兼证往往也是主证病邪病性的一种体现,例如湿痰证,痰湿为阴邪,其致病的特点就是最易阻滞气机,所以患者的自觉症状都集中在有形之痰阻滞气机的气滞症状上了,故臣以理气之品,使气行则郁解,以消除患者主要痛苦的症状为主。另外就是同时还可使气行则痰消,因为行气之品,有助于各种有形之邪的消散,比如祛痰的基础方二陈汤,君以燥湿化痰的半夏,臣以理气行滞之陈皮。这就又正好兼顾了臣药的第一条职能要求,一举两得,故这类组合则应属臣药选用配伍的典范之作。故而《素问·至真要大论》中指出:"君一臣二,制之小也;君一臣三佐五,制之中也;君一臣三佐九,制之大也。"不难看出在其各类方制之中,始终保持着君臣并存的组方构架,因此臣药也是复方方剂中必不可缺的结构。

3. 佐药配伍 佐药在方中的地位次于臣药,可设可不设,应视需要与否而定,剂量一般不超过君、臣药物的剂量。对佐药的定义,以全国统编《方剂学》教材为代表,通过翻阅不同的版本,可以看出现代对于佐药的含义也是一个趋近完善的过程,但大体上均概括为三个方面,即佐助药、佐制药和反佐药。

佐助药即协助君、臣药物加强治疗作用,或直接治疗次要的兼证和兼症。它的功效发挥方向,应该说和君药以及臣药第一条含义那些药的功效方向是一致的。其协助君、臣药物治疗主病、主证,方向一致,但是其药理和地位次要一等。这也符合中医将功效相近的多味药物组合这种形式,这里要注意分清主次。佐药隶属于对君、臣药物配伍的再次强化,因其配伍思想属于一般性思路,故产生的药力为微量增效性质,所以没有它亦不会对全方功效产生重大影响,属于锦上添花性质的辅助性配伍。还有就是直接治疗次要兼症的药物亦为佐助药,次要症状多对主病、主证影响甚微,配伍时随症加减,虽然属于照顾全面之治,因此在疾病中重要性的权重比较低,但是也体现了中医既病防变的整体观,所以也是方剂一个重要的组成部分。如麻黄汤中的杏仁,降肺气以助麻黄平喘,散风寒以助麻黄、桂枝解表。又如小柴胡汤是治疗少阳证的方剂,如主症之外兼有虚烦症状,则加竹叶、粳米为佐;兼有痰多症状,则加瓜蒌、贝母为佐,协助解除兼症。又如升麻葛根汤中芍药、甘草助升麻、葛根透疹,解毒清热。再如玉女煎用麦冬养阴,助熟地以滋胃阴。如炙甘草在小建中汤中甘温益气,助饴糖、桂枝益气温中,又合芍药酸甘化阴而益肝养脾。

佐制药即用以消除或减缓君、臣药物的毒性与峻烈之性。体现了中医用药邪正兼顾、祛邪不忘扶正的特点,主要应用七情中的相畏和相杀作为主要的配伍形式。由于某些疾病在其演变过程中可能因其固有矛盾的特殊性而导致常规组方用药不能达到预期目的,因此必须配伍峻药或具有毒性的药物。如此用药虽有一定的不良反应,但其治疗效果往往非同一般。为了避免药物在发挥作用的同时出现不良反应,特设佐药以增强方药功效,而不出现不良反应,达到补偏救弊的目的,用法复杂多变,配伍富寓医理,在方剂的组合上占有重要地位,常关系到方剂的全局。佐制药在方中的作用通常分为两种情况:第一,制约君、臣的偏性。如张锡纯在《医学衷中参西录》中创立的固冲汤,为益气健脾,固冲摄血之剂,适用于冲脉不固,症见血崩或月经过多,色淡质稀,心悸,气短,舌淡红,脉细弱方中白术、黄芪补气健脾,固冲摄血,重用为君药。又以山萸肉、白芍补益肝肾,兼敛阴养血,共为臣药;煅龙牡、棕榈炭、五倍子收敛固涩以止血,但诸药为益气养阴、补血固涩之品,有血止留瘀之弊,故用茜草为佐药,止血祛瘀,这样使该方具益气固冲,收敛止血之功,又无留瘀之弊,成为治疗血崩标本兼顾之完方。第二,克制君、臣药物的毒性。如十枣汤甘遂、大戟、芫花皆剧毒之品,每多伤正,故佐以大枣益气护胃,制约诸药峻烈之性。又如四逆汤主治心肾阳衰、阴寒内盛的少阴病,方中用生附子温肾壮阳,祛寒救逆,佐干姜配附子,可使附子毒性大大降低,进而降低了四逆汤的毒性。

反佐药即在病重邪甚,只能采用力量峻猛的药物治疗时,就有可能产生病药相拒的拒药现象,此时才配用小量与君药性味相反但又能在治疗中起相成作用的药物,以防止药病格拒现象的发生,或消除这一已产生的副作用,故其主要是针对拒药呕吐现象而设的,对此《素问·至真要大论》指出"偶之不去,则反佐以取之",这里的"偶"是指药力峻猛的偶方,故此时所治之证多为重证,如若此时出现呕吐拒药现象,单用偶方治疗则势必药不能入,使祛邪之旨,流为空谈,故应辅以反佐配伍,以诱导病邪受药,方有使病药相合,药到病除之效。但拒药呕吐的形成,仅是在某些极端特殊情况下才发生,才需要加以修正,以确保治疗的顺利进行,故属于小概率发生事件的或见症情况。反佐用于因病势拒药须加以从治者,"甚者从之"的配伍原则。反佐配伍的最大特点就是相反相成,但并非方剂中所有相反相成的配伍都属于反佐。反佐药必须具备以下特点:第一,反佐药与君药的性味、功用或作用趋向相反,通过诱导辅佐、护正监制、激发推动等作用,与君药合用后有相成之功;如左金丸中用黄连、吴茱萸以六比一的比例,意义在于黄连苦寒泄热,少佐吴茱萸辛热,热药反佐以制黄连之寒。再如芍药汤中用肉桂,配在苦寒药中,能防止苦寒伤阳、冰伏湿热之邪。第二,反佐药处于佐药位置,在处方中不起主要的治疗作用,药味宜少,药量宜小。如白通加猪胆汁汤,于大剂回阳救逆药中加入苦寒的猪胆汁,从阴寒之性引阳药入内。使其不至于格拒,达到治疗目的。此外,方剂配伍中相反为用的情况亦属反佐的内容。古代有很多十八反相反为用的例证。例如,在《备急千金要方》中的鸡鸣紫丸里用人参倍藜芦治疗癥瘕积聚,在治疗一切痰饮的大五饮丸中用白芍配伍藜芦;在《医方类聚》卷二十一引《济生续方》中的省风汤里用半夏配伍川乌头治疗中风半身不遂;在《金匮要略》甘遂半夏方中用甘遂配伍甘草治疗留饮。借助这些记载可以确认,古代医家采用十八反配伍治疗疾病的情况相当普遍。只是随着人们安全意识的增强,医者和患者都不愿冒着风险再用,加之随着十八反的禁用上升到法定的高度,这种相反为用的情况也就为人们所淡漠,但不能因此而否定此属相反为用之列。

4. 使药配伍 使药在方中的地位最低,用量一般也是最少。其作用有二:一是引经药,即指引导方中诸药至特定病所,以增强疗效的药物,又叫引经报使。引经报使这个理论,最早是由张元素提出的,他在归经理论的运用方面,有很大贡献。自《神农本草经》提了药物的归经之后,真正用归经来解释药物,以及用归经、引经之说等,都是张元素的创举。引经药的主要作用是使治疗药物群的定位更加精准一些,但由于方中药物群的归经、主治、功效自身已较好地确立了对病位的选择性,故引经药的方向性引导作用,只是进一步提高一下定位的准确性,没有它也一定不会改变方中整体药物流的主攻方向。临床上常用的引经药如太阳经的羌活、藁本;阳明经的白芷、葛根;少阳经的柴胡、黄芩;太阴经的苍术;少阴经的细辛;厥阴经的川芎、青皮,这是一般比较公认的。其引导作用除了引经之外也包括载药上浮、引药下行、阴阳互引、气血互载、逆下引上、逆内引外、逆外引内等。载药上行的,比如桔梗,古人称为舟楫之剂所以胸中血府血瘀,养心安神或者培土生金这一类方,往往都用它。下行常用的引经药如牛膝,既能引药下行,也能引血引热下行,也是常用的一个分经和分部位的引经药。二是调和药,即具有调和方中主要药物的药性或者药味的药物。一个方中,往往是寒热同配,补药、泻药同配,用调和药可以调和不同性质的药物。临床上,比如甘草用得很多它遇寒缓其寒,遇热缓其热,所以常作使药当中的调和诸药的作用。除了调和药性以外还可以调和药味,中医也有一些矫味的药,也有赋形剂,比如蜂蜜这些矫味剂、赋形剂,都是属于使药。除此之外还包括沟通上下、协调内外也是调和药的职责。调和药的内涵是指增加方中药物间全部配伍关系的协调性,以进一步整方增效的一种配伍思想。但其作用仅属对全方配伍有着微调性调整作用,故对整方功效的提高不会产生巨大的改善。

(二) 君臣佐使的相互关系

方剂的组成结构虽然分为君、臣、佐、使四个方面,但是每类药物并不是孤立的,而是通过合理的排列组合,他们之间有着必然的、动态的内在联系,而且彼此相互影响、相互作用,共同产生疗效。关于其关联,总结了如下几点:

1. 君药必不可缺。在一个方剂中,君、臣、佐、使药不必要都有,但君药不可缺少。君药具有药味少、用量大的特点。这里的用量大,是相对于药物自身的习惯用量,不是方中的绝对用量,通常是指该药在作为君药的时候,要比它在作为臣、佐、使药的时候用量要大。有些情况下,中药的用量决定了方剂功效发挥的方向,用量不同会使得方剂功效发挥的方向不同。例如,金银花、连翘在辛凉解表方中的应用剂量不是它们常用剂量范围内的最大剂量,但在五味消毒饮和仙方活命饮中的剂量就是它们常用剂量范围内的最大剂量。又例如，柴胡在疏肝理气方中经常是做君药，用大剂量，但是在发散方里用的是它的常用剂量。

2. 臣药、佐药、使药不必俱备，一药可兼多职。像麻黄汤里的桂枝，臣药的两个涵义它都符合。小半夏汤里的生姜，既是臣药也是佐药，两个含义它都符合。

3. 在分析方剂的时候，对于药味较多的大方或由多个基础方组成的复方，不需要一味药一味药地进行分析，只需要按照组成方药的基本作用，对药物加以归类来分析。像清瘟败毒饮，本身是由三个基础方加减而成，如果一味药、一味药地来分析，就无法体现它应用基础方组合这种思路，而以基础方作为一个整体来进行分析，就能使得整个方剂主次分明。

4. 以法统方是方剂配伍的指导原则，在谈方剂的君臣佐使这种基本结构之时，也要注意君臣佐使和治法的关系。以法统方是指治法是指导遣药组方的原则。这里主要指治法与方剂的关系。以法统方的内容包括以法释方、以法类方、以法遣方等方面，所以治法是指导遣药组方的原则。以法统方是保证方剂针对病机、切合病情需要的基本前提，是个原则问题。"君臣佐使"理论是组方的基本结构和基本形式，它是为落实治法、保障疗效所采取的手段。尤其是君药，基本就是治法的体现。组方的基本结构是为治法服务的。两者不是同一个层次的，不是并列的，按照君臣佐使的原则遣药组方是为治法服务的。这个关系应该弄清楚。这也就把君臣佐使从原则改为基本结构的原因。理想、有效的方剂君臣佐使配伍重要环节就是：①针对病机，正确的立法；②熟练的配伍用药技巧；③主次分明，全面兼顾的基本结构。

第三节

方剂配伍研究与转化应用

一、方剂配伍研究

方剂配伍注重的是整体性,其疗效是方剂系统内所有元素相互作用的体现。因此,方剂配伍研究首先应该做到实验设计应在中医理论指导下进行,脱离了中医药理论的指导,配伍研究就失去了应有的意义和价值,而变成了单纯的药物或化学成分研究。

首先,方剂的配伍研究,尤其是对于药味组成复杂的方剂,应紧扣病机,借鉴历代医家对方剂配伍较统一的认识,按君、臣、佐、使的不同功效,或按立法处方原则进行多水平、多指标的综合研究,以便在中医理论的指导下,用现代实验研究手段揭示方剂配伍的内在规律。

其次,方剂配伍研究应选择多样评价指标,谨慎解释实验结果。方剂往往是一方多效,一方多用,因此,选用的指标应具有多样性,应从多角度、多水平地选择多种指标来综合评价方剂配伍优劣或最佳配伍,并合理地解释实验结果。同样,由某一指标所得出的最佳配伍方案也不可任意应用,如金匮肾气丸具有温补肾阳的作用,治疗慢性肾炎辨证属于肾阳虚的水肿效果较好。如果只用利尿消肿作为指标,就有可能否定其疗效。因为临床实践观察,慢性肾炎水肿患者服用此方后,有的尿量未见明显增加,但其水肿确实消退了。

再者,方剂药理研究应与化学研究相结合。任何药物的药理活性都有其物质基础,不同配伍效果必然存在不同的物质基础,配伍中所包含的化学成分及所发生的化学变化非常复杂,两者需结合起来研究。没有药效学指导的化学成分研究,使方剂配伍研究沦为唯成分论的纯化学研究,而无化学成分研究的药理研究最终只能是不知其因的低水平研究。只有将药理研究与揭示物质基础的化学研究相结合,才有可能基本阐明方剂的药理药效和化学成分,才能更进一步地提示方剂配伍意义。

最后,方剂配伍研究应将动物研究和临床研究相结合。选择合适的动物模型对于进行方剂配伍研究至关重要。方剂是在辨证论治和药性理论指导下的有机配伍,方剂在临床运用中必须抓住病机,辨证使用。但由于中医的证是疾病的病因、病位及病邪性质的概括,且临床表现多以患者的主观感觉为主,确切的客观指标尚在探索之中。即使客观表现出的脉象、舌象及神态等,也不易在动物身上模拟出来。因此,对方剂进行配伍研究,能反映病证的合理模型是关键因素之一。但要建立一个公认的、稳定的、简便易得的动物证候模型是非常困难的。利用证候模型进行复方配伍研究的时机尚未成熟,目前所应用的绝大多数模型仍然是西医的药理模型。在这种前提下,应将动物研究与临床研究相结合,以弥补单纯动物实验研究的不足。此外,方剂药理研究应尽可能地使实验条件标准化。实验条件的标准化是保证实验结果客观、准确的前提。包括药材与制备工艺两个方面。在配伍实验研究中,对实验用药的种属、产地、药用部位、采收加工等与药物质量相关的因素都应进行鉴定,确定为正品;药材炮制和煎煮制备工艺也应遵循有关标准。

方剂配伍研究是解析中药复方应用科学内涵的关键步骤,是解析配伍增效/减毒机制和推动中药复方转化应用的重要方面。方剂配伍研究经历从饮片到成分、从体外到体内、从单一方法到多学科融合的发展历程,包括在饮片和药物层次上的"拆方"和"药对"研究,在药理、成分层次上的复方化学、药物代谢动力学、药物效应学上的研究。随着中医药现代化进程加快,利用系统科学、复杂科学、计算机科学等手段研究方剂配伍又成为新的方向,如组分配伍的研究模式使中药配伍从饮片上升到组分层次,并使配伍方剂成分清楚、靶点明确、作用环节清楚。另外,还包括血清药物化学、复方代谢组学方法的研究等。从方剂配伍研究的宏观和微观层面又可分为全方研究、拆方研究和化学成分研究。

(一) 全方研究

全方研究是将某一复方所有药物按照药物特点、制剂制备要求,经一定方法完成后,将其视为一整体进行研究。由于药效是复方整体起作用的,故研究复方应首先进行全方研究。目前全方研究一般从两个方面进行:一是根据传统理论进行研究,即按该方的功能主治进行现代药理学评价;二是按西医学的疾病分类进行研究,包括多种复方药物药效学比较研究和一种复方制剂针对某一疾病的药效学研究和作用机制研究。全方研究能将复方从整体角度说明其药效与临床疗效之间的相关性,证明其组方的合理性或为临床组方提供思路、依据。全方研究对药味较少的复方有可能说明其内在的配伍规律,但对于药物众多的复方来说,因其化学成分过于复杂,全方研究很难提示其配伍规律。因此,人们又从拆方角度来探讨复方配伍规律。

(二) 拆方研究

拆方研究是将某一选定复方按照研究需要拆解成若干组别。目前拆方研究大致分为单味药研究法、药对研究法、药组研究法、撤药分析法、聚类分析法、均匀设计法、析因分析法、正交设计法、正交 t 值法等。

1. 单味药研究法　单味药研究法是将复方拆至单味药,研究每味药及整方的药理或药化作用,然后将每味药与全方进行比较,从中发现主要作用的药物,或各味药物在复方中的地位,或研究每味中药之间的最佳配伍比例。单味研究法可阐明方剂复方配伍的合理性,在一定程度上为复方配伍提供了药理学或药物化学上的依据。但这种研究是从个体出发,研究其与整方之间的关系,没能考虑药物合煎后产生的物质变化,即不能反映出各药之间的协同或拮抗等配伍关系。

2. 药对研究法　药对研究法是将复方中临床常用的、相对固定的几味药(两味药为主)作为基本单位,探求其物质基础或有效成(组)分,揭示复方配伍规律。药对并非是药物的随机组合,而是中医药基本理论指导下,以药物的性能和证治法则为依据,以安全有效为目的,结合炮制、剂量而精确遣药确定下来用药基本单元。根据临床实践运用目的,药对配伍形式大致分为相须配对、相使配对、相畏配对、相制配对、调节配对、引经配对、特殊配对等几类。药对研究有助于认清药对是组方的基本结构单元,可进一步揭示方剂配伍理论基础的科学内涵,充实中医药理论,指导临证科学用药,提高临床疗效。但是在实验方面,只是单纯研究某种药对的作用机制,未能将其放入整方的研究中,较少考虑其在复方中的地位。另外,并非所有复方均由药对组成,这种研究不具备代表性。

3. 药组研究法　药组研究法为药物组间关系研究法的简称,是指将中药复方组成按功效、性味关系进行分组,以探讨药物组间作用关系及组方理论。如八珍汤是由四君子汤与四物汤组合成方,四物汤为补血基本方,治疗贫血效果明显,四君子汤为补气的基本方,治疗贫血作用较弱,实验证明二方相合后,对小鼠造血功能改善作用明显优于四物汤及四君子汤,说明气血双补对改善小鼠造血功能比单纯补血或补气更有疗效。既有力地说明方剂配伍的长处,同时又证明中医补气生血理论的科学性。

4. 撤药分析法　撤药分析法是指在评价全方药效的基础上,依据实验需求分别撤出一味或一组药物后进行实验,用以判断撤出的药物对原方功效的影响。撤药研究法在较为全面的考察全方药效指标的情况下,有利于分析各药在全方中的功能、作用机制及地位。撤药研究法虽有利于阐明全方君臣佐使的配伍原则,能够有力证明中医复方配伍的意义,但是其缺点在于:一是对量效关系阐释不明确。方剂配伍后的复方疗效除与药物所含的物质基础、活性成分关系密切外,尚与药物剂量密不可分。二是适用范围较小。因此方法工作量大,只适合于药味较少的复方研究,不适合药味众多的大型复方配伍规律研究。

5. 聚类分析法　聚类分析法是利用计算机对复方配伍进行解析的方法,多以方中药物的功效、性味、归经等为特征,运用数理统计分析、建立多元回归方程,来揭示同类方的组方规律,探讨其中同种药物的配伍关系和用量规律,或对复方中作用不同的药物进行分类,以探讨组方规律。如张静等利用模糊聚类方法对逍遥丸中药物的配伍规律进行分析,先将中药方剂中各单味药的性、味、归经进行定性处理,得到模糊相似关系矩阵后,采用相似系数来描述方剂中各单味药之间的差异程度。相似系数为方剂中某味药与其他单味药相似程度与自相似程度的比值,相似系数大小反映了各味药之间的相似程度。通过相似矩阵得出逍遥丸中柴胡、白芍、当归三者相对差异较小,印证了中医理论中柴胡、白芍、当归共为主药,白术和茯苓的相似程度接近,说明它们性质非常相似,功效相同,在方中起相互促进作用,这与中医理论中的用白术、茯苓以健脾补气,助脾运化,方中共为辅药的结论是一致的。而方中的甘草与柴胡、白芍等差异较大,说明主药与佐使药的性质相对差异较大,这与组方中以甘草为使的配伍理论亦相吻合。聚类分析利用模糊数学概念,对功能相似的类方或利用性味归经的特性对某一方剂进行配伍规律和量效关系研究,消除了人的主观性,对临床处方分析、复方配伍规律的研究具有一定作用。

6. 析因分析法 析因分析法是一种以中医理论为指导,按不同治法或君臣佐使的配伍关系,或药物性味不同,或近"药对"关系进行拆方。该方法最大的优势是在中医理论指导下进行分组,并结合统计学方法进行实验,极大地减少工作量。

7. 正交设计法 正交设计法是按正交设计表,将一个复方中的药物(因素)和剂量(水平)按一定规律设置,以最少的实验次数,尽可能地得出最佳配伍关系、最佳应用剂量,并可分析出方中药物的主次、药物之间的交互作用。正交设计法能够发现诸因素各水平最佳组合,是进行多因素、多水平试验效率最高的设计方法。其优点在于:目前研究中只有单组药与对照组比较的单一性,不能了解各药物之间是否存在交互作用,用正交设计安排试验就可解决此类问题。该方法在一定程度上减轻了工作量,但正交试验用方差分析及 F 值检验,计算较繁琐,特别是对因素多、水平多的中药复方更是感到困难;该方法采取单味药分别处理,然后再组合成复方进行研究,这与复方整体处理仍有一定差异。

8. 正交 t 值法 传统的正交试验用方差分析及 F 值检验计算较繁琐,由于中药复方具有因素多、水平少的特点,1992 年孙卫民等针对较大中药复方的研究,按正交设计原理以及 F 值与 t 值的特定关系提出了正交 t 值法,改进了正交表形式,使之便于分析两药间的协同或拮抗作用,因而更适用于大复方。该方法在原理上与正交设计法的区别不大。按正交设计原理及 F 值与 t 值特点关系,并改进正交表形式分析药物之间配伍关系的研究方法,此法有利于中药较多的复方研究,实验分三步进行(主药分析、辅药交互分析、剂量选择),其改进了的正交表,便于分析药物间的协同或拮抗作用,适用于中药较多的方剂配伍研究。

9. 均匀设计法 1978 年我国数学家王元和方开泰设计了均匀设计法。均匀设计是通过均匀设计表实现的,均匀设计表根据均匀性设计。均匀性的定义是:如果方案设计 $\varepsilon(N)$ 使得 N 个试验点按一定规律充分均匀地分布在试验范围内,每个试验点都有一定的代表性,就称该方案具有均匀性。均匀设计法的理论依据是数论中的"伪蒙特卡罗方法",旨在按均匀性所设计的均匀设计表在 P 维因素空间内寻找均匀散布的点集。均匀设计法的优良性一是均匀性,二是可以使一个试验的次数从正交设计法的 q2 次减少到 q 次(因素数为 s,水平数为 q),较之正交设计法能更大程度地减少试验的次数。均匀设计法适用于多因素、多水平的实验研究。

(三) 化学成分研究

方剂配伍的化学研究是通过组方的前后药物成分变化(物质基础),来探讨配伍规律的一种方法。从化学方法研究方剂配伍有利于阐释方剂配伍的合理性,能促进方剂配伍理论的发展。运用化学方法对方剂进行研究,可从不同化学层次的配伍规律及药效和作用机制等方面阐释方剂学理论,可在继承方剂配伍理论的基础上,进一步促进配伍理论的发展;其次,一首方剂一般由数味中药组成,其成百上千的复杂成分,总给人模糊、混沌的感觉。对方剂化学研究就是要逐步消除这种模糊性、混沌性,使中医治疗全过程清晰起来。妥善的方法是,在正确对待方剂整体性和复杂性的基础上,经过深入细致而又提纲挈领的办法对其化学物质进行全面系统的研究,既不要被整体性和复杂性所迷惑,又不要过分追求简明清晰而顾此失彼。当将方剂化学研究得较为透彻时,它将有利于明确指导方剂的配伍运用;再者,方剂作为中医药防治疾病的主要手段和工具,揭示其中起药效的化学成分,阐明其作用机制及组方配伍关系,可为中医药现代化、国际化提供强有力的技术支撑。例如,复方丹参滴丸的研制就是根据方剂的配伍理论与现代药学新技术相结合,对复方丹参片进行系统的化学研究后产生的成果。

方剂化学研究应在中医整体观念指导下进行,在研究中应尽量保持方剂的系统性、整体性特色。方剂药效物质的复杂性和作用机制的整合性决定了研究方法的综合性。单纯地探索药物中的化学成分是行不通的。因为,方剂达到某一功效,其组成中的每一味药都不可缺少,每一味药中所含的大部分物质成分都有可能是该方剂的药效物质,将一个方剂的药效物质归结在单一化学成分的可能性几乎是零,忽视方剂的整体性、系统性原则而一味地追求化学成分,是不可能产生积极的成果。但是,不切实际地过分强调已有的方剂配伍理论,就有可能成为方剂配伍创新性研究的一种制约因素。若如此,方剂的配伍理论就不能得到发展和突破。所以在方剂化学研究中,必须采用宏观与微观相结合的思路,总体设计,层层深入。做到传统与现代相结合,尊古而不泥古,创新而不离宗。另外,进行方剂化学研究还应坚持化学成分研究和药理研究相结合的原则。没有药理学指导的化学成分研究将变成唯成分至上的纯学术研究,而缺乏化学成分研究的药理学研究也只能是不知其所以然、重复性差的低水平研究。现实而有效的办法就是化学研究结合药理研究,找出其起药效作用的有效部位、有效成分,从药效和作用机制方面说明各有效部位、有效成分所起的主次作用、整合作用。也有人提出应分别对方剂的药味、有效部位及有效成分的三个化学层次进行分离、分析及鉴定研究,密切结合整体动物实验、组织器官、细胞亚细胞和分子生物学等四个药理水平上的药效和作用机制研究,探明复方中君、臣、佐、使各药味、各有效部位和各有效成分在方剂中药效、作用机制及其相互间的影响,从而最终阐明方剂配伍的物质基础。

二、方剂配伍研究在复方新药转化中的应用

中药复方是中医药转化医学研究的重要桥梁和纽带,而配伍是中药复方组方的灵魂,是在中药复方新药研发中不可忽视的重要方面。历代经典名方和制剂无不配伍得法,结构严谨。深入研究方剂配伍,掌握配伍规律,不仅对提高中医临床疗效、发掘和提高中医药理论、促进中医现代化进程具有重要的意义,而且对中药新药研制与开发也有指导价值。从配伍规律入手深入进行相关研究,将会打开中药新药研发的另一扇窗。

方剂配伍体现了中医整体思维,开展配伍研究对于继承发展中医药理论具有重要的意义。对组方进行配伍研究,应考虑两点:第一,方剂的活性组分研究。这里的活性组分是指方剂中干预病因病机、支撑其配伍功效的化学物质总称,包括直接起效物质、经代谢后起作用的物质以及一些辅助成分,它们通过助溶、促吸收、催化等方式与其他活性物质发生作用,达到间接生物活性效果。复方配伍后,所发挥活性作用的物质已经不是单味药的简单加和,而是单味药的不同成分经煎煮,相互作用形成的稳态共同体。第二,药物之间的相互作用。药物相互作用是指药物配伍过程中产生的综合效应,包括药效强度变化、毒副作用及药效时限的改变。方剂配伍体现的是各药味乃至药对之间的内在协同关系,也是中医治则、治法的具体表现。方剂给药后,从外在和内在两个方面来看,一是药效学方面的相互作用,即发生药效强度或毒性反应的变化;二是药代动力学行为改变,影响药效物质的代谢路径,产生不同的代谢产物,不同的代谢产物还诱导或抑制药物代谢酶,从而改变药物的药效活性。因此,基于方剂配伍应用后的体内外物质基础、药效学、药代动力学以及细胞分子生物学等研究,是实现中药复方研究从配伍规律认识转化的必由之路。而在复方新药转化过程中,方剂的配伍研究主要体现在如下几个方面:

(一) 方剂配伍的物质基础

方剂配伍的物质基础——方剂组成的化学成分,特别是有效成分是中药复方制剂发挥药效的物质基础,也与组方原则或配伍理论关系密切。研究方剂配伍前后药效成分变化及药效的差异,对于明确复方新药制剂的药理,确定制剂质量标准的指标体系,规范制剂工艺,从而保证新药的有效性和安全性都有重要意义。其一,不同的方剂配伍应用所产生的化学成分"量变",可能影响特定有效成分及毒性成分的含量,从而产生协同增效或减毒的效果,导致对复方新药制剂的疗效和安全性产生影响。如葛根与含芦丁、槲皮素的药材同煎时,芦丁、槲皮素的溶解度比在纯水中增加 6.5 倍;附子与甘草同煎时较附子单煎时有毒的乌头碱的煎出率降低了 22%,进一步研究发现其煎出率的降低是由甘草中的甘草次酸与附子中的乌头碱形成复盐所致。如麻杏石甘汤研究证实配伍引起药效成分麻黄碱、苦杏仁苷和甘草酸的溶出量改变。其二,是方剂配伍应用

在物质基础上的"质变"。方剂化学组成并非一个或几个单体的简单机械相加,其药效也并非由单体所产生药效的总和。通过配伍可能产生的新的药效或毒性物质对复方新药制剂研发会有中药影响,对配伍后产生新的化学物质及药效的研究成为复方制剂研发的重要方面。如桂枝汤配伍后产生了新成分去苯甲酰基芍药苷元,源于白芍中的芍药苷水解去糖去苯甲酰基后的产物,尽管该新成分并未被证实在复方中发挥确定的药理作用,但因方剂配伍而引起的复方化学成分改变是在复方新药转化中值得考虑的问题。

(二) 方剂配伍的药代动力学

要阐明复方新药制剂的物质基础,不应仅仅停留在体外成分的变化研究上,更要研究其进入体内后各配伍组分间的相互作用,及其对活性成分的转化、吸收、转运、分布、代谢、解毒等各个环节的影响。方剂配伍后的药代动力学研究将客观地反映复方制剂的药效学物质基础和作用过程。如复方活络效灵丹加减方提取物和川芎提取物经口服灌胃给药后,大鼠血浆洋川芎内酯 I 在复方内比单味药的受试者工作特征曲线(receiver operating characteristic curve,简称 ROC 曲线)下面积(area under curve,AUC)和峰浓度(Cmax)显著降低,总体清除率(clearance,CL)显著增加,说明配伍降低了洋川芎内酯 I 的血药浓度及达峰浓度且体内清除加快;药对远志配伍石菖蒲后,石菖蒲使远志代谢产物 3,4,5- 三甲氧基肉桂酸在兔体内吸收加快,吸收量增大,达峰时间延长,消除减慢。以口服肠道吸收为例,金铃子散配伍对方中代表性化学成分川楝素、延胡索甲素和乙素吸收存在影响,正交试验发现在肠外翻模型上,川楝素、延胡索甲素和延胡索乙素达到最佳肠吸收时,川楝子和延胡索比例存在差别。有研究表明方剂配伍理论中君、臣、佐、使的原则和剂量变化会严重影响其药动参数的改变,影响不同药物化学成分在体内的药动学,并与疗效和毒副作用密切相关。另外有许多研究表明,方剂配伍可以通过调节机体的药物代谢关键步骤来影响药物代谢行为,方剂配伍的药物代谢动力学研究在复方新药研发中越来越受到重视。

(三) 方剂配伍的药效学

方剂配伍的药效机制阐明是其药物效应动力学研究中的核心,中药复方的多成分、多靶点作用方式,使得揭示方剂配伍药效机制非常重要。复方黄黛片治疗早幼粒性白血病机制研究属于一个范例。中医方剂配伍理论应该与现代实验研究设计有机结合,探索方剂配伍治疗机制研究新途径。方剂配伍的药效研究应有别于传统药理学单靶点的研究策略,立足中医整体观,根据方剂适应证及其病理生理学特征,采用现代医学药物靶点组合方法,设计针对特定病 - 证 - 方的靶点组合方案,用来阐明特定方剂配伍的药效机制。从方剂配伍的多靶点组合角度来阐释复方药效既符合复方新药治疗疾病的本意,又能够体现中医理论与现代药理学研究的有机结合,在复方新药的转化中可解析中药复方,根据临床有效复方适应证,按照西医学病理生理学认识设计解析复方治疗机制的靶点组合方案；发现新的中药复方，根据已知配伍的药物靶点组合设计，创新和开发新型复方药物。

（四）选择最佳剂量

中医方剂配伍不仅体现在药物的组成，更重要的是反映于药物剂量的配伍变化。方中药物不变，剂量改变，也会引起配伍关系的变化，乃至影响整个复方的药效。长期以来，临床上对于方剂配伍的剂量选择常常有不同程度的主观性和随意性。因此，研究方剂配伍剂量与其量效关系不仅可为临床用药提供科学依据，还可对复方新药研发中处方剂量的确定产生重要的指导价值。如日本学者早期以血糖为指标研究白虎加人参汤的配伍关系时发现，方中知母、人参有明显的降血糖作用，但二药合用时，其降糖作用不但不增强，反而减弱，人参用量越大，作用越弱，如保持原方比例，知母与人参为 5∶3 时尚有一定降血糖作用，当达到 5∶9 时，降糖作用几乎消失。但在后一比例的知母与人参中加入石膏，则可使降糖作用恢复，且在一定范围内，降糖作用随石膏用量的增大而相应增强。再依此加入甘草和粳米，降血糖作用也逐步增强。有关枳术丸的研究结果也表明，原方剂量（枳实∶白术 =1∶2）的枳术丸增加正常胃中酚红残余量、增加后三段肠管酚红残余量以及延缓新斯的明的推动作用最为明显，提示了传统枳术丸方中剂量配伍的合理性。另外也有研究表明方剂的最佳配伍量与传统用量并不完全一致。如泻脾胃伏火的代表方剂泻黄散，原方中重用了辛温升散的防风。有人研究了不同配伍剂量防风的泻黄散对小鼠抗炎作用的影响，结果表明单味防风未见明显的抗炎作用，但可增加石膏、山栀的抗炎作用，具有明显的协同增效的效果，随着防风量的减少，直至原方量的 1/5，其抗炎作用并未显著减弱，而大剂量防风却有使抗炎作用减弱的趋势。特定配伍有其特定的药效，应有一个特定的、最佳的剂量，而不同的剂量则各有其药效优势。因此，在复方新药研发过程中确定配伍剂量时，要尽量从药效学角度多考虑适应证。

（五）选择最佳剂型

剂型是药物药效在人体实现的途径，任何药物有其特定的剂型。特定的配伍形式由于剂型的不同，对制备加工条件的要求也不尽相同，可能会发生不同的物理、化学变化，影响复方制剂的物质基础、药效、药代动力学、毒副作用等。如果剂型选择合理，则能使特定的配伍形式更高效、安全、稳定。因此，由特定的配伍形式所组成的处方决定了将其开发为新药物的过程中应确定何种制剂为其最佳剂型。黄连、黄芩、黄柏和大黄配伍成的方剂三黄汤、黄连解毒汤，若为汤剂，由于黄连、黄柏的有效成分主要是盐酸小檗碱，黄芩的主要有效成分是黄芩苷，大黄中含有鞣质，在同煎过程中黄芩苷、鞣质与盐酸小檗碱则会发生沉淀，形成悬混物，经口服进入胃中，经胃液作用仍可分解还原发挥药效。但若选择注射剂，则这种沉淀悬混物就会被滤去，从而出现疗效降低。国内学者对黄连与吴茱萸配伍前后水煎液的化学成分定性检识和主要成分小檗碱溶出率的研究发现,黄连与吴茱萸配伍的水煎液中没有新的成分生成,而由于黄连小檗碱等生物碱成分与吴茱萸中的酮类化合物形成了大分子的复合物沉淀,水煎液的小檗碱溶出率由配伍前的 82.6% 降低为配伍后的 45.63%。因此,传统将黄连与吴茱萸配伍的方剂多采用丸、散剂型。这就提示在进行复方新药研发或成药的二次开发过程中要重视配伍对于剂型选择产生的影响。

重视临床需求,结合临床,进行基础研究创新,是中医药研究的未来方向和出路,而中药复方研究就是中医药转化医学研究的关键路径之一。近年来,方剂配伍的相关研究已提供了更多有力的科学依据,在阐明中医基本理论,改进复方配伍,提高临床疗效,开发创新新药中发挥着重要作用。复方是创新中药新药的主要来源,方剂配伍研究为中药复方新药研发和转化提供重要的理论和技术支撑。在中医理论指导下,引入现代科学理论、技术、方法,以药效和作用机制为突破口,开展方剂配伍的关键科学问题研究,必将进一步促进高效、稳定、安全、可控中药复方新药研发和转化。

(杨力强　王　忠　李　兵)

参考文献

[1] 蔡陆仙 . 中国医药汇海:方剂部 [M]. 北京:中华书局 , 1941.

[2] 彭怀仁 . 中医方剂大辞典 [M]. 北京:人民卫生出版社 , 2002.

[3] 王喜军,张宁,常存库,等 . 方剂配伍规律的研究现状和未来发展 [J]. 世界科学技术—中医药现代化 , 2006, 8 (4): 13-16.

[4] 张伯礼,王永炎 . 方剂关键科学问题的基础研究——以组分配伍研制现代中药 [J]. 中国天然药物 , 2005, 3 (5): 258-261.

[5] 左明晏,许从莲 . 方剂配伍规律的研究概况 [J]. 中医杂志 , 2016, 57 (3): 260-263.

[6] 王阶,郭丽丽,杨戈,等 . 方剂配伍理论研究方法及研究前景 [J]. 世界科学技术—中医药现代化 , 2006, 8 (1): 1-5.

[7] 程海波,沈卫星,吴勉华,等 . 中医药转化医学研究现状与发展述评 [J]. 南京中医药大学学报 , 2016, 32 (5): 401-404.

[8] 王喜军,张伯礼 . 基于药物代谢组学的方剂配伍规律及配伍科学价值揭示 [J]. 中国中药杂志 , 2010, 35 (10): 1346-1348.

[9] 周斌 . 麻杏石甘汤药效物质基础研究及新药研制 [D]. 天津:天津大学 , 2007.

[10] 全世建,丁洁,王红丹 . 不同中药配伍对关木通毒性成分马兜铃酸 A 含量的影响 [J]. 广州中医药大学学报 , 2007,(6): 502-505.

[11] 张宁,王翠玲,刘竹兰,等 . 桂枝汤配伍生成新成分的表征及生成机理 [J]. 西北大学学报 (自然科学版), 2011, 41 (6): 1006-1009.

[12] 高文娟,王雪,马春靖,等 . 单方与复方给药后洋川芎内酯 I 在大鼠体内的药动学比较研究 [J]. 中国中药杂志 , 2013, 38 (3): 427-431.

[13] 房敏峰,李云峰,张文娟,等 . 石菖蒲对远志药代动力学的影响 [J]. 西北大学学报 (自然科学版), 2010, 40 (1): 85-88.

[14] 王伟 . 金铃子散不同配伍的肠吸收特征研究 [D]. 北京:中国中医科学院 , 2011.

[15] 常明向,徐莲英,陶建生 . 当归及其配伍药对当归芍药的药动学研究 [J]. 中药药理与临床 ,

1992,(4): 34-36.

［16］WANG L, ZHOU G B, LIU P, et al. Dissection of mechanisms of Chinese medicinal formula Realgar-Indigo naturalis as an effective treatment for promyelocytic leukemia [J]. Proceedings of the National Academy of Sciences of the United States of America, 2008, 105 (12): 4826-4831.

［17］陈玮. 枳实、白术水煎液对胃肠排空推进的作用 [J]. 黑龙江医药 , 2010, 23 (3): 437-438.

［18］樊巧玲. 泻黄散及其不同配伍对实验性炎症的影响 [J]. 南京中医学院学报 , 1986,(3): 50-52.

第四章

中药资源评估与中药复方新药转化

资源是人类生产和生活所需的各种前体物质。中药复方新药转化离不开中药资源。中药资源是指专用于中药生产活动所需的各种资源,中药资源主要来源于植物、动物和矿物。第三次全国中药资源普查的结果显示我国有药用植物种类 11 146 种(含亚种、变种),药用动物种类 1 581 种,矿物药 80 种,可见以生物资源为来源的中药占据了资源总数的 99% 以上。大多数中药资源虽然是可持续再生资源,但是并非意味着人类可以无限制的获取中药资源。同大多数可再生资源一样,中药资源的可再生也受到再生条件的严格限制。在中药复方制剂工业化生产的迅速发展过程中,大量消耗中药资源,导致中药资源质量和产量面临严峻挑战,中药资源可持续问题日益突出。在中药复方新药研发、注册申请和工业生产时,必须考虑中药资源的可持续问题,对中药资源供给和质量稳定进行评估。

第一节

中药资源评估的基本概念、原理与方法

一、中药资源评估的基本概念

中药资源是指专用于中药生产的动物、植物及矿物资源。资源是一个较为宽泛的概念,从工业生产环节的角度来看,资源是尚未转化为某一工业产品的前体物质。中药工业产品形态有中成药、中药饮片等,其中中成药主要为复方制剂,这些工业产品的生产都需要以动物、植物、矿物初加工制成的中药材为基础。中药资源具有稀缺性,通常认为中药的有效物质主要是次生代谢产物,而次生代谢产物的积累往往与环境胁迫有关。因此多数中药资源对生长环境具有一定的要求,与农业的集约化追求高产的生产方式存在差异,这导致中药资源相对于生物药和化学药的原料而言更为稀缺。中药资源供给的稀缺性与中药工业规模化消耗中药资源之间存在必然矛盾。

中药资源评估是指:中药生产企业对未来一定年限内(通常指 5 年内)中药资源的预计消耗量与预计可获得量之间的比较,以及对中药产品生产对中药资源可持续利用可能造成的影响进行科学评估的过程。中药资源评估主要包括四个方面的工作:第一是根据生产计划和市场经验评估企业未来可能消耗的中药资源量;第二是评估企业未来可持续获取的中药资源量;第三是通过比较企业未来消耗的中药资源量与可持续获取的中药资源量,发现在中药资源供给上可能存在的数量和质量两方面的风险;第四是针对企业未来可能存在的风险采取适当措施,确保企业可以可持续地获取质量稳定的中药资源。通过对中药资源评估步骤的分析,可以发现中药资源评估的本质是通过程序化的操作,促使企业掌握自身生产和消耗中药资源的数量和质量,及早识别中药资源供给存在的风险并采取相应的措施保证产品生产的可持续性。中药资源评估是保证中药资源供给和保证药品质量的重要手段。

2002 年时我国中药工业产值为 494 亿元,2016 年中药工业总产值 8 653.41 亿元,占医药产业规模的 29.2%,成为新的经济增长点,其中 6 697.05 亿由以中药复方制剂为代表的中成药贡献(图 4-1)。

中医药国际化进程的迅速发展也大幅提升了中药复方制剂的使用范围。国务院新闻办公室发布的《中国的中医药》白皮书指出"中医药已传播到 183 个国家和地区"。据统计,2016 年我国中药贸易总额 46.00 亿美元。国内外对中药制剂使用的增加导致中药资源问题日益突出,如何指导企业建立中药资源供给与中成药生产之间的关系是资源评估的基本出发点。

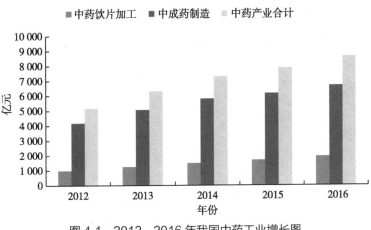

图 4-1　2012—2016 年我国中药工业增长图

二、中药资源评估的原理与方法

中药资源评估的主要原理是通过计算可获得量与预计消耗量,使得企业预见性管理中药资源的供给与需求问题,充分了解资源供给与需求两方面面临的问题和风险,将中药资源的管理纳入企业长期供应链体系中,促使企业采取适当措施保障中药资源的可持续利用。中药资源评估通过四个方面的作用实现中药资源的可持续利用:中药资源评估为中药资源可持续利用提供制度设计的保障;中药资源评估是药品监管部门评审的重要参考依据;中药资源评估促使中药企业担负起可持续发展的社会责任;中药资源评估是企业资源战略与核心竞争力的基础。

(一) 中药资源评估的基本原则

中药资源评估的基本原则主要包括三个方面:一是坚持资源保护与产业发展相结合;二是坚持质量优先与保障供应相结合;三是坚持动态评估原则。

1. 坚持资源保护与产业发展相结合　《中药材保护和发展规划(2015—2020 年)》提出了坚持资源保护与产业发展相结合的基本原则,这一原则同样适用于中药资源评估。中药资源评估的目标是促进产业可持续的发展,这就要求在保护的同时发展中医药产业。中药资源评估工作应与"坚持节约资源和保护环境的基本国策"相符,在加强中药资源保护的同时,积极推动中药资源可持续利用。

2. 坚持质量优先与保障供应相结合　中药材不同于一般农产品和林产品,农产品和林产品的主要考虑数量问题,而中药作为一种具有治疗作用的产品,更多地需要考虑质量问题。通常认为中药材的有效成分为次生代谢产物,而次生代谢产物的积累往往与初生代谢产物相反,需要逆境环境的刺激。因此,中药资源评估需要坚持质量优先与保障供应相结合的基本原则。强化质量优先意识,在保证质量符合产品要求的前提下评估可持续的产量,从质量和供应两方面进行综合评估。

3. 坚持动态评估原则　中药资源的供给和需求双方不是一成不变的,而是会发生变化的,因此在中药资源评估时需要考虑时间因素的影响。因此中药资源评估要求根据中药资源消耗量和可持续供给量的变化及时更新评估报告,原则上每5年对中药资源重新评估一次。

(二) 中药资源评估的数据准备

在开始正式中药资源评估之前,必须对中药复方新药研制过程的立项、调研、标准等相关资料进行收集,具体主要包括以下几个方面:

1. 市场规模分析　中成药需从产品适应证定位、目标人群、所治疗疾病的发病率、达到治疗效果的每个患者平均所需药品量和生物量、产品潜在的市场规模等方面论述。

2. 处方及实际投料　需列出每一药味的名称及其处方量;明确每一药味的实际投料量。

3. 中药材资源基本信息　需明确生产企业所用中药资源基源物种及其生物学特性,所使用中药资源的药用部位和加工炮制信息,野生或栽培的来源情况。

4. 种植养殖基地基本信息　包括中药材产地、种植养殖基地地理位置(野生提供来源区域)、基地面积、生产和组织方式。进口中药材需要提供原产地证明及进口商相关信息。

5. 中药材质量信息　包括选择中药资源物种和基地位置的主要依据,以及对中药材质量进行的相关研究。

(三) 中药资源评估的方法

中药资源评估的方法主要可以从五个部分进行介绍:中药资源预计消耗量评估方法;中药资源预计可获得量评估方法;中药资源潜在风险的评估方法;总结可持续利用和稳定质量措施的方法;中药资源评估决策和动态调整。

1. 中药资源预计消耗量评估方法　中成药根据处方和预计年销售量计算被评估产品预计消耗量(吨/年),计算公式为:

$$预计消耗量 = 每个最小包装单位消耗中药资源克数 \times$$
$$预计年销售最小包装总数 \times 百万分之一$$

其中:①每个最小包装单位消耗中药资源克数,以处方中该药味的用量、一个处方制成最小包装的数量等资料为依据计算;②预计年销售最小包装总数可以参考同类上市产品近5年的年销售量,或根据产品自身既往销售情况估算。

中成药在研发阶段中药资源消耗量较低,当正式上市后资源消耗量才逐步增加,因此中药资源消耗量的评估也是一个动态的、考虑实际消耗量情况的调整过程。当中药资源消耗量逐步放大时,企业应采取相应的措施保证中药资源的稳定和可持续供给。

资源评估要求的中药资源消耗量为预测值,在推算时可以参考同类品种和产品自身经验进行推算。

2. 预计可获得量　重点描述中药生产企业能够获得特定药材资源的途径及可获得量。对来源于人工种植养殖的中药材品种,需要说明基地的范围、基地年产量;对来源于野生的中药材品种,需要说明野生中药材的来源区域范围、可获得量等。

(1)人工种植养殖的中药材品种:随着中药材种植和养殖业的发展,超过 200 种中药材实现了人工种植和养殖,其中半数以上品种已经完全依赖人工种植和养殖,对于此类品种,需要明确种植和养殖的品种(种下分类单元)并且提供基地有关信息。考虑中药材生产存在连作障碍、自然灾害等客观因素的影响,从实际出发要求企业固定一个确定的基地是不合理的,因此中药资源评估对基地的要求是提供一个基地的范围,这一范围是指所有能够保持区域内中药材质量稳定并可持续供给原料的基地范围。

(2)野生的中药材品种:对来源于野生的中药材品种,需要说明野生中药材的来源区域范围、可获得量等。对于野生中药材品种,通过蕴藏量和可持续开采量推导是较为困难的,因此目前中药资源评估仅要求明确野生中药材的来源区域范围及其可获得量,未对蕴藏量进行要求。如某生产企业使用连翘,固定通过收购商购买连翘,生产企业仅需要明确连翘的范围如安泽、古县等,以及通过供应商稳定地获取 3 000 吨连翘,无需组织对安泽、古县的连翘蕴藏量进行调查。

3. 潜在风险　引入风险识别和管理是中药资源评估对中药产业的重要贡献,风险识别要求生产企业对中药资源的风险进行预判,从而推动生产企业采取相应的措施管理风险。中药资源潜在风险可从中药材再生能力、中药材成药周期、分布区域、濒危等级、特殊价值等方面分析。

(1)再生能力:需要说明所使用中药材是否为可再生资源以及再生的限制条件,包括人工繁殖是否存在障碍、特殊生境需求等。

(2)中药材成药周期:需要说明中药资源从幼苗生长到繁殖器官成熟所需要的时间和生产符合药品标准的中药材所需要的时间,可以引用文献数据或实测数据。

(3)分布区域:需要说明所使用中药资源分布范围,重点从中药资源道地性和品质变异的角度说明,可以引用文献数据或实测数据。

(4)濒危等级:需要关注国家、地方或国际珍稀濒危保护名录的更新情况,并说明所使用中药资源是否被列为保护对象,以及是否收录在相关保护名录中。

(5)特殊价值:需要说明所使用中药资源在生态系统和生物多样性中的特殊作用和价值。例如,甘草、麻黄对防风固沙具有重要生态价值,过度采挖可能导致土壤沙化。

(6)风险特别提示:所使用中药资源含有以下任何一种情形时,需要在中药资源评估报告结论部分对该资源含有的风险进行特别提示:

1)不可进行人工繁育:该类中药材生长条件或繁育机制尚不清楚,不能进行人工种植养殖,中药材可持续供给存在障碍。

2)中药材成药周期在 5 年以上(含 5 年):该类中药材从繁殖体种植养殖开始计算,

生长成为达到药用标准中药材的时间超过5年,生产周期长导致产量波动大,供需动态匹配困难。

3)对生境有特殊需求,分布较窄:该类中药材仅分布在特定区域,产量难以扩大,过度采挖极易导致物种濒危。

4)为野生珍稀濒危资源:该类药材已经出现资源问题,已收入野生珍稀濒危资源名录,国内外法律法规对该种资源的使用具有限制措施。

5)质量不稳定:该类中药材不同区域质量变异较大或品种容易混杂,容易出现质量问题。

6)存在严重连作障碍:该类中药材由于病虫害、营养等因素,无法在同一地块反复种植,需要不断更换种植地,质量管理有难度。

7)其他可能造成资源量或质量问题的风险:如进口药材、产地变迁、气候变化、环境污染等。

4. 可持续利用和稳定质量措施　中药资源可持续利用措施的评估需着重说明以下情形:

(1)可持续获得性:对来源于人工种植养殖的中药材品种,需要提供基地发展5年规划;对来源于野生的中药材品种,需要明确年产量,说明5年自然更新、野生抚育和野生变家种家养等情况。

(2)稳定质量措施:需要明确并固定中药材基源、来源区域、采收时间、产地初加工方法等。来源于人工种植养殖的,还需要说明种植养殖符合中药材生产质量管理规范要求的措施。

5. 中药资源评估决策和动态调整　分析可持续利用措施是否能够有效防范潜在风险,根据预计消耗量与预计可获得量的匹配情况,可做出中药资源评估决策。

可持续利用措施能够有效防范潜在风险,预计消耗量与预计可获得量相匹配的,说明中药产品对中药资源可持续利用带来的风险较低。

可持续利用措施无法有效防范潜在风险,预计消耗量与预计可获得量不相匹配的,说明中药产品对中药资源可持续利用带来的风险较高,则应慎重考虑产品的研发或上市,并需要调整预计消耗量或可持续利用措施。

经过调整,仍无法有效防范潜在风险,预计消耗量与预计可获得量不相匹配的,说明中药产品的生产有可能导致相关中药资源的枯竭。

第二节

中药资源评估的技术流程

中药资源评估主要从以下三个方面开展：动态调整评估、潜在风险分析和可持续利用措施。这三者之间的关系为：潜在风险分析为资源评估提供预警反馈，动态评估在风险识别的基础上对可持续利用措施提供有效指导。中药资源评估的技术流程见图 4-2。

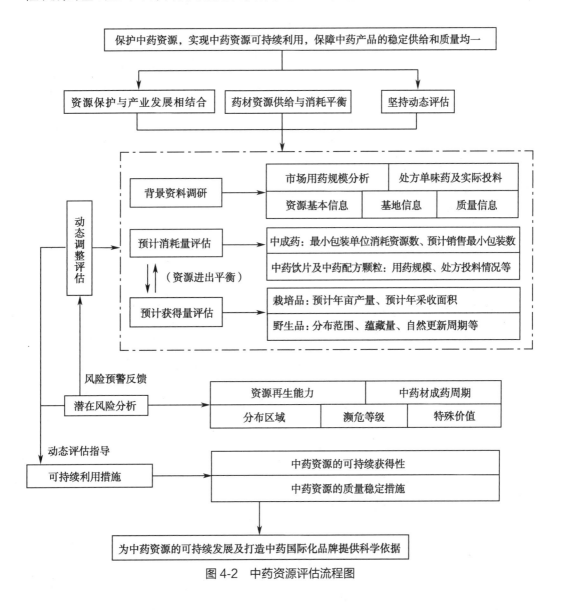

图 4-2　中药资源评估流程图

　　具体来看,动态调整评估包含背景资料调研、预计消耗量评估和预计获得量评估,在前期背景资料调研的基础上对企业的资源消耗量和获得量进行出入库平衡估算,比较原料获取和使用之间的匹配情况。潜在风险分析是结合中药资源的生物学特性、自然生长环境及人工干预等因素,对中药资源的开发和使用做出科学预警,树立资源储量的"红线意识"。可持续利用措施是对中药资源的可持续获得性进行中长期规划,并为保障中药资源质量的稳定可控提供有效管理指导。

第三节

中药资源评估研究进展与应用评述

一、中药资源评估的研究进展

中药资源评估目前的研究处于起步阶段,专门阐述和研究中药资源评估的论文数量尚不丰富,但是中药资源评估相关的理论和方法研究较多。这里从中药资源区划、中药资源的产量、中药资源对工业生产的支撑作用、中药资源保护与风险评估、中药资源规范化种植、中药资源的质量评价六个方面进行综述介绍。

(一)中药资源区划研究进展

自古以来医药学家认为,中药资源的质量与产地存在一定的关系,随着现代卫星和遥感技术的应用,对中药资源质量和产地之间的相关性研究得到进一步深入。在第三次全国中药资源普查时,原中国药材公司已经出版了《中国中药区划》和《中国中药资源地图集》,系统地从地理分布的角度介绍了中药资源的概况。黄璐琦、郭兰萍等在中医药行业中较早地提出了将3S技术应用于中药资源的空间分布研究。陈士林等从气候、土壤、地形地貌、群落生态等方面寻找影响药材有效成分的主导因子和限制因子,进一步补充完善了中药材生态适宜性研究的理论和方法。刘金欣通过对数字地球技术在中药资源研究中的应用进行归纳总结,将数字地球技术与网格相结合,提出中药生产区划、中药资源调查和适宜性评价的新方法和技术路线。目前,已有超过200种中药材进行了区划和生态适宜性相关研究。

(二)中药资源产量调查与评估方法研究进展

对于野生中药资源和家种中药资源产量调查的方法存在差异,野生中药资源产量只能用预估的方法来调研,栽培中药材则可以根据面积和单位面积的产量计算。野生中药资源产量可以从某一特定区域的历史产量来推断,如通过历年收购数据可以推测安泽地区连翘的产量为2 000~7 000吨(气候影响)。对野生中药资源产量的估测也可以用遥感结合样方踏查的方式进行调研,如:周应群通过卫星遥感影像及实地勘测,对云南文山州的四个主产县进行调查;钟国跃等结合种群年龄结构及大小结构分析,预测种群动态趋势及评价资源更新力;亦有利用遥感的方法对区域多种中药资源的蕴藏量进行调查。事实上,无论是经验法还是遥感与踏查相结合的方法对野生中药资源产量推测仅是一个估计量,影响产量的因素还有很多社会、经济因素的干扰。栽培药材的产量调查则比野生药材容易得多,可以借鉴农业调查已经积累的丰富经验。

(三)中药资源对工业生产的支撑作用

中药资源的消耗主要是工业生产带来的消耗,从大体上可以分为饮片消耗和中成药消耗两部分。中药资源评估的主要问题之一就是评估中药工业生产和中药资源消耗之间的关系。王慧等以国家基本药物为例研究了中成药与中药资源之间的关系,试图通过计算机模拟解决资源与中成药的匹配问题。此外,研究人员也尝试通过借鉴农业发展的经验解决中药资源上下游的匹配问题,如王伽伯等参照国家猪肉供需监测指标"猪粮比"的研究思路,评估野生中药材资源的变化情况。

(四)中药资源濒危现状与保护措施

我国中药资源保护的形势较为严峻,许多名贵药材就是珍稀濒危动植物。《国家重点保护野生药材物种名录》共收载了野生药材物种76种,涉及中药材42种,包括:动物类的有羚羊角、鹿茸、麝香、熊胆、蟾酥、蛤蟆油、金钱白花蛇、乌梢蛇、蕲蛇、蛤蚧(虎骨、豹骨、穿山甲已被禁用);植物类的有甘草、黄连、人参、杜仲、厚朴、黄柏、血竭、川贝母、伊贝母、刺五加、黄芩、天冬、猪苓、龙胆、防风、远志、胡黄连、肉苁蓉、秦艽、细辛、紫草、五味子、蔓荆子、诃子、山茱萸、石斛、阿魏、连翘、羌活。《国家野生植物保护条例》保护名录中包括的药用植物有:北沙参、土沉香、冬虫夏草、地枫皮、香榧、厚朴、黄柏、降香、姜、金荞麦、砂仁、云南红豆蔻等。《濒危野生动植物种国际贸易公约》(CITES)附录涉及的药用植物主要有:白及、沉香、大戟、甘松、狗脊、紫杉、云南红豆杉、胡黄连、芦荟、木香、独蒜兰、云南独蒜兰、杜鹃兰、山莨菪、石斛属、手参、桃儿七、天麻、西洋参、仙人掌等。《国家珍贵树种》名录涉及的药用植物主要有:杜仲、桂、银杏、见血封喉、篦子三尖杉等。

除了制定濒危名录外,我国还组织了大量的公益活动并进行多项促进中药资源保护的研究,如开展第四次全国中药资源普查、建立中药资源动态监测体系等。一些研究人员从专业角度对中药资源的保护进行了深入分析。如李西林分析了濒危药用动植物资源的现状,造成生物物种灭绝的原因,列举了国际、国内颁布的濒危物种保护公约与名录,以及我国对药用动植物的保护条例,探讨了中药资源保护和管理的意义与对策。再如阙灵综述了中药保护主要方式之一的迁地保护现状,并提出构建包括中药资源引种园,中药资源离体保存库和中药资源生物信息共享平台为一体的全国中药资源迁地保护体系,合理布局中药资源迁地保护机构等建议。

(五)中药资源规范化种植

近三十年来是中药材种植发展最为迅速的时期,中药材种植规模和种类的增长率超过农作物的任何一个品种。GAP实践研究集中在单个药材规范化种植的规程或实施条件上,如三七、穿心莲、地黄、丹参等药材的规范化种植规程,以及对土壤、大气、水等条件的要求等。据不完全统计,经过规范化种植研究的中药材在 100 种左右,大宗常用栽培品种均涵盖在内。此类研究对规范该种中药材的种植过程有积极意义。我国 GAP 实施 13 年来累计公布 196 个 GAP 基地,包括 126 家企业和 70 个药材品种。对中医药行业而言,GAP 认证的教育意义更为明显,从种植户到企业再到消费者,规范化种植的理念已经深入人心,药材需要规范化种植这一命题已经确立。

(六) 中药资源的质量评价方法研究

中药资源的质量评价作为中药研究核心问题受到了前所未有的重视,从文章数量来看,中药质量评价的研究无疑是中药研究最热门领域。近三十年来中药质量的研究历经了从定性到定量,从组分控制到成分控制,从单一指标到多指标控制的演变过程。质量评价方法不断丰富,包括分子鉴定在内的中药质量控制措施不断引入。比较典型的研究成果,如:屠鹏飞等提出高效液相色谱法制定中药材和中药注射剂特征指纹图谱,该方法已经较为普遍被企业所采用;陈士林等利用 DNA 条形码技术基本实现了中药材的分子鉴别,并制订了相应的指导原则;刘沐华等利用近红外漫反射光谱法和模式识别技术鉴别中药材产地。

二、应用评述

(一) 中药资源评估与中药复方新药研发

根据国家中药资源评估的相关制度,中药复方新药研发时应充分考虑中药资源的可持续问题,并开展中药资源评估工作。中药资源评估并非要求研发机构或企业停止存在资源问题的新药研发,而是促使其充分认识到该药品可能存在的资源风险,从而可以提前采取相应的措施,包括中药资源的繁育、种植等。中药复方新药研发时开展中药资源评估,可以让企业从中药资源的视角重新审视研发过程的价值和意义。当企业发现一种资源因生产周期长、繁育困难、分布区域狭窄而无法进行量产时,自然不会将该中药资源用于消耗量大、生产效率低的中药复方新药中,并且可能采取更为高效的利用方式。此外,中药资源评估与实施中药材规范化种植、中药材产地溯源的要求相衔接,共同形成了较完整的中药材质量管理体系。在中药资源评估的要求下,企业必然改革原有的质量标准研究思路,从区域质量特征的角度,实现从质量平均化到质量特征化的模式转变。

(二) 中药资源评估与中药复方新药生产

中药复方制剂的生产环节是中药资源的供给和消耗关键环节,也是对中药资源影响最为直接的产业环节。本环节以生产企业为主体,企业既是中药资源消耗的主体,也是中药资源生产的主体,还是中药资源评估的主体。开展中药资源评估,可引导企业建立起协调中药资源可获得量与中药资源消耗量的平衡机制——将中药资源保障纳入企业供应链管理体系之中。

中药不同于化学药品的生产过程,其生产环节起源于中药材的种植和养殖,对资源具有高度依赖性。中药生产企业既往习惯性认为规范化的生产厂房才是中药生产和管理的开始,这导致了许多中药生产企业习惯从药材市场购买中药材。市场上购买来源和产地不清晰的中药材会给中药复方制剂的生产带来极大的安全隐患。生产环节的中药资源评估要求企业必须将中药材的信息从市场追溯到产地,并且依据产品质量特征使用固定产地、固定基源、固定生产加工方式的中药材。

中药复方制剂的生产往往需要使用多种中药资源,这给主要精力集中在工业生产环节的企业带来一定的挑战。因此,需要企业从供应链的角度重新设计采购流程,将原有的中药材采购部门与中药产品研发部门,以及中药材质量管理部门相融合,推动中药研发部门、质量部门和采购部门协作,提高中药质量管控水平。

(三) 构建与中药资源评估相协调的中药资源预测预警体系

在没有政府干预的市场中,价格由价值决定,市场表现为供给和需求的博弈决定价格。逆向选择在中药资源市场中极容易出现,当某种中药资源价格上涨时,中药资源较长的生长周期导致市场上中药资源的供给不能及时增加,使中药资源价格在相当长的一段时期内都处于过高的价格状态。在中药资源价格上涨,而中成药价格固定的情况下,中药生产企业为了获利,极易选择价格较低、质量较次的中药材作为原材料。这样就导致质次价廉的中药资源充斥市场而质优价高的中药资源被排挤出市场,逆向选择出现,价格失灵。从经济学的角度,中药资源的价格和供给量是可以预测的,进而可以采取相应的预警措施。中药资源评估本质上也是对中药资源供给和需求的预判,这些预判除了依赖于经验之外,也可以借助中药资源经济学的方法,建立起相应的模型和方法,实现预测预警与资源评估的融合。

(杨 光)

参考文献

[1] 阙灵, 杨光, 黄璐琦, 等. 中药资源评估技术指导原则解读 [J]. 中成药, 2019, 41 (1): 220-224.

[2] 杨光, 郭兰萍, 周修腾, 等. 中药材规范化种植 (GAP) 几个关键问题商榷 [J]. 中国中药杂志, 2016, 41 (7): 1173-1177.

[3] 郭兰萍, 黄璐琦. 中药资源的生态研究 [J]. 中国中药杂志, 2004, (7): 9-12.

[4] 陈士林, 索风梅, 韩建萍, 等. 中国药材生态适宜性分析及生产区划 [J]. 中草药, 2007, (4): 481-487.

[5] 刘金欣, 刘鑫欣, 高路, 等. 数字地球技术在中药资源研究中的应用 [J]. 中国中药杂志, 2011, 36 (3): 243-246.

[6] 陈士林. 中国药材产地生态适宜性区划 [M]. 2 版. 北京: 科学出版社, 2017.

［7］周应群.遥感技术在中药资源定量调查中的应用研究 [D]. 北京：中国协和医科大学，2006.

［8］钟国跃，秦松云，王昌华，等.中药资源物种动态监测方法研究 [J]. 中国中药杂志，2008, 33 (21)：2570-2574.

［9］武鑫，王亮，王洪博，等.应用现代 3S 技术调查邯郸市野生道地中药材蕴藏量及现状综合评价 [J]. 中国医药导报，2018, 15 (27)：130-134.

［10］王慧，张小波，黄璐琦，等.中成药国家基本药物保障监测分析系统的设计与实现 [J]. 中国中药杂志，2017, 42 (22)：4310-4313.

［11］王慧，黄璐琦，张小波，等.中成药国家基本药物保障供应综合评估模型的探索与研究 [J]. 中国中药杂志，2017, 42 (13)：2612-2618.

［12］王伽伯，肖小河，黄璐琦，等.基于"药粮价比"的野生中药资源动态监测与预警方法的商建 [J]. 中国中药杂志，2011, 36 (3)：264-267

［13］李西林，周秀佳，南艺蕾，等.中药濒危药用动植物资源保护与可持续利用 [J]. 上海中医药大学学报，2006, 20 (2)：69-71.

［14］阙灵，杨光，缪剑华，王海洋，等.中药资源迁地保护的现状及展望 [J]. 中国中药杂志，2016,(20)：3703-3708.

［15］杨光，郭兰萍，周修腾，等.中药材规范化种植 (GAP) 几个关键问题商榷 [J]. 中国中药杂志，2016, 41 (7)：1173-1177.

［16］屠鹏飞.高效液相色谱法制定中药材和中药注射剂特征指纹图谱的探讨 [J]. 中成药，2000,(7)：58.

［17］陈士林，姚辉，韩建萍，等.中药材 DNA 条形码分子鉴定指导原则 [J]. 中国中药杂志，2013, 38 (2)：141-148.

［18］刘沭华，张学工，周群，等.近红外漫反射光谱法和模式识别技术鉴别中药材产地 [J]. 光谱学与光谱分析，2006,(4)：629-632.

［19］王慧，张小波，黄璐琦，等.中成药国家基本药物保障监测分析系统的设计与实现 [J]. 中国中药杂志，2017, 42 (22)：4310-4313.

第五章

中药质量控制与中药复方新药转化

第一节

中药复方制剂的质量控制概述

中药复方制剂以植物、动物或矿物药材为原料,是个复杂巨系统,很难完全阐明其有效物质基础和作用机制。因此,中药复方制剂的质量控制长期以来一直是中药研发领域的难点和关键问题,也是研发单位、中药生产企业以及监管机构重点关注和探讨的热点问题之一。

一、中药复方制剂质量控制的发展沿革

我国中药复方制剂传统上主要依靠原料药材的道地性、制剂工艺的经验性以及传统医药行业道德规范的约束保证质量,受当时科学技术条件的限制,在内在质量控制上往往依靠简单的表观性状、气味等经验鉴别,对部分药材辅以简易的理化试验,如火烧、水试、酒浸、熔化等方法。传统质量评价手段和指标因其简单有效、快速易行,在评价药材的真伪、优劣方面发挥着重要作用,其承载的文化内涵和科学性是不可否认的。但是,由于其存在一定的模糊性,缺乏明确的定量特征,易出现主观性强而可重复性差的局限性。

20世纪50年代,以化学药品的质量控制模式为"模板",开启了中药复方制剂的质量检测,并且随着中药复方制剂现代工业化生产进程以及药物分析技术的发展,中药检验方法和手段不断完善,逐渐形成了以检验为主的质量控制模式。中药复方制剂质量标准从开始建立相应的理化鉴别,到显微鉴别,再到对制剂中某一活性成分/特征成分建立定性及定量控制方法等,在一定程度上推动了中药复方质量控制水平的提高。但是,中药的疗效既不是任何单一活性成分的作用,也不是多种成分活性的简单相加,复方制剂尤其如此,样品检验可以在一定程度上揭示产品质量,而不能决定质量,特别是无法保证工艺过程的重现性和质量的稳定性。

进入21世纪,中药复方制剂的质量控制技术取得了突飞猛进的发展,以化学标志物为核心的药品标准和质量检验检测技术体系逐步完善,指纹图谱/特征图谱、一测多评、生物活性测定、DNA分子鉴定、中药复方制剂质量标志物等新技术、新概念不断应用于中药复方制剂质量标准的制定之中。同时,随着科学的进步和各种技术手段的发展,"整体观"评价中药复方制剂质量的学术思想不断丰富和发展,中药"源头控制""过程控制"等理念逐步形成和普及,中药复方制剂质量控制的重心也前移至生产过程,通过强化过程来保证药品质量。生产过程的全程控制对药品质量有了全方位的覆盖,更能反映药品实际质量。

近几年来,在业界共同探索建立符合中药特点的技术评价体系并借鉴国外先进药品监管理念的基础上,"质量源于设计"的理念逐渐被引入到中药复方制剂质量控制的研究和评价之中。中药复方制剂"质量源于设计"强调既要重视产品研发设计时的质量赋予,又要重视产品生产的过程控制,同时还要重视依据产品质量特性研究所确定的质量标准的检验控制,从而切实控制中药复方制剂的质量。

二、中药质量控制技术指导原则体系构建

技术指导原则在新药研发过程中起着举足轻重的作用,充分反映一段时期内药物的研发水平,同时,也是药品技术审评提升其科学性的重要载体。我国中药质量控制技术指导原则经历了从无到有、不断丰富、逐渐形成体系的过程。

1985 年,我国颁布实施《中华人民共和国药品管理法》,掀开了我国新药研究向科学化、标准化和规范化迈进的新篇章,中药新药研发逐渐步入正轨。随着药品注册管理法律法规体系的不断完善,1992 年、1999 年,我国先后制定发布了一系列中药质量控制相关的技术要求,内容涉及制备工艺研究、质量标准研究、稳定性研究、中药注射剂研究等(具体情况见表 5-1),这为推动我国中药新药研究和审评的规范化、科学化发挥了重要作用。但不可回避的是,限于当时的经验和认识,所制定的技术指导原则更加侧重于质量标准的研究制定,而忽视了生产过程控制对保证药品质量的重要作用。同时,未从中药质量控制体系的角度全面建立各研究内容及其内在联系,系统性不足。另外,也欠缺质量控制过程中具体问题的相关内容。

表 5-1　1992 年—1999 年发布的中药新药药学研究技术要求

发布日期	技术要求
1992 年 5 月 4 日	《新药审批办法》有关中药部分的修订和补充规定——药材申报资料项目
1992 年 5 月 4 日	《新药审批办法》有关中药部分的修订和补充规定——制剂申报资料项目
1992 年 5 月 4 日	《新药审批办法》有关中药部分的修订和补充规定——分类与申报资料的说明与注释
1992 年 5 月 4 日	《新药审批办法》有关中药部分的修订和补充规定——质量标准研究的技术要求
1992 年 5 月 4 日	《新药审批办法》有关中药部分的修订和补充规定——质量稳定性研究的技术要求
1992 年 5 月 4 日	《新药审批办法》有关中药部分的修订和补充规定——对照品研究的技术要求
1999 年 11 月 12 日	《中药新药研究的技术要求》——中药新药制备工艺研究的技术要求
1999 年 11 月 12 日	《中药新药研究的技术要求》——中药新药质量标准研究的技术要求
1999 年 11 月 12 日	《中药新药研究的技术要求》——中药新药质量稳定性研究的技术要求
1999 年 11 月 12 日	《中药新药研究的技术要求》——中药新药质量标准用对照品研究的技术要求
1999 年 11 月 12 日	《中药新药研究的技术要求》——中药注射剂研究的技术要求

　　2007 年发布实施的《药品注册管理办法》及 2008 年配套的《中药注册管理补充规定》对中药新药的注册申报提出了更高、更严、更为明确的要求,对中药新药的研发、申报注册、审评审批、生产及监管产生了重大影响。2005 年至今,在国家药品监管部门颁布的中药研究技术指导原则和技术要求中,有关中药质量控制的内容有 20 余项,涉及药材前处理、生产工艺研究、中试研究、稳定性研究、改剂型研究、变更研究以及申报资料规范等内容(具体情况见表 5-2)。与 1992 年版和 1999 年版的技术要求比较,现有中药药学研究技术指导原则和技术要求渐成体系,内容更加丰富,科学性显著提升。但是,仍存在体系和框架不够明确、内容不够全面等问题。

表 5-2　2005 年至今发布的中药药学研究技术指导原则和技术要求

发布日期	技术指导原则和技术要求
2005 年 7 月 1 日	《中药、天然药物原料的前处理技术指导原则》
2005 年 7 月 1 日	《中药、天然药物提取纯化工艺研究的技术指导原则》
2005 年 7 月 1 日	《中药、天然药物制剂研究的技术指导原则》
2005 年 7 月 1 日	《中药、天然药物中试研究的技术指导原则》
2006 年 12 月 30 日	《中药、天然药物稳定性研究技术指导原则》
2007 年 4 月 15 日	《中药、天然药物综述资料撰写的格式和内容的技术指导原则——对主要研究结果的总结及评价》
2007 年 4 月 15 日	《中药、天然药物综述资料撰写的格式和内容的技术指导原则——药学研究资料综述》
2007 年 12 月 6 日	《中药、天然药物注射剂基本技术要求》
2008 年 6 月 3 日	《中药质量标准不明确的判定标准和处理原则》
2008 年 6 月 3 日	《含濒危药材中药品种的处理原则》
2008 年 6 月 12 日	《中药工艺相关问题的处理原则》
2008 年 6 月 12 日	《含毒性药材及其他安全性问题中药品种的处理原则》
2008 年 6 月 12 日	《中药改剂型品种剂型选择合理性的技术要求》
2008 年 6 月 12 日	《中药外用制剂相关问题的处理原则》
2008 年 6 月 12 日	《中药质量控制研究相关问题的处理原则》
2011 年 11 月 16 日	《已上市中药变更研究技术指导原则(一)》
2013 年 1 月 18 日	《天然药物新药研究技术要求》
2014 年 3 月 7 日	《中药、天然药物改变剂型研究技术指导原则》
2015 年 11 月 9 日	《中药辐照灭菌技术指导原则》
2017 年 8 月 24 日	《已上市中药生产工艺变更研究技术指导原则》

发布日期	技术指导原则和技术要求
2017 年 12 月 18 日	《中药资源评估技术指导原则》
2017 年 12 月 18 日	《中成药规格表述技术指导原则》
2020 年 10 月 10 日	《中药新药用药材质量控制研究技术指导原则(试行)》
2020 年 10 月 10 日	《中药新药用饮片炮制研究技术指导原则(试行)》
2020 年 10 月 10 日	《中药新药质量标准研究技术指导原则(试行)》
2020 年 11 月 10 日	《中药新药研究过程中沟通交流会的药学资料要求(试行)》
2020 年 11 月 2 日	《中药新药研究各阶段药学研究技术指导原则(试行)》
2020 年 11 月 4 日	《中药均一化研究技术指导原则(试行)》

随着我国医药产业的快速发展,中药质量和标准的不断提高,为更好地指导药品研发与生产,亟须进一步建立完善符合中药特点的技术评价体系。目前,药品监管部门正在通过建立、发展中药监管科学,积极建立常态化、科学化和规范化的指导原则制修订工作机制,本着"开放包容、多方参与、凝聚共识"的原则,充分利用社会专业资源,注重学术界和产业界的广泛参与,以满足中药新药研发需求为最终目标,将新药研发的普适性与中药的特殊性有机结合,努力构建具有科学性、包容性和前瞻性的中药技术指导原则体系。

第二节

中药复方新药质量控制的一般考虑

中药成分复杂，从药材、饮片到生产工艺等很多环节都会对中药的质量产生影响，相较于化药和生物制品，中药的质量控制难度更大。中药是在中医药理论指导下使用的，中药复方新药质量控制体系的建立应立足于中医药的特色，尊重研发设计时依据中医药理论和临床实践经验等确定的质量赋予，坚持以临床价值为导向，充分应用现代新技术、新方法，保证中药复方新药的安全、有效和质量稳定均一。

一、关注药材源头控制

药材是影响中药复方新药质量的首要因素，保证中药复方质量的关键因素之一就是保证药材质量。影响药材质量的因素众多，包括种植、生长环境、采收加工等，应严格控制影响药材质量的各个环节，并建立药材从种植、产地加工、流通到应用的质量可追溯体系，实现药材质量的全过程控制。同时，中药产业的持续发展是以药材资源的可持续利用为前提，要充分认识资源保护的重要意义，处理好资源保护与开发的关系，坚持走"科学保护、合理利用、持续发展"的道路，中药复方新药的开发应树立起"中药工业生产应先保证中药资源产量和质量"的理念，积极开展资源评估工作。

1. 固定影响药材质量的关键因素，保证药材质量　药材的基源、药用部位和产地是影响质量的重要因素。不同基源产地的药材往往存在较大的质量差异，药理作用、临床疗效也有所不同。我国地域宽广，天然动植物物种多样性丰富，中药材应用历史源远流长，同一药材有多种基源、多个产地的情况很普遍，不同地区之间还可能存在药用部位不同以及同名异物或同物异名的情况。因此，中药复方新药在研发之初就需要按照质量源于设计的理念，明确处方药味在临床应用的实际情况，充分了解药材基源、药用部位和产地等对药材质量的影响，根据研究结果予以固定，对同名异物、地方用药习惯、用药部位要准确区别，确保基源正准，以保证终产品的质量。一般来说，为保证中药复方新药上市产品质量与临床试验用样品质量的一致性，药材的基源、药用部位和产地应根据临床试验用样品实际情况予以固定。对于多基源药材，为充分保证产品质量，建议进行对比研究，根据研究结果固定基源；也可通过临床试验研究验证其安全有效的情况下进行使用。药材质量随产地不同而有较大变化时，应了解药材的自然分布区域、分布区域内质量和变异情况,使用最适宜生长区和适宜生长区的药材,根据药材生长特性固定产地。固定产地并非一定固定在某一块地,而是必须在某一区域内,在这一区域内中药质量变异较小,相对均一。

药材采收和产地加工是药材生产中的重要环节,直接影响着药材的质量与品质。中药材的合理采收不仅对保证药材的质量、药效,甚至对保护、扩大药源也有重要意义,药材质量随采收时间(包括采收期、采收年限)不同而明显变化时,需进行充分的研究,根据研究结果确定合理的药材采收时间。药材产地加工不仅可以起到去除其非药用部位以净制,往往还有终止其生理生活状态以利于干燥、存放等目的,通过适宜的加工方法可最大程度的保留中药有效物质,如传统认为丹参不宜水洗,有学者考察了多地产丹参药材不同产地加工方法对丹参质量的影响,结果显示水洗对丹参水溶性成分影响大,南方对丹参采用"发汗"的处理方法对水溶性成分影响不大。在中药复方新药的研究开发过程中,药材传统、合理的产地加工经验应传承保留,若采用与传统不同的加工处理方式,需对不同的药材加工方法进行对比研究,根据充分地研究数据确定合适的产地加工方法;为保证产品质量,药材产地加工的方式方法需予以明确和固定,特殊加工方式,如对鲜药材进行切制等处理的,应阐明原因和合理性,并明确加工后药材的规格。

生长环境也是影响药材质量的关键因素。对于种植、养殖药材,由于环境因素和种植、养殖手段不同可能导致所含成分种类、含量及比例也有所不同。在中药复方新药研发的药材研究中,应关注种植、养殖对药材质量的影响,并加强对药材供应商的审计,以确保药材的品质。药材种植、养殖过程按照 GAP 要求进行全过程质量监控是保证药材质量稳定的关键。

2. 深入开展药材质量研究,提高药材质量标准 随着科学技术水平的进步和发展,传统评价药材真伪优劣和品质的方法,如药材的形态、性状、气味或一些简单的理化反应现象,已不能满足现代中医药的发展需要。近些年来,国内外药学工作者在不同程度上已经对几百种常用药材从来源、产地、性状、显微特性、化学成分以及药理药效等方面进行了系统的研究,这些研究成果为丰富中药材的质量评价方法奠定了科学基础。从目前的情况看,现代科技研究成果在药材标准提高中尚未能充分体现,现有药材质量标准还不能充分满足中药复方质量控制的特点和要求。比如某些药材的法定标准中只有鉴别、检查等定性评价指标,无定量评价指标,药材质量标准的可控性较差。

中药复方新药研究需结合品种特点制定药材内控标准,应特别关注以下三个方面的问题:①关注质量标准的可控性。应具有定量评价指标,特别是与制剂质量概貌相关的化学成分,应考察研究其含量测定方法,并制定含量限度,所定限度应尽量符合药材的实际情况。②关注与制剂质量控制项目的衔接。制剂质量标准控制的项目一般应在相应的药材质量标准中有所体现。③关注安全性质控指标。对药材中可能含有的农残、真菌毒素、重金属、砷盐等杂质进行考察,根据研究结果制定合理的控制限度。

3. 开展药材资源评估,保障药材可持续利用 中药资源的保护与可持续利用是保证中药质量的先决条件。因此,中药复方新药在研发之初就需要考虑中药材来源的稳定和资源的可持续利用,关注对环境保护等因素的影响。中药复方生产应尽可能采用人工栽培或养殖的动植物为原料,确实需要采用源自野生动植物的药材为原料的,应评估药材的使用对资源、环境的影响。

使用涉及濒危物种的药材应符合国家的有关规定,并特别注意来源的合法性。对于使用野生濒危药材,特别是人工种植、养殖技术很不成熟或目前尚无法种植的药材,如大花红景天、新疆紫草、喜马拉雅红豆杉等,一方面应提供充分、可靠的资源评估研究数据说明对特定野生药材的使用不会对该药材的资源及生态环境造成不良影响。另一方面还应结合产品的临床价值,如是否比上市同类药品具有明显的临床应用优势,或是否用于尚无有效治疗手段的重大疾病等,充分说明使用野生濒危药材的合理性。

二、关注饮片炮制规范化

经过加工炮制的中药饮片是中药的直接应用形式,饮片炮制是中药的重要特色,体现了中医药文化的精髓,也是中药与其他国家的天然药的最大区别。炮制的目的包括减毒、增效、缓和药性、有利成分的煎出等,加工炮制是否得当直接影响药效和有效物质的量。目前,我国中药饮片存在加工生产水平较低、炮制规范不统一、炮制技术落后等问题,易导致饮片质量不稳定。中药制剂中使用的饮片应严格按照既定的饮片炮制方法进行炮制,固定主要工艺参数及辅料,必要时固定炮制设备,通过过程控制保证饮片质量,同时,应建立适合饮片特点的质量标准体系,实现中药饮片炮制全过程的规范化生产与质量控制。

一般情况下,中药复方新药所用饮片的炮制方法应符合《中华人民共和国药典》(简称《中国药典》)的相关规定,《中国药典》未收载的应符合国务院药品监管部门或各省、自治区、直辖市的有关规定。对于未收载于法定标准而又有地方特色的炮制方法,在遵循原方临床应用的原则上,建议沿用,并在中药复方新药申请上市时建立该饮片相应的质量标准,而不宜盲目套用法定标准中收载的炮制方法,否则会失去原方的特色。

三、关注生产工艺全过程控制

1. 投料方式 中药复方新药主要采用饮片投料的方式,即使在固定药材基源、药用部位、产地、采收期等因素的前提下,所含成分的种类及含量仍可能受自然条件以及炮制方法、贮藏条件等因素的影响而产生一定的差异。饮片混批投料将不同批次的饮片混合均匀,减少不同批次饮片的质量差异,可从源头上减少药材带来的差异。另外,如果来源于适生区某产地的药材资源不能满足今后的工业化大生产需要,可采用适生区范围内不同批次的药材按一定比例进行调配,取长补短,均衡投料,保证药材资源的供应及质量稳定,并予以固定。所投饮片应来源可追溯,并均应符合质量标准要求,评价指标应具有代表性或能够尽可能反映饮片的整体质量。

2. 生产工艺研究　生产工艺研究是体现中药复方新药质量控制"质量源于设计"的重要组成部分。中药来源于临床实践,生产工艺研究应紧紧把握与临床疗效相关的关键质量属性,通过科学的设计和深入的研究确定合理的工艺路线及各环节关键工艺参数。

(1)生产工艺路线选择:中药复方新药生产工艺路线选择是中药复方新药生产工艺科学性、合理性和可行性的基础和核心。工艺路线的设计应以临床为导向,在保证其安全性和有效性的前提下,充分考虑临床用药经验、药效学证据、已知有效成分等因素,尊重传统工艺与临床实际应用工艺,根据与治疗作用相关的有效成分(或有效部位)的理化性质,或药效研究结果,通过试验对比,选择适宜的工艺路线与方法。一般来说,临床以汤剂形式给药,工艺路线选择水煎煮提取,可视为工艺路线与临床用药经验相符;在有合适的药效模型和主要药效学指标的情况下,以临床用药形式(如汤剂)为对照,进行工艺路线的对比研究,可以为工艺路线的合理性评价提供有益参考。

中药复方工艺路线设计时还应注意资源的可持续利用,特别是在研究选择提取纯化工艺时注意尽可能避免造成药材资源浪费的工艺。还要特别关注所选工艺对环境保护的影响,谨慎使用有机溶剂,特别要考虑有机溶剂残留的危害,关注对环境造成的污染。避免使用国际人用药注册协调组织(ICH)规定的应避免的第一类溶剂(苯、四氯化碳)和应限制的第二类溶剂(三氯甲烷、甲醇),对于第三类溶剂,如乙醇、丙酮、乙酸乙酯、正丁醇等,属低毒溶剂,不限制使用,但需要对其溶剂残留量进行限量控制。

(2)剂型选择:药物必须制成适宜的剂型,采用一定的给药途径接触或导入机体才能发挥疗效。剂型的不同,可能导致药物作用效果的不同,从而关系到药物的临床疗效及不良反应。剂型选择应根据药味组成并借鉴用药经验,以满足临床医疗需要为宗旨,在对药物理化性质、生物学特性、剂型特点等方面综合分析的基础上进行。剂型的选择应主要考虑以下几方面:①临床需要及用药对象。需考虑不同剂型可能适用于不同的临床病症需要,以及用药对象的顺应性和生理情况等。②药物性质及处方剂量。中药复方有效成分复杂,各成分溶解性、稳定性,在体内的吸收、分布、代谢、排泄过程各不相同,应根据药物的性质选择适宜的剂型。选择剂型时应考虑处方量、半成品量及性质、临床用药剂量,以及不同剂型的载药量。③药物的安全性。在选择剂型时应需充分考虑药物安全性。需在比较剂型因素产生疗效增益的同时,关注可能产生的安全隐患(包括毒性和副作用),并考虑以往用药经验和研究结果。

（3）工艺参数考察：工艺参数是直接影响产品质量的重要因素。中药复方新药生产环节众多，包括饮片前处理、提取纯化、药液浓缩、干燥以及成型工艺等，工艺参数的优选应采用准确、简便、具有代表性、可量化的综合性评价指标与合理的方法。需考虑其多成分作用的特点，既要重视传统用药经验、组方理论，充分考虑药物作用的物质基础复杂的特点，又要尽量改善制剂状况，以满足临床用药要求。在评价指标的选择上，应结合品种的具体情况，探讨能够对其安全、有效、质量可控作出合理判断的综合评价指标，必要时可采用生物学指标等。值得指出的是，从目前中药复方新药研究和生产情况看，成型工艺研究是弱项，需要加强制剂处方前研究，如，固体制剂应充分了解制剂原料的性质，对原料的溶解性、吸湿性、流动性、稳定性、可压性、堆密度等充分研究，以便选择适宜的辅料。进行成型工艺研究时，应注重评价指标的客观、量化性质，并兼顾制剂技术和所用设备可能对成型工艺的影响。

（4）工艺验证：工艺验证是可确保生产工艺能在其规定的设计参数内始终如一地生产出符合其预先规定的质量的产品的重要研究过程，为保证工艺的可行性、可重复性，必须进行充分的工艺验证工作。对那些由于放大投料规模时容易引起产品质量变化的工艺，如挥发油提取工艺、大孔吸附树脂纯化工艺等，在加强关键工艺参数考察的基础上，应采用能代表大生产的规模进行工艺验证，保证确定工艺参数在今后大生产过程中的可行性。

3. 生产全过程控制　中药复方新药生产工艺涉及的环节众多，相较于化学药和生物制品，中药复方制剂的生产过程包括了更多不确定的因素。大生产过程中，通过严格控制关键工艺参数，实现生产过程的全控制。近年来，有学者提出了中药生产工艺"设计空间"的概念，建议把某些工艺参数不再简单地规定为一个点，而是根据对产品质量属性的充分认知设定一个合理的范围，设计空间之内的操作不作为变更，设计空间之外的操作则视为工艺变更。比如提取工艺中，提取次数是公认的对提取效果有明显影响的因素，一般宜固定，而水煎煮加水量、醇沉前药液相对密度、醇沉放置时间、浓缩干燥温度和时间、辅料用量等，在充分考察研究的基础上，这些工艺参数完全可能设定在一个范围之内，而对产品质量影响不大。当然，具体问题还要具体分析，哪些参数可设定一个范围，哪些工艺必须予以固定，需根据品种的质量概貌以及所含化学成分特别是活性成分的物理化学特征综合评估确定，工艺参数范围的确定应是基于对产品质量的充分认知。

4. 生产工艺全生命周期管理　一般情况下，Ⅲ期临床试验开始之前应最终确定生产工艺，上市后样品的生产工艺应与Ⅲ期临床试验用样品的生产工艺保持一致。对于受生产规模放大效应影响较大的生产工艺，如挥发油提取、大孔吸附树脂纯化、柱层析分离等，一般应在临床试验开始之前完成能代表大生产规模的工艺研究，确定工艺参数，必要时固定生产设备。

上市后生产工艺变更的提出与研究是基于对拟变更工艺的了解，是以既往工艺研究阶段以及实际生产过程中的研究和数据积累为基础的。如果在前期质量设计阶段，有相关研究数据，可以作为后期工艺变更研究的依据。应根据变更的原因、变更的程度，以"质量源于设计"的思路和理念，通过对变更前后产品质量、稳定性、生物学性质等方面的研究，对研究结果进行全面的分析、评估，说明变更的必要性、科学性和合理性。生产工艺与生产设备密切相关。生产设备的选择应符合生产工艺的要求，应树立生产设备是为药品质量服务的理念，充分考虑为适应生产设备而变更生产工艺的必要性及合理性。

四、建立符合中医药特点的质量标准

质量标准是中药复方新药质量控制全链条中的一环，对于控制产品质量具有重要意义。现阶段，中药复方质量标准一般包括性状、处方药味的鉴别、检查以及活性成分/指标成分的含量测定等定性、定量质控项目，在产品质量控制方面发挥了积极作用。随着"质量源于设计"、全过程质量控制等理念的提出，对中药复方新药质量标准研究提出了更高的要求。中药复方新药质量标准研究应突出中医理论的指导作用，充分应用现代科技成果，围绕产品质量概貌，建立能够从整体上有效放映中药安全性、有效性、质量稳定均一等特征的质量标准，通过整体控制、多成分控制、特征专属性控制、生物活性控制等，充分体现中药全过程控制的特点。

1. 加强物质基础研究　物质基础决定药物的安全性和有效性。中药具有成分复杂、有效成分不够清楚、所含成分含量较低等特点，根据目前科技发展水平，完全阐明中药物质基础并不现实，也没有必要。但是，系统的化学成分及作用机制研究对于中药复方新药质量标准的制定具有重要意义。应充分利用文献资料、现有化学分析和生物学研究等多种手段，尽量明确有效成分、毒性成分、特征成分、指标成分、大类成分等，同时，研究探讨药材、饮片、中间体和制剂之间的内在质量传递关系，为制定科学合理的质量标准奠定基础。

2. 关注定性鉴别的专属性　原则上，处方中每味药都应建立专属性的鉴别。薄层鉴别法建议尽量采用特征成分和对照药材为对照，特别是对于多基源药材，采用对照药材作为对照，其质控意义更大。显微鉴别也是非常有价值的专属性鉴别法，原粉入药的药味应建立显微鉴别方法。

3. 关注安全性相关项目的检查和质控　处方中含有毒性药材的，应针对可能存在的毒性成分研究建立相应的质量控制方法，中药复方新药需在临床试验开始前完成相关研究工作，以保证临床试验用样品的安全性。若毒性成分的中毒剂量与致死量十分接近，如川乌、草乌、雪上一枝蒿中的乌头碱、雄黄中的三氧化二砷等，需建立限量检查，规定含量限度；若毒性成分同时也是活性成分，如马钱子中的士的宁、麻黄中的麻黄碱和伪麻黄碱等，需建立含量测定项，并严格规定含量范围，以确保制剂的安全。对现代研究证明具有毒性的成分(如马兜铃酸)，也需建立限量检测，必要时应规定不得检出。

对于重金属及有害元素、农残、真菌毒素、有机溶媒残留等外源污染物需加强检测，其残留量直接关系到中药的安全性，不宜根据实测值规定限量，建议执行国际通行标准，不符合要求的需查找原因并加以改正。同时，具体问题还要具体分析，比如对于含有矿物药的中成药，其重金属检查具有特殊性，一般应考虑以下问题：①样品中铅、镉、砷、汞、铜的含量是否符合要求；②重金属的价态与安全性的关系，应确定其是有用成分，还是有害成分；③重金属的可溶性以及可被人体吸收利用的情况。对于不同状态下的重金属应分别对待，针对性地进行控制。

4. 定量控制指标的选择应具有代表性和全面性　定量控制指标的选择应重点考虑与功效相关的主要药味以及与临床功能主治相关的活性成分，活性成分不清楚的应选择有代表性的特征成分。同时应关注以下问题：①中药复方制剂往往采用多种工艺处理药味，质量标准中的定量质控项目应能够反映大部分药味的提取、纯化等工艺情况。对于由多条工艺路线组成的生产工艺，每一条工艺路线至少应建立一个含量测定项，如，原粉入药和提取工艺应分别建立质量控制指标，水提和醇提工艺路线应分别建立含量测定指标。②挥发性成分、热敏性成分等能够敏感反映产品质量的变化，应重点考察研究，与活性相关的应建立含量测定方法，并规定含量范围。③对于大类成分（如总黄酮、总皂苷、总生物碱等）含量较高的制剂，需考虑建立总类成分的含量测定法。如选择分光光度法测定，需关注方法的专属性，排除样品本身对测定的干扰，并需结合物质基础研究综合评价测定方法和检测结果的准确性。

5. 含量测定项应制定含量范围　目前中药复方新药质量标准含量测定项大多只规定含量下限，缺乏对含量上限的要求，易导致同品种不同批次、不同厂家之间质量的较大波动，另外，即使是有效成分，化学成分含量也并不一定是越高越好，含量高出一定范围有可能引起安全性问题。因此，从保证产品的安全、有效和质量稳定均一的角度，质量标准中的含量测定限度应制定上下限，规定含量范围。中药复方新药含量测定项目的含量范围应根据临床试验用样品，特别是Ⅲ期临床试验用样品的实际情况制定，建议临床试验采用多个批次的样品，为含量范围的制定提供充分依据。

6. 加强建立整体性质控指标　中药复方新药是一个复杂体系，对其中某一药味或某一成分进行测定控制产品质量，具有一定的片面性，多成分含量测定和指纹图谱/特征图谱是体现中药复方多成分和中医药整体观的有效方法，符合中药质量控制中具有整体、宏观分析的特点。含有多个明确活性成分，或处方中药味分别按不同路线加工等情况，均有必要研究建立多个指标的含量测定。实现对中药复方新药多数指标成分的控制，一方面有助于提高质量标准的质控水平，另一方面也可将中药生产过程中的控制直接在质量标准中得到体现。指纹图谱/特征图谱是基于对中药物质群整体作用的认识，既可包括对已知成分的分析，也可包括对未知成分的分析，能够基本反映中药内在质量的整体变化情况。尤其在现阶段有效成分绝大多数没有明确的情况下，指纹图谱/特征图谱是实现鉴别中药真实性、评价质量一致性和产品稳定性的重要工具，对于保证同一产品不同批次间的质量均一、保障临床使用的安全性和均一性具有重要意义。指纹图谱/特征图谱应关注对于"指纹/特征"内涵的研究,如对特征色谱峰的指认和鉴定,共有峰的保留时间和峰面积、非共有峰的信息等,保证表征的对象能够真正反映产品的内在质量。

7. 积极探索生物测定质控方法　生物测定是继性状鉴别、化学成分定性定量、指纹图谱/特征图谱检测技术用于中药复方质量标准之后,新的中药质量综合评价方法。生物测定是用动物的体内试验或离体器官、组织、细胞等的体外试验来测定药品的性质和生物活性,从而评价和控制供试品的质量或活性,其重要作用在于它提供了产品与临床疗效相关生物活性的信息,可以更为直接地反映药物的临床功能及效价。《中国药典》目前已收录的中药质量标准主要有薄层-生物自显影技术、生物效价或生物活性测定方法等。中药复方新药质量标准研究应积极开展关联临床功效的中药生物活性评价技术和方法研究,探讨建立科学可行、灵敏、可重复的中药生物活性测定方法,以全面反映中药复方制剂的安全性、有效性。

五、重视稳定性研究在中药复方质量控制方面的作用

稳定性研究是药品质量控制研究的重要组成部分,贯穿于药品质量研究的全过程,它与工艺研究、质量研究等是相辅相成的有机整体。稳定性研究不仅可以为药品生产、包装、运输、贮藏条件的确定以及有效期的建立提供科学依据,同时也可为质量标准质控项目的设定以及含量限度的制定提供支持性信息。中药复方新药稳定性研究有其特殊性,所含成分往往较为复杂、大部分成分不清楚、有效成分的含量与制剂疗效之间的关系往往也并不呈线性,因此,需要结合中药特点,针对药物的具体情况,合理设计试验,全面选择考察指标,客观分析研究结果,以体现稳定性研究的科学性与合理性。

中药稳定性研究一般包括影响因素试验、长期稳定性试验、加速稳定性试验和使用过程中的稳定性试验等,试验条件的选择应充分体现产品的特点以及考察目。比如气雾剂,长期稳定性研究中一般应考察不同大气压下产品质量的稳定情况,我国幅员辽阔,东西部海拔相差较大,大气压也有所不同,研究中如果没考虑到大气压的问题,那么在产品上市后的应用过程中就可能存在质量隐患。

稳定性研究考察项目要体现中药的整体性和系统性,以起到全面考察样品稳定性的作用。一般来说,中药复方新药稳定性研究应以质量标准以及药典制剂通则中与稳定性相关的指标为考察项目,同时,还应根据具体品种的特点针对性地设置考察项目,比如,中药外用制剂中经常含有原粉入药的挥发性药味,挥发性成分在具有自身药效的基础上,往往还有促进吸收的作用,因此,挥发性成分的含量变化情况对于评价制备工艺的合理性以及确定贮存和包装条件具有重要的参考意义,应作为重点考察的内容之一。

　　对稳定性试验结果的分析评估是稳定性研究的关键内容,不能仅局限于判断检查结果是否符合质量标准的要求,需对不同取样时间点成分的一致性进行比较研究,深入探讨分析药品在考察期间的变化趋势,只有这样才能够为药品生产、包装、运输、贮藏条件的确定以及有效期的建立提供科学依据。

第三节

中药复方新药质量控制研究的分阶段要求

中药复方新药研发是一个探索研究的过程,并且具有阶段性,不同的研发阶段,产品质量控制的要求也有所不同。中药复方新药质量控制研究应是一个循序渐进、逐步完善的过程。

临床前研究阶段,需明确药材的基源及药用部位,了解是否含濒危药材。处方饮片的炮制方法应明确。通过研究确定工艺路线、主要工艺参数,确定剂型,完成工艺的小试、中试。需建立初步的质量标准,对毒性成分进行有效控制,并完成初步的稳定性研究。

Ⅱ期临床试验前及实施期间,需对处方中药材的产地、采收期、产地加工及不同生长年限药材的质量差异进行系统研究或文献研究,为确定保证药材质量一致的方法提供依据,同时,需进行药材的资源评估。该阶段,应确定药材前处理的方法及条件,进一步研究确定工艺参数(范围)、制剂处方、成型工艺,完成工艺放大研究。如工艺参数需根据常规生产的要求进行调整,或根据临床试验需要调整剂型、规格,应进行相应研究,根据研究结果评估变更的合理性。该阶段,应研究完善质量标准,提高标准的可控性,探索质量标准中的质控指标与临床安全性及有效性的关联,稳定性研究应支持临床期间样品的稳定性。

Ⅲ期临床试验前,应确定Ⅲ期临床试验样品制备用药材的基源、产地、采收期、产地加工及质量要求等,开展药材可持续利用研究。需完成工艺验证等研究,基本确定生产工艺规程、生产过程中质量控制方法。Ⅲ期临床试验用样品的制备过程应有完整的记录,包括所用药材、饮片、中间体的质量检验报告等相关详细资料。需研究完善质量标准,提高标准的可控性,尽可能将质量标准中的质控指标与临床安全性及有效性的关联。应以能够反映药品质量的指标继续进行稳定性考察。

申报生产前,需确定药品上市后拟用药材的基源、产地、采收期、产地加工及质量要求等,研究药材中重金属、农药及真菌毒素等污染情况,完成供应商审计,明确保证资源可持续利用的方法。处方饮片的炮制方法应明确。应按 GMP 相关要求建立新药的质量保证系统,确定新药的工艺规程,以Ⅲ期临床试验用样品的实际生产工艺为基准,明确中间控制点、相关工艺参数及中间体得率等的合理范围,中间体贮存条件及时间的确定需有充分合理的依据。需完成质量标准相关研究,质量标准中的质控项目应能基本反映药品的质量,并以Ⅲ期临床试验用样品的实际质量状况为依据,确定标准中的含量测定限度范围等质量要求。稳定性研究应支持拟定包装及贮存条件下药品的有效期。

中药在现代科技和市场经济的冲击下,正面临着前所未有的机遇和挑战。随着社会经济发展,人们对中药复方制剂质量控制的要求越来越高。中药复方质量控制研究是一项系统工程,中药的复杂性、未知性决定了中药复方质量控制研究工作必将是一个长期探索、不断揭示规律、逐渐接近真实的过程,其科学内涵、药效物质基础的阐明和科学质量标准的制定,需要综合运用中医药学、化学、系统生物学等多学科的理论和技术,从药材、饮片、生产工艺、质量标准等多个方面开展深入系统的研究和探讨。中药复方新药质量控制需将中医药传统理论、人用经验与现代科学技术有机结合,以临床价值为导向,关注资源保护与可持续利用,充分体现“质量源于设计”、全过程质量控制的特点,逐步建立能够引领世界并符合中医药特色的质量控制标准体系。

(曲建博 王海南)

参考文献

[1] 阳长明,王建新.论中药复方制剂质量源于设计[J].中国医药工业杂志,2016,47(9):1211-1215.

[2] 王玉华,袁久荣.中药质量与质量控制方法概述[J].中成药,2003,25(3):62-64.

[3] 李力.中药制剂质量的管理与发展[J].中国中医药信息杂志,1994,1(5):15-16.

[4] 鄢丹,熊吟,马丽娜,等.建立以临床功用为导向的中药质量评控格局与适宜模式的设想[J].中草药,2013,44(1):1-5.

[5] 谢培山.中药质量控制的发展趋势[J].世界科学技术—中医药现代化,2003,5(3):56-59.

[6] 孙琴,肖小河,金城,等.中药质量控制和评价模式应多元化[J].中药材,2008,31(1):1-4.

[7] 吕东,黄文龙.浅谈中国药品质量控制模式的变迁[J].中国医药工业杂志,2008,39(7):551-553.

[8] 程翼宇,钱忠直,张伯礼.创建以过程管控为核心的中药质量控制技术体系[J].中国中药杂志,2017,42(1):1-5.

[9] 石上梅,钱忠直.逐步建立和完善提高符合中医药特点的中药质量标准——解读《中国药典》2010年版(一部)[J].中国现代中药,2010,12(9):3-6.

[10] 石上梅.逐步完善中药质量标准体系和质量控制模式——解读2015年版《中国药典》(一部)[J].中国药学杂志,2015,50(20):1752-1753.

[11] 姜华,高原,杨景明,等.源于“整体观”思想的中药质量评价方法研究概述[J].中国中药杂志,2015,40(6):1027-1031.

[12] 徐冰,史新元,吴志生,等.论中药质量源于设计[J].中国中药杂志,2017,42(6):1015-1024.

[13] 刘雳,瞿海斌.在中药注射剂安全性再评价工作中践行“质量源于设计”的思考[J].世界科学技术—中医药现代化,2013,15(6):1433-1436.

[14] 周刚,何燕萍.中药复方新药研发中质量标准研究需关注的问题[J].中国中药杂志,2014,39(17):3389-3391.

[15] 冯怡,洪燕龙,鲜洁晨,等.基于QbD理念的中药新药成型工艺研发模式的探讨[J].中国中药杂志,2014,39(17):3404-3408.

[16] 张伯礼,陈传宏.中药现代化二十年(1996—2015)[M].上海:上海科学技术出版社,2016.

[17] 刘昌孝.对中药现代化及中药国际化发展的思考[J].中国药房,2016,27(11):1441-1444.

[18] 韩利文,侯晋军,梁泰刚,等.中药质量控制现代化的地位和作用[J].世界科学技术—中医药现代化,2005,7(2):54-56.

［19］ 陈士林，苏钢强，邹健强，等 . 中国中药资源可持续发展体系构建 [J]. 中国中药杂志，2005, 30 (15): 1141-1146.

［20］ 国家食品药品监督管理总局 . 总局关于发布中药资源评估技术指导原则的通告 (2017 年第 218 号)[EB/OL]. (2017-12-25)[2018-04-20]. http://samr. cfda. cn/WS01/CL0087/220232. html.

［21］ 周刚，王停，何燕萍 . 中药新药研发中药材研究需关注的问题 [J]. 中国中药杂志，2014, 39 (16): 3192-3195.

［22］ 马秀璟，张永文，阳长明 . 中药新药申请生产药学审评中的常见问题及建议 [J]. 中国中药杂志，2014, 39 (17): 3395-3398.

［23］ 严辉，段金廒 . 我国药材采收现状的分析与探讨 [J]. 中国现代中药，2009, 11 (8): 11-16.

［24］ 饶伟文，周文杰 . 中药产地加工规范化研究进展 [J]. 中国中医药信息杂志，2012, 19 (2): 106-109.

［25］ 赵琼，任大伟，杨瑞花，等 . 丹参不同产地加工方法对丹参多酚酸盐质量的影响 [J]. 中华中医药杂志，2013, 28 (3): 645~648.

［26］ 周跃华，胡军 . 关于含国家重点保护野生药材中成药注册申请的思考 [J]. 中草药，2013, 44 (13): 1707-1712.

［27］ 金芳 . 中药新药注册申请过程中药学研究如何适应"以临床价值为导向的药物创新"要求 [J]. 中国中药杂志，2017, 42 (9): 1797-1802.

［28］ 刘昌孝，陈士林，肖小河，等 . 中药质量标志物 (Q-Marker): 中药产品质量控制的新概念 [J]. 中草药，2016, 47 (9): 1443-1457.

［29］ 梅新路，肖慧，章军，等 . 逐步代入勾兑法考察中药饮片质量稳定性 [J]. 中国试验方剂学杂志，2013, 19 (18): 55-57.

［30］ 周跃华，韩炜 . Veregen 的药学审评对中药新药质量控制研究的启示 [J]. 中国新药杂志，2009, 18 (18): 1705-1708.

［31］ 周刚 . 中药复方新药研发中工艺研究需关注的问题 [J]. 中国新药杂志，2014, 23 (16): 1865-1867.

［32］ 马秀璟，张永文，周刚 . 浅谈中药新药工艺研究及其对质量控制的意义 [J]. 解放军药学学报，2008, 24 (6): 557-559.

［33］ 徐冰，史新元，乔延江，等 . 中药制剂生产工艺设计空间的建立 [J]. 中国中药杂志，2013, 38 (6): 924-929.

［34］ 国家食品药品监督管理总局 . 总局关于发布已上市中药生产工艺变更研究技术指导原则的通告 (2017 年第 141 号)[EB/OL]. (2017-09-11)[2018-04-20]. http://samr. cfda. gov. cn/WS01/CL0087/177333. html.

［35］ 周跃华 . 关于含矿物口服中成药中重金属及砷质量控制研究的思考 [J]. 中药新药与临床药理，2008, 19 (3): 234-237.

［36］ 佘一鸣，胡永慧，韩立云，等 . 中药质量控制的研究进展 [J]. 中草药，2017, 48 (12): 2557-2563.

［37］ 郝旭亮，张永文 . 中药质量标准中建立多指标含量测定的必要性浅析 [J]. 中国执业药师，2009, 6 (9): 234-237.

［38］ 李强，杜思邈，张忠亮，等 . 中药指纹图谱技术进展及未来发展方向展望 [J]. 中草药，2013, 44 (22): 31-33.

［39］ YU F, KONG L, ZOU H, et al. Progress on the screening and analysis of bioactive compounds in traditional Chinese medicines by biological fingerprinting analysis [J]. Comb Chem High Throughput Screen, 2010, 13 (10): 855-868.

［40］ 王峥涛 . 中药质量标准研究进展与展望 [J]. 中国天然药物 . 2006, 4 (6), 403-410.

［41］ 谭德讲，鲁静 . 中药生物活性检测方法的思考 [J]. 中国药事，2011, 25 (11): 1086-1088.

［42］李波，朴晋华.中药生物活性质量控制的思考 [J]. 中国药品标准，2012, 13 (1): 5-8.

［43］曲建博.中药新药稳定性研究常见问题及案例分析 [J]. 中南药学，2013, 11 (6): 477-479.

［44］谢晚晴，连凤梅，姬航宇，等.中药量效关系研究进展 [J]. 中医杂志，2011, 52 (19): 1696-1699.

［45］李计萍.中药新药稳定性研究的现状及思考 [J]. 世界科学技术—中医药现代化，2004, 6 (5): 25-28.

第六章

上市价值评估与中药复方新药转化

第一节

药品上市价值评估的概念与内涵

一、药品上市价值评估的基本概念

药品上市价值评估是对药品从研发立项、上市许可到上市后应用的不同阶段所体现的价值进行的综合评估,通过评估,明确药品是否具有研发、上市应用的价值,为药品研发及转化应用提供依据。准确把握和判断药品研发及上市价值,对于把握药物研发方向、优化研发资源配置、促进合理用药水平具有积极而深刻的意义。

药品价值有广义和狭义的概念之分,广义的药品价值概念涉及临床价值、社会价值、科学价值、经济价值等多个方面,而狭义的药品价值主要指其临床价值,也是药品的核心价值,即药物通过解决患者实际的临床需求而获得的各种效益,是药品价值的集中体现。

二、药品上市价值的内涵

从广义的角度看,药品上市价值的内涵可以包括其所能涵盖的能够满足社会与临床需求的多方面价值,如临床价值、社会价值、科学价值、经济价值等。

(一) 临床价值

药品的临床价值体现为解决患者实际临床需求(治疗和预防疾病及其并发症、改善症状、防止疾病复发、提高生活质量、延长寿命等)所获得的多方面、多维度的效益,通常通过可评估、可测量和可重复的临床有效性评价来进行临床价值的评估。临床有效性是临床价值的具体体现,但是临床有效性与临床价值并不完全等同。药品的临床价值不是绝对的,相对于治疗水平和可能存在的风险变化,药品的临床价值也会随之变化。影响药品临床价值的因素可能包括药品所治疗疾病的流行程度、疾病是否危及生命或严重程度、疾病造成的社会和 / 或经济负担大小、疾病对患者工作生活的影响程度、疾病的社会危害性、疾病的现有治疗水平等。

(二) 社会价值

药品的研发、生产最终是为了服务于社会,服务于人,通过交换满足患者、满足社会的需求而获得社会使用价值,也是药品价值属性的重要方面。因此,药品的社会价值是指药品临床效用产生的对个人、社会的效益,体现在解决威胁公众健康的公共卫生问题、保障罕见病治疗及特殊人群用药需求、提高患者用药可及性、减少环境污染及保障资源的可持续利用等方面。实践证明,不顾社会和临床不断变化的实际需求而盲目生产药品,或因定价太高而致消费者无法企及相关药品等情形,都无法实现其预期的社会价值。

(三)科学价值

药品的科学价值是指药物研发在引领医药科学理论创新,推动医药科技发展,促进与药品特性和研发密切相关的新技术、新方法应用等方面所产生的积极作用。药品的科学价值应该以提高药品质量、疗效为基础,涉及基础研究与临床转化的相互验证,药品的临床实际效用验证基础研究的正确性,同时保证基础研究沿着循证的方向科学发展。药品的科学价值可体现于主导药品研发的医药科学理论创新、推动新技术和新方法的应用、引领药品研发方向和促进产业的转型升级等方面。

(四)经济价值

将药品作为一种商品就必然会赋予其经济方面的属性,包括药品的市场需求、成本、价格等。药品的经济价值是指其带来的经济效益和经济利润,是药品上市价值的一部分,但单纯的药品经济价值考虑难以体现出药品真正的价值。药品的经济价值与市场容量、临床需求密切相关,抛开临床需求单纯追求经济价值将难以真正实现其价值。提高经济价值要满足未满足的临床需求,依靠科技创新和核心竞争力提高研发效率,获得效益;要关注合理的、可持续发展的价格政策,降低患者经济负担,满足社会价值;要关注组织高效管理、保持资金投入和上市后评价,保持企业持续的创新力。药物经济价值还体现于药物研发、生产、流通以及使用各环节中是否最大限度地提高其经济性,如促进卫生资源的合理配置、提高药品成本效益、降低疾病经济负担等。

药品价值的各种内涵属性之间不是孤立的,虽定位不同,但不可分割,是紧密关联、相互影响的价值整体。临床价值为核心,社会价值为目标,科技价值为支撑,经济价值为动力,几种价值属性既可以同时兼顾,又可能有所取舍,在满足临床价值的同时又可实现其社会、科技价值,在实现社会、科技价值的同时,又可能影响其经济价值,而药品经济成本的降低则可以增加药品的可及性,从而有助于实现其社会价值。因此,在药品上市价值评估的过程中应客观、辩证地看待药品价值的不同内涵。

第二节

药品上市价值评估的基本内容

一、药品上市价值评估的基本要素

药品上市价值评估的基本要素涉及从新药研发到上市后应用各个阶段的多个方面。

(一)临床定位的准确性

临床定位是指药品所面向的临床需求及拟制定的目标适应证。不同的临床定位从根本上影响药品价值大小,客观、恰当的临床定位可以降低药品研发风险。对药品临床定位的评估应面向实际的临床需求,结合健康医疗大数据、流行病学、疾病谱、患者治疗需求和疾病负担数据进行综合分析。

(二)临床有效性

临床有效性需以满足未被满足的临床需求为首要目标,可以包括:针对目标适应证呈现出直接或辅助的治疗作用;对症状、生活质量等呈现出改善、提高作用;在病情发展、病程、治疗耐受性等方面呈现有益的改善作用等等。

(三)安全性

安全性可涉及药品的毒性、致癌性、依赖性、不良反应等方面。通过药物单次给药、重复给药的毒性研究可评估安全性程度、范围和影响因素等。通过不同阶段临床试验可逐步评估不良事件与不良反应的严重程度、发生率及影响因素和可控性。

(四)质量稳定性

质量稳定性是指药品的原料及其制剂的理化性质应在不同条件(如温度、湿度、光线等)下具有相对的稳定性,是药品质量控制和价值评估的基础条件。药品的质量稳定性研究可为药品的生产、包装、贮存条件和有效期的确定提供依据。

(五)生产可行性

生产可行性主要涉及药品的生产工艺、剂型、给药途径、规格设计等方面,是药品能否成药以及体现其价值的基础条件。生产的可行性要素包括工艺是否可行、剂型是否合适、给药途径和规格设计是否合理、工艺参数是否固定、是否适合工业化大生产等。

（六）依从性

药品依从性涉及药品的易用性、用药时间和次数、给药途径、剂量和疗程长短、获得性等方面。通过剂型或用药途径改良、降低给药次数和疗程、方便人群用药、减少联合用药等可以提高药品的依从性。

（七）药品可及性

药品可及性是药品社会价值的体现，是指用药人群能够以可负担的价格获得有效的、高质量的、可接受的药品，从而促进完善、可靠的药品供应和用药体系，涉及药品的可获得性、可供应性、可利用性、可负担性等方面要素。

（八）环境友好性

环境友好性是药品社会价值的另一重要体现，涉及药品原料资源的可持续性、资源节约性、对环境的污染及可控性等要素。

（九）科学性

科学性主要体现为药品研发在创新性、药品生命周期、成分合理性、剂型合理性、现有技术成熟度等方面所涉及的科学价值，包括通过药品的临床试验验证基础研究的正确性和对药品研发方向的引领性等。

（十）经济性

经济性是药品经济价值的体现，主要体现为药品成本投入和产生效益的药物经济学评价，是要以消耗最低的药物成本来实现最好的治疗效果，涉及药品经济利益与临床需求的关系、药品资源配置的合理性、社会经济投入与产出等方面。

二、全生命周期的药品上市价值评估

从药品的整个生命周期可以分为研发立项、临床前研究、临床试验、注册审评、上市后应用等阶段，药品所涵盖的上市价值及其评估的重点在不同阶段也有所不同。因此，药品上市价值评估应该是涵盖整个药品全生命周期的动态评估过程。

（一）立题阶段的评估

立题阶段的药品上市价值评估是在药品研发立项阶段进行的上市价值评估工作，目的是对药品潜在上市价值进行预判，明确药品开发的风险与优势，以降低研发风险。

此阶段的评估主要涉及临床定位、生产可行性等评估要素。

临床定位的评估主要关注其功能主治是否明确,针对的目标适应证是否具有临床需求。临床定位评估要以是否能够满足未满足的临床需求为导向,结合健康医疗大数据、流行病学、疾病谱、患者治疗需求和疾病负担数据进行综合分析评估。在药品生产可行性方面,要对药品的生产工艺、剂型、给药途径、规格设计等方面进行合理性分析;还应对工艺是否可行进行初步评估,选择合适的工艺路线,对其技术成熟度进行初步评估,包括药品规格设定是否合理、生产工艺及工艺参数是否固定、是否适合工业化大生产。中药复方还应评估其组方的合理性、饮片质量、资源可持续性及与已上市同类药品的处方相似度等。

(二) 临床前的评估

临床前的药品上市价值评估主要是在药效学和毒理学等研究结果的基础上评估药品潜在的上市价值,并判断该药品是否具备开展临床试验的必要性、可能性。此阶段的评估可能涉及药品的工艺质量、药效和毒理研究,要通过风险效益评估来综合分析、权衡利弊。

(三) 上市前的评估

上市前的药品上市价值评估主要根据临床试验情况评估药品是否具备上市价值,主要从药物的有效性、安全性进行系统评估和风险效益分析。此阶段评估的重点是药物的临床有效性和安全性的权衡,关键在于找到药品效益和风险的平衡点,以患者临床需求为中心,以患者获益为根本进行评估,在明确界定患者受益的情况下,评估患者可能面临的风险及其可控性。

(四) 上市后的评估

上市后的药品上市价值评估与上市前相比,具有更丰富的临床及文献数据支撑,综合运用Ⅳ期临床试验、药物流行病学研究、药品真实世界研究和系统评价等研究,可进一步评估药品在真实世界的效益及上市价值。

药品上市后价值评估涉及的安全性评价,可结合药品上市后不良反应报告与监测、上市后风险管理计划等进行,通过对不良反应表现、严重程度、发生类型及转归,以及不良反应发生率(尤其是严重不良反应发生率)的研究,进而提示不良反应相关危险因素(如药物相互作用)及发生机制,评价在广泛人群、特殊人群或者长期用药等情况下的安全性,并评估风险最小化措施的干预效果。应重点关注说明书未收载的、上市前临床试验中未发现的不良事件、不良反应,尤其是严重不良事件、不良反应;关注已发现不良事件、不良反应的出现次数或严重程度明显增加的情况;关注研究药物与其他药物合并使用时所发生的不良事件、不良反应;关注发现以前未认识到的危险人群(如有特定种族或遗传倾向或合并症的人群等)等安全性信息。

药品上市后价值评估涉及的经济性评估,主要是应用药物经济学的评价方法,重点关注与同类药品的成本-效果的比较优势。可以根据研究中干预措施的特点、数据的可获得性以及评价目的与要求选择适当的评价方法,依据评价结果比较待评估药品较对照药的成本-效果有无优势。

总之,药品上市价值的评估应根据疾病治疗现状、治疗手段更新以及临床需求的变化,综合分析药品所涉及的有效性、安全性、可及性、科学性、经济性等上市价值评估要素,经风险效益权衡后研判而得,并随药品生命周期的展开而动态调整。

第三节

上市价值评估研究进展与应用

一、药品上市价值评估的研究进展

国外对药品上市价值评估的探索与研究开展较早,许多国家都根据自身情况构建了药品上市价值评估体系,虽然各个评估体系之间存在一些差异,但总体思路及框架都是围绕药品上市前和上市后的创新性、有效性、安全性、社会性、经济性等方面进行评价。国际上有关药品上市价值评估的文献数量也在不断增加,多集中于介绍药品上市价值评估的方法学和药物经济性评估研究。

在评估主体方面,由于各国政府在药品卫生决策中多存在着对药品上市价值评估或药物经济性评估的需求,所以通常药品审评决策机构(如欧洲药品评价局 EMEA)会指定一个明确的评价机构参与评估审查。履行药品上市价值或经济性评估职责的公共评价机构具体可以分为两类:一类是独立于政府之外的技术顾问型机构,为国家或区域政府提出相关建议,如澳大利亚的药品保险咨询委员会(PBAC)、加拿大的专业药品咨询委员会(CEDAC)、法国的透明委员会(Transparency Commission)、荷兰的疾病保险基金委员会(CFH)和瑞士的联邦药品委员会(EAK)。德国成立了卫生服务质量和疗效研究院(IQWiG),客观评价包括药品在内的医疗干预手段的优势和劣势。另一类是隶属于原卫生部门的监管型审评单位,其职责是对药品上市或定价作出决策,包括加拿大的专利药品价格审评委员会(PMPRB)、芬兰的药品价格管理局(PPB)、新西兰的药品管理机构(PHARMAC)、瑞典的医药受益局(PBB)以及英国的国立临床规范研究所(NICE)等。

在评估内容方面,关于药品上市价值评估的内容或范畴一般涉及药品的临床价值、社会价值、经济价值及人文价值等方面。药品临床价值方面的指标包括有效性、安全性、质量可控性、服用方便、生命质量相关评估、药品治疗增加值、临床证据等级等;社会价值方面的具体指标涉及环境的安全性、社会需求程度、储备需求、同类产品潜在竞争、重大疾病防治等;经济价值方面既包括宏观经济指标(如 GDP、社会经济投入与产出等),也包括微观经济指标(如患者用药产生的直接成本和间接成本等);人文价值方面涉及患者用药依从性、使用方便、疗程等指标。此外还包括新药上市价值技术层面的评估,包括药品的创新性、药品生命周期、成分合理性、剂型合理性、现有技术成熟度等。

在评估方法方面,用于药品上市价值评估的方法主要有风险效益评估、多重治疗比较(multiple treatment comparison, MTC)及多重决策分析方法(multi-criteria decision analysis, MCDA)、网络 Meta 分析、药物创新性评估、药物经济学评估等方法。一些国家和机构也建立了各自的药品上市价值评估指标体系,如欧洲药品管理局(EMA)使用的8 步(PrOACT-URL)框架法、美国食品药品监督管理局(Food and Drug Administration, FDA)用于风险效益评估的 5 步风险效益框架法、位于英国的监管科学创新中心(CIRS)的 7 步框架法。也有制药公司分别使用 8 步风险效益行动小组(BRAIN)框架法、美国药物研究和制造商风险效益行动小组(PhRMA-BRAT)的 6 步风险效益评估框架进行风险效益评估。此外,还包括意大利和澳大利亚使用的 Motola 系统、Ahlqvist-Rastad 系统,这些系统主要用于对药品治疗价值(如挽救生命、更好的生命质量)的评估。

国内自 2007 年颁布实施的《药品注册管理办法》提出"国家药品监督管理部门可以组织对药品的上市价值进行评估"至今,仍缺乏具有实际指导价值的规范和细则。近几年来,国内相关学术组织和制药企业也意识到药品上市价值评估的重要性,并开始进行相关研究的探索。如有学者利用文献分析及德尔菲法确定药品上市价值评估指标体系,并测算了各指标的权重。也有学者面向中药研发的特点和实际需求,探索构建了中药生命全周期的多维、动态中药上市价值评估指标体系,并提出基于药品价值树和专家决策分析相结合的中药上市价值定量评估方法。

由上可见,国内外对药品上市价值评估的方法和体系已经开始了广泛的研究和探索,也建立了相应的指标体系,在评估的总体思路和方法上具有一致性,而在具体评估指标上有所不同。我国的药品上市价值评估应在借鉴已有研究的方法和经验的基础上,合理优选评估指标,选用科学的方法进行药品上市价值的评估和对比分析,不断构建和完善药品的上市价值评估体系。

二、正确认识药品上市价值评估

一要正确认识对药品上市价值的判断。药品上市价值不等同于药品上市价格,价值包含着多方面的内涵,更侧重于满足未满足的临床需求。而价格是商品的交换价值,不等同于价值,在商品经济中,价格是价值的货币表现。药品作为特殊的商品,其价格除了受其本身价值的影响外,主要还受到专利、医保、临床需求、供给、流通、监管等多种因素影响。可见,药品上市价值与上市价格间并无严格的正向相关,高价格的药品未必具有高价值,而低价格的药品也未必没有高价值。同时,从不同利益相关者的角度出发,对药品上市价值认识也必然有所不同,如患者更关注能够用到安全、有效、经济的药物;医生在关注药品有效、安全的同时,也关注其科学性;企业研发者则可能更关注药品的市场可期价值等等。对于中药复方新药,其上市价值评估除考虑基本评估要素之外,还需考虑组方特点、配伍作用、多靶点系统调节的药理机制等特殊要素。

二要充分认识到药品上市价值评估的意义。科学、规范的药品上市价值评估有利于引导医药资源的合理配置,限制药品的低水平重复研发,提高药品的经济、社会效益及国民合理用药水平;有利于最大限度地降低药品研发风险,构建科学的药品评价机制,并为药品定价、基本药物遴选、药品报销目录及临床用药方案的制定等提供依据;有利于为公众提供有效、安全、经济的药物保障,满足尚未满足的临床需求,提升公众健康用药水平。通过药品上市价值的评估,形成以临床价值为核心的药品研发、生产、转化应用的链条,促进医药卫生行业健康持续发展。

三要准确把握中药复方新药转化与上市价值评估之间的内在关联。我国中药复方新药的研制转化虽然已有不少成功案例,但是总体而言,仍然存在创新乏力与低水平重复、临床定位不清晰、临床价值不明确、特色优势不明显等突出问题。据统计,截至 2016 年,已上市的中成药数据中,仅板蓝根颗粒(口服液、胶囊、片、茶)就涉及 877 家企业、1 276 个批准文号。六味地黄丸、牛黄解毒丸、复方丹参片、银翘解毒丸、杞菊地黄丸等中药复方制剂所涉及的批准文号数都在 350 个以上。具有活血化瘀功效的中成药有 598 个品种、2 942 个批准文号,治疗感冒的中成药品种和批准文号分别达到 620 个、6 462 个。虽然人们从动物、细胞及分子层次上对中药复方的作用机制进行了很多探索,但是中药复方作用机制及临床价值的科学证据依然缺乏系统的研究。中药复方新药的研发同样存在着基础与临床之间的转化问题,这也是当前中医药现代化及转化研究的重要问题。而要破解上述难题,将中医药理论与临床科研、临床治疗紧密联系,加速中药复方从临床到实验室、再从实验室回归临床并转化为新药,以及开展药品上市价值评估或许是关键性的应对之道。中药复方新药的转化在本质上是以得到具有突出临床价值新药为目标的行为过程。因此,在转化过程中,必然会涉及对中药复方新药上市价值的评估。药品上市价值的科学评估有助于中药复方新药的精准转化,而中药复方新药的转化过程也会为中药复方新药上市价值评估提供依据。

药品上市价值评估是一项系统工程,企业作为评估的主体,应当不断转变认识,充分认识到科学的药品上市价值评估对企业发展的重要意义,自觉地将其作为增强企业产品竞争优势的突破口,而不应把药品上市价值评估作为给企业带来的额外"枷锁"。

(王　忠　李　兵)

参考文献

[1] 周斌,吴晓明. 药物经济学评价在各国药品政策中的应用与启示 [J]. 中国医药工业杂志,2014, 45 (12): 1203-1206.

[2] 张方,朱越. 加拿大专利药品政府管制定价政策介绍 [J]. 中国药物经济学,2012,(1): 15-19, 24.

[3] 沈洪涛. 中国药品价格管制问题研究 [D]. 哈尔滨:哈尔滨工业大学,2014.

[4] WALKER S, MC AUSLANE N, LIBERTI L, et al. Measuring benefit and balancing risk: strategies for the benefit-risk assessment of new medicines in a risk-averse environment [J]. Clinical Pharmacology & Therapeutics, 2009, 85 (3): 241-246.

[5] 赵迎盼,高蕊,陆芳,等. 构建中药上市后效益风险评估体系的思考 [J]. 北京中医药,2013, 32 (11): 803-806.

［6］高晨燕.探讨药物上市前的安全有效评价的风险／效益评估 [J].中国临床药理学杂志,2010,26 (9): 715-717.

［7］丁锦希,胡雪莹,季娜.我国仿制药上市价值评估指标体系研究 [J].中国医药工业杂志,2015,46 (1): 107-112.

［8］游蓉丽,李兵,党海霞,等.药品上市价值评估方法研究文献综述 [J].药物流行病学杂志,2016,25 (10): 658-663.

［9］林威,赵振东,杨志广,等.药品价值评估指标体系的建立 [J].中国药房,2013,24 (1): 7-10.

第七章

中药成药性评价与中药复方新药转化

中药复方是在中医辨证审机、确立治法的基础上，按照一定原则，选择合适的药物、剂量、剂型和用法，最终完成药物治疗的处方，由两味或两味以上药味组成，是中医方剂的主要组成部分。早在原始社会，我们的祖先就开始使用单味药物治疗疾病，经过长期实践的探索和医疗经验的积累，复方逐步代替单味药成为中药应用的主要形式。现存最古老的医方著作《五十二病方》约成书于战国时期，书中载有复方119首，记载有汤、丸、散、膏等剂型，随症加减、汤剂煎煮、服药时间、次数、禁忌等内容。东汉末期张仲景著《伤寒杂病论》中记载了300余复方，理、法、方、药融为一体，被后世尊称奉为"经方"。"经方"配伍严谨，疗效显著，对方剂学的发展产生深远影响。随着医疗实践的进步，方剂的数量大量增加，具有代表性的著作有《备急千金要方》《千金翼方》《太平惠民和剂局方》等；中医治法经验理论也不断积累，各家流派治法百家齐放，如《丹溪心法》反映朱震亨"阳常有余，阴常不足"的学说，《脾胃论》反映李杲扶养脾胃的学术观点等；方论著作大量出现，在成无己的《伤寒明理论·药方论》之后，有吴昆的《医方考》、汪昂的《医方集解》等，从不同角度对临床常用方剂进行了深入的阐释并加以完善。随着现代科技的发展，现代方剂学已经发展并分化为理论方剂学、临床方剂学及实验方剂学三个主要研究领域，并密切配合生物化学、分子生物学、药理学、免疫学等学科的研究，在药效、作用机制、物质基础等方面取得了一定成果。近年来，中药复方的转化创新成为中医药领域的研究热点，为我们挖掘中医药学宝库提供了很好的机遇。中药复方的转化创新源于临床、回归临床，在名老专家研习古籍、总结临证经验的基础上，或运用现代化中药复方的制剂新技术进行传统剂型的改变，或通过组效关系研究进行组分配伍，或对单味中药进行有效单体提取，使得中药复方不再是大家口中的"苦药汤"，而是简便、快捷、有效的新制剂，方便广大患者用药。中药复方的转化创新不仅仅是广大患者的福音，也为中医药走出国门，走向世界提供了重要的途径。

第一节

中药复方成药性评价

一、基本思路

中药复方新药的转化研究是现代中医药发展的必由之路。中药新药创制,其研发过程与化学药物不同,化学药物是从实验室到临床,而中药是以人体临床药物试验为基础进行研发创制。其途径大致可概括为"源于临床—证于实验—回归临床"的循环往复过程,其形式目前来看大致有三种:第一种为传统复方中药新药:在明确临床经验方的适应证之后,经过固定制剂工艺、通过审批成为医院制剂,其后建立相应的质量标准,进入临床试验阶段,通过临床安全性、有效性评价,最终成为传统复方中药新药。第二种为组分配伍中药复方新药:对临床有效经验方,通过一系列提取分离技术加工,获得各类组分、成分,形成数据库,经过组效关系研究,优化组分配伍设计,通过中医整体评价、药理学评价、系统生物学评价等进行一系列评价,最终得到组分配伍中药复方新药。第三种为天然药物或化学药:主要是指对经验方经过有效分离、提取,最终得到发挥作用的单体或某些成分,兹不赘述。前两种形式可以概括为源于临床的创新中药研制,基于临床经验和循证医学证据的特色复方中药研制、基于临床标本和组学方法的现代组分中药研制。

(一)传统复方中药新药

用药是一个繁复的过程,而方剂学更是一个庞杂的体系。一个成熟的中药处方,建立在对疾病病因病机深刻认识的基础之上,在中医理论的指导下应用于临床。中药复方中的每一味中药作为单独的个体,都有其各自独特的药性及归经。四气五味是中药药性理论的基本内容之一。四气指药物有寒、热、温、凉四种不同的药性,又称四性;五味指药物有酸、苦、甘、辛、咸五种不同的药味。四气五味理论最早载于《神农本草经》,其序录谓"药有酸咸甘苦辛五味,又有寒热温凉四气"。书中以四气配合五味,共同标明每味药的药性特征,奠定了以四气五味理论指导临床用药的基础。在传统的中药配伍理论中,其相互作用的反应归纳为七种,称为"七情和合"。七情和合是指两味或两味以上的药味配在一个方剂中,相互之间会产生一定的反应。李时珍曾概括为:独行者,单方不用辅也;相须者,同类不可离也;相使者,我之佐使也;相畏者,受彼之制也;相杀者,彼之毒也;相恶者,夺我之能也;相反者,两不相合也。凡此七情,合而视之,当用相须相使者良,勿用相恶相反者。若有毒制宜,可用相畏相杀者,不尔不合用也。简而盖之,七情和合亦可形容为"协同与拮抗"的相互作用。《神农本草经》有言:"上药一百二十种为君,主养命;中药一百二十种为臣,主养性;下药一百二十种为佐使,主治病;用药须合君臣佐使。"此奠定了方剂组方配伍的基本原则,其高度概括了中医遣药组方的原则,是七情配伍的进一步发展,对学习研究中药成方和指导临床合理用药具有极其重要的意义。目前,中药新药的开发最为便捷的途径便是"古方新用"。经过历代沿袭总结而流传下来的药性理论、配伍原则等基本中医药理论,是中药复方得以流传发展的重要基础。

通过结合现代药理药效学研究手段、计算机技术等,对中药的药性、归经等进行多层次、多角度、多维度的大量探索研究,结果发现中药的各项特征组合在一起才更加完美地阐释了每一味中药的功能特点,为中药发挥作用奠定了物质及理论基础,同时丰富了中药相互作用特点的理论内涵。

(二)组分配伍复方中药新药

随着科技的发展和数据建模技术的逐渐成熟,针对经典名方和名老中医医案、验方及民族药的开发大多采用数据挖掘技术,以数字化模拟处理的方式从中探索组方用药规律。大部分现代医家在运用现代科学手段的研究结果过程中,尝试在确定临床病证及其治则治法的基础之上,按照每味药物的药性特点及功效特点进行组合,抑或只提取中药某一有效成分单体进行组合,进而得到不同于传统模式的临床方剂。根据所研究得到的药性组合与功效的关系可选择符合需要的药性组合,并进而由多个药性组合构成药性组合模式为中药复方的创新及转化提供了重要技术基础及理论基础。

方剂的研究主要包括其物质基础、配伍规律等方面的研究。伴随网络药理学、网络生物学等大量针对现代中药复方的研究,较为常用的是名为"网络方剂学"的现代研究方法。网络方剂学的研究方法在借助现代科学技术手段(网络科学、网络大数据、生物学等)的同时,将网络科学与中医方剂学相结合,将中医整体理论与现代分子生物学的理论相整合,建立系统的方剂知识库,并将病症结合融入其中,进而构建网络分析方法,研究中药复方中不同发挥功效的物质成分,研究其发挥药效作用的机制,开展系统的研究,进而系统阐明其药物不同配伍规律,为中药新药的创制提供了新的思路和方法。

对于中药复方的研究目前较多的是传统拆方研究、中药有效单体/有效部位研究、药效药理学研究,并结合蛋白质组学、代谢组学、基因组学等现代研究方法进行中药复方的研究,但是基本都是集中在有效性及单味中药的作用特点/机制,并不能详细阐明复方之中各味药物的相互作用机制,即不能阐明其配伍规律。有学者认为对于中药复方的物质基础研究中,应将中药血清药物化学和代谢组学有机结合,在解决证候生物标志物的基础上,构建中药复方药效生物评价体系,为中药复方新药的创制提供依据;中药复方新药的研究中运用中药功效网络,并将其按照模块网络、概念网络、分子网络进行不同层次研究,进而揭示组方内各药物之间的相互作用机制。

方剂配伍理论在处方发挥药效作用中亦非常重要。针对复方的现代研究方法很多，从宏观的拆方研究、药物有效性研究、配比研究等，到微观的借助分子生物学研究方法的各类药效药理学研究，对方剂配伍理论的物质基础的探索有巨大帮助。段金廒等认为方剂的配伍是基于临床医生对于病证的把握，即将现代医学的病与传统医学的证候相结合，在基于临床有效性的基础上，从整体（实验动物）和分子水平（细胞分子水平）系统阐述复方内各药物组分的有效性及作用机制，从而建立了功效物质组学的研究方法体系，探索方证相关、药证关联之间的奥秘。杜武勋等提出的病证结合，方、证、量、效的中医证候系统到中药复方系统的整体动态循证研究模式也是一个新的突破点，将中药复方物质基础研究的整体性和动态性有机结合。范骁辉等人认为对于方剂配伍理论内涵的探索，可以在借助文献挖掘技术的基础上，与各项实验结果相结合，建立以整体动物实验 - 组学数据辨析 - 分子网络建模 - 关联实验 - 多源信息融合辨识五段式研究策略。身处大数据时代，诸多供中医药研发的平台诞生，中医传承辅助系统即是其中之一。该系统可以在学者录入需要挖掘的大数据（临床经验、中药复方的使用规律、名医大师用药习惯等）后，对其进行分析，为揭示中药方剂配伍的内涵提供新的方法。

二、成药性评价需要重点关注的问题

新药（new drugs）是指化学结构、药品组分和药理作用不同于现有药品的药物。根据 2007 年 7 月 10 日原国家食品药品监督管理局公布的《药品注册管理办法》，新药系指未曾在中国境内上市销售的药品。2015 年对新药的概念进行了更改，新药系指未曾在中国境内外上市销售的药品。化学药物的发现与转化以前主要是基于药物普筛或者定向筛选，现在已经发展到基于靶点（targeted）、整合（integrated）、数据（data-based）、循证（evidence-based）的系统医学（systems medicine）和转化医学（translational medicine）研究。

中药复方转发的前提是具有广泛的应用基础及重大的临床价值。传统医学源远流长，造福我国患者数千年，有着广泛的应用基础，为医者不断总结病机特点，修正复方核心药物，最终确定针对某一类病证的复方药物组成提供了强有力的支撑。通过临床大量患者的有效性验证，可以初步确定该复方是否有开发价值，转化后能否更好地造福患者。前期大量的应用基础，可以确定中药复方主要针对的合适的适应证，进而确定其功能主治，为后期转化研发及成药性评价提供中药的理论基础。当前中药复方转化之前大多已经通过临床进行了有效性的验证，因此转化过程中的重点便是成药性。

成药性最初是针对小分子化学药物而言的，是指在拟开发药物进行了初步的药效药理学、安全性评价、药代等研究后，具有开发为药物的特性。2015 年《重大新药创制科技重大专项》也确立了成药性的重要地位。由于单味中药本身即是多成分的复杂性，再加上中药复方中多种药物共同作用，使得中药复方新药创制的过程中不能简单地使用化学药物成药性的评价方法。中药成药性是指在多成分环境下，多成分间存在相互作用时,在中药多成分整体呈现药理作用基础上,能够进入临床Ⅰ期试验的药物代谢和安全性的性质。目前使用较成熟的中药复方新药的研发模式多采用"临床 - 基础 - 临床"的模式(即大量前期临床应用确证有效性,确定功能主治,随后进入基础研究,从动物及分子水平开展现代药理、药效学实验、有效成分探索等方法进行评价,然后将研究结果反过来运用到临床之中以确证其疗效);此模式强调以患者为中心,以临床需求和疗效为导向,使得中医药基础研究成果更好地服务于临床。

中药新药成药性评价的基本原则即药物的绝对有效性和合理安全性下,在药效反应呈现的前提下,开展多成分同时测定的暴露研究,即通过靶点及血中暴露成分的多成分配伍关系研究,追溯制剂中的多成分配伍关系。中药成药性所界定的制剂中多成分配伍属性,应至少包括多成分的定性、定量和比例关系以及这些制剂中多成分配伍整体在机体动态过程的暴露 - 反应关系。

中医"无欲观"(即整体观)则由"神"而及于"形",建立在个性化基础上的理法方药,不同于西医的"有欲观"(即还原论)对事物的认识由"形"(徵)而及于"神"(妙)。传统中药复方转化始于临床,从临床(神农尝百草)到理论(方剂配伍),再回到临床(理法方药)。显然,简单套用化学药物"成分 + 靶点"评价标准必然对中药复方新药转化带来极大困扰。根据赵军宁等提出的中药复方适度调节原理(MIBP)新假说,认为中药复方新药转化和新药创制中应该重点考虑几个问题:

(1)用药需求:中成药属于群体用药需求,而非个体化随症加减的辨证处方。

(2)特色优势:中药复方新药包括传统中药复方(主治证候)、现代中药(病证结合)、天然药物(主治疾病、症状)等几种情况,其优势应以证候作为有效性指标或研究终点重点。

(3)药品属性:药品属性(安全、有效和质量可控)优先于中医属性。

(4)风险收益:某类特定人群(病、证、症)带来临床获益的物质。

(5)作用特征:中病即止,过犹不及,适度的整体调节是中药复方防治疾病的思路和出发点,而非完全基于明确靶点、成分。实际上很多新药(包括化学药物)也并不是清楚其药理作用机制才被发现的。

(6)资源环境友好,可持续利用。

第二节
药学评价

一、复方中药投入工业化生产

历代医者经过长期临床实践,积累大量有效临床方剂、临床用药经验(验方、经方主治病症),其大多是在经典名方的基础上加减化裁而来,经过长期临床实践发现临床疗效显著,即可进行新药的研发,申请注册审批等等。这种上市的按规定处方和制剂工艺加工制成的一定剂型的中药制品,即中成药。经方或名医验方本身具有经典意义,组方理论性强,有着广泛的受众群体,即广泛的临床应用基础,此类处方的开发相对容易赢得广大患者的信任。基于前期的临床应用基础,经过反复论证,确定其临床开发价值,可以迅速进入研发阶段,开发周期相对短,对于厂家来说,研发成本相对低。如藿香正气水、逍遥丸、四神丸、参苓白术散等中成药,功能主治明确易懂,服用方便,疗效显著,依从性高,广泛为大家所熟知。

随着时代的变迁、疾病谱的变化及其病因的复杂,经方在长期临证经验的基础上,经过反复验证,形成其加减方来适应不断变化的疾病诊疗,例如临床常用的复方丹参滴丸、参松养心胶囊等。另一类中药复方主要为名家经验方,这类方药的确立基础是名老中医的固定用药特色,或是固定的专病专方,如苏黄止咳胶囊等。

中成药在临床广泛使用的同时,需要加强临床监测与研究。不良反应是导致药物撤市、不被批准、变成二线用药最常见的原因之一。因此,研究人员和企业知道如何评估药物引起的不良反应,使之为制药提供服务。目前中成药安全性缺乏科学的临床证据,对中西药联合使用的风险分析不足,安全性评价结论过于简单或含糊不清,需要在临床安全性评价方法学上有所突破,还需改变唯成分论的做法,积极减轻毒性,减少不合理应用,不断深入和完善中药安全性评价。

二、复方中药制备技术的发展

传统中医药的形式主要是汤剂,显示出了一定的局限性,如:不方便携带、口味欠佳、代煎药物易变质、功效不稳定等问题。随着药物制剂技术的不断改进和发展,中药药物剂型由传统向现代化的转变也取得了长足的进步,推动着中医药现代化的发展。中药药物剂型改变了常见的传统的汤剂形式,如丸剂、散剂、片剂、胶囊等能够更好地适应现代快速、便捷生活方式的剂型,为患者提供了较大的便利,便于出行携带,口感口味上也更符合患者的需要。

制药设备越来越先进,其实中药药物制剂生产是硬件实力,工艺技术是其软实力,两者完美的对接,才能将双方的优势发挥至最大,进而生产出更优质高效的药品。

制剂新技术主要有以下几种:①固体分散技术:该技术可以提高难溶性药物的溶解速率与溶解性,提高药物的生物利用程度;②包合技术:其是一种物理变化过程,改善药物的β-环糊精,包合之后的药物更易于吸收,提高药物的生物利用度,副反应低,增强了药物的稳定性,增加药物的溶解度和溶出速率等;③微型包囊技术与微囊技术:在药物囊化以后,具有延长疗效,提高稳定性,掩盖不良嗅味,降低在消化道中的副作用,改进某些药物的物理特性与特点,同时可以掩盖不良气味;④薄膜包衣技术:通过该技术生产的药物稳定性较高,防潮抗热、掩盖气味;⑤脂质体技术:脂质体本身是无毒性及免疫原性的物质,其能够在生物体内降解,很好保护被包封的药物,能够做到缓释及控释,可以提高药物的疗效,同时减少副反应;⑥透皮技术:可以减少毒副作用;⑦纳米囊与纳米球技术:纳米粒可以靠细胞吞噬而将药物带入细胞内,载药的纳米粒被组织器官吸收后,能显著降低毒副反应、延长药物疗效、提高生物利用度,更有可以用于靶向制剂的磁性纳米粒,可以将药物引导到体内特定部位发挥作用;⑧靶向制剂技术:大体分为三级,第一级指到达特定的靶组织或靶器官,第二级指到达特定的细胞,第三级指到达细胞内的特定部位,使得药物在特定部位发挥疗效,起到针对性治疗的作用,大大降低毒副反应。

中药复方的转化在借鉴现代制剂新技术的基础上,对于制药装备也有很高的要求。中药制药工艺较化学药物相比,工序繁杂,需要一系列前处理过程,其中各个环节的质量控制对中药制备有决定性影响。如炮制工艺,其传统中医药的特色鲜明,但是相应的装备肯定不能一直停留在原始的炒制药锅等设备,对于文火、武火、加热时间等不能只凭经验和感观来判断。传统制药装备往往不注重工艺之间的连续性,出现脱节现象。如中药材提取工艺,无论是传统的提取方式,还是微波提取或超声提取技术,有效成分的转移率提高、药效稳定及安全可控仍然是制药装备的主要评价要求。随着技术的进步,制药装备出现了集成化、模块化,使得制药各个环节流畅衔接,同时也避免了多环节断档操作对药物的污染等其他影响,有利于产品质量提高,促进工艺技术改进升级,亦缩短了药物制备时间,节约了经济和时间成本。近年来,制药装备及工艺均取得了可喜的进步,如超临界提取、超声提取、微波提取、超高压技术、冷冻浓缩、膜浓缩、吸附分离浓缩、红外干燥、冷冻干燥、辐射灭菌等现代先进技术和设备,为中药复方的转化提供了强有力的帮助,让中药新药以更加方便、快捷、高效的姿态呈现在国际舞台上。

2017 年,中共中央办公厅、国务院办公厅印发了印发了《关于深化审评审批制度改革鼓励药品医疗器械创新的意见》,鼓励中药的创新与传承。要求中药创新药应突出疗效新的特点,中药改良型新药应体现临床应用优势。要求提高中药临床研究能力,中药新药临床研究技术指导原则也在不断进行更新,一系列过程中都需要突出以临床价值为导向的中药复方转化及创新,促进资源可持续利用。国家鼓励运用现代科学技术手段研发传统经典复方,鼓励发挥中药传统剂型优势研制中药新药,研发过程中要加强质量控制。

中药复方新药创制转化的主要目的是研发更多有特色、疗效好的新药,在保证安全性的前提下,更加便捷地服务于临床医生及患者。近年来,国家对于中医药行业的行业标准要求越来越严格,投入也越来越大,故中药复方新药的创制应严格遵守中医药标准化要求,这样又能反过来促进行业标准的修正。在研究过程中,反复探索推进相关环节的发展,更好、更恰当地为中药新药创制、中药复方转化研究服务。

中药复方新药的创制与转化,只有以先进的科学技术为依托,与新兴学科相融合、多学科融合,鼓励产 - 学 - 研 - 医相结合,优势互补,积极进行技术再创新,才能更好地促进中药产业的发展。中医药走向世界就要求我们中医药从业人员传统中医药理论的基础上,实现继承创新,即取其中之深意,借助现代科学技术方法来阐述其内涵,进而以一种全新的姿态向世界展示自己的魅力。

三、质量控制和评价研究

中药新药研发的最终目标是将一个有效的处方转化为一个有效的制剂,并保证其质量稳定。中药新药作为一种将要进行工业化大生产并上市流通的产品,必须有稳定、可控的质量标准,保证制剂的安全性和有效性。国务院印发了《关于改革药品医疗器械审评审批制度的意见》(国发〔2015〕44 号),确立了"以临床价值为导向的药物创新"方向,原国家食品药品监督管理总局随后于 2015 年 11 月颁布了《关于药品注册审评审批若干政策的公告》(2015 年第 230 号)。这两个公告对中药新药研究提出了更高的要求,要使确定的工艺能保证原方的有效性,并保证所确定工艺能实现工业化生产和全过程的质量控制等,使药品质量控制从原来制剂完成后再建立质量标准的后端质控模式,前移到从控制投料药材质量的源头开始,进行充分的工艺研究,使确定的工艺能保证原方的有效性,保证中试工艺顺利地向大生产过渡,最终建立一个全面的质量控制和标准体系,保证制剂质量稳定等,实现质量源于设计,质量源于生产的价值理念。

中药制剂的质量控制内容包括化学成分、理化性质、生物药剂学和药代动力学、稳定性四个方面。

(一) 化学成分控制

在中药化学成分研究基础上,对有效成分、杂质等进行定性、定量研究,从物质基础上保证制剂的有效性和安全性。采用的方法有薄层鉴别、指纹图谱、液质气质联用,液相色谱或气相色谱法测定指标成分含量,对毒性成分进行限量控制。例如,在附桂骨痛颗粒的研究中,采用薄层鉴别法对方中的乳香、肉桂、淫羊藿等药味进行定性鉴别,保证药味的真实添加;采用液相色谱法对方中的毒性成分双酯型乌头碱进行检查,规定供试品色谱中与三种对照品色谱峰保留时间相对应的色谱峰的峰面积之和不得大于乌头碱对照品色谱峰的峰面积,保证成品的安全性;同时采用液相色谱法测定苯甲酰新乌头原碱、苯甲酰乌头原碱和苯甲酰次乌头原碱的含量,规定三种原碱总量的范围,保证成品的有效性。

(二) 理化性质控制

理化性质控制是从外观性状、粒度、嗅味、引湿性、流动性等方面对制剂进行质量控制,具有简单、快速、直观的优点。如对于灯盏细辛注射液,规定其外观性状为棕色的澄明液体,鞣质取本品 1ml,加新配制的含 1% 鸡蛋清的生理氯化钠溶液 [必要时,用微孔滤膜滤过 (0.45μm)] 放置 10 分钟,不得出现浑浊或沉淀。

(三) 生物药剂学和药代动力学控制

制剂的生物药剂学和药代动力学研究的是药物中各种组分在人体内溶出、吸收、分布和代谢的过程,与药物的有效性和安全性密切相关。但由于中药多成分、多靶点、多层次综合发挥药效作用的特点,有效成分研究薄弱,定量成分与临床疗效之间关系脱节,故从生物药剂学和药代动力学方面对中药制剂进行质量控制还比较薄弱。在未来的研究中,综合利用系统生物学与网络药理学方法揭示中药多成分多靶点的作用特点,利用代谢组学来研究中药的分布代谢,更能与中药药理作用的整体调控观念相吻合,也是今后中药制剂质量控制的发展方向。原国家食品药品监督管理总局发布的《中药经典名方复方制剂简化注册审批管理规定(征求意见稿)》附件 3 明确指出 "鼓励进行生物活性检测的探索研究,以尽可能通过检验反映产品的整体质量状况"。

(四) 稳定性控制

稳定性是药品的重要性质,是指药品在规定条件下保持其有效性和安全性的能力。中药制剂稳定性考察方法通常有室温长期留样观察法和 (40 ± 2)℃、相对湿度 75% 加速试验法。由于中药复方制剂成分复杂,所发生的降解反应也较为复杂,中药制剂稳定性试验需处理好一些关键问题,如考察内容、试验指标、测试方法、所用加速试验方法的适用范围等。

第三节

主要药效学及药理学评价

一、研究目的

有效性是药品的根本属性,是衡量药品质量的关键性要素,无效则不能定义为药品。有效性是指在规定的适应证或者功能主治、用法和用量的条件下,能满足预防、治疗、诊断人的疾病,有目的地调节人体生理功能的性能。药物有效性评价属于药效学研究范畴,包括了动物实验中的药效学研究和人体临床试验中的有效性研究。有效性评价是决定药物最终能否上市的关键之一。

对于药物研发来说,动物药效学试验是有效性评价的基本手段,也是人体试验的基础。因此,动物研究的目的就是为保证药物初次用于人体的安全性和有效性,动物实验应显示主要的药效作用和毒性以及药代动力学特性,人们需要根据动物实验的结果为临床试验推荐适应证、计算进入人体试验的安全剂量。而只有通过人体临床试验证明药物的安全性与有效性后,药物才能最终获得上市,广泛应用。尽管有效性研究与安全性研究的目的和方法不尽相同,但必须强调的是药品有效性与安全性评价相结合的综合评价的重要性。要综合考虑动物实验与临床相关模型的选择及意义,非临床有效性与安全性的综合评价对进入临床研究的意义,临床有效性与安全性的综合评价(获益/风险比)对药品上市的意义。

药效学研究的关键因素有动物及模型、评价指标等,这也是中药药效学评价的瓶颈所在。虽然国内对中药药效学的研究已深入到基因、蛋白等分子水平,研究的广度和深度均取得了重大进展,但由于中医药整体观念,辨证论治的特点,“证”的生物学基础和本质不明,则“证”的动物模型难以建立,病证不能一一对应,因此药效学研究模型多数借鉴西医病症模型,导致药效学试验在项目试验/检测指标设置、给药途径、给药剂量、给药时间、对照组设置、检测时间点上都可能存在缺陷,必须要进行周全考虑。中药复方特殊的诊断与辨证体系,以及多药物、多成分的组方原则,决定了药理作用机制多靶点、多途径的特点,但目前中药的药效学评价还是整体借鉴化学药的单靶点评价体系,使药效学试验难以全面显示中药复方的药效特点和优势。在药理机制研究方面,更是忽略了协同增效、多点微调的特色。时下兴起的系统生物学与网络药理学为中药起效成分与药理机制研究提供了新的思路。网络药理学融合系统生物学、多向药理学、计算生物学、网络分析等多学科的技术和内容,总结药物分子-药物

靶点 - 疾病三者之间的关系，从整体的角度去探索药物与疾病间的关联性，是一种较全面系统的研究技术。网络药理学提示药理评价策略应是发现药物如何干预疾病的病理网络，而非仅是与疾病相关的个别基因，需要对多种基因及其调节蛋白的干扰才能影响疾病网络，这些认识与中药药理作用的整体调控观念不谋而合，成为阐明中药作用机制的一种重要方法，为中药药效从多维度、多层面进行评价提供新的思路和策略。

二、评价内容

动物实验有效性研究要遵循具体问题具体分析的原则（针对不同药品的不同特点），根据药物的分类及药理作用的特点，应结合立题依据和临床适应证情况来进行实验设计，通过合适的体外、体内模型，反映药物的主要药效作用和作用机制，对实验结果的临床有效性提示意义的大小进行综合判断。为新药开发提供立题依据，为临床研究提供有效性支持。

需要指出的是，中药复方新药的转化是在中医理论的指导下进行，在立项之前首先要根据处方来源、方解、功能主治以及临床的辨证分型确定立项的可行性，之后才能依方设计药理实验。与化学药品的不同之处在于，多数中药复方在临床应用确有疗效，但由于复方成分复杂靶点多，各种活性成分由于含量较低可能导致在某单一药效学实验中量效关系不显著，照搬化学药品的药效学评价方法或许不能充分体现中药复方有效性的优势，另外统计结论也只能说明差异是否有显著意义，药理专业结论还需要跟进专业知识全面考虑。因此，中药复方新药非临床有效性评价特殊性在于根据药物功能主治和临床作用特点进行个体化的实验设计和结果分析，病证结合方能体现中药复方的优势，在具体方法上并无特殊之处。

中药新药有效性评价的结果分析：中药新药有效性评价的结果分析同样参考统计学结果并结合文献分析，注意区别统计学差异和生物学意义。另外由于在试验设计中涉及了多靶点，结果中同样要将多个试验的结果进行综合分析，尽量明确药物有无哪方面的作用、有效剂量、可能的作用机制等等。

（一）实验设计基本要求

实验设计奠基者 Fisher 曾提出三原则"重复、随机、对照"。

1. 重复　选择实验模型时要选择能够重复重现的实验（结果模糊的实验参考性不强），实验结论需要通过多样本进行统计并通过多次进行相互验证。

2. 随机　使每个实验对象都有相等机会接受处理（用药、分组、抽样、化验），可减轻主观因素的干扰，减少或避免偏性误差，可采用随机数字表（随机不等于随便）。

3. 对照　实验设计中必须要有对照组，一般可设"阴性对照"（生理盐水或溶媒代替药液）、"阳性对照"（已知药效的上市药物）。

（二）抽样和分组

遵守随机原则,按随机表执行,常用实验设计方法有交叉试验设计、拉丁方和优化拉丁方、不完全拉丁方。

（三）预试与筛选

1. 预试　在正式实验前必须进行预实验,通过优化实验条件,提高正式实验的可重复性和灵敏度(预实验时设阳性对照组,能使阳性对照组得出阳性结果的实验条件可用)。

2. 筛选　通过数量较少的动物进行药效学评价在备选药物中筛选出有价值的药物(筛选实验选择原则:最能说明药物有效性、简单易行、结果可重复)。

（四）实验样本（实验动物的基本例数）

1. 小动物（小鼠、大鼠、青蛙等）　每组 10~30 例。计量资料两组对比每组不得少于 10 例,计数资料每组不少于 30 例。在按剂量分 3~5 个组时,每组动物可减少,8 例也可,但每个药物总的动物数不少于 30 例。

2. 中等动物（兔、豚鼠等）　每组 8~20 例。计量资料两组对比每组不得少于 6 例,计数资料每组不少于 20 例。

3. 大动物（猫、狗、猴等）　每组 5~15 例。计量资料两组对比每组不得少于 5 例,计数资料每组不少于 10 例。

（五）给药剂量

1. 动物间的剂量换算（表 7-1）

表 7-1　不同实验动物与人的等效剂量比值（注:剂量按 mg/kg 算）

动物	小鼠	大鼠	豚鼠	兔	猫	猴	狗
剂量比值	9.1	6.3	5.42	3.27	2.73	1.05	1.87

2. 有效剂量的选择　药效实验一般设计低、中、高 3 个剂量,剂量倍数成等比关系,注意低剂量不做出药效,中高剂量做出药效且有量效关系。但中药复方由于作用活性不如化学药物强,有时 1 次实验可能做不出明显的量效关系,可通过增加实验次数进行综合分析。

3. 安全剂量的选择　可由动物实验中该药与已知药物的效价比来推算或者由剂量折算系数法计算出最大耐受的等效剂量,然后取 1/3 作为安全的试用量。

（六）常用实验统计方法

1. 计量资料（量反应资料）　测定指标是以具体数值大小来反映,如血压值、体重、体积等,单位为 Pa、mg、ml 等,这些数值为连续的变量,是药效统计中最常用的资料类型。大多数情况下一组计量资料为正态分布,用 t 检验,检验水准 0.05,如不符合正态分布,用非参数方法进行统计分析。

2. 计数资料(质反应资料) 测定指标按有或无的性质反应,如死亡或存活、有效或无效、呕吐或不呕吐,对观察个体而言,无量的差异只有质的区别。这种指标的大小以各受试体中阳性反应(或阴性反应)的出现例数来表示。统计方法可用卡方四格表法、直接概率法、配对卡方法。

3. 等级资料(半定量资料) 测定的指标有等级关系,如疼痛程度为重度、中度、轻度,组织病变程度为(+++)、(++)、(+)等。由于等级资料的概率分布常偏离正态,需要用非参数方法进行统计分析。

第四节

药代动力学评价

一、研究目的

中药药代动力学是研究并用数学函数定量描述中药组分/成分在体内吸收、分布、代谢与排泄的动态变化规律及其体内量-时-效之间关系的科学。对阐明中药药效物质基础、揭示中药科学内涵、指导临床用药,对中药新药创制、剂型改进以及方剂组分配伍机制的研究均发挥着十分重要的作用,是中药新药研发过程中成药性评价的重要组成部分。

二、评价内容

传统中药药代动力学研究的方法有血(尿)药浓度测定、生物测定法、毒理效应法、血清药理法。研究模式有单一成分的药代动力学研究、有效部位同时定量、多个单体成分同时定量等模式。

研究内容有血药浓度-时间曲线研究、药物的吸收及分布研究、药物与血浆蛋白的结合研究、对药物代谢酶活性影响的研究。针对中药复方包含多种有效成分,各种有效成分药动学行为往往差异很大,以各个成分孤立的药动学参数为评价指标没有系统性,并不能很好诠释中药复方协同增效、减毒降毒机制,不能很好指导中药复方的剂型改进、合理配伍、科学指导临床用药的弊病,有学者提出了"证治代谢药物动力学""辨证药物代谢动力学""代谢物组学"等新理论、新思想,在一定程度上推进了中药复方药代动力学的发展。

总之,在进行中药药代动力学研究时,应遵循根据研究对象的理化性质、临床适应证以及给药途径和剂量采用不同的研究策略的原则。为了最大限度地在药代动力学研究中得到与药物效应、安全性和临床合理用药相关的结果或信息,应打破常规化的模式,更多地关注药物代谢与药效和安全性的交叉或结合研究,药物代谢产物、特别是活性代谢产物的研究,以及药物代谢性相互作用的研究。

第五节

非临床安全性评价

一、研究目的

药品安全性是指药品在按规定的适应证或功能主治、用法和用量的情况下,不发生或者少发生不良反应的程度。安全性是药品的基本特征之一。在临床上凡用药后产生与用药目的不相符的并给患者带来不适或痛苦的反应统称为不良反应(adverse reaction)。药物的不良反应包括副作用(side effects)、毒性反应(toxic reaction)、变态反应(allergic reaction)、后遗效应(after effect)、继发效应(secondary effect)、特异质反应(idiosyncratic reaction)及"三致"[致癌(carcinogenesis)、致畸(teratogenesis)、致突变(mutagenesis)]作用。一般是可预知的,但有的是不可避免的,有的则是难以恢复的。药物安全性评价属于毒理学研究范畴,是通过动物实验和对人群的观察,阐明药物的毒性及潜在危害,以决定其能否进入市场或阐明安全使用条件,以最大限度地减小其危害作用,保护人类健康。药物安全性评价的研究内容包括临床前安全性评价、临床安全性评价及上市后安全性再评价。非临床安全性评价的目的:①支持人临床试验,指导各期临床试验的设计(受试人群的选择、给药剂量、给药方案、监测药物安全性和功效的指标选择);②最大化药物开发的利益/风险比值;③发现任何潜在未知毒性及靶器官。

长期以来,由于中药来源于天然产物的特性,甚至一部分药材还是食品,在人们的生活中长期食用,有相当一部分人认为中药是安全无毒、无副作用的;也有人认为中药可以有病治病,无病强身,随意服用中药。多数人对毒性无明确文献记载的中药都认为是安全的,可以任意服用。受这种片面认识的误导,有人长期大量服用中药,导致不良反应发生,甚至引起中毒。长期以来中药"安全、低毒"的惯性认知,使有些研发者也不重视中药的安全性评价。近十几年来,随着中药不良反应报道日益增多,如国内的"马兜铃酸事件""龙胆泻肝丸事件""鱼腥草注射液事件",国外的欧洲减肥中药引起肾衰、日本小柴胡汤引起间质性肺炎和新加坡"黄连毒性事件"等,中药安全性问题才被人们重视起来。另一方面,随着药物毒理学的发展和新技术新方法的应用,很多以前被认为是无毒副作用的中药,如柴胡、独活、黄芩、吴茱萸和千层塔等中药以及小柴胡汤、加味逍遥散等中药复方制剂也发现有毒副作用。引起中药不良反应的因素比较多,也比较复杂,包括中药材问题(如重金属和农药超标)、中药材加工炮制不当(如苍耳子炒制程度不够、川乌附子煎煮时间不够)、临床应用不当(疗程掌握不当、剂量不合理、未辨证论治)以及与化学药的相互作用等。此外,现代提取技术如大孔吸附树脂、超临界流体萃取、制备色谱这些新技术的使用,在显著提高特定成分含量、提高临床疗效的同时,也会使潜在的有害有毒成分浓缩富集;或者使传统工艺未能提取出来的毒性成分在新工艺条件下被提取出来。而新的制剂技术如纳米技术、固体分散技术、乳化技术、靶向制剂等,会改变原复方在体内的暴露剂量、靶标器官等,注射剂、缓控释制剂等剂型甚至改变了传统中药的给药途径和吸收代谢的药物动力学参数。因此,在传统复方已有的临床使用中获得的有关人体安全性信息,未必能直推到新剂型产品上,还需要根据实际使用的制备工艺加以分析,在安全性研究过程中,根据不同的情况,设置合理的指标进行研究。早期安全性评价可为新药临床使用的可行性提供参考。

二、评价内容

非临床安全性评价基本思路可分为两个层次:试验结果本身的评价、结果与临床关系的评价。应结合临床和药学背景,综合考虑结果评价和临床意义评价,即综合评价。试验结果本身的评价主要在实验动物层面体现结果与药物的关系。对于试验结果的评价应围绕试验目的(毒性靶器官、安全范围、提示临床)来进行。要正确理解试验数据的意义(如个体动物和群体动物数据的意义、统计学意义和生物学意义),对于毒性靶器官和毒性反应的综合判断及对于安全范围的判断等。试验结果临床意义的综合评价主要是判断动物结果的临床意义并为临床研究提供具体信息。要正确理解动物毒性反应对于临床的预测价值(动物结果和人体的相关性);提供临床上值得关注的不良反应和相关检测指标。现代药物非临床安全性研究的技术要求主要包括2种动物种属的单次给药、重复给药毒性试验、毒代动力学试验、安全药理学试验、生殖毒性试验、遗传毒性试验、致癌试验、依赖性试验、局部毒性和过敏性试验等。基本要求是根据受试物的特点、适应证、用药人群的特点、研究目的的不同,选择合理的动物模型、给药剂量、给药疗程、观察指标,对结果进行科学的分析和评价。

中药安全性研究尤其要注意传统中医毒性理论,如毒性分级、"十八反""十九畏"、用药禁忌等。一般对中药无毒或低毒的认识都是基于对传统中药材和传统制剂的认识,对中药新药(单一成分、有效部位、新药材、注射剂、复方)概念的内涵和外延并不了解。其特殊性在于结合药物自身特点进行实验设计和结果的分析,在方法学上并无特殊之处。中药复方新药安全性评价的结果分析:由于中药复方新药有多靶点的作用特点,造成其毒性反应的靶点有时也不十分明确,对于实验中有显著性差异的结果,要分析其有无量效关系,并结合文献资料才能得出综合的分析意见。最好能分析药物的安全剂量、毒性反应、反应过程、中毒原因、可逆或不可逆等,为临床用药提供安全性指导。总之,安全性评价是评价试验结果与药物的关系,评价非临床结果(动物或体外结果)与临床(人体)的关系;安全性评价层次包括专业评价和安全性综合评价。研究强调的是过程和结果,而评价关注的是结果的意义;研究为评价的基础,评价是研究的目的。

（一）单次给药毒性试验

1. 急性口服毒性试验　常用小鼠或大鼠,观察经口 1 次或 24 小时内多次给药后,观察 7~14 天,动物产生的毒性反应和死亡情况,经典的 LD_{50}（半数致死量）实验。中药复方大多安全性较高, LD_{50} 可能测定不出来,可观察最大给药量、最大毒性剂量、最大耐受量等。

2. 急性皮肤毒性试验　常用大鼠、兔、豚鼠,观察一次经完整或者破损皮肤接受单剂量受试药物,动物在短时间（14 天）内出现毒性反应的情况,并对所有的动物进行病理学检查。

3. 急性吸入性毒性试验　常用大鼠,观察动物在短时间内（24 小时或更少）,一次性不间断吸入受试物后（14 天）出现的毒性反应。对呼吸道应进行大体解剖观察。

（二）重复给药毒性试验

1. 动物　一般要求 2 种动物,啮齿类和非啮齿类,啮齿类常用大鼠,非啮齿类常用狗。

2. 剂量　药物设高、中、低三个剂量组,高剂量组能充分反映药物的毒性,低剂量组不出现毒性反应。同时设一溶剂（或赋形剂）对照组或已知药物对照组。各剂量组采用等容量不等浓度给药。

3. 给药途径　给药途径与临床拟用途径相同。临床用药途径为静脉或肌内注射时,3 个月及以上的试验,由于试验周期长大鼠给药有困难,可用腹腔或皮下注射代替。注意:灌胃给药容量不应超过 1~2ml/(100g·d)。

4. 给药期限　根据推荐临床研究的用药时间决定动物毒性试验期限（表 7-2）,长期毒性试验的给药期限一般为临床疗程的 3~4 倍。试验结束时必须留 1/3 的动物做恢复期的观察试验以了解药物毒性反应的可逆程度和可能出现的延迟性毒性反应,观察期一般不超过 28 天。

表 7-2　我国药政部门关于一般药物重复给药毒性试验期限的规定

临床拟用给药时间	毒性试验期限	
	啮齿类动物	非啮齿类动物
<5 天	2 周	2 周
<2 周	1 个月	1 个月
2~4 周	3 个月	3 个月
1~3 个月	6 个月	6 个月
>3 个月	6 个月	9 个月

5. 观察指标　体重、体征、耗食量、血尿常规、电解质、血液生化、组织器官、组织病理等。对于经皮肤、黏膜或眼局部给药的药物,除了观察全身指标外,还应重点观察给

药局部和可能累及的周围组织病理组织学改变。

6. 结果评价 结果的评价是建立在对所观察指标的分析基础上的。靶器官的确定应结合临床观察症状、检测的指标和脏器的病理组织学改变等综合分析。应提供无反应剂量、中毒剂量、中毒的可逆程度和是否存在延迟性毒性反应等资料。

(三) 局部刺激试验、过敏试验等

非口服给药制剂,需进行局部刺激试验、过敏试验、皮肤光敏试验,必要时做吸收试验,注射剂还需做溶血性试验。

(四) 特殊毒理试验

有潜在遗传毒性、对育龄生育人群生殖系统产生影响及潜在致癌性的药物,除进行常规毒性试验外,还要做遗传毒性试验、生殖毒性试验、致癌试验。

(五) 药物依赖性试验

对神经系统有作用的药物应进行药物依赖性试验。依赖性分为身体依赖性和精神依赖性。

1. 身体依赖性试验 小鼠跳跃试验、大鼠体重减轻试验、大鼠替代试验、大鼠攻击试验、戒断症状的计分评定、离体豚鼠回肠模型。

2. 精神依赖性试验 自身给药试验、大鼠药物辨别试验、条件性位置偏爱试验。

(六) 蓄积性毒性试验

重复多次小剂量给药,引起毒性作用的加强,即蓄积作用。蓄积作用的产生与给药的剂量、次数和药物在体内的消除时间有关。反之,多次小剂量给药后,毒性不仅不增大,甚至减小,这种现象称为习惯性或耐药性。方法有:蓄积率计算法、平均死亡时间法、用逐次 LD_{50} 法测定毒效半衰期。

(七) 一般药理研究

中药新药一般药理研究应遵照《中药新药一般药理学研究指导原则》进行。一般药理学研究是药物临床前安全性评价的重要组成部分,该研究的目的是确定受试物是否有关系到人安全性的非期望出现的药物效应;评价受试物在毒理学和/或临床研究中观察到的药物不良反应和/或病理生理作用;对观察到的和/或推测的药物不良反应机制进行研究。该研究可为临床研究和安全用药提供信息,也可为长期毒性试验设计和开发新的适应证提供参考。

(八) Microtox (微毒) 技术

Microtox (微毒) 技术是以一种非致病的发光细菌作指示生物,以其发光强度的变化

为指标,测定环境中有害有毒物质的生物毒性的一种方法,现已成为一种简单、快速的生物毒性检测手段。Microtox(微毒)技术具有快速、灵敏、可靠等优点。受试样品毒性参数的表示方法有:①标准毒物(如重铬酸钾、氯化汞、苯酚、硫酸锌等)浓度;②半数抑制浓度/半数效应浓度(EC_{50}/IC_{50})值;③毒性剂量-效应动力曲线;④毒性表达方法还应注明样品与发光菌作用的时间,因为作用时间也影响数值大小。基于 Microtox(微毒)技术,实现中药复方新药毒性参数的定量化表征,将有利于提高中药复方新药质量控制和安全性评价的可靠性。

第六节

临床有效性、安全性评价

一、目的意义

临床研究作为药物研究中具有决定性意义的一个重要环节,其研究结果最终决定一个药物能否被批准,并运用于临床,并决定其在临床如何使用。除了药物自身的特性外,临床研究的质量和效率也是影响临床研究结果的重要因素。因此,临床研究实施前,首先应根据所研究药物的特性,周密制定临床试验方案,尽可能提高临床试验的质量和效率,使临床试验结果能为药物的有效性、安全性提供更多、更全面的信息。

二、中药新药临床研究技术指导原则体系

(一) 基本情况

近两年来,随着各项药监改革举措的出台和落地实施,尤其是《中华人民共和国中医药法》的颁布,迎来了中医药良好发展的新开端。对于中药新药研发而言,指导原则体系建设是引导行业健康发展的关键,也与药物评价息息相关。目前国际上的主要指导原则体系有人用药物注册技术要求国际协调会(ICH)、美国食品药品监督管理局(FDA)、欧洲药品局(EMA)、日本药品医疗机构管理局(PMDA)等为主体发布的指导原则体系,主要涉及临床、非临床、药学、仿制药、生物制品等专业方向。截至 2017 年 4 月,根据国外机构官方网站数据统计,美国 FDA 共发布各类指导原则 2 596 个,EMA 共发布 396 个,ICH 共发布 114 个,PMDA 共发布 80 个。其中涉及临床专业的指导原则,美国 FDA 发布 148 个,EMA 发布 195 个,ICH 发布 33 个,PMDA 发布 36 个,其中药品审评中心组织翻译、转化的并在原国家食品药品监督总局药品审评中心网站发布各类指导原则约 355 个。国外的指导原则已形成较稳定的指导原则体系架构,其分类细数量多,并且其组织管理形式规范而稳定。

我国中药新药临床研究指导原则的起草和发布大致分为以下 4 个阶段:

第一阶段,1985 年《新药审批办法》颁布后,我国的新药研发逐渐步入正轨。随后,我国分别在 1987 年、1988 年以(87)卫药字第 32 号文、(88)卫药字第 49 号文先后下发了第一批 20 个病证的《中药临床研究指导原则(试行)》和第二批 29 个病证的《新药

(中药)临床研究指导原则(试行)》,开启了中药新药临床研究向科学化、标准化和规范化迈进的新纪元。

第二阶段,根据实践中发现的问题和《新药审批办法》中的有关要求,原卫生部组织各方专家对第一、二批中45个病证的指导原则进行了修订,同时新起草审订了第三批31个病证的中药新药临床指导原则,并与第一、二批修订稿合并整理,于1993年发布了《中药新药临床研究指导原则》(第一辑),共收载76个病证。1995年发布了第二辑以内科病为主的57个病证、1997年发布了第三辑新增妇科、儿科、外科、皮肤科、骨科、五官科、眼科等88个病证。这一系列的指导原则,结合了当时的现代科学技术方法也在中医理论指导下突出了中医药特色,在当时对提高中药新药的研制水平起到了很大的积极推动作用。

第三阶段,国家药品监督管理局成立修订小组及办公室全面修订指导原则并于2002年发布《中药新药临床研究指导原则》(试行)。新修订的指导原则在科学性、可行性、前瞻性上都有所改进和突破,针对新药临床试验设计方法的共性问题,新增了一般性原则,并对关键问题提出了具体要求和详细说明,同时修订18个系统79种病证,强调举一反三,发挥申请人的主观能动性,根据药物自身特点来设计而非按图索骥的进行新药临床试验。

第四阶段,2003年至2016年,在人力资源有限的情况下,药品审评中心中药民族药临床部牵头组织行业专家,对研发热点、申报品种数量较大的6个适应证的指导原则进行了起草修订,包括更年期综合征、冠心病心绞痛、中风、原发性骨质疏松症、恶性肿瘤等。期间还组织行业权威中西医临床专家、临床流行病学专家、医学统计学专家、药物临床试验质量管理规范(GCP)专家、药物不良反应专家等修订了中药新药临床研究指导原则的一般原则,并于2015年由原国家食品药品监督管理总局发布。新修订的一般原则强调伦理学及受试者的保护、强调应以研究药物的临床价值为目标、强调制定整体临床试验计划的重要性、强调临床试验过程中应重视阶段性研究数据,不断地进行风险/受益评估等。进一步为继承传统、鼓励创新、提高中药新药临床试验的水平和质量,推动中药新药的研究与发展起到了非常重要的作用。

从以上的不同历史阶段可以看出,其间受到了人力资源不足、审评任务繁重等客观问题的制约,中药新药临床研究指导原则体系构建这项重要工作一刻也没有放松,但大量亟待进行的指导原则制修订工作同样刻不容缓。随着国务院《关于改革药品医疗器械审评审批制度的意见》(国发〔2015〕44号)、国务院关于《中医药发展战略规划纲要(2016—2030年)》(国发〔2016〕15号)以及原国家食品药品监督管理总局《关于药品注册审评审批若干政策的公告》(2015年第230号)的发布,药物监管理念的改革和落地政策稳步推进,加快了符合中医药特点的中药技术标准体系的建立,推动了中药新药的科学有序研发。

(二)以临床价值为导向的指导原则定位思考

2016年药品审评中心通过整合社会资源、借助外部力量,组织行业权威专家起草了第一批 5 个病种(肠易激综合征、功能性消化不良、咳嗽变异性哮喘、类风湿关节炎、慢性心力衰竭)的中药新药临床研究指导原则。其中不乏尚无国际公认标准而真正有着中医药临床治疗优势与特点的适应证,针对其中的共性问题召开了扩大规模的专家研讨。这是一种新形势下的新的工作模式的积极探索,也是对既往工作思路的大力调整。

1. 基于中医临床治疗优势和特色领域来思考中药临床指导原则的转化工作。本次指导原则所涉及的治疗领域是基于对中医临床实际情况的深入调研和思考,从中选择能够突出中医临床优势或特色的治疗领域去转化指导原则。在这些治疗领域中,即使目前没有相关的化学药临床研究指导原则作参考,但是只要目前的中医临床实际治疗有涉及而且有优势和特点,中心也可考虑将其纳入指导原则进行转化。另外,对于一些治疗领域比较特殊或相对复杂的临床指导原则,中心将全程介入这类新药研发,一旦新药研发成功上市,指导原则也将随之发布。总而言之,鼓励中药创新以临床价值为导向,真正地将药物评价与临床治疗需求相结合,而不是简单地为了做指导原则而做指导原则。

2. 关于中药新药临床研究路径的考虑。既往中药临床研究指导原则在名称上均为"中药新药治疗 ××× 病的临床研究技术指导原则",因此临床研究往往被局限在"疾病治疗"的临床定位上,其结果必然导致疗效评价标准西医化。本次指导原则名称统一调整为"中药新药用于 ××× 病的临床研究技术指导原则"。其目的在于强调中药新药临床价值的多元化,可以从临床治疗的实际需求入手去开发新药,进一步为中药新药研究拓宽路径,留出创新空间。

3. 关于指导原则制修订工作常态化的考虑。本次中药新药临床研究指导原则起草工作是由国内专业领域内的权威中西医专家和药品审评中心相关专业资深审评员共同参与完成。为改变既往中药新药临床研究指导原则制修订工作不及时,影响行业发展和中药创新的问题,凡是中心今后组织起草的中药新药临床研究指导原则将由原起草小组专家共同负责维护更新。一旦某治疗领域出现科学进步或学科发展,那么起草小组将随时跟进并及时修订指导原则,以确保中药新药临床研究指导原则的科学性、权威性和时效性。

4. 中心在中药新药临床研究指导原则制定、修订过程中,还将进一步加强公开透明。除了网上征求意见外,在扩大的专家论证会甚至在起草阶段可以邀请研发工作较为出色的企业研究人员共同参与其中,共同推动科学进步和中药创新。

三、研究内容

药物的临床试验(包括生物等效性试验),必须经过国家药品监督管理局批准,且必须执行《药物临床试验质量管理规范》。临床试验分为 Ⅰ、Ⅱ、Ⅲ、Ⅳ 期。

Ⅰ 期临床试验:初步的临床药理学及人体安全性评价试验。观察人体对于新药的耐受程度和药代动力学,为制定给药方案提供依据。

Ⅱ期临床试验:治疗作用初步评价阶段。其目的是初步评价药物对目标适应证患者的治疗作用和安全性,也包括为Ⅲ期临床试验研究设计和给药剂量方案的确定提供依据。此阶段的研究设计可以根据具体的研究目的,采用多种形式,包括随机盲法对照临床试验。

Ⅲ期临床试验:治疗作用确证阶段。其目的是进一步验证药物对目标适应证患者的治疗作用和安全性,评价利益与风险关系,最终为药物注册申请的审查提供充分的依据。试验一般应为具有足够样本量的随机盲法对照试验。

Ⅳ期临床试验:新药上市后应用研究阶段。其目的是考察在广泛使用条件下的药物的疗效和不良反应,评价在普通或者特殊人群中使用的利益与风险关系以及改进给药剂量等。

生物等效性试验,是指用生物利用度研究的方法,以药代动力学参数为指标,比较同一种药物的相同或者不同剂型的制剂,在相同的试验条件下,其活性成分吸收程度和速度有无统计学差异的人体试验。

临床试验虽按不同研究目的划分为Ⅰ、Ⅱ、Ⅲ、Ⅳ期,即Ⅰ期是初始安全性和耐受性以及早期的药物活性的研究;Ⅱ期是疗效探索;Ⅲ期是疗效确证;Ⅳ期是治疗应用。但其中的Ⅰ、Ⅱ期临床试验实际是一个探索研究阶段,而探索阶段决定了新药是否有必要进行下一步研究。化学药和生物制剂能完成所有临床试验并获准上市者更是凤毛麟角。目前研究者对中药新药探索性研究重视程度不够,最常见的问题是各期试验均按程序化的模板进行设计,缺乏对品种的个性化设计,以至于不同物质基础的新药用于同一适应证都有效,如要对各自的品种特点进行深入了解却缺乏相关研究资料。另外,各期试验往往是由单个试验组成,研究者未能主动尝试从不同角度进行多个试验的研究。

中药新药临床设计一般采用阳性对照和安慰剂对照,而目前能得到业界公认的中药阳性对照药为数不多,同时又基于对新药效应的担忧,申请人一般不愿意研究者采用安慰剂进行对照,故不能很好地考察受试药物的治疗作用。但有关对照组设计的原则在ICH-E10中有详细的叙述,ICH提到有安慰剂、无治疗、不同剂量或试验治疗方案、不同活性药物的对照。其实结合中药自身特点,除传统的安慰剂和阳性药对照外,研究者可以采用不同剂量以及不同活性药物的对照,不同活性药物的对照包括同时采用安慰剂和活性对照药,因为这样可以评价是试验药物无效还是仅仅由于试验缺乏鉴别活性药物的能力,同时,安慰剂与标准药物的比较也可提供有关检测的灵敏度。其中活性药物组的样本可大于安慰剂组,以提高活性药物比较的精确度,而且也减少了随机分配到安慰剂组的机会,使得试验更符合伦理学要求。

基于前述对照药的选择,目前,中药新药临床研究中可采用非劣效/等效或优效性设计,而其中非劣效/等效性设计较多,但真正符合要求的非劣效/等效性设计寥寥无几。应用活性对照的非劣效性或等效性设计是通过显示试验药与对照药之间的差异不大于限定的范围(界限)来证实新药的药物作用,该假设必须要有一定的检测灵敏度,即阳性对照药在试验中确实具有治疗活性,如果阳性对照药本身就是一个劣效药物,则对新药的有效性评估是不利的。非劣效界值"δ"是指在统计学意义上排除的试验药与对照药相比的劣效性程度。界值通常是根据以往在类似该试验条件下经过恰当设计的安慰剂对照试验中的经验予以确定,由于只能根据经验选定界值这一事实,只有在对一种预期的药物作用所做的历史性估计能够得到对照药早先试验结果文献的充分支持时,这种研究设计才是适用和可靠的。界值往往比活性对照药最小期望药物作用要小,这样可以使得某些在临床上可以接受的药物作用(或活性对照的部分药物作用)仍被保留,因此界值实际是一个保守值。国外新药研究中更多的是采用安慰剂对照的优效性设计,如若进行非劣效设计,活性对照药的选择必须慎重。中药新药若要进行非劣效性设计,在仅仅选择活性对照药易引起争议时,建议可同时采用部分安慰剂对照设置予以校正。

(封继宏　周贝　刘玉红　鄢良春　唐健元　易进海　赵军宁)

参考文献

[1] 焦振廉.试论中药复方的开发研究 [J].中医文献杂志,2004,22 (2): 34-34.

[2] 王阶,郭丽丽,杨戈,等.方剂配伍理论研究方法及研究前景 [J].世界科学技术—中医药现代化,2006,8 (1): 1-5.

[3] 肖小,鄢丹,马丽娜,等.中药现代化研究近十年概论 [J].中国现代中药,2012,14 (1): 7-12,46.

[4] 梁琼麟,罗国安,邹健强,等.中药复方新药创制及技术支撑体系 [J].世界科学技术—中医药现代化,2008,10 (3): 1-7.

[5] 杨洪军,雷燕,唐仕欢,等.发现·辨识·优化——中药新药设计的核心与关键 [J].世界科学技术—中医药现代化,2011,13 (1): 154-158.

[6] 张伯礼,王永炎.方剂关键科学问题的基础研究——以组分配伍研制现代中药 [J].中国天然药物,2005,3 (5): 258-261.

[7] 王耘,张燕玲,史新元,等.基于药性组合的中药性效规律研究框架 [J].世界科学技术—中医药现代化,2012,14 (4): 1798-1802.

[8] 肖小河,王伽伯,鄢丹,等.转化医学:让中药现代化又快又好走进临床 [J].中草药,2012,43 (1): 1-8.

[9] 刘绍燧,苗明三,苗艳艳.中医药转化医学探析 [J].中医学报,2012,27 (11): 1460-1464.

[10] 林飞,王阶.系统生物学在经方配伍规律研究中的运用 [J].中成药,2014,36 (6): 1323-1325.

[11] 吴江峰.方剂配伍现代实验研究 [J].辽宁中医药大学学报,2014,16 (9): 217-219.

[12] 杨洪军,唐仕欢,申丹.源于中医传统知识与临床实践的中药新药发现研究策略 [J].中国实验方剂学杂志,2014,20 (14): 1-4.

[13] 韦明婵,林江,莫明月,等.网络方剂学特征的研究进展 [J].中国实验方剂学杂志,2016,22 (11): 218-224.

[14] 毛卓鹏,刘红宁,熊延熙,等.数据挖掘在方剂配伍规律研究中的应用述评 [J].江西中医药大学学报,2017,29 (6): 118-121.

[15] 王喜军.中药药效物质基础研究的系统方法学-中医方证代谢组学 [J].中国中药杂志,2015,40

(1): 13-17.

[16] 王耘, 张燕玲, 史新元, 等. 中药功效网络的构建及应用 [J]. 世界科学技术—中医药现代化, 2008, 10 (5): 105-108.

[17] 段金廒, 宿树兰, 刘培, 等. 中医方剂现代研究的实践与思考—方剂功效物质组学的构想与建立 [J]. 世界科学技术—中医药现代化, 2013, 15 (2): 159-166.

[18] 杜武勋, 朱明丹, 肖学风, 等. 复方中药药效物质基础研究及其今后应该注意的问题 [J]. 时珍国 医国药, 2013, 24 (3): 692-694.

[19] 范骁辉, 程翼宇, 张伯礼. 网络方剂学: 方剂现代研究的新策略 [J]. 中国中药杂志, 2015, 40 (1): 1-6.

[20] 郭洁, 董宇, 唐健元. 中药复方新药立题依据的临床问题探讨 [J]. 中国中药杂志, 2017, 42 (5): 844-847.

[21] 肖斌, 王耘, 郭维嘉, 等. 中药药性组合及其与功效的关系研究 [J]. 世界科学技术—中医药现代化, 2010, 12 (6): 902-908.

[22] 赵军宁. 中药复方适度调节原理与中药复方新药转化中的药理学问题 [J]. 中国中药杂志, 2017, 42 (5): 836-843.

[23] 安娜, 唐健元, 何如意. 上市前药物引起肝损伤的临床评估 [J]. 世界科学技术—中医药现代化, 2017 (6): 931-935.

[24] 郑文科. 上市后中成药临床安全性再评价的现状、问题与展望 [J]. 天津中医药大学学报, 2017, 36 (5): 333-336.

[25] 李远辉, 李慧婷, 李延年, 等. 高品质中药配方颗粒与关键制造要素 [J]. 中草药, 2017, 48 (16): 3259-3266.

[26] 田宇光. 中药细胞级粉碎技术在中药巴布剂中的应用分析 [J]. 世界中医药, 2014, 9 (8): 1086-1088, 1092.

[27] 管大平, 吴陵, 纪开明. 药物制剂的新技术与新剂型初探 [J]. 海峡药学, 2017, 29 (1): 17-19.

[28] 张林海. 药物制剂新技术在中药制剂现代化中的应用 [J]. 北方药学, 2015, 12 (6): 94-95.

[29] 国务院. 国务院关于改革药品医疗器械审评审批制度的意见 (国发 [2015] 44 号)[EB/OL](2015-08-18)[2017-02-15]. http://www. sda. gov. cn/ws01/CL0056/126821. html.

[30] 国家食品药品监督管理总局. 关于药品注册审评审批若干政策的公告. (2015 年第 230 号)[EB/OL].(2015-11-11)[2017-02-15]. http://www. sda. gov. cn/ws01/CL0050/134665. html.

[31] 国家药典委员会. 中华人民共和国药典 (2015 年版)[M]. 北京: 中国医药科技出版社, 2015.

[32] 国家食品药品监督管理总局. 总局办公厅公开征求《中药经典名方复方制剂简化注册审批管理规定 (征求意见稿)》及申报资料要求 (征求意见稿) 意见 [EB/OL](2017-10-9)[2017-11-22]. https://www. nmpa. gov. cn/zhuanti/ypqxgg/ggzhqyj/20171009175201352. html.

[33] 黄芳华. 中药新药药效学试验设计的关注要点和思考 [J]. 中国中药杂志, 2014, 39 (6): 1136-1139.

[34] 岑小波, 韩玲. 中药新药非临床安全性研究和评价的思考 [J]. 中国药理学与毒理学杂志, 2016, 30 (12): 1343-1358.

[35] 黄芳华. 中药新药一般药理学研究技术要求和常见问题分析 [J]. 中国中药杂志, 2007, 32 (1): 82-84.

[36] 张晓东, 潘国凤. 对中药有效成分和有效部位新药长期毒性试验剂量设计的思考 [J]. 中药药理与临床, 2007, 23 (1): 73-74.

[37] 赵军宁, 鄢良春, 罗荔敏. 基于 Microtox 技术的中药注射剂毒性早期发现与质量控制技术研究

进展 [J]. 世界科学技术—中医药现代化 , 2016, 18 (11): 1929-1934.

[38] 周贝 , 刘亚琳 , 唐健元 . 我国中药新药临床研究技术指导原则体系发布概况 [J]. 中国临床药理
学杂志 , 2017, 33 (18): 1850-1852.

[39] 唐健元 . 中药新药临床研究中存在的常见问题的思考 [J]. 中药新药与临床药理 , 2007, 18 (1):
78-79.

中篇

方法篇

第八章

整合医学应用于中药复方新药转化述评

整合医学最先由美国学者在 20 世纪 80 年代提出,目的是将现代医学与传统医学整合起来以应对那些复杂疾病的诊治,但当时整合医学并未得到重视和发展。2009 年 11 月,由国内 21 所医科大学和医学与哲学杂志社发起、6 个全国性学会主办的"医学发展高峰论坛"达成了以"医学整合(holistic integrative medicine,HIM)"为主题的北京共识。2012 年,樊代明院士第一次系统阐释了整合医学,整合医学的概念首次出现在国内杂志。

樊代明院士认为,整合医学是将医学各领域最先进的知识理论和临床各专科最有效的实践经验分别加以有机整合,并根据社会、环境、心理的实际情况进行修整、调整,使之成为更加符合、更加适合人体健康和疾病治疗的新的医学体系。"整",是方法,是手段,是过程;"合",是要求,是标准,是结果。2017 年,樊代明院士指出了整合医学与其他医学的关系:"精准医学是路标,转化医学是路径,循证医学是路沿,整合医学是驱车行走在路上的驾驶员,需要综合沿路的各种医学的指示行驶。"整合医学主要是针对当今医学模式中出现的分科过细的弊端而提出的一种医疗模式的改革与创新,其倡导的整体观、整合观、医学观,是现代医学模式弊端的解决方案。

第一节

整合医学的理论基础与原理

整合医学是根据现代医学模式的弊端提出的,着重解决医学研究局部化、微观化而带来的问题。现代医学启蒙于 17 世纪,自虎克发明了显微镜以来,医学研究的视野不断向微观层面发展。从人体、系统、器官、组织到细胞、分子、基因,借助现代科技手段,层层分化,每一层面都能发展成为独立的学科和研究领域。随着疾病研究层面的不断深入,疾病病因和发病机制的作用靶点也变得更加明确。但自 20 世纪后半叶以来,时代的变迁,伴随着疾病谱的变化,使我国人口主要死亡原因由中华人民共和国成立前的传染病转变为现在的心脑血管疾病、恶性肿瘤等慢性病,2015 年,据国家卫生和计划生育委员会统计,全国慢性病死亡率占总死亡率的 86.6%,慢性病已经成为了人类健康的头号杀手。除了生物体因素的作用以外,慢性病的病因还包括环境污染、饮食不节、吸烟、精神心理因素、社会压力等,诸多因素以不同的致病机制作用于人体,使疾病病因呈现复杂性、发病机制呈现多样性的特点。生物因素决定疾病发生的易感性,非生物因素参与疾病的发生发展,并影响疾病的预后。因此,慢性病具有多靶点、多通路作用的特点,且各靶点和通路之间互相影响。如果从微观层面单纯研究慢性疾病的作用靶点和通路,可能导致以偏概全,不能认识慢性病的全貌,这也就解释了为什么现代疾病的治疗往往难以实现治愈的目标,且多数需要终生服药。整合医学就是在这样的背景下形成的。立足于慢性病的特点和弥补现代认识、诊疗慢性病的缺陷,整合医学形成了以整体观、整合观、医学观为理论基础的医学体系,并将影响着现代医学模式的转变。

一、整体观

(一)强调整体观念

整合医学强调整体观念,认为人体是一个有机整体,又是世界的一部分。在对疾病的认知、诊疗过程中,需要始终贯穿着整体观念思想。

1. 生物躯体因素不再是单纯的致病因素 近年来随着心身医学的发展以及生物 - 心理 - 社会医学模式的引入,人们逐渐意识到慢性病的发展,不仅包括生物因素的作用,还有精神心理、社会压力等综合因素的影响。整合医学将在现有医学模式的基础上,促进致病综合因素研究的发展。

2. 诊疗方法的多样性　在疾病诊断上,整合医学主张不偏信现代科技提供辅助检查,要重视体格检查与临床经验的协同运用,综合分析。治疗上,以人为本,讲究医患合作,医生对患者采取干预措施,包括中医与西医方法的联合运用,以医学各领域最先进的知识理论和临床各专科最有效的实践经验为指导,从对患者治疗的最优化角度考虑,给予针灸、中药或西药治疗,同时治疗时要体现人文关怀,同情、鼓励并安慰患者,给予患者合理的建议;患者自身要遵医嘱,注意生活调摄,包括饮食、起居、心情调节等。这样医患合作的整体治疗方法,会实现治疗的最优化。

3. 疾病防治模式的转变　整合医学强调以人为本,而不是疾病。因此从患者角度考虑,防病的重要性要大于治病。以往由于受医学发展的限制和患者对疾病预防观念的缺失,临床仍以治病为主。尽管西医学中已经产生了预防医学的分支,但由于预防医学与临床医学长期处于脱节状态,导致这种疾病防治模式的理念并未改变。整合医学提倡未病先防,需要以现有的医学手段和经验,整体评价患者可能的发病趋势,并消除促进发病的因素,将疾病的苗头斩杀在萌芽之中。整合医学的预防观将医学干预的范围扩大,促进预防医学的发展。

(二) 重视人体局部作用

整合医学不仅强调整体观念,同时也重视人体的局部作用。一味强调整体,虽然能够获得疾病作用的抽象规律,但不能理解规律的内涵。重视局部作用,是突出整体内的个体与个体之间的联系,实现整体与局部的统一。因此,整合医学亦重视人体局部作用,从整体与局部的角度认识疾病,促进医学的协调发展。

二、整合观

整合医学的整合观是指将数据和证据还原成事实,将获得的认识和共识提升为经验,将发明的技术和艺术凝练成医术,并在这三个层面不断实践。整合观不是将组成部分简单的相加,而需要各部分之间相互作用并拥有整体的共同规律,是整体大于部分之和的效应。整合包括多方面,有中医与现代科技的整合、各个领域协作平台的整合、临床各学科的整合、基础研究所、医院与市场资源的整合等。整合的目的是使较少交流的局部与局部相互联系,并在联系中摩擦出新的火花,从而实现医学理论上的突破。

三、医学观

整合医学所提倡的"医学观",不是单纯的科学或哲学,而是包含有科学、哲学、人文、艺术、社会学等为一体的多学科体系。这是整合医学的重要环节,并与中医整体观不谋而合。当今医学界对于中医学的科学性做了反复的探讨,最终没有得出一个让人满意的答案。而事实上,这种一味追求"科学的医学"的做法,只看到了医学的局部,是不恰当的。整合医学的医学观,不等同于科学,科学是确定、可重复的,医学具有偶然性,有无限可能性,科学可以用来研究医学,但不能用来误解医学。

第二节

整合医学在中药复方新药研发过程中的应用流程

转化医学需要解决的是基础研究与临床实践脱节的问题,是要将大量的基础研究信息转化为对临床、对患者诊疗有价值的方法、技术、药物等。中药复方新药研发,是转化医学中的重要方面,以临床患者的需求为出发点,以传统经方、临床应用的效验方和疗效确切的中成药为来源,对中药复方进行配伍并优化,再制备工艺、进行质量标准评价,完成药理学及毒理学研究,最后申请并完成中药复方新药的临床研究。但目前中药复方新药研发面临主要问题——创新能力不足,具体体现为以疗效为根本的前沿性创新研发能力不足、质量评价未形成科学体系、资源浪费、自主创新科技转化率低等。为突破以上瓶颈,需要联合其他边缘学科的研究思想、先进技术、优秀人才,延伸中药复方新药研究的创新链条,这就是整合医学的具体实践。

整合医学在中药复方新药研发的适用性在于:①通过建立完善的中药复方提取分离评价体系、优化中药复方配伍,以解决新药研发的疗效性问题;②通过确立综合性的中药复方质量评价标准,并保证中药在来源、生产、加工过程中的质量,以解决中药复方质量可控性问题;③通过实现研究平台的资源共享以及整合利用多学科、多地区资源,以解决新药研发的效率低下和资源浪费问题。现以问题为导向,具体阐述整合医学在中药复方新药研发过程中的应用流程。

一、中药复方新药疗效的整合医学研究

中药复方新药研发现在虽然有了一些进展,但是仍然存在不少问题。根据中医"异病同治"的理论,不同的疾病可以用同一种方法治疗。中药复方中分离的相对有效物质,并不是该复方中所有的有效物质。换句话说,只注重研究中药复方的有效成分,并未研究其他成分在其中的作用,使复方失去了整体性。再者,有些中药新药研究不重视临床疗效,急功近利,以致虽然进入临床试验的中药新药有很多,但是具有良好临床疗效的新药却很少。

目前中药复方新药转化的最主要问题在于如何确定新药的有效性,新药疗效不佳,研发的过程就是浪费资源,就变得毫无意义。现代科技的发展不能穷尽中药复方的所有有效成分,只能检验出针对某种疾病的部分相对有效成分。以部分代整体,这与中药复方的整体性背道而驰。同时,过度迷信分离提纯的有效单体或组分,并将其研制成天然药物或化学药,在临床应用中往往疗效不佳或副作用较多。而整合医学所倡导的,是

以尽量保证中药复方的疗效为基础,不局限于单一中药甚至单一有效成分的研究,而是有效物质组分群,甚至是整个中药复方。根据中药复方研发目标不同,将其分为三大类新药产品,分别是一类新药传统中药复方制剂,二类新药复方组分配伍新药,三类新药天然药物或化学药。而能够基本保留中药复方疗效的新药是传统中药复方制剂。天然药物或化学药,成分比较单一,一般不能代表中药复方的整体疗效。至于复方组分配伍新药,是将复方中有效组分进行筛选,按照中医药理论加以合适的配伍并优化,研发成中药复方制剂。在整合医学整体观、整合观的指导下,对该研发过程可以采取如下控制措施:

(一) 建立系统的中药复方提取分离评价体系

中药复方是根据中医学理论,由多种不同中药以君、臣、佐、使的配伍原则组合而成。君、臣、佐、使之间,具有协同与抑制的作用,共同发挥中药复方减毒与增效的功效。中药复方中的有效成分,仅仅是其中的君药或者君药与臣药的一部分物质,提取分离这些物质,将会忽略中药复方各成分之间的相互作用,从而使复方疗效大大减低。因此,有效地提取分离中药复方的药效物质,使其尽量最大化的符合中药复方疗效,是提取分离技术领域的难题。

中药复方与化学药物不同,其成分复杂,不可能也没有必要将复方中的所有成分作为评价指标。以往的提取分离的评价标准不能有效地阐明中药复方的全部作用规律,所以建立系统的中药复方提取分离评价体系就显得尤为重要。根据中药复方药效物质之间的非线性、多元化、多靶点的网络作用,以系统、整体观念为指导,在对中药复方提取分离时,既要研究中药复方的组成部分,即联合化学评价法、药理学评估、生物药剂学指标,共同评价中药复方提取分离的有效成分,也要联系各组成部分之间有机联系的总和,寻找君、臣、佐、使之间有协同抑制作用的药物成分组合体,该组合体整体功能及定位必须是明确的。

(二) 优化中药复方配伍

优化中药复方配伍是中药复方新药的重要环节。中药复方经过有效的提取分离后,筛选出与临床疗效相对应的药效组分,去繁就简,减少新药制作成本,提高药效利用。在中医复方配伍理论的指导下,以整合医学"整体观"为方法论,利用优化的配伍设计方法,对各药效组分实行整体筛选,并实现中药复方配伍的优化。整体筛选模式包括:①中医的整体评价方法,如证候学评价量表、功能学评价指标等,从动物症状改善等方面衡量配伍后的疗效;②从整体动物、器官组织、细胞亚细胞、分子生物学的四个水平,采用经典药理指标评价疗效;③从系统生物学评价指标角度评价疗效,包括基因组学、蛋白组学、代谢组学等。综合这3种不同层面的评价方法,以维持中药复方疗效最大化的目标为前提,去除无效组分,确定各配伍组分之间的剂量配比关系,实现配伍最优化。优化复方配伍的过程,实际上也是多学科的整合,是整合思想的体现。

二、中药复方新药质量可控的整合医学研究

美国 FDA 对中药申报提出了两个基本点,其一是按照西药标准进入临床试验;其二是质量可控性。因此,中药复方新药质量可控是其走向国际化的必备条件。质量可控,控制的是新药的有效性和安全性。实现新药的质量可控,中医药才可能真正得到弘扬和发展。但是,由于中药复方成分复杂,现代科技手段有限,中药复方物质基础的研究存在较多难点,主要在于:①中药复方的疗效是由多种成分共同发挥的作用;②中药复方的有效成分可能是药物在煎煮过程中产生的反应而生成的新的物质成分,或者是药物进入体内经人体代谢产生的有效物质;③某些有效成分可能在体内产生作用,但脱离机体的整体调节作用,或许就不再发挥作用;④研究过程中可能忽略了那些尚未被认识到的物质成分的作用;⑤缺乏合理的药效筛选平台与动物模型来进行物质基础的药理活性筛选;⑥基于中药复方化学成分的复杂性,现代分析检测技术无法满足中药复方组分的研究。因此中药复方实现质量可控有一定的难度。同时,中药饮片的质量得不到保证、生产工艺过程未能控制、有毒药物缺乏有效监管等因素,更是阻碍了中药复方新药的质量控制。

质量控制是中医药复方新药得以进入国际医药市场的前提。近些年来,经美国 FDA 批准进入美国的中药复方制剂为数不多,复方丹参滴丸属于其中的典型案例。复方丹参滴丸是通过提取丹参、三七的有效成分,再加入适量冰片制成的中药滴丸剂,其中的有效成分包括水溶性丹参素、丹酚酸 B、原儿茶醛、三七皂苷等,复方药味少,主要有效成分已知,在质量控制方面可以确保其安全性及有效性。由于复方丹参滴丸的安全、有效、质量可控性,1997 年该药正式通过美国 FDA 的新药研究临床审评,并直接进入临床研究。复方丹参滴丸成功进入国际医药市场,在众多中药复方制剂中起到了良好的示范作用,成为中药复方新药研发的实行方向。为实现中药复方质量可控,应当整体考虑中药复方质量可控的各因素,从中药来源出发,包括饮片质量、毒性,到中药新药的研制过程中的工艺环节,再到中药复方有效组分的评价,形成中药复方质量控制的整体干预体系,保证中药复方新药安全、有效、可控。该体系应包括如下四部分:

(一)中药复方质量评价标准

我国中药复方质量标准经历了从无到有,直至现代的以化学评价为主,感官评价为辅,逐步引入生物评价和综合评价方法。药效物质基础即利用现代科技手段,将中药复方中的药效物质提取分离,进而结合药效学研究确定不同有效组分的药理药效特征,以找出中药复方发挥药效的指标性成分作为含量测定指标。但该方法对于多成分的中药复方来说并不能满足质量控制的要求。血清药效学指标,可以将那些不被吸收的无效组分剔除在外,而仅仅保留作用于人体内的药效物质。虽然在一定程度上,可以为质量控制提供客观的实验指标,但是在人体内的血清物质是否是原中药复方经过消化道

吸收或在体内被修饰过的物质,这一点并不清楚。指纹图谱技术所含信息量大,具有综合、多层次、具体量化的特点,能满足中药复方质量控制的要求,但无法明确中药材的药效信息。因此,将指纹图谱技术与中药复方药效学信息相结合,可以有效建立基于药效的中药复方控制体系。

(二) 保证中药饮片质量

中药复方的质量控制不仅在于评价技术本身,中药饮片的质量也至关重要。在我国,中药饮片的来源参差不齐,部分中药由于采收方式、炮制方式等的影响,加之部分药材市场又追求经济效益,以次充好,导致药材质量下降,中药复方制剂的药效成分减少,质量控制中无法保证其有效性。所以应选择具有优良质量的中药饮片市场合作,对道地药材实行政策保护,推广药材的种植、采收、炮制等技术,并建立有政府监督体系下的药材销售渠道,加大对销售假药的惩罚力度,为中药复方质量控制提供可靠的药材来源。

(三) 生产工艺过程的控制

生产工艺过程的控制,是介于中药原材料和最终成品质量控制的中间环节,容易被忽视。实际上,应用合理的生产工艺,保持生产工艺的统一,可以有效地控制生产过程中的中药复方新药质量。因此,应加强对生产工艺的研究,选取最优化工艺,简化工艺操作,节省药材资源;同时,严守操作规程,确保中药复方最终成品质量。

(四) 严格监控中药饮片中有毒有害物质

目前,中药材的污染问题日渐严重。改革开放 40 余年来,随着工业化进程的推进,大量生活污水、大气污染、工业废弃物、中药种植不合理导致中药材重金属污染、农药残留,严重影响中药材的质量,中药复方制剂安全性与有效性将会受到很大影响。因此,严格监控中药材有毒有害物质残留量,不仅要从根源上治理环境污染问题、改变中药种植的防虫问题,减少重金属、农药的残留。同时需要设立中药质量监管部门,严格把控中药有毒有害物质超标问题。

三、整合中药复方新药研发资源

中药复方新药研发的周期很长,需要十几年或更久,因此要想实现中药复方新药的顺利研发,必须有足够的资金支持。而通过申请的基金项目的经费并不多,无法实现持续性的新药研究,最终导致研究的半途而废,研究水平停留在表面,未转化为对临床有价值的东西,这是对资源的最大浪费。目前,以基础研究为主的科研院所、大学有着强大的研发能力,但是多倾向于学术,未能与市场需求紧密联系。中药复方新药研发不仅需要市场的资金支持,而且研发的最后环节也与市场密不可分。同时,基础研究的研发成果必须要与临床实践相结合,才能检验新药的研发疗效。因此,就中药复方新药研发而言,基础与临床研究需与企业合作,整合资源,实现最便捷的研发途径,对于减少资源浪费、加快新药研发进程有着重要意义。

(一) 建立科研院所、医院、企业互相整合的资源共享平台

现代医学的基础研究、药物开发、临床实践、市场互相脱节,各自为政。整合医学致力于整合科研院所、医院及企业的资源,将中药复方新药基础研究、临床应用以及市场相结合,即医院为科研院所提供新药的基础研究方向,并提供临床疗效的验证环境,将检验后的结果反馈给科研院所,以进一步完善新药研发;整合有实力、有平台的企业、市场为新药基础研究提供持续研究的资金和推广的途径。基于以上需求,需要建立科研院所、医院、企业互相整合的资源共享平台,促进平台内资源互动,最大化、高效率地运用资源。当然,这里的资源共享包括科研院所、医院、企业的团队之间的有机整合,各团队互相交流合作,互补长短,可以碰撞出思想的火花,起到局部与局部之和大于整体的效果。

(二) 多学科整合

整合医学整合各学科的优势,将中药化学、中药药理学、系统生物学等多学科紧密相连,既实现了中药的系统性研究,保持了中医药特色,又能清楚系统内各组分的细节,区别于中医理论下模糊的局部观。在中医药的现代化研究中,提取分离技术是针对中药复方物质的有效成分进行分析,复方的整体性无法保证。同时中药的现代化研究大多数只重视疾病,不讲究证候,这种方-证-病的割裂违背了中药的整体性原则,为此需要将中药研究与系统生物学结合,以整合生物标志物为特征,形成"系统-系统"研究模式的中医药临床系统生物学。中药复方通过多靶点多通路作用于复杂人体,其本质上也属于复杂系统,需要利用多学科的最先进的知识、经验,才有望将其解释清楚。将多学科整合,有助于对中药复方物质基础的研究,有可能在中药复方新药研发中建立一种新的质量评价体系。

(三) 整合地方中药复方研究资源

另外,地方医院、科研院所往往因为资源不足,政府资金投入较少,无法实现持续性研究,必然导致研究进程中断,半途而废,不仅没有中药复方新药产生,甚至会造成资源浪费。所以,在中药复方研发这一方面,应该以有条件的大医院或科研院所牵头,整合各地方的小医院、科研院所的资源,化零为整,这样会使研发资源得到充分利用,而更重要的是,将会使中药复方新药研究更加迅速有效。

第三节

整合医学在中药复方新药研发的应用举例

整合医学在中药复方新药研发过程中有着明确的指导作用,在实际新药研发中存在众多实例。兹以近些年辛开苦降方的新药研究为例进行具体说明。辛开苦降方是针对慢性萎缩性胃炎而研发的新药,其中药复方来源于《伤寒论》的经典名方——半夏泻心汤。由于半夏泻心汤与慢性萎缩性胃炎方证相应,因此初步拟用半夏泻心汤作为新药的基础方,并在此方基础上加减而成辛开苦降方。整合医学在辛开苦降方的研发过程中,对复方配伍优化、整合资源等方面有着指导作用,现阐述如下。

一、辛开苦降方的中药复方配伍优化

起初,在对辛开苦降方进行研发的过程中,就如何加减优化的问题遇到了困难。最终综合专家经验、中医理论等多方面因素,确定了辛开苦降方的组成。确定依据具体为:①慢性萎缩性胃炎多表现为腹痛、腹胀、恶心、呕吐、食欲减退等,病机属于中焦寒热错杂、升降失常,方选半夏泻心汤;②从临床用药经验以及中医久病入络的理论来看,需要加上活血化瘀的中药;③慢性萎缩性胃炎属于癌前状态,常伴有肠上皮化生和 / 或上皮内瘤变,临床表现往往掺杂有热毒的症状,依据中医辨证,可适当添加一些清热解毒的中药,对慢性萎缩性胃炎的治疗有重要意义。

但是,如果仅仅依靠临床经验和专家意见对半夏泻心汤进行加减,可能并不能实现配伍的最优化。因此,以整合医学的整体观念为指导,采用中医整体评价与药理水平验证的整体评价模式。在临床治疗慢性萎缩性胃炎的效验方(半夏泻心汤加减用药)基础上,保持半夏泻心汤发挥药效作用的核心药物,从专家临床经验、疾病的中医辨证角度优化处方,并且在此基础上,设立多个备选的半夏泻心汤的加减方,从不同水平,以药理指标作为疗效的评价条件,筛选出最适合的慢性萎缩性胃炎的处方,调适药物的最合适的用量,确定用于新药研发的临床协定处方——辛开苦降方。具体流程如图 8-1。

二、整合医学应用于中药复方新药转化述评

(一)研发过程整合多学科资源

辛开苦降方的研发过程,是一项复杂的工程,不属于某一单一的学科领域,需要整

合中医药理论、中药药理学、毒理学、中药工艺、中药化学等多学科的理论、技术、方法、研究成果,综合各方面因素实现辛开苦降方的顺利研发。

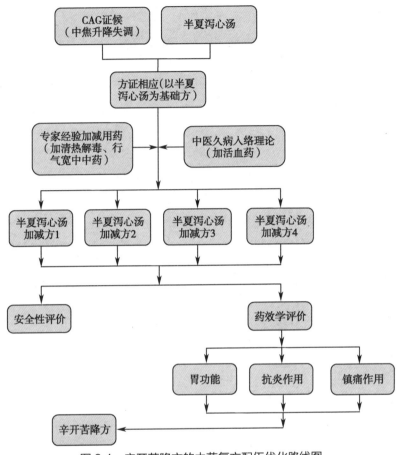

图 8-1　辛开苦降方的中药复方配伍优化路线图

在临床研究中,通过整合多学科的理论、技术与方法,实现了对辛开苦降方的药理、药效研究,以及早期安全性评价;运用不同的复方制剂工艺,观察中药药理学的药理指标以及大鼠胃功能等情况,以筛选出辛开苦降方的最优工艺,并根据筛选出的最优化工艺方案研制辛开苦降方。

现代新药研发过程中,往往只有科研工作者和医师参与其中,甚至有的只有科研工作者的参与。但是基于新药的临床治疗的属性来说,科研工作者身在实验室,不能摸清疾病治疗的脉搏,也不了解药物对患者的实际影响和患者的真实诉求,显然科研工作者并不能完全承担研发过程。科研工作者代表基础研究,临床医师代表临床经验和患者的需求,药师代表药物的合理配伍与使用。三者应该互相交流协作,才能研发出更有效的中药复方新药。这是临床与基础研究的整合。

辛开苦降方正是遵循了整合的观念,整合了科研工作者、众多临床医师、药师进行团队合作,避免了长久以来新药与临床医务人员相隔离的弊端。在辛开苦降方临床前期的早期安全性评价、药理学、筛选工艺的研究中,科研工作者为主要参与对象,负责实验的整个流程。同时项目组安排了药师协助科研工作者并进行指导。在临床Ⅰ、Ⅱ、Ⅲ期研究中,以医师研究为主导,药师和科研工作者作为辅助,共同参与辛开苦降方药效学和安全性研究。整个研发过程中,科研工作者、医师与药师共同参与,从临床角度,本着以患者为中心的原则,指导辛开苦降方研发过程中所涉及的临床问题,这样的研究人员配合的研发模式,有利于促进辛开苦降方的高效率研发。

当代竞争是人才的竞争,人才是决定事业成败的关键因素。所以,研发辛开苦降方最重要的因素是研发团队。研发辛开苦降方需要多学科的协作交流,也就需要各个团队的合作,整合团队之间的思想、技术、方法,以及人力、财力、物力,并通过交流碰撞产生智慧的火花。

因此,研发辛开苦降方的协作平台应运而生,在此平台上,各协作团队可以交换意见,例如就如何对半夏泻心汤加减进行了深入讨论,并拟定从整合医学角度,对半夏泻心汤的加减法进行整体考虑,以优化复方配伍。在协作平台上,中医理论专家、中药专家、循证医学专家和临床专家协同攻关,实现了对中药复方配伍的优化、对研发过程的建议和对研究结果的分析与评价。通过各研究团队的整合,研发辛开苦降方这一浩大工程得以顺利而有效地开展。

(二)整合药理学的研究特点

整合医学是一种创新的医学体系,它的出现是为了解决医学分科太细而导致慢性病临床疗效不佳的问题,其中包括基于临床疾病诊疗的科学研究问题。中药复方新药转化是承接科学研究成果与临床实践的重要一环,因而,整合医学对中药复方新药转化的指导作用,无疑对于临床疾病疗效的提升有重要意义。

目前整合医学理论在中药复方新药研发的指导方面取得了一定的进展。在新药研究的初衷——临床疾病的治疗方面,应当以人为中心,而不是以疾病或症状为中心的复方新药研发思路与理念,正在逐渐建立,使得复方新药瞄准了临床疾病疗效问题的痛点。

另外,在中药复方研究方面,中药方剂组分复杂,与人体相互作用的规律难以阐明,因此,出现了中药复方化学成分群 - 体内过程 - 药效活性之间的联系不足、碎片化研究等问题。为此,在整合医学的理论指导下,2014 年,许海玉提出"整合药理学"的概念和中药复方研究思路,强调"整体与局部""体内与体外""体内过程与活性评价"等多层次的研究,为中药的质量控制、作用机制、临床应用提供了较为科学的依据。

当前认为的整合药理学的研究内容包括以下几点:①在整体 - 器官 - 组织 - 细胞水平,进行中药多成分与药理、多重药理与综合效应之间整合研究;②在分子水平,进行中药多成分整合药代动力学研究,并开展中药"多成分 - 多靶标"网络调控研究,构建中药方剂"体内移行成分 - 作用靶标 - 疾病靶标 - 通路"的复杂网络;③在整体与分子相互联系方面,获得与疾病发生、发展、治疗相关联的生物标志物,以及与中药方剂疗效显著相关的标志物成分,构建"药代动力学 - 药效学"关联模型,对"药效标志物 - 生物标志物 - 病证效应"的之间整合研究。

目前许海玉等运用整合药理学对元胡止痛方进行了积极的探索研究;同时,整合药理学在脑心通胶囊、龙血竭肠溶片、冠心静胶囊等复方药物中开展了进一步的研究,为中药复方新药的质量控制、药效机制提供了证据,为其疗效性与安全性提供了较为可靠的保障。

(三) 前景展望

整合药理学是整合医学具体应用的部分内容。整合医学对中药复方新药转化的指导,应当是多方面、多层次的。而在其他方面,整合医学尚未形成有具体指导措施的进展。对于中药复方新药的研发,整合需要的资源不论是时间、人力、物力、财力上,都远远超过计划的投入,因此很可能造成整合不完善、不彻底,只能实现部分整合。那么选择整合什么、整合哪一部分又是一个待研究的问题。目前,整合医学仍然处于发展与完善之中,对于中药复方新药转化的具体性的指导,可能仍然是片面的、不系统的。未来,对于整合医学应用于中药复方新药转化研究方向方面,或许在于:①以解决临床实践中的患者的具体问题为出发点,构建待开发的针对性较强的中药方剂;②在复方新药研究方面,依托不断完善的整合药理学,以维持疗效性和安全性为目标,逐步整合研发过程的各个环节。

(魏　玮　瞿先侯　李依洁　杨　洋　许爱丽)

参考文献

[1] 樊代明 . 整合医学初探 [J]. 医学争鸣 , 2012, 3 (2): 3-12.

[2] 樊代明 . 整合医学的内涵及外延 [J]. 医学与哲学 , 2017, 38 (1): 7-13.

[3] 中华人民共和国国家卫生和计划生育委员会 . 中国疾病预防控制工作进展 (2015 年)[J]. 首都公共卫生 , 2015, 9 (3): 97-101.

[4] 刘运芳 , 杨志平 , 樊代明 . 从屠呦呦获得生理学或医学奖谈整合医学 [J]. 中医杂志 , 2016, 57 (14): 1171-1176.

[5] 崔志文 , 夏烨 , 孙小娟 , 等 . 国内外转化医学发展历程与展望 [J]. 生命科学 , 2012, 24 (4): 316-320.

[6] 贾晓斌 . 中药复方物质基础研究新思路和方法 [J]. 中华中医药杂志 , 2008, 23 (5): 420-425.

[7] 肖小河 , 孙小军 . 论中药和中药现代化的新内涵及意义 [J]. 中国中药杂志 , 2003, 28 (3): 285.

[8] 赵军宁 . 中药复方适度调节原理与中药复方新药转化中的药理学问题 [J]. 中国中药杂志 , 2017, 42 (5): 836-843.

[9] 梁琼麟 , 罗国安 , 邹健强 , 等 . 中药复方新药创制及技术支撑体系 [J]. 世界科学技术—中医药现代化 , 2008, 10 (3): 1-6.

[10] 唐志书 , 郭立玮 . 试论建立中药复方提取分离评价体系的科学原则 [J]. 中草药 , 2010, 41 (6): 841-845.

[11] 彭苗苗 , 方芸 . 中药复方药效物质基础研究进展 [J]. 中国药房 , 2010, 21 (7): 659-660.

[12] 李文烈 , 曹海芳 , 魏刚 , 等 . 中药制剂质量控制的研究进展 [J]. 中国职业药师 , 2012, 9 (7): 32-35.

［13］赵蓉，杨惠霞，蒲瑾，等.中药重金属污染及其评价方法研究现状 [J]. 中国中医药信息杂志，2016, 23 (2): 134-136.

［14］梁琼麟，罗国安，王义明，等.中医药临床系统生物学研究体系和实践 [J]. 世界科学技术—中医药现代化，2013, 15 (1): 1-8.

［15］许海玉，杨洪军.整合药理学：中药现代研究新模式 [J]. 中国中药杂志，2014, 39 (3): 35-362.

［16］王萍，唐仕欢，苏瑾，等.基于整合药理学的中药现代研究进展 [J]. 中国中药杂志，2018, 43 (7): 1297-1302.

［17］杨洪军，许海玉.整合药理学——元胡止痛方的探索研究 [M]. 北京：科学出版社，2015.

［18］XU H Y, SHI Y, ZHANG Y Q, et al. Identification of key active constituents of Buchang Naoxintong capsules with therapeutic effects against ischemic stroke by using an integrative pharmacology-based approach [J]. Molecular BioSystems, 2016,(12): 233-245.

［19］XU H, ZHANG Y, LEI Y, et al. A systems biology-based approach to uncovering the molecular mechanisms underlying the effects of Dragon's Blood Tablet in colitis, involving the integration of chemical analysis, ADME prediction, and network pharmacology [J/OL]. PLOS ONE, 2014, 9 (7): e101432 [2019-2-15]. https://doi. org/10. 1371/journal. pone. 0101432. DOI: 10. 1371/journal. pone. 0101432.

第九章

循证医学应用于中药复方新药转化述评

第一节

循证医学原理与方法概述

相对于转化医学的概念于 21 世纪初进入我国而言,循证医学(evidence-based medicine,EBM)的引入大约要早十年。自 1996 年以来,循证医学与中国医疗实践紧密结合,在实践中与中医药学经历了理念认同、实践探讨和创新发展三个阶段,从碰撞逐渐走向融合。1999—2004 年,针对循证医学的原理与方法能否应用于中医学临床实践和科学研究这一热点问题,陈可冀、王永炎、张伯礼、赖世隆、李幼平、刘保延、胡镜清等专家学者纷纷发表观点,讨论引入循证医学对推动中医药发展的重要性、可行性及任务,形成了"一要学、二要用、三要知道局限性、四要创新"的指导思想。随着循证医学进一步发展,其理念现已广泛应用于临床实践、医学教育、卫生政策制订、医疗保险计划制订和医疗卫生立法等方面。

一、循证医学的概念

1991 年,Gordon Guyatt 首次在 ACP Journal Club 上提出"EBM"一词,次年,Gordon Guyatt、Brian Haynes、David L Sackett 等在 JAMA 上系统介绍循证医学,标志着 EBM 的正式诞生。1996 年 David L Sackett 等提出要"慎重、准确和明智地应用当前所能获得的最佳证据,结合医生的技能和经验,并综合患者的价值和愿望,将三者结合起来作出医疗决策"。2014 年 Gordon Guyatt 进一步明确了最佳证据的定义,即"临床实践应结合医生经验、患者意愿和来自系统化评价和合成的研究证据"。临床实践及卫生管理事务中,临床医师的诊疗决策诸如诊断方法的选择、治疗药物或方案的确定甚至临床治疗指南的制订、新药上市乃至医疗卫生政策和法规制订都应依据现有的科学证据,并充分考虑患者的利益和权利,这一理念已深入人心。循证医学所倡导的思维和方法成为临床实践与卫生决策的新范式。

循证医学的概念发展至今,几经拓展、补充和诠释,已经从强调解决临床问题、系统收集并评价外部证据以及结合患者意愿应用最佳证据的早期概念,发展到现今的强调临床实践中的诊疗、医护决策应建立在医生个人的优良临床知识、经验、技能与从系统研究中获取当前最佳证据的完美结合基础上尊重患者意愿和选择。从系统研究中获取的就包括了基础医学研究以及疾病的诊断、治疗、预后、康复、预防措施和卫生资源利用等方面的科学证据。这从广泛应用于系统评价、临床指南制订、卫生技术评估的证据评价、发展及评估分级系统(grading of recommendations assessment,development,and evaluation,GRADE)的研发和应用可见,决定证据应用推荐强度的关键因素包括药物或疗法的利弊平衡、证据质量、患者价值观与意愿以及成本费用,而且该系统评价的是证据体(a body of evidence),即包含关于同一结局的各类研究在内(也包括作用机制的实验研究)的证据集合。

循证医学作为一门新兴的交叉学科,其核心思想就是依据科学研究证据进行医疗卫生决策。从日常临床实践而言,医生针对患者个体的诊疗决策应依据现有最佳证据并结合其临床经验、患者意愿与价值取向来决定。针对群体的卫生医疗决策,诸如卫生政策、医疗保险计划、卫生技术评估、基本药物目录、临床实践指南和临床路径的制订、更新,以及新药上市的审批、药物上市后评价等,均应该依据科学研究证据并结合相关人群权益、社会价值取向、现有资源、卫生经济效益等做出决定。总体而言,不论是针对患者个体还是人群,实施循证医学将有助于推广有效、安全、性价比高的医学措施,淘汰无效措施,从而充分利用有限卫生资源,不断改善医疗卫生服务质量和效率,提高人民健康水平。

二、循证医学的原理

尽管针对患者个体和群体的医疗卫生决策有着不同的考虑要素和范围,但其循证医学原理是一致的,即依据科学研究证据做出医学决策。首先,提出需要解决的临床问题;接着,全面、系统地收集证据;然后,评价证据质量,进行证据综合;最后,结合证据的利弊、医生经验、患者意愿和费用等综合做出决策,从诊疗结果进行后效评价,进而改善诊疗服务质量和效果。从决策学(science of decision making)角度讲,循证医学在临床医学实践、卫生医疗政策制订、卫生技术评估等领域进行决策时强调了决策科学化、客观化和规范化。决策是为了实现特定的目标,根据客观的可能性,在占有一定信息和经验基础上,借助一定的工具、技巧和方法,对影响目标实现的诸多因素进行分析、计算和判断选优后,对未来行动做出判断与决定。这一普遍的决策程序,可以说是循证医学实践医疗决策过程的归纳。基于此,以患者个体诊疗的循证医学实践为例,用如下步骤或过程来描述循证医学的基本原理。

(一) 提出需要解决的临床问题

临床医生在实践过程中碰到需要解决的涉及诊疗、预后、康复等问题,而以其现有知识又难以解决,那么以此开展循证医学实践不失为一个好的选择。当然,理想的情况是,提出的临床问题应该具有较大意义,该问题的解决可以填补专业空白、解决争议或者补充现有知识。可是,重大临床问题的提出与凝炼是需要积累的,可能是医生长期观察、思考、归纳的结果,或是其临床知识、综合能力等各方面厚积薄发的灵感所得。解决具有较大意义的临床问题,是实践循证医学的目标所在。临床问题需要适当整理、提炼,使之结构化而便于研究。若以治疗效果问题为例,可以采用PICO(patient, intervention,comparison,oucomes)模式进行结构化整理,这也是其后进行文献检索、证据评价、证据综合所用的技巧。简言之,就是将所要解决的临床问题结构化地整理成患者(P)、干预措施(I)、对照措施(C)和结局(O)四个要素。这样便于采用合适的、对应于各要素的检索词合理建立证据的检索策略。

(二) 全面、系统地检索和收集证据

解决上述临床问题的主要方式是采用文献检索。理论上应该收集全世界已发表和未公开的所有相关证据,但事实上无法做到。因此,常用的技巧是以 PICO 模式建立检索策略,要求证据检索尽量全面而准确,并通过多种途径系统收集证据文献。从解决的角度讲,首选检索、收集可以直接回答问题的证据效率最高,其次才考虑收集原始研究证据。比如,公开发表的循证临床指南、系统评价已有关于该问题的答案,则检索收集指南、系统评价是高效率的。

(三) 证据评价与综合

收集到的证据不管是原始研究还是二次加工证据(诸如系统评价、指南),都可能涉及方法学质量问题。循证医学实践提倡应用现有最佳证据,因而需要对证据进行评价,以定优劣。这也是循证医学有别于以往医学实践的特殊之处。不管是从历史角度还是现有古籍记载看,中西医学历来是依据证据进行诊疗实践活动的,只是循证医学概念提出之前的医学实践所采用的证据可能更多依赖专家经验(expert-based medicine),即使对研究证据也不区分其真实性、可靠性,也没有进行全面系统的证据收集。循证医学实践中,收集到的证据需要对其真实性、重要性、实用性进行评价,以确认是否为最佳证据。对于单个原始研究证据,通过方法学质量评估其真实性程度,通过治疗效应指标如相对危险度降低率(RRR)、需治疗人数(NNT)等评估其临床重要性,通过结果的外推性以及治疗后效果来评估证据的实用性;对于二次加工证据(如系统评价),通过方法学质量、结果的不一致性、发表偏倚等评估其真实性,通过效应大小及精确度(如 95% 可信区间)等评估其临床重要性,再以该疗法的可获得性、应用条件、患者的相似性以及患者意愿评估其实用性。

收集的证据经过评价,当获得多个高质量证据特别是不同证据存在结果差异时,可以借助系统评价、Meta 分析方法进行证据的定性、定量综合。当证据的质量和数据符合一定要求时,可在定性分析基础上对研究结果进行定量综合分析,以得出综合性结论,为临床决策提供依据。高质量证据的定量综合是循证医学实践中的核心方法,既可解决证据之间的不一致性问题,也增加了证据的外推性。

(四) 最佳证据的应用

经过证据评价和 / 或系统评价、Meta 分析获得的具有真实性、重要性的最佳证据,将可用于指导临床决策;对于经过严格评价认为无效甚至有害的治疗措施则不予推荐

使用;至于尚无定论的治疗措施,则可为进一步研究提供信息。循证医学实践中收集、评价的现有最佳证据只为诊疗决策提供必需的信息,而决策的过程则涉及多方面要素,包括目标人群或个体、决策者、问题的重要性、资源与成本和预期获得效益等。可见,循证医学实践可以理解为是日常诊疗、卫生保健指南、卫生政策制订等领域进行科学化决策的步骤之一。即使是日常治疗实践中针对患者个体的医疗决策,也存在着决策模式、方法和程序的问题,是值得研究的。

(五) 应用效果评价及质量提升

做出医疗决策的结果就是实施行动。行动方案就是决策中确定的诊疗措施。临床上诊疗措施作用于患者之后产生什么效果,这是医患双方共同需要关注的重点。通过对这些诊疗措施作用效果的再评价(后效评价),可进一步认识其在此类患者中应用的有效性、安全性和效益等情况,有利于疗效的进一步提高和安全性的改善,从而提高医疗质量。不难看出,循证医学实践过程事实上也是临床医生不断提高自身素质、进行知识更新的自我学习过程。临床医生通过循证医学实践,将会促进其学术水平和医疗质量的不断提升。

总之,实践循证医学的关键,就是不断基于临床具体问题,将医师的临床经验、当前最好的证据和患者需求相结合,寻求最佳解决方案和最佳解决效果的过程。

三、循证医学临床实践的方法

循证医学作为一门新兴学科,带来的是一种新理念,若认为它是一种研究方法则可能是对它的误解。真要算是方法也仅是实践方法而已,比如全面、系统检索和收集证据的技术、证据合成方法、证据评价方法可以看作它的核心技术或方法。

(一) 全面系统地检索收集证据的方法

根据临床问题的 PICO 模式进行以研究设计、证据分级(level of evidence)为限定条件的全面、系统的证据文献检索,是循证医学实践的核心方法之一。针对某一临床问题,检索证据一般从最高分级开始,逐级往下进行。例如,回答治疗性临床问题,检索首先从系统评价、指南的证据开始,依次检索随机对照试验、队列研究、病例 - 对照研究、观察性研究、病例报告的各种证据,直至检索到相关证据为止。同时,循证医学还提出了收集未发表证据的思路和方法,这是避免发表性偏倚的可行措施之一。

(二) 证据评价方法

循证医学实践强调诊疗决策要依据现有最佳证据,势必对收集到的证据进行评价,而评价的主要内容即是诊疗决策结果的效应大小、真实性和外推性。首先,初筛临床研究证据的真实性和相关性(具体参照表 9-1);其次,确定临床研究证据的类型;最后,根据研究类型评价其真实性和适用性。一项研究证据结果真实性一般与其研究设计、研究质量密切相关。对于一项研究,其真实性通过偏倚控制的程度来反映,偏倚控制越好表示其质量越高,证据分级越高。随机对照试验之所以被认为证据分级高,在于其通过随机、对照控制了多种影响真实性的偏倚。因此,证据评价首先按照其研究设计分级,其次看方法学的质量以及执行、报告的质量。对于单个原始研究和多个研究综合证据,循证医学分别提供了一套针对真实性、精确性、不一致性进行评价的操作方法。

表 9-1 初筛临床研究证据的真实性和相关性

序号	评价内容	是	否
1	文章是否来自经同行评审(peer-reviewed)的杂志	继续	停止
2	文章的研究场所是否与您的医院相似,以便结果真实时可应用于您的患者	继续	停止
3	研究是否由某个组织所倡议,其研究设计或结果是否可能因此受影响	暂停	继续
4	如果文章提供的信息是真实的,对您的患者健康有无直接影响,是否为患者所关心的问题	继续	停止
5	是否为临床实践中常见的问题,文章中涉及的干预措施或试验方法在您的医院是否可行	继续	停止
6	如果文章提供的信息是真实的,是否会改变现有的医疗实践	继续	停止

(三) 系统评价与 Meta 分析方法

系统评价与 Meta 分析方法是循证医学实践最重要的方法,以至于有人误认为系统评价就是循证医学。系统评价(systematic reviews,SR),又称系统综述等,是指针对某一临床问题或主题,系统、全面地收集全世界所有发表和未发表的证据,筛选出可以回答问题的证据并进行其质量评价,较全面、准确地掌握该问题的研究现状、疗效的真实性程度及其可应用性,通过定性、定量分析得出综合结论,为临床决策提供依据。Meta 分析(Meta-analysis)更多的是指一种定量综合的统计学方法,是指针对同一命题或临床问题在对一系列证据的定性分析基础上进行定量的综合,对研究结论做出定量的综合描述。一般而言,筛选出高质量证据进行归类、分析与总结后,如果收集的证据符合相应要求,则可进行 Meta 分析,以便对治疗效应的大小得出准确估算,并对不同的剂量、疾病亚型、分期等亚组人群进行分层分析,以期更好地指导临床应用。

第二节

中药复方新药转化的循证实践与技术流程

自循证医学引入中国，就与中国医疗实践紧密结合，通过培训形成了一支具有中医药背景且熟悉循证医学知识的复合型人才队伍，在平台建设、人才培养、二次研究、临床随机对照试验、真实世界研究、指南与标准研制和方法学研究等方面取得了系列成果。中医药循证评价研究数量快速增长，研究质量也不断提高，一批中成药完成了上市后循证评价研究，为临床应用提供了高质量证据支撑，彰显了中医药优势。如芪参益气滴丸对心肌梗死的二级预防研究，是第一个在WHO临床试验平台注册的中医药循证评价研究项目，成果获得国家科学技术进步奖二等奖。本节以此研究为例，介绍多中心大样本循证评价研究在中药上市后再评价研究中的应用。

一、芪参益气滴丸对冠心病疗效的随机对照试验的系统评价

芪参益气滴丸是由三七、丹参、降香、黄芪组成，具有益气通脉，活血止痛的功效，用于气虚血瘀型胸痹等疾病的治疗。基础研究显示芪参益气滴丸可改善心功能，抑制炎症反应，促进心肌修复，抑制凋亡，调节血脂，减轻血管内皮细胞损害，保护血管内皮细胞，减轻肝纤维化程度，抗血小板，抗血栓，降低血清总胆固醇、甘油三酯、低密度脂蛋白、转氨酶等。本研究对芪参益气滴丸治疗冠心病的临床随机对照试验进行了系统评价，以研究益气活血功效在临床研究中的评价与证据质量。

(一) 资料与方法

1. 纳入/排除标准　纳入标准：①研究类型：临床随机对照试验 (randomized controlled trial, RCT)，不论是否采用盲法或实施分配隐藏，限定中、英文文献；②研究对象：冠心病患者，年龄、性别、种族、疾病严重程度不限；③干预措施：试验组采用芪参益气滴丸或芪参益气滴丸联用西药，对照组为安慰剂或西药常规对照，对于常规治疗药物，试验组与对照组应该相同；④结局指标：结局指标不设限制。

排除标准：①无法获取数据的研究；②合并其他疾病的研究；③治疗组或对照组含有其他中药制剂的研究；④重复发表文献。

2. 文献检索策略　计算机检索 CNKI, WanFang Data, SinoMed, Embase, the Cochrane Library 以及 PubMed，搜集有关芪参益气滴丸的临床随机对照研究，检索时限均为自建库至2017年11月，采用自由词与主题词相结合的方式检索。中文检索词包括主题"芪

参益气滴丸"与全文"随机"。英文检索词包括 qishenyiqi、qishen yiqi、qi shen yi qi、randomized controlled trial、controlled clinical trial、randomized、randomly。

3. 文献筛选和资料提取　两名研究者按照纳入与排除标准独立筛选文献,意见不同时讨论解决。提取内容主要包括:①一般资料:题目、作者、文献发表时间和来源;②研究对象特征:性别、年龄、病程、例数等;③干预措施:药物、剂量、频次等;④结局指标;⑤随访时间等其他信息。

4. 方法学质量评价　采用 Cochrane Handbook 偏倚风险评估工具评价纳入研究的方法学质量,评价内容包括:①随机方法;②分配隐藏;③盲法;④数据完整性;⑤选择性报告;⑥其他偏倚。对每篇纳入文章进行评估并作出"高风险""低风险""不清楚"的判断。

5. 统计分析　采用 RevMan5.3 进行 Meta 分析,计数资料采用风险比(RR)为效应指标,计量资料采用加权均数差(MD)为效应指标,各效应量均给出其点估计值和可信区间(95% CI)。纳入研究结果间异质性采用卡方检验(检验水准为 α=0.1),I² 定量分析异质性的大小。若各研究间异质性较小则采用固定效应模型进行 Meta 分析;若各研究结果间异质性较大,则进一步分析异质性来源,并进行亚组分析或敏感性分析,采用随机效应模型合并效应量,或只采用描述性分析。

(二)结果

1. 文献筛选　共检索中文文献 926 篇,英文文献 56 篇(纳入研究特征表略)。经过筛选后最终纳入 57 个 RCT,均为中文文献。文献筛选流程图见图 9-1。

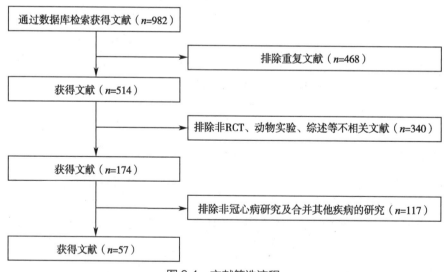

图 9-1　文献筛选流程

2. 纳入研究概述　纳入研究均采用随机平行对照设计。57 个研究共纳入 5 662 例患者,年龄为 21~101 岁。平均每个研究纳入 99 例受试者,最少 26 例,最多 285 例。有 10 个研究提及中医病证分型和诊断标准及西医诊断及诊断标准,有 19 个研究仅提及西医诊断。有23个研究同时描述纳入与排除标准,另有8个研究仅描述排除标准,15个研究仅描述纳入标准。

干预措施为芪参益气滴丸 + 对照组 vs 对照组。其中对照组治疗方案包括:西药、西医常规对症治疗以及手术治疗。用药疗程12天~1.5年。

3. 偏倚风险评价　①随机方法:所有研究均提及"随机"字样,有17个研究描述具体的随机方法(随机数字表法、计算机随机、抽签、抛硬币、协作中心随机号码);②分配方案隐藏:所有研究均未描述;③盲法:2个研究描述盲法;④评价者盲法:所有研究均未描述评价者盲法;⑤数据完整性:所有研究结局数据均完整;⑥选择性报告:5个研究结局指标报告不完全;⑦其他偏倚:不清楚。

4. 疗效评价

(1)芪参益气滴丸临床综合疗效评价:研究结果显示在临床疗效方面,芪参益气滴丸单用组[RR=1.16,95%CI(1.05,1.28)],或联用西药常规[RR=1.24,95%CI(1.19,1.28)]疗效均优于西药常规组(图9-2)。

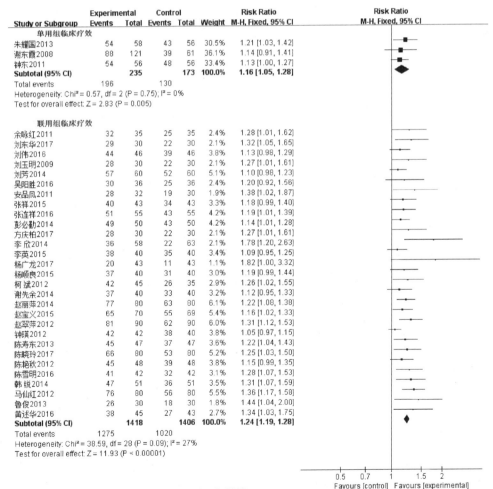

图9-2　芪参益气滴丸临床疗效评价

(2)芪参益气滴丸心电图疗效评价:研究结果显示,芪参益气滴丸与西药常规比较在心电图疗效方面显示组间差异无统计学意义[RR=1.38,95%CI(0.99,1.91)]。芪参益气滴丸联用常规治疗对心电图疗效优于西药常规组[RR=1.30,95%CI(1.23,1.37)](图9-3)。

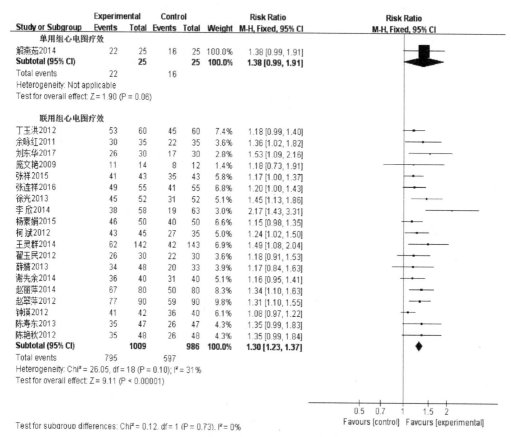

图9-3 芪参益气滴丸心电图疗效评价

(3)芪参益气滴丸对心功能指标的影响:在升高射血分数方面,芪参益气滴丸单用组[MD=5.80,95%CI(3.03,8.57)],或联用西药常规组[MD=4,95%CI(1.01,6.98)]疗效均优于西药常规组。在降低左室舒张末期容积方面,芪参益气滴丸单用组[MD=5.4,95%CI(-2.04,12.84)],或联用西药常规组[MD=6.06,95%CI(-2.84,14.97)],与西药常规组比较差异均无统计学意义。

(三)结论

芪参益气滴丸具有益气活血化瘀的功效,通过评价发现芪参益气滴丸可增加冠心病临床疗效、心电图疗效、心绞痛疗效、改善中医症状评分,提高生活质量。受纳入研究质量限制,芪参益气滴丸益气活血功效的临床证据还不充分,需要开展高质量的研究。

二、芪参益气滴丸对心肌梗死二级预防的临床研究

心肌梗死后患者的二级预防是心血管病研究领域的热点和重点。大量研究证实，抗血小板药、他汀类、钙离子拮抗剂、血管紧张素转化酶抑制剂、利尿剂等药物均具有一定的预防作用。但也存在费用高、患者依从性低、长期用药不良反应增加等问题。这也是推动了基于固定比例的上市药物组合形成的复方制剂（polypills）的研发和应用。

中药具有多成分、多靶点综合调节作用，且作用温和、价格低廉、不良反应少等优点，适合长期预防用药，但缺乏高质量的临床研究证据，也缺乏开展大规模临床循证评价研究的方法和技术体系。为了证明中药的疗效优势，并建立以重大心血管事件为评价指标的循证评价技术体系，在国家科技攻关计划和中医药行业科研专项支持下，张伯礼院士组织开展了芪参益气滴丸对心肌梗死二级预防的多中心随机对照临床试验。

"芪参益气滴丸对心肌梗死二级预防的临床试验研究"（MISPS-TCM），在全国 16 个省市 88 家医院募集了 3 505 例合格病例，项目试验周期 6 年，开创了中医药大规模循证评价成功的实践，并在实践中建立了符合中医药特点的大规模临床研究设计、实施、质量控制等系列关键技术，包括方案设计、中央随机化、试验药品编盲与配给、试验中心选择、受试者募集、研究者培训、三级监查、终点事件评估、数据核查、数据动态管理和过程评价等关键技术。每项关键技术匹配一套标准操作程序，为中医药多中心、大规模循证研究的开展提供了方法学借鉴，并在"重大新药创制"科技重大专项及国家科技支撑计划等项目中得到应用。研究成果为中成药上市后再评价提供技术支持，为客观评价中医药疗效奠定了方法学基础，促进了中医药临床研究质量的整体提升，在行业内起到示范作用，并培养了一支中医药循证评价研究的队伍，研究成果获得国家科学技术进步奖二等奖。

（一）研究设计

1. 研究类型　多中心、随机、双盲、平行对照临床试验。试验注册号：ChiCTR-TRC-00000002。

2. 纳入标准　心肌梗死病史在 4 周~2 年的患者；患者年龄为 18~75 岁；中医证型为气虚血瘀证。排除介入和心脏搭桥术后患者以及合并其他严重疾病或不适合参加临床试验的患者。

3. 干预措施　试验组：芪参益气滴丸（0.5g，每日 3 次）+阿司匹林片模拟剂（100mg，每日 1 次）；对照组：芪参益气滴丸模拟剂（0.5g，每日 3 次）+阿司匹林片（100mg，每日 1 次）。试验组和对照组基础用药参照相关临床指南，但抗血小板药物和活血化瘀中药禁用。患者接受试验药治疗 12 个月，停用试验药后随访 6 个月。

4. 结局指标　主要结局指标是复合心血管终点事件(心血管死亡、非致死性再梗死、非致死性卒中);次要指标是严重心律失常、心力衰竭、心源性休克、血运重建、肺栓塞和深静脉血栓。

5. 研究结果　共纳入 3 505 例合格病例进入随机分配,试验组 1 746 例,对照组 1 759 例。主要指标:试验组第 12 个月和 18 个月复合终点事件发生率分别为 2.98% 和 3.67%;对照组复合终点事件发生率为 2.96% 和 3.81%。次要指标:试验组第 12 个月和 18 个月次要指标发生率分别为 2.41% 和 2.98%;对照组次要指标发生率分别为 2.44% 和 3.30%。两组比较差异无统计学意义(详见表 9-2)。药物相关不良事件试验组(65 例)低于对照组(86 例)。

表 9-2　随访结束(第 18 个月)主要疗效指标比较分析(FAS)

指标	试验组(n=1 746)	对照组(n=1 759)	P 值
	事件数(%)	事件数(%)	
复合终点事件	64(3.67)	67(3.81)	0.895 3
心血管死亡	31(1.77)	30(1.70)	0.836 1
非致死性再梗	26(1.49)	26(1.48)	0.925 3
非致死性中风	7(0.40)	11(0.63)	0.360 0

6. 研究结论　芪参益气滴丸和阿司匹林对心肌梗死二级预防具有相似的效果。中药具有综合调节作用,可作为阿司匹林抵抗及禁忌患者的替代用药。

(二) 研究分析

该研究是第一个具有自主知识产权的中医药大样本、多中心随机对照临床试验,在众多方面体现了一个高质量临床试验的特征。研究者组织了多学科临床研究协作团队,形成协调机制;采用国际通用的管理模式,包括建立了指导委员会、结局仲裁委员会、数据管理中心等多个协调组织。试验制定了严格的纳入排除标准,确定了详细的干预措施,并全程严格管理试验,确保研究高质量实施。采用了中央化随机系统(包括使用交互式的语音应答系统),保证分配隐藏的实现;通过使用模拟剂技术,对患者、临床医生、结局评估员等相关参与人员实施了盲法,尽可能避免实施偏倚;采用多种办法,控制患者失访,尽量降低信息丢失导致的偏倚;采用中央化数据采集和管理系统,实现了数据的实时监测、管理和及时纠正。

1. 试验和对照药物——模拟剂的使用　该研究选择的试验药芪参益气滴丸是组分中药,在临床上广泛用于心血管疾病的防治。相关基础和临床研究表明该药有抗血小板作用,且具有保护心肌细胞、防止再灌注损伤、防止心室重构、抑制炎症反应、稳定粥样硬化斑块等多重活性,与心血管复方制剂 polypills 具有相似的功效。研究对照药为肠溶阿司匹林,是心肌梗死二级预防的推荐用药。由于芪参益气滴丸与阿司匹林片剂型不同,给研究的设盲带来困难。为了实现对临床研究者、患者、数据管理者、监查员等研究参与者设盲,减少实施偏倚,本研究采用了双模拟的方法,分别生产了与试验药性状、气味、口味相似但没有药理作用的模拟剂。试验组患者给予芪参益气滴丸(0.5g,每日 3 次)+阿司匹林片模拟剂(100mg,每日 1 次);对照组给予芪参益气滴丸模拟剂(0.5g,每日 3 次)+阿司匹林片(100mg,每日 1 次)。模拟剂的使用给研究用药的配给、编盲增加了一定的难度,但也从根本上减少了实施偏倚。

2. 受试者入选标准——患者年龄的调整 该研究患者主要纳入标准为:心肌梗死病史在 4 周~2 年的患者;患者年龄为 18~75 岁;中医证型为气虚血瘀证。考虑到老年患者长期使用阿司匹林可能引起出血风险,第一版研究方案把患者年龄定位在小于 65 周岁;研究过程中数据安全性监测没有发现出血事件增加,且年龄范围窄,会影响研究结果的外推性,也会降低受试者入组效率,延长研究周期。综合多方面考虑,研究专项委员会提出扩大年龄范围为"小于 75 周岁",并报伦理委员会审核批准后实施。考虑到停用指南推荐使用阿司匹林带来的伦理和实施问题,本研究排除了介入和心脏搭桥术后及合并其他严重疾病的患者。

3. 随机和分配隐藏——交互式语音应答系统 由于研究样本量大、周期长、参加单位多且地域跨度大,采用传统固定随机和不透光信封进行分配隐藏等方法具有显著的局限性。由于研究实施时互联网及移动通信还不发达,本研究采用交互式语音应答系统(CRIVRS),执行动态随机和分配隐藏。研究者通过拨打 800 电话接入 CRIVRS,按照语音提示进行操作,逐步完成对受试者的筛选、随机化和药物指定等工作。CRIVRS 与入组信息数据库可以通过客户端进行网上浏览和管理,为研究药物的动态配给和数据动态管理奠定了基础。

4. 数据提交与核查——动态数据管理 MISPS-TCM 研究中心多且分布于各地,样本数量大,包含大量数据的记录、提交、核查等工作,纸制病历报告表(CRF)如果管理不当,在填写、转交、保存等过程中容易缺失、破损,导致数据丢失,影响数据的完整性。为了保证信息采集的准确、真实和及时性,MISPS-TCM 项目基于当时的条件,采用传真的方式实现 CRF 的即时提交。临床试验中心和数据管理中心收到传真资料后,对 CRF 记录的信息进行初步审查,并进行核查答疑,可防止数据采集和修改不及时带来的一系列问题。通过动态数据管理,边收集、边整理、边核查、边录入,及时纠正发生的问题,可为中期分析提供数据,为保障供统计分析的数据质量。

(三) 小结

通过研究实践,形成了一条从二次研究着手向大规模临床试验递进的循证评价技术体系,开创中医药大规模循证评价成功实践。并在实践中建立了符合中医药特点的大规模临床研究设计、实施、质量控制等系列关键技术,包括方案设计、中央随机化、试验药品编盲与配给、试验中心选择、受试者募集、研究者培训、三级监查、终点事件评估、数据核查、数据动态管理和过程评价等关键技术。每项关键技术匹配一套标准操作程序,为中医药多中心大规模循证研究的开展提供方法学借鉴。研究成果可为中成药上市后再评价提供技术支持,促进中医药临床研究质量的整体提升。

第三节

循证医学方法学与中药复方新药转化述评

目前,导致中药复方新药评价和新药转化面临困境的主要原因还是有效性问题,而有效性评价体系和标准则是破解瓶颈问题的关键。循证医学是典型的转化医学,着重于将临床研究向临床应用转化。中药复方新药的有效性评价是转化研究的前提,通过获得疗效的证据,在临床推广应用,再到医疗卫生服务及政策制定的后期转化。因此,学好、用好循证医学方法,对提高中药复方新药的转化及应用效率大有裨益。

一、循证医学应用于中药复方新药转化的方法与工具

循证医学在中药复方新药转化领域得以运用的关键即是建立符合循证医学原理且适合解决特定问题的方法学。随着循证医学的不断发展,从随机对照试验、非随机对照试验、单个病例汇总分类到诊断学试验、特殊领域的间接比较、系统综述的系统评价、临床指南的系统评价等,卫生技术的评估等方法学研究也得到了广泛发展。国内专家学者通过不懈努力,开展中医药循证评价实践,推动了循证研究平台建设,在方法学研究方面也取得一系列标志性成果。包括建立中医药核心指标集(core outcome set,COS)研究方法,推动了中医药临床评价指标与国际接轨;创立了基于间层变换(interlayer transformation,ILT)的受试者依从性评价方法;以及患者报告结局评价的应用等等。而初学者易将循证医学等同于系统评价。实际上,根据原始研究、二次研究、转化研究等3种循证医学证据体系,可对应出不同的研究方法和评价转化工具(图9-4)。全面学习掌握这些方法与工具是将循证医学应用于中药复方新药转化的前提。

(一) 原始研究证据与方法

原始研究证据(primary research evidence)即研究者直接收集并分析来自患者的第一手资料所获得的证据,其研究方法包括试验性研究(experimental studies)和观察性研究(observational studies)。

(二) 二次研究证据与方法

二次研究证据(secondary research evidence)即回顾分析已发表文献中关于某一问题的全部原始研究证据,进行严格评价、整合、分析、总结后所得出的综合结论,是对多

个原始研究证据的再加工。包括系统评价 /Meta 分析、系统评价再评价、叙述性综述、述评等。

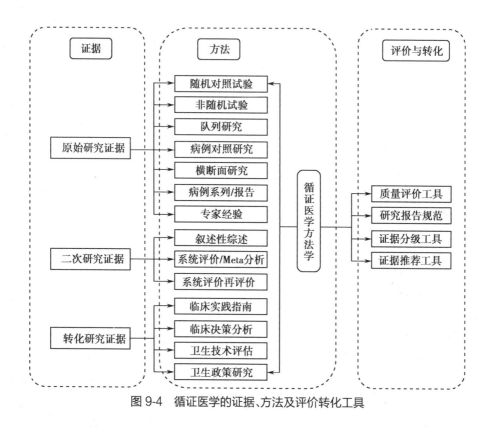

图 9-4　循证医学的证据、方法及评价转化工具

（三）转化研究证据与方法

转化研究证据（translational research evidence）是在原始研究证据和二次研究证据基础上，转化可供临床医生和卫生决策者使用的决策依据，其研究方法包括临床实践指南、临床决策分析、卫生政策制定和卫生技术评估等。

（四）证据评价工具

1. 偏倚风险评价工具　偏倚是研究结果或统计推断中的一种系统误差，具有一定方向性。不同偏倚可能导致对干预措施真实效应的低估。常用的偏倚风险评估工具见表 9-3。

表 9-3　随访结束（第 18 个月）主要疗效指标比较分析（FAS）

原始研究证据	评价工具
随机对照试验	Cochrane 风险偏倚评估工具（Cochrane Collaboration's tool for assessing risk of bias）
非随机试验研究	ROBINS-I 工具
	MINORS 条目（methodological index for non-randomized studies）

续表

原始研究证据	评价工具
诊断性试验	QUADAS-1 工具
	QUADAS-2 工具
	Cochrane DTA 工作组标准
观察性研究	ROBINS-I 工具
	NOS 量表,可用于队列研究和病例对照研究
	AHRQ 横断面研究评价标准
动物实验	SYRCLE's risk of bias tool for animal studies
系统评价/Meta 分析	AMSTAR 工具
	ROBIS 工具
	AMSTAR-2 工具
系统评价再评价	AMSTAR 工具
	AMSTAR-2 工具
经济学研究	Drummond 标准
	QHES 评分系统

2. 证据质量评价工具　2000 年,包括 WHO 在内的 19 个国家和国际组织共同创立"推荐分级的评价、制定与评估"系统(GRADE)小组,于 2004 年正式推出国际统一的证据质量分级和推荐强度系统,并于 2011 年更新。此外,AGREE 国际协作组织于 2003 年制定并发布了指南研究与评价工具(appraisal of guidelines research and evaluation, AGREE)。为进一步提供 AGREE 的科学性和可及性,AGREE 协作网的部分成员组建 AGREE Next Steps 协会对 AGREE 开展修订工作,并于 2009 年发布 AGREE Ⅱ。

3. 证据水平分级工具　2002 年,牛津循证医学中心(Oxford Center for EBM, OCEBM)制定证据水平评价标准,根据研究设计和终点对临床研究进行证据等级划分。如今,牛津标准已从最初仅用于治疗研究,扩展到预后、诊断、经济学分析等多种类型研究。2009 年,Jeremy Howick 领导的国际小组对 OCEBM 证据体系进行修改,2011 年正式完成并发布。增加了症状现况研究及鉴别诊断的证据分级,并修改了证据推荐强度。证据分级体系等级由 2001 年版 5 级 10 等,减少为 5 级,在 1~3 级证据中不再细化,将 SR 证据等级提升,将 RCT 和观察性研究证据等级下调。值得注意的是,证据水平仍需结合证据一致性、临床意义、普遍性、适用性等多方因素考虑推荐强度。

总之,循证医学是一种科学处理海量信息的研究方法,其证据源自原始研究、二次研究、转化研究,是对原始研究的进一步综合和筛选,这些过程需使用多种临床流行病学和统计学方法加以解决。但目前的循证医学方法学在很多方面尚未成熟。因此,方法学研究(methodological study)成为循证医学的研究重点之一。通过开展研究不断发现和解决目前方法学中存在的问题,才能创新更加合理、成熟的方法。大量研究表明,循证医学可以运用于中药复方新药转化领域,其研究思路和方法可以帮助借鉴此前全球解决类似问题的经验,减少不必要的弯路。

二、循证医学应用于中药复方新药转化的条件和特点

众所周知,中药新药创制与研发有着不同于化学药物的始发点,即是单味或复方中药已有长久的使用历史,积累了丰富的临床经验。但是,从循证医学角度看,这些经验可能有着不同的质量水平,有些可能质量低下。同时,我们也看到,现代医药学发展过程中,自然界产生的化学物质一直是新药的灵感来源,诸如吗啡、水杨酸、奎宁、长春新碱、紫杉醇以及青蒿素等。中医是世界上具有系统理论的、最先进的传统医学体系,中医药展现出的是一种独特的药物开发资源。事实上,在癌症治疗领域,75%(175 种药物中的 131 种化合成分)的药物来源于天然产物。青蒿素、砷剂的研发成功不断激励着学者从传统医药之中寻找有效、安全的药物。当将中医药知识及经验与循证医学相结合时,将可能为未来中药复方新药转化提供更多的机会。

循证医学应用于中药复方新药转化的前提是政府的需要、支持和宏观指导;高质量的证据、高素质的医师和患者的参与是循证医学应用于中药复方新药转化的关键;广泛有实效的培训和宣传、方便快捷的信息查询和强大的专业数据库及严格的质量控制是循证医学应用于中药复方新药转化的技术保障;明确目的,准确定位,学以致用,持之以恒是循证医学应用于中药复方新药转化的源动力。而要合理运用循证医学方法解决中药复方新药转化过程中出现的问题,首先要确保中药复方新药临床试验过程遵循以下原则:①临床试验注册(clinical trial registration)与临床试验报告规范化(good reporting of clinical trial);②基于问题,即按问题的重要程度进行筛选;③立足于用,以解决临床问题为起点和终点;④基础 + 临床 + 管理,以临床为核心,运用基础和管理的方法帮助转化。

经过多年实践与研究,我们认为,前期资料完整性与研究过程的规范性是循证医学应用于中药复方新药转化的最基本条件和最显著特点。尤其在规范临床试验报告方面,我国学者做了大量工作,于 2017 年主持制定了中药复方临床试验报告规范(CONSORT for Chinese Herbal Medicine Formulas),为中药复方试验提供了规范的报告检查清单(表 9-4)。

表 9-4　中药复方试验报告的检查清单

论文章节/主题	条目号	CONSORT 声明的检查条目	中药复方扩展版	报告页码
文题、摘要和关键词	1a	文题能识别是随机临床试验	说明中药临床试验是针对某个中医证型、某个西医定义的疾病或某个具有特定中医证型的西医定义的疾病(如适用)	

论文章节／主题	条目号	CONSORT 声明的检查条目	中药复方扩展版	报告页码
文题、摘要和关键词	1b	结构性摘要,包括试验设计、方法、结果、结论几个部分(具体的指导建议参考"CONSORT for abstracts")	说明复方的名称、剂型及所针对的中医证型(如适用)	
	1c		确定适当的关键词,包括"中药复方"和"随机对照试验"	
引言				
背景和目的	2a	科学背景和试验理由的解释	基于生物医学理论和／或传统中医学理论的解释	
	2b	具体目的或假设	说明中药临床试验是针对某个中医证型、某个西医定义的疾病或某个具有特定中医证型的西医定义的疾病(如适用)	
方法				
试验设计	3a	描述试验设计(诸如平行设计、析因设计),包括受试者分配入各组的比例		
	3b	试验开始后对试验方法所作的中药改变(如合格受试者的挑选标准),并说明原因		
受试者	4a	受试者合格标准	如招募特定中医证型的受试者,应详细说明其诊断标准及纳入和排除标准。须使用公认的诊断标准,或提供参考出处,使读者能查阅详细解释	
	4b	资料收集的场所和地点		
干预措施	5	详细描述各组干预措施的细节以使其他研究者能重复试验,包括各干预措施实际上是在如何及何时实施的	不同类型的中药复方,应包括以下的内容: 5a. 固定组成的中药复方 1. 复方的名称、出处和剂型(如汤剂、颗粒剂、散剂) 2. 复方中所有组成药物的名称、产地、炮制方法和剂量。中药名称最少以 2 种文字表示:中文(拼音)、拉丁文或英文,同时建议注明入药部位	

论文章节/主题	条目号	CONSORT声明的检查条目	中药复方扩展版	报告页码
干预措施			3. 说明每种药物的认证方法,以及何时、何地、由何人或何机构、如何进行,说明有无保留样本。如有,说明在何处保持及可否获得 4. 组方原则、依据及方解 5. 支持复方疗效的参考数据,如有 6. 复方药理研究,如有 7. 复方制作方法,如有 8. 每种药物及复方的质量控制方法,如有。包括任何定量和/或定性测试方法,以及何时、何地、如何和由何人或何机构进行,原始数据和样品在何处保存,可否获得 9. 复方安全监测,包括重金属和有毒元素试验、农药残留试验、微生物限量试验、急性/慢性毒性试验,如适用。如有,在何时、何地、如何和由何人或何机构进行,原始数据和样本在何地保存,可否获得 10. 复方剂量,及其制定依据 11. 给药途径(如口服、外用) 5b. 个体化中药复方 1. 参见5a第1~11项的报告内容 2. 附加资料 复方如何、何时和由何人进行加减 5c. 中成药 1. 组成、剂量、疗效、安全性及质量控制方法等具体内容可参照已公开的文献资料(如药典) 2. 说明复方的详细资料包括:①产品名称(即商品名);②生产厂家;③生产批号;④生产日期及有效期;⑤辅料在成品中的比例;⑥是否有附加的质量控制方法 3. 说明中成药在本试验中所针对适应证是否与已公开的资料相同 5d. 对照组 - 安慰剂对照 1. 每种成分的名称和剂量 2. 描述安慰剂和试验中药在颜色、气味、味道、外观和包装等方面的相似程度 3. 质量控制和安全监测的标准和方法 4. 给药途径、疗程和剂量 5. 生产数据,包括:何地、何时、由何人或何机构制作	

论文章节／主题	条目号	CONSORT 声明的检查条目	中药复方扩展版	报告页码
干预措施			- 阳性对照 1. 中药复方可参见 5a 至 5c 的内容 2. 化学药品可参考 CONSORT 声明中条目 5 的内容	
结局指标	6a	完整而确切地说明预先设定的主要和次要结局,包括它们是在何时、如何测评的	详细报告与中医证候相关的结局指标	
	6b	试验开始后对结局指标是否有任何更改,并说明原因		
样本量	7a	如何确定样本量		
	7b	必要时,解释中期分析和试验中止原则		
随机方法				
序列的产生	8a	产生随机分配序列的方法		
	8b	随机方法的类型,任何限定的细节(如怎样分区组和各区组样本多少)		
分配隐藏机制	9	用于执行随机分配序列的机制(例如按序编码的封藏法),描述干预措施分配之前为隐藏序列号所采取的步骤		
实施	10	谁产生随机分配序列,谁招募受试者,谁给受试者分配干预措施		
盲法	11a	如果实施了盲法,分配干预措施之后对谁没盲(例如受试者、医护提供者、结局评估者),以及盲法是如何实施的		
	11b	如有必要,描述干预措施的相似之处		

续表

论文章节/主题	条目号	CONSORT 声明的检查条目	中药复方扩展版	报告页码
统计学方法	12a	用于比较各组主要和次要结局指标的统计学方法		
	12b	附加分析的方法,诸如亚组分析和校正分析		
结果				
受试者流程(极力推荐使用流程图)	13a	随机分配到各组的受试者例数,接受已分配治疗的例数,以及纳入主要结局分析的例数		
	13b	随机分组后,各组脱落和被剔除的例数,并说明原因		
招募受试者	14a	招募期和随访时间的长短,并说明具体日期		
	14b	为什么试验中断或停止		
基线资料	15	用一张表格列出每一组的基线数据,包括人口学资料和临床特征		
纳入分析的例数	16	各组纳入每一种分析的受试者数目(分母),以及是否按最初的分组分析		
结局和估计值	17a	各组每一项主要和次要结局指标的结果,效应估计值及其精确性(如95%可信区间)		
	17b	对于二分类结局,建议同时提供相对效应值和绝对效应值		
辅助分析	18	所做的其他分析的结果,包括亚组分析和校正分析,指出哪些是预先设定的分析,哪些是新尝试的分析		

论文章节/主题	条目号	CONSORT 声明的检查条目	中药复方扩展版	报告页码
危害	19	各组出现的所有严重危害或意外效应（具体的指导建议参考"CONSORT for harms"）	（此条目无扩展）	
讨论				
局限性	20	试验的局限性,报告潜在偏倚和不精确的原因,以及出现多种分析结果的原因(如果有这种情况的话)		
可推广性	21	试验结果被推广的可能性(外部可靠性、实用性)	讨论中药复方与不同中医证候和疾病的作用	
解释	22	与结果相对应的解释,权衡试验结果的利弊,并且考虑其他相关证据	以传统中医学理论做解释	
其他信息				
试验注册	23	临床试验注册号和注册机构名称		
试验方案	24	如果有的话,在哪里可以获取完整的试验方案		
资助	25	资助和其他支持(如提供药品)的来源,提供资助者所起的作用		

三、循证医学应用于中药复方新药转化的范围

在中药新药研发以及转化应用中,循证医学关于系统收集证据、评价证据、依据现有最佳证据进行决策的理念和方法可以发挥其应有的作用。从以下方面来描述循证医学之于中药复方新药转化的应用范围。

(一) 中药复方新药的临床定位

一种中药复方新药在研发时首先会考虑其临床定位,即该药的功能主治和适应证,考虑其治疗哪类疾病或疾病的哪类亚型、分期或者某些症状等,甚至还会着重考虑该药适用于哪一中医证候。所有这些考虑的问题,无不需要依据收集到的证据进行分析判断。例如,一个中药复方拟进行新药研发,除了政策法规之外,我们会考虑以下的几点情况:

1. 该复方的临床观察证据 一般而言,该复方可能已经具有一定研究基础,此时通常考虑证据的真实性、实用性,包括该复方的试验设计、效应大小及其精度、治疗疾病的亚型、分期或者某些症状等、适用的中医证候。在此,对多个临床研究证据的系统评价与 Meta 分析将发挥作用。如果通过系统、全面收集证据可以获得答案则比较理想,否则考虑需要进行不同的预试验。

2. 该复方组分的临床研究证据 中药复方中各味中药的研究证据也是值得关注的,尽管各味中药效应之和不一定就等于复方总效应,但这在安全性评价中可能有较大意义。如果其中的哪味中药存在安全性问题,可能会影响整个复方的安全性评价。因此,系统、全面收集各味中药的安全性数据同样具有重要意义,甚至可能决定该复方的研发前景。

3. 该复方及组分机制的实验证据 尽管实验证据在循证医学中不表现出重要的价值,但在复方研发中可以结合临床证据进一步推测其临床定位,对临床定位的思考是有一定帮助的。有时,实验证据可能也是复方安全性评价的内容之一,比如临床前研究证据在新药研发中就具有重要意义。

在运用循证医学确定中药复方新药临床定位的具体方法和步骤方面,我们建议采用 LPC 分析法,即"文献评价 - 药理研究 - 临床经验(literature evaluation-pharmacology research-clinical expertise,LPC)"分析法。首先搜集目标中药品种的临床研究文献,采用循证医学的系统评价方法逐一进行分析、评价,为二次开发提供临床基线资料,初选该品种的临床适应证;结合该中药品种主要组成药物的现代药理学研究成果,进一步分析、归纳,总结该品种的临床特点,明确其主效应,兼顾次效应,重视负效应,从而确定其临床定位并重新评价。

(二) 中药复方新药临床试验的设计

中药复方新药的研究内容与药物自身属性及用药环节等多个方面有关,目前应用循证医学开展中药复方新药临床试验,集中体现在药物有效性、安全性,以及经济学评价等方面。通过针对试验目的的系统评价与 Meta 分析,可以为中药复方新药临床试验设计,包括正交试验设计、均匀试验设计等提供诸如样本量估算、亚组人群筛选、疗程、剂量、结局指标选择等必要信息,有利于准确启动中药复方新药临床试验。例如,某中药复方新药的前期成药性研究、新药Ⅱ期探索性试验、Ⅲ期确证性研究、上市后再评价等,设计时的样本量可通过系统评价、Meta 分析的综合效应大小和精度进行估算。各类系统评价和 Meta 分析也为试验对象的筛选条件确定提供参考信息,诸如其亚组分析结果提示针对某一亚群效果更好,则可能为此设定入选该亚群患者进行试验观察。

以中药复方新药上市后循证评价为例,新药上市后在广泛人群中的使用将会产生更多的各类证据,收集、分析这些证据有助于进一步评价该药的有效性、安全性、适用性。中药复方新药上市后循证评价则是在药物上市后评价的基础上,通过观察性研究、前瞻性临床研究、系统评价、经济学评价等方法,评价药物在临床实际用药过程中的安全性、有效性、和成本 - 效果等,为公立和非公立医疗、保险和决策机构,以及医疗服务人员和患者提供最全面的评价证据。这方面已经有很多例子,包括中药注射剂上市后再评价研究。当然,前提是有足够数量的证据可以进行评价和分析。系统评价、Meta 分析等循证评价结果可为药物上市后有效性评价提供更多信息,诸如亚组人群的治疗效果的人群特征,尤其是对不良反应的监测,这些信息能够为不断改进中药复方新药审评中的问题提供证据支撑,对上市后中药复方新药的安全性、有效性、适用性和经济性做出更加科学、权威性评价,同时也可为增加适应证、进一步的转化应用提供决策帮助。

在运用循证医学方法进行中药复方新药上市后评价的原则方面,张伯礼院士早在10 余年前即提出必须严格执行《临床研究技术要求》中各项规定,在总结和分析Ⅱ、Ⅲ期临床资料基础上,进一步明确新药的适应病证范围和用药剂量,对出现的不良反应和处置措施错处评估;实验设计严谨,采用公认的疾病诊断标准,证候诊断标准、纳入排除标准、疗效标准,严格采用随机、对照的分组原则,确保样本的代表性和结论的外推性。对受试者要严格控制可变因素,监督其依从性,保证结果的真实性;观察指标应先进有效,能够反应药物效应,并具有可操作性;采用合理的治疗方案和恰当的统计方法;临床总结应当资料系统,内容全面,结果客观,数据准确;对各观察单位的临床总结报告作全面、系统的质量评估,进行定性分析,符合条件的报告进行定量的 Meta 分析。

当然,要更好地将循证医学运用于中药复方新药转化,最根本的前提还是要提高临床试验质量。通过建立公共中药复方新药临床试验注册体系;建立中药复方新药临床试验数据实时监测体系;建立中药复方新药临床试验立项后科学审核机制;建立中药复方新药临床试验技术支撑体系;建立独立的机构伦理委员会;开拓发展编辑伦理学,从中药复方新药临床试验的入口、过程和结果三个环节推动中药复方新药临床试验完全透明化,有利于形成公众监督中药复方新药临床试验质量的氛围,为提高中药复方新药临床试验质量起到促进与保驾护航的作用。

（三）新药注册申请的审批及监管

从循证角度而言,任何国家的卫生药政管理部门进行新药注册的审批就是依据研究证据进行的,如果厂商提供的证据不足以证明药物是安全、有效的,则无法获得注册。同样,监管部门对中药复方新药临床试验的审查也是依据收集到的证据进行分析判断的。即使是基于风险管理的监管模式,也必定是以证据为依据的,否则也无从判断风险的大小。对中药复方新药上市后的监管,不管从厂家的角度还是管理的角度,循证医学都将发挥更大的作用。例如,中药复方新药安全性再评价通过系统评价、Meta 分析可以发现预警情况,必要时将系统评价结果与其他因素相结合可以做出监管决策;系统全面收集药物的临床应用及研究证据,也可以为中药复方新药上市后有效性评价提供信息,诸如不同人群的治疗效果、与其他药物比较的效果、疗效优劣的人群特征,这些信息也可对修改中药复方新药的药物说明书提供帮助。

(四)中成药二次开发

中成药二次开发是中药复方新药研发的重要手段;是创新中药复方新药研制的有力支撑;是提升中药复方新药核心竞争力的便捷途径。近年来,随着多中心、大样本的中医临床疗效评价模式提出,中医循证医学的发展及基于大数据挖掘的中医诊疗规范化、客观化、信息化的研究,为中成药的二次开发提供了良好环境。临床循证医学研究在中成药二次开发过程中占有重要地位,其主要通过临床试验及系统评价,帮助新药研发者确定中成药的功效定位、临床适应证及不良反应,同时能够为中成药药效及安全性再评价作出系统、权威的解释,促进质量标准的提升,为二次开发奠定基础(图 9-5)。

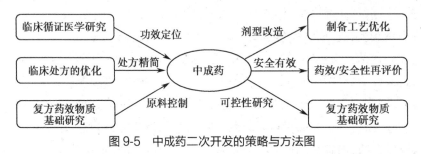

图 9-5　中成药二次开发的策略与方法图

(胡镜清　张俊华)

参考文献

[1] Evidence-Based Medicine Working Group. Evidence-based medicine. A new approach to teaching the practice of medicine [J]. JAMA, 1992, 268 (17): 2420-2425.

[2] SACKETT D L, ROSENBERG W M C, GRAY J A M, et al. Evidence based medicine: what it is and what it isn't [J]. BMJ, 1996, 32: 71-72.

[3] ROBINSON JAN. Evidence-based medicine: how to practice and teach EBM [J]. Australian College of Midwives Incorporated Journal, 1997, 10 (2): 2382-2383.

[4] GUYATT G H, OXMAN A D, VIST G E, et al. GRADE: an emerging consensus on rating quality of evidence and strength of recommendations [J]. BMJ (Clinical research ed.), 2008, 336 (7650): 924-926.

[5] 金陵. 循证医学基础 [M]. 北京:北京大学医学出版社, 2010.

[6] 车文博. 心理咨询大百科全书 [M]. 杭州:浙江科学技术出版社, 2001.

[7] 宋书文. 管理心理学词典 [M]. 兰州:甘肃人民出版社, 1989.

[8] Center for Evidence-Based Medicine. Asking focused questions [EB/OL].[2019-03-27]. https://

www. cebm. net/2014/06/asking-focused-questions/.

［9］王家良 . 循证医学 [M]. 北京：人民卫生出版社，2001.

［10］The Center for Evidence-Based Medicine. Systematic review appraisal sheet [EB/OL].[2019-03-27]. http://www. cebm. net/index. aspx？o=1157.

［11］赖世隆 . 中西医结合临床科研方法学 [M]. 北京：科学出版社，2003.

［12］JEFFERSON T, RUDIN M, BRODNEY F S, et al. Editorial peer review for improving the quality of reports of biomedical studies [J/OL]. Cochrane Database Syst Rev, 2007, 7 (2): MR000016 [2018-12-18]. https://doi. org/10. 1002/14651858. MR000016. pub3.

［13］赵军宁 . 中药复方适度调节原理与中药复方新药转化中的药理学问题 [J]. 中国中药杂志，2017, 42 (5): 836-843.

［14］刘建平 . 转化医学与循证医学及其与中医药疗效评价 [J]. 中国中西医结合杂志，2011, 31 (4): 444-445.

［15］李幼平，王莉 . 循证医学研究方法 [J]. 中华移植杂志，2010, 4 (3): 225-228.

［16］张伯礼，李振吉，胡镜清 . 中国中医药重大理论传承创新典藏 [M]. 北京：中国中医药出版社，2018.

［17］李幼平 . 使用循证医学 [M]. 北京：人民卫生出版社，2018.

［18］CHENG C W, WU T X, SHANG H C, et al. CONSORT extension for Chinese herbal medicine formulas 2017: recommendations, explanation, and elaboration [J/OL]. Annals of Internal Medicine, 2017, 167 (2): W7-W20 [2018-12-18]. https://doi. org/10. 7326/M16-2977.

［19］郑颂华，吴泰相，商洪才，等 . 中药复方临床随机对照试验报告规范 2017——CONSORT 声明的扩展，说明与详述 [J]. 中西医结合心脑血管病杂志，2019, 17 (1): 1-14.

［20］商洪才，张伯礼，李幼平 . 上市后中成药再评价临床定位的原则和方法——基于循证医学的理念 [J]. 中西医结合学报，2008, 6 (9): 887-890.

［21］郭新峰，温泽淮，谢雁鸣，等 . 疏血通注射液临床安全性的系统分析 [J]. 中国中药杂志，2012, 37 (18): 2782-2785.

［22］孙世光，范伟，戚冬梅，等 . 注射用丹参 (冻干) 不良反应的临床特征及预警信号探讨 [J]. 药物不良反应杂志，2016, 18 (4): 243-248.

［23］李幼平，杜亮，王莉，等 . 借鉴循证医学理念方法，提高我国新药审评质量 [J]. 中国循证医学杂志，2006,(12): 851-854.

［24］张伯礼 . 中药新药临床再评价——采用循证医学方法进行Ⅳ期临床研究 [J]. 中国中医药信息杂志，2000, 7 (1): 72-72.

［25］吴泰相，李幼平，刘关键，等 . 中国临床试验注册中心及中国循证医学中心提高我国临床试验质量的策略和措施 [J]. 中国循证医学杂志，2010, 10 (11): 1243-1248.

［26］傅超美，张永萍 . 中药新药研发学 [M]. 北京：中国中医药出版社，2017.

第十章

系统生物学应用于中药复方新药转化述评

第一节
原理与方法概述

在过去的数千年当中，以中医药为代表的数种传统医学发展成熟。传统形式医学的显著特点之一是采用整体方法来审视生物体的功能以及功能的失调。中医学至关重要的观点是健康的机体处于阴阳平衡的状态。这种平衡被认为是身心与外界环境之间复杂的相互作用，并表现在各种水平上，包括从机体生化组分水平到能量控制系统水平。机体内的失衡状态可由各种因素引起，如年龄、性别、情绪、生活环境、季节性波动和病理因素等，并导致各种慢性疾病。患者对这些致病因素的整体动态反应是中医诊断的依据，中医师通过辨证论治的方法将患者个性化的归类为不同的疾病证型，如类风湿关节炎患者可以大体上分为寒证与热证两大基本类型。辨证论治是指导使用中草药个性化干预疾病的重要概念。在悠久的历史中，人们在许许多多临床观察中摸索到人体对中药的各种反应，并且在中药药理作用和治疗效果方面建立了许多重要的传统概念，如药物的四气五味和炮制等。这些概念是组成中药方剂的基础。根据患者的整体动态变化进行诊断，使用多种药物组成方剂实现个体化治疗，调节人体失衡状态直到恢复平衡是中医药的鲜明特点。

西方的医学方法看似与中医药依赖的整体观念大相径庭。与中医侧重于诊断和治疗机体对病理因素的综合反应不同，在西医中，病理因素被认为是引起疾病的直接原因。因此，现代科学研究和治疗策略的发展主要集中在这些病理机制上。在过去的一个多世纪以来，西方药学研究向着区分健康和疾病的单个靶标方向发展。这种方法确实带来了不少有效的药物，特别是对急性病症的治疗，如感染性疾病等，但也表现出了缺陷。单一靶标策略试图通过单一分子（比如：基因，蛋白或者代谢物）影响与之相互作用的整个系统，但事实上，这种单一分子往往是复杂通路的一部分，并且与级联反应和反馈回路密切相关。而大多数疾病是多因素的，所以针对单一靶标的治疗只是部分的治疗，在大多数情况下通过这种方式治疗疾病不能彻底治愈，并在长期治疗中伴随严重的副作用。尽管这种认识不是崭新的，但考虑到生命系统的复杂性难以到找到合适的途径从整体角度对疾病进行研究。然而，过去20年中在生命科学领域中诞生的基因组学、蛋白组学、代谢组学等技术革命为疾病在诊断和治疗方面需要更加侧重于整体性的观点提供了强大支持，个体化医学日益受到关注。使得采用现代研究方法，尤其是系统生物学方法，对中医药的科学性进行更加准确的评价成为可能。

20世纪末产生了许多生物学研究的新技术，基因组学革命尤其受到关注，并由此得到了数种生物的完整DNA谱图，包括人类和小鼠。这是站在生物系统复杂控制机制上寻找新的药物靶标的重大机遇。驱使着科学界去发展蛋白质-蛋白质相互作用水平的工具进行研究,从而形成了蛋白组学的研究领域。蛋白组学包含的信息进一步刺激了对越来越多元素的检测,进而得到系统方法,并应用在代谢物水平和代谢组学领域。在这种方式下诞生了系统生物学,即整合不同层次生物学信息以理解生物系统如何行使功能的学术领域。系统生物学是经典分子生物学研究的延续。经典分子生物学研究采用多种手段研究特定的基因和蛋白质。首先,其是在 DNA 水平上寻找特定的基因,然后通过基因突变、基因敲除等手段研究基因的功能;在此基础上,研究蛋白质的空间结构、修饰及相互作用等等。基因组学、蛋白质组学和其他各种"组学"以单一的手段同时研究大量基因或蛋白质。而系统生物学的特点,是在一个整体而不是一个基因,一个蛋白质或一个代谢产物的角度上进行的研究,通过研究生物系统各不同部分之间的相互关系和相互作用,最终整合生物系统各方面的生物学信息,建立可理解整个系统的模型。这就决定了系统生物学是典型的多学科交叉研究,它需要生命科学、信息科学、数学、计算机科学等各种学科的共同参与。

系统生物学的研究方法通常包括如下几个方面。首先对目标生物系统的所有组分进行分析检测,描绘出该系统的基本结构,包括基因、蛋白的相互作用网络,细胞内和细胞间的作用机制,以及机体整体代谢物水平等,以此构造出一个初步的系统轮廓。接下来通过各种干预,如基因敲除,药物干预等改变目标系统的内部组成结构,然后观测在这些情况下系统组分或结构在基因、蛋白或代谢物水平上所发生的相应变化,并把得到的有关信息进行整合。第三步是把通过实验得到的数据与根据模型预测的情况进行比较,并对初始模型进行修订。第四阶段是根据修正后的模型的预测或假设,设定和实施新的改变系统状态的实验,实现系统论和实验、计算方法整合的系统生物学概念。由此得到一个理想的模型来预测生物系统的动态变化。

系统生物学研究策略的特点为西方科学技术与注重整体辨证的传统中医药桥接创造了更多的可能性。尤其是基于系统生物学的代谢组学研究方法,被认为可能是研究中医药理论和应用的重要工具,原因是代谢产物最适宜反映生物体的表型。代谢组学是对生物体内相对分子质量 1 000 以内的小分子代谢物进行定量分析,并寻找代谢物与生理病理变化关系的研究方法。其研究涉及多项领域,如疾病诊断、药品食品研发、环境检测,植物栽培等。应用核磁共振、质谱、色谱及色谱质谱联用技术,结合多变量数据分析方法对与目标变量相关的代谢物数据组进行聚类解析,如 PCA、PLS-DA、OPLS-DA 等(相关的多种数据分析工具可通过 "http://www.metaboanalyst.ca/" 网站实现在线操作,快速获得分析结果),以判断生物体的病理生理状态,并有可能找出与之相关的生物标志物。代谢组学通过分析血浆、尿液、唾液、汗液等体液成分的整体小分子代谢物特征来表征生命系统的生理和病理状态。通过监测代谢物水平的变化,探测饮食、营养以及药物在人体上的综合反应。这使得应用代谢组学研究传统中药对生命体的整体响应成为了研究热点。中药复方药物转化和应用的基础是中药原材料的质量,由于植物生长的特殊性,控制质量是保证中药复方药物有效性的重要前提。中药复方药物在生物体上的有效性研究为其转化提供直接的科学证据,是中医药进一步推广应用的必经之路。植物代谢组学的发展,使得监控药用植物的次级代谢产物技术日臻完善;对于生命体体液的系统生物学分析,使得药物在机体的响应有据可循。下面,将结合多年来的实际工作阐述系统生物学方法和代谢组学方法在中药及中药复方药物研究领域的重要应用。

第二节

中医药应用实例与技术流程

目前,世界范围内对中医药的兴趣日益增长,西方制药工业界也同样如此,但往往倾向于从非整体观的角度来理解中医药,寻找单一的生物活性成分,并将其分离用以表征这些化合物的生物学活性,用于药物先导化合物的优化研究。这种模式多年来已获得了巨大成功,许多药物当中的重要组成部分是来源于天然化合物的衍生物而非实验室内合成的化学多样性的分子。但这种对生物活性的筛选方法无法表征中药复方药物的多成分活性。系统生物学思路和代谢组学方法通过对中药材及中药复方药物有效成分的整体性评价有望弥补这一不足。植物代谢组学为研究植物药复杂多样的成分与其复杂生物学作用之间的关系提供了基础。植物代谢组学首先尽可能多地分析植物药中可测的单体成分;此外,中药中使用的单味药提取物或其总的混合物或复方,以及提取、混合、制备的方法学,都可采用各种技术(如,TLC,HPTLC,LC-MS、GC-MS、NMR 等)加以分析,获得代谢物的整体性质。我们应用代谢组学工具对经典复方六味地黄丸的多种有效成分进行了整体分析。六味地黄丸取自国内不同生产厂家的不同批次的样品。图 10-1 主成分分析(PCA)结果显示同一厂家不同批次样品(不同颜色标记)的整体化合物成分和含量差异较小,但不同厂家的六味地黄丸产品可根据其整体的化合物成分和含量进行归类。由于中药复方药物中许多成分的最佳生物活性指纹图谱仍然未知,

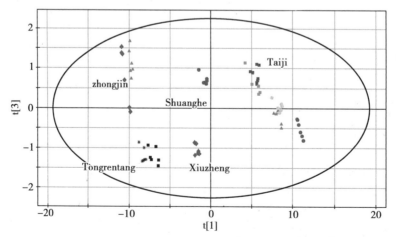

图 10-1　不同六味地黄丸产品的整体化合物指纹图谱
通过 FT-MS 方法分析和 PCA 数据处理结果

尚无对药用植物生产和加工工艺直接控制的机制。因此不同生产厂家各自稳定工艺下生产的六味地黄丸存在化合物成分和含量的统计学差异,除生产工艺因素外,最可能归因于原料药材在采收及运输存放中产生的差别。这揭示了中药复方药物研究面临的问题,即组成中药复方药物原料药材的质量控制。建立什么样的方法来进行多种时间空间条件下的质量控制是我们今后需要研究的重要方向。

中药复方药物中 80% 的组分都来源于植物。与其他生物体一样,植物在其生长周期的各个阶段当中也经常与周围多变的、通常较为严酷的环境相互作用。植物次级代谢产物不仅为植物提供了抵御外环境的变化,病原体和捕食者的化学保护,还可以产生典型的气味和颜色。植物可产生数种这样的次级代谢产物,由此,构建了高度多样性的天然产物宝库,包括许多对疾病有效的化合物。而使用植物的复杂因素之一是原料质量的变动性。不仅植物生长时产生的差异(如植物年龄,生长环境等)可以导致这样的变动,采收后加工、炮制、运输、提取、制备中发生的降解也会导致变动。比如,地黄在不同的生长条件和炮制条件下,植物代谢产物的整体特征是有明显差异的。因此原料药材的质量控制对确保中药复方药物的制备和标准化极其重要。这里我们以实验室研究的例子来说明环境因素对药用植物有效化学成分的影响。图 10-2 表示了热处理与冷处理对银杏叶代谢产物的影响。将生长条件一致的银杏树上采收的新鲜叶片分别进行冷热处理。采用 HPTLC 的方法分析了银杏叶甲醇提取物中的银杏内

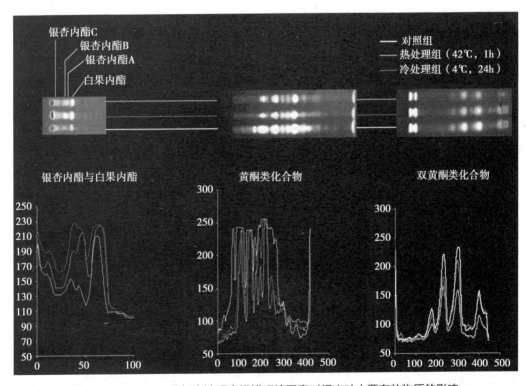

图 10-2　HPTLC 分析方法观察模拟环境因素对银杏叶主要有效物质的影响

酯、白果内酯、黄酮等次级代谢产物。与对照组相比,冷热处理组的银杏内酯和白果内酯的含量都提高了,但是两组的黄酮含量均有所下降。由此例子说明,中药原材料的质量控制存在于对植物本身监控的多个方面。最理想的是通过对植物活性成分有效的质量控制,来保证产品的品质稳定,代谢组学工具在植物生长及采收存储条件监控方面可以发挥重要作用,以确定最佳的药用植物控制方法。但是是否可以找到更符合中医药应用特征的质量控制方法呢? 是否有必要把针对饮片和成药的质量控制区分开来进行? 这有待进一步的探索。仅从成药方面来看,植物代谢组学可以分析药用植物的总活性成分特征,帮助判断产品质量。我们采用 ^{1}H-NMR 分析了荷兰市场上六种注册银杏制剂商品中银杏内酯的总代谢物。分析结果显示只有一种产品的银杏内酯总代谢物含量可被证明具有足够的活性。而在临床实验中若同时使用没有被正确定义质量的产品和质量优良的产品将使得研究结果变得可疑,不利于正确认识药物的活性有效性。因此,进一步使用系统生物学及代谢组学分析方法对中药材的质量控制进行研究是未来的重要方向。

另外,系统生物学对于中药复方药物转化的最大贡献在于其可以帮助评价中药复方药物的有效性。我们以代谢综合征为例阐述基于系统生物学的代谢组学在中药复方药物有效性上的研究实例。代谢综合征与不健康的生活习惯密切相关,包括不良饮食习惯,久坐不动的生活方式,过度肥胖等。目前,代谢综合征在全球范围内持续增加,造成 2 型糖尿病、高血压、高脂血症、心脏病和中风等疾病风险。代谢综合征在早期并不会产生典型症状,造成大多数人并不知道身体已经存在问题,因此对于代谢综合征的防控应注重日常生活习惯的调整并在饮食方面进行改善调节身体状态。在中医药理论里讲究药食同源,即食品与药物之间的差距很小,从食物中获得营养被视为预防和保健的正常部分。在中医学发展过程中记录的多种疾病与现在的代谢综合征颇为相似,因此便于我们了解潜在的治疗代谢综合征的中药复方药物。

一、复方药物对小鼠代谢综合征的治疗研究

在我们的研究中使用了中药复方药物 SU885C 来研究药物对于小鼠血浆和肝脏脂质组的干预作用。SU885C 由山楂、荷叶、罗布麻叶、玫瑰花、大黄、芒硝、海枣、甘草八种天然成分组成。将雌性 APOE 3-Leiden(E3L)转基因小鼠(6~10 周龄)喂食含有 0.2% 胆固醇(Cho),15% 饱和脂肪和 40% 蔗糖的半合成改良性西方型饮食 4 周使得 E3L 小鼠体重增加,并获得轻度高胆固醇血症(血浆 Cho 水平为 14~18mmol/L)。将轻度高胆固醇血症小鼠分成三组,包括未处理对照组,利莫那班治疗组以及 SUB885C 治疗组。所有组别的 E3L 小鼠给予西方型饮食 4 周,药物干预组同时进行为期 4 周的治疗。在 0、2、3、4、9、11、14、21 和 28 天测量每只小鼠的体重和食物摄取量。在实验开始时(第 0 周)和处死小鼠前(第 4 周)收集 E3L 小鼠血液,并在处死小鼠后收集肝脏。在体内胆固

醇酯是胆固醇的储存形式,通常作为高密度脂蛋白(HDL)输出血液并返回肝脏。故同时检测小鼠血液样本和肝脏样本有助于全面了解其代谢综合征的状态。通过血浆及肝脏样品的生化分析、基于 LC-MS 的代谢组学分析以及多变量数据分析显示中药复方药物 SU885C 的有效性。

结果显示与对照组相比,服用 SU885C 对小鼠摄入食物和体重基本没有影响。而服用西药利莫那班的小鼠在试验第二天即出现厌食症状并伴随体重显著下降,平均体重下降 9%。生化分析结果显示,与对照组相比,服用 SUB885C 4 周后 E3L 小鼠的血浆 Cho 显著降低 49%。在 4 周的干预期间,SUB885C 处理组相比于对照组小鼠的血浆甘油三酯(TG)水平显著降低了 67%。在第 4 周与对照组相比,SUB885C 组血浆高密度脂蛋白胆固醇(HDL-C)显著增加了 39%;SUB885C 治疗同时引起极低密度脂蛋白胆固醇(VLDL-C)以及 VLDL-TG 和 VLDL-磷脂的显著降低。与此同时,利莫那班组除显著降低血浆 Cho 水平外,对 TG 和 HDL-C 几乎没有影响。

采用基于 LC-MS 的代谢组学方法分析得出相对于对照组,SUB885C 治疗组小鼠血浆中 86 个(61%)脂质代谢物以及肝脏中 22 个(16%)脂质代谢物发生了显著性变化。将脂质代谢物的整体数据作为变量进行 PCA 分析(图 10-3),结果显示无论在血浆样品还是肝脏样品中,对照组小鼠与 SUB885C 治疗组小鼠均可以良好的聚为不同的类型。进一步使用 PLS-DA 分析得到对于聚类贡献最大的代谢物是 ChE,SPM,PCs 以及 TG。提示 SUB885C 的综合治疗效果重点体现在对这四类脂质代谢物的综合调控上。在本研究中,我们利用系统生物学研究证明了中药复方药物 SUB885C 可以通过多种效应来改善代谢物参数和脂质模式,与可以导致严重副反应的西药利莫那班相比,SUB885C 具有更好的效果,在实验观察期间的副作用明显较小。

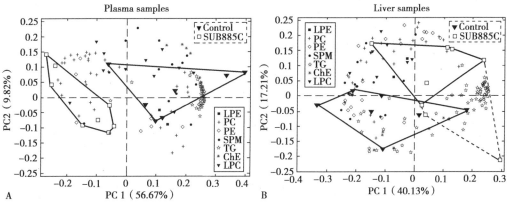

图 10-3　对照组和 SUB885C 治疗组小鼠的血浆和肝脏脂质代谢物差异。对照组(*n*=7)和 SUB885C 组(*n*=8)。A. 血浆样品 PCA 结果;B. 肝脏样品 PCA 结果。图中彩色符号代表不同的脂质代谢物种类。溶血磷脂酰胆碱(LPC),溶血磷酸乙醇胺(LPE),磷脂酰胆碱(PC),磷酸乙醇胺(PE),鞘磷脂(SPM),胆固醇酯(ChEs),血浆甘油三酯(TG)(图片获得 *Plos One* 杂志授权使用)

二、复方中君药和复方药物在代谢综合征小鼠中的比较研究

机体内的胰岛素会在进食后大量分泌用以降低血糖,长期进食高脂肪高热量食物,会使机体细胞对胰岛素产生抵抗,即胰岛素无法正常工作,机体内升高的血糖难以下降造成代谢紊乱进而导致糖尿病。在本项研究中,使用雄性 E3L 转基因小鼠建立代谢综合征早期胰岛素抵抗模型,来研究复方药物中君药和复方药物在治疗效果上的不同。葡萄糖输注率(GIR)是用来指示胰岛素抵抗的重要参数,GIR 值越小,表明胰岛素抵抗越强,罹患糖尿病的风险越大。早期胰岛素抵抗模型小鼠被分为对照组(Control,$n=6$),六味地黄丸治疗组(886,$n=6$)以及地黄治疗组(887,$n=9$)。在服用药物 8 周后观察药物对于小鼠 GIR 的影响。图 10-4 显示相对于对照组,无论是六味地黄丸治疗组还是地黄治疗组均有升高 GIR 值的趋势,但是只有六味地黄丸治疗组与对照组有显著性差异($P<0.01$)。这说了使用明复方药物治疗相对于单一使用君药治疗的优越性。

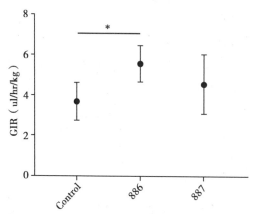

图 10-4　雄性 E3L 转基因小鼠建立代谢综合征早期胰岛素抵抗模型中,君药地黄(887)与六味地黄丸(886)对于葡萄糖输注率(GIR)的调控。
＊代表 T 检验结果为 $P < 0.01$

为进一步使用血浆代谢组学研究君药地黄与复方六味地黄丸对代谢综合征小鼠的调节作用。我们分别取用 10 只和 12 只雄性 E3L 代谢综合征小鼠分成两组分别施以地黄和六味地黄丸进行治疗。并在给药 4 周后取用一半小鼠收集血浆样品,8 周后收集另一半小鼠的血浆样品进行代谢组学分析,并使用 PCA 分析小鼠的血浆代谢产物。结果如图 10-5 所示,无论使用君药地黄还是复方六味地黄丸,治疗第 8 周的小鼠相比于治疗第 4 周的小鼠都显示出了一定的聚类趋势,虽然有个别样品在聚类中无法完整分离,但是整体上看随着治疗时间的延长,地黄和六味地黄丸都显示出对代谢综合征小鼠血浆代谢物的不同影响。当比较君药地黄和复方六味地黄丸治疗组时发现在治疗 4 周时,两组小鼠的血浆代谢物几乎无法聚类,但是在治疗 8 周后,两组药物逐步显示出聚类的

倾向。这里需要指出的是,在本项研究中,两个治疗组的小鼠在血浆代谢物 PCA 分析里的聚类差异并不是十分明显。这一方面是因为小鼠样品数量的限制,另一方面是因为代谢组学平台的选择局限。中药对于机体的作用是多靶点的整体作用,而代谢组学依赖不同体液样品(如血液,尿液,唾液等)在不同分析平台(如 GC-MS,LC-MS,NMR 等)下的代谢物总体特征进行分析。所以在研究中药复方的有效性时,最佳的方法可能是采用多种体液样品在尽可能多的代谢物检测平台下(如氨基酸检测平台,脂质代谢物检测平台,氧化应激产物平台等)获得更加全面的整体代谢物特征。

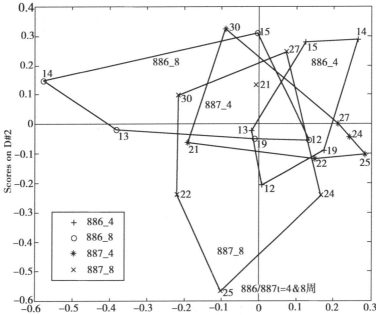

图 10-5　雄性 E3L 转基因小鼠建立代谢综合征早期胰岛素抵抗模型中,君药地黄(887)与六味地黄丸(886)治疗代谢综合征小鼠 4 周与 8 周后,小鼠血浆代谢物的 LC-MS 分析后进行 PCA 聚类分析。图中数字代表小鼠编号

三、不同复方对代谢综合征治疗的临床研究

　　小鼠实验证明系统生物学研究手段对于中药复方药物有效性的研究优势。下一步,应用系统生物学展开经典复方六味地黄丸及其改良方调节人体代谢综合征的研究。经典六味地黄丸由熟地黄、山茱萸、山药、泽泻、丹皮、茯苓六味中药按照特定比例配比组成。是经典的补益名方,常用于治疗肝肾阴虚等症。依据患者在治疗中的不同反应,可在经典配方的基础上添加不同的药物以优化配方达到最佳的个体化治疗效果。由于六味地黄丸主治的中医证型里常伴有腰背酸痛、轻度头晕、眩晕、耳鸣、听力下降、盗汗等典型症状。这些症状与慢性疲劳等代谢综合征患者所具有的症状相似,因此六味地

黄丸被认为可能用于这些代谢综合征的治疗。根据中国人群代谢综合征国际标准招募到的志愿者经中医师诊断为气虚、阴虚或气阴两虚的患者进入试验程序。

二十名患有代谢综合征的受试者接受六味地黄丸治疗8周。在治疗开始前禁食过夜后收集血液样品（T=0）。在治疗8周之后收集随后的血液样本。血液样本用于进行常规临床化学分析，以观察标准参数可能的变化，其中与代谢综合征有关的参数有：体重，腰围，血浆葡萄糖，血浆胰岛素，总胆固醇（CHOL），甘油三酯（TG），高密度脂蛋白（HDL-C），低密度脂蛋白（LDL-C），糖化血红蛋白（HbA1c），肌酐，收缩压和舒张压，血尿素氮（BUN）和丙氨酸氨基转移酶（ALT）等。使用GC-MS分析血浆代谢物中的氨基酸，糖和有机酸成分。使用LC-MS分析受试者血浆中的脂质代谢物成分，包括脂肪酸、磷脂酰胆碱、甘油三酯和其他脂类代谢物。除此之外，每个受试者在开始研究和接受2，4，6，8周治疗后接受中医诊断，以确定在中医诊断标准之下的症状变化情况，这些症状主要有潮热，自汗，舌苔，脉搏，多梦，口唇干燥等。

试验结果显示。六味地黄丸的治疗与总血浆胆固醇降低有很强的相关性。LDL-C和收缩压都可以通过六味地黄丸治疗降低，这是代谢综合征中心血管疾病和糖尿病的两个重要致病因素。此外，通过六味地黄丸治疗可以显著降低舒张压和腰围，并且可以观察到对甘油三酯和血浆胰岛素的轻微影响。通过临床检测参数可以得知使用六味地黄丸能够减轻受试者的代谢综合征状况。为更好地理解六味地黄丸治疗后的临床分析数据，血液代谢组学数据以及中医诊断数据三组类别数据的内在关系，研究者将每个类别的具体数据在设定的治疗时间之下进行了Pearson相关性分析，选择相关性系数绝对值大于0.25的参数使用Cytoscape软件进行网络可视化呈现。结果如图10-6显示，使用六味地黄丸之前，临床分析参数和代谢物参数与中医症状参数的相关性较多，在图中表现为黄色代表中医症状的参数与其他颜色的参数间相关性紧密。在使用药物8周之后，中医症状参数与其他检测参数的关联性明显减少，这似乎说明在治疗前观察到的中医症状参数和代谢物参数之间的较多相关性表明了疾病状态，而在治疗后观察到的中医症状参数和代谢物参数之间的较少相关性表明机体逐步恢复健康的状态。在不同的给药时间点里，临床分析参数和血浆代谢物参数的整体相关性发生改变，表现在存在相关性的参数的数量和相关性模式上（正相关或者复相关）；与此同时某些相关性几乎不会改变，如，三个时间点的脂肪酸硬脂酸（C18：0），油酸（C18：1）和棕榈酸（C16：0）均呈正相关。类似地，多个磷酸胆碱（C36：1 PC，C32：1 PC和C34：1 PC）之间的相关性不会改变。相关性分析是展示不同数据集内在联系的统计学方法，虽然采用相关性分析确定机体对于药物的响应还有待进一步探讨，但是相关性分析至少在用药时间层面上展现了药物对于机体可能存在的动态影响，这种影响是不同检测平台参数在系统中的共同作用，这为研究中药复方的有效性开辟了可能的数据分析方法。

在传统中医药的辨证论治中有同病异治以及异病同治的概念，这意味着对于疾病的治疗方式不是单一的，对于同一种疾病可以使用不同的中药复方治疗。因此，在相同

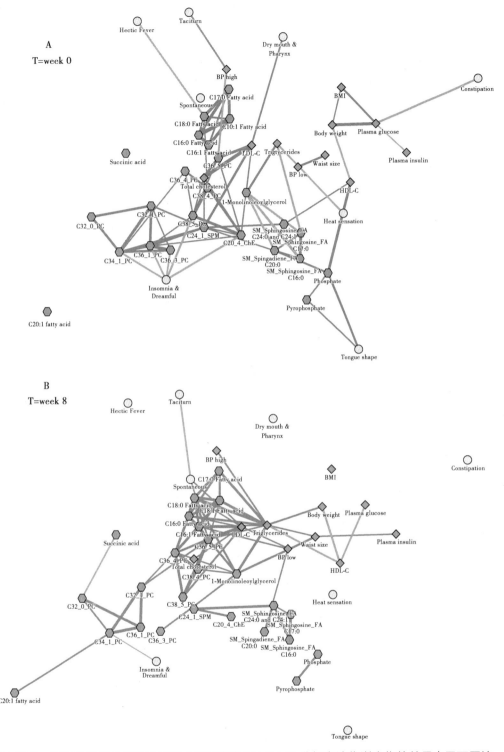

图 10-6 患有代谢综合征患者服用六味地黄丸后 LC-MS 分析血清代谢产物的结果表示不同治疗时间下变量之间的相关性。红线表示正相关,绿线负相关;粗线表示较强的相关性。中医症状参数,临床分析参数和代谢物参数分别表示为黄色圆圈,蓝色菱形和绿色六边形(图片获得 Journal of Ethnopharmacology 杂志授权使用)

的实验背景下研究者使用以地黄为君药的改良复方 SUB889 治疗代谢综合征患者,并比较 SUB889 与六味地黄丸治疗效果的异同。SUB889 由 9 种药物组成,分别为:地黄、何首乌、肉苁蓉、枸杞、黄精、灵芝、刺五加、白术、麻黄。受试者用药 8 周之后,在临床分析参数上,受试者腰围,体重指数(BMI),收缩压(SBP)以及低密度脂蛋白胆固醇在六味地黄丸和 SUB889 治疗组均显著下降。体重的明显下降只在 SUB889 组中出现。总胆固醇和胰岛素水平的降低只在六味地黄丸治疗组中出现。在中医症状参数方面,两组不同给药组在给药 8 周后,大多数气虚与阴虚的症状(如、疲劳、自汗、发热、便秘等)均得到改善,六味地黄丸对脉搏弱而小的症状以及舌苔偏黄、关节腰部虚弱症状上改善更多。SUB889 在头晕、耳鸣、口干、咽干等症状上有更明显的效果。但总体上,受试者在使用两种不同的复方药物 8 周后,对中医症状的改善程度相似。在临床分析参数和中医症状参数均相似的情况下,代谢组学参数给出了区分两种复方药物潜在不同作用的可能性。

在六味地黄丸组治疗 8 周后,75 种代谢物发生明显变化。大部分含量降低的代谢物是脂质,由六类组成:胆固醇酯(ChEs,$n=8$),脂肪酸(FAs,$n=7$),磷脂酰胆碱(PCs,$n=12$),甘油三酯(TGs,$n=16$),甘油二酯(DGs,$n=2$)和鞘磷脂(SPMs,$n=18$)。这与六味地黄丸治疗期间临床参数中脂质物质 T-C 和 LDL-C 的降低是一致的。在 SUB889 组中,13 种代谢物被发现显著上调,其中大多数是有机酸,包括苹果酸,富马酸,丙酮酸和几种脂肪酸,而 5 种代谢物包括葡萄糖显著下调。为进一步挖掘代谢组数据信息,研究者对所有受试者的代谢物数据通过独立 t 检验筛选出第 0 周与第 8 周代谢物比值最大的前30 位代谢物进行分层聚类分析(hierarchical cluster analysis),这 30 种化合物的比例代表了所有受试者里变化幅度最大的代谢物特征,希望这些特征可以在分层聚类分析里显示出两种不同用药组的区别。聚类分析结果可视化为热图,如图 10-7 所示。受试者 ID作为行,代谢物作为列,每一个色块对应于归一化的代谢物比值,大多数受试者被发现在各自的治疗组中被正确聚类,只有 6 名受试者进入了错误的归类。比较两组,六味地黄丸治疗组中的代谢物,特别是 SPMs,PCs 和 FAs 被下调(颜色蓝色),而在 SUB889 治疗组中这些代谢物相对比较稳定或略有增加(颜色红色)。系统生物学研究揭示了君药相同的不同复方药物影响的代谢产物有所区别。而不同的代谢产物往往联系到体内不同的代谢机制上,提示复方药物可能作用于不同的生物学机制,确切的机制有待进一步的研究。

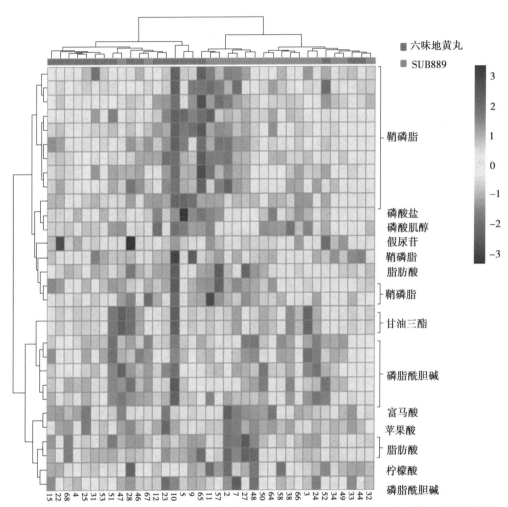

图 10-7　患有代谢综合征患者服用六味地黄丸组与 SUB889 组后,LC-MS 分析血清代谢物比例的热图。横轴代表患者,患者 ID 列在底部并按不同的治疗复方分组;纵轴代表 30 个选择出来的代谢比值,其中相似类别的代谢物分列成行(图片获得 *World Journal of Traditional Chinese Medicine* 杂志授权使用)

第三节

方法学与转化述评

本节通过研究实例总结了系统生物学及代谢组学方法在中药复方药物研究中的应用。我们认为中药复方新药转化与应用的关键有如下几点：

首先是组成复方药物的中药原材料的质量控制。我们以银杏为例说明了植物在如不同环境因素等条件下需要进行合理的质量控制，对于质量的把控将延伸到商品提取物上以保证临床治疗效果。在此过程中，代谢组学可以扮演重要的角色。

接下来，我们以代谢综合征为例，应用系统生物学研究策略对中药复方药物在动物以及人体临床实验中的作用进行了评价。在这些研究之中，我们通过临床检验参数证实了复方药物的有效性，但是目前存在的临床参数不足以从多靶点的整体系统响应上揭示复方药物的作用。另外，在有关代谢综合征患者的临床实验中，中医诊断及证型变量也被引入到实验之中。毫无疑问，复方药物的有效性在以中医诊断为体系的框架里作用明显。然而，中医诊断参数是基于经验的描述性指标，需要用现代科学证据给予支持。由于中医是从人体整体对于疾病的响应做出诊断，所以数量有限的西医临床检验参数尚不足以揭示复杂的中医诊断。因此应用系统生物学思路和代谢组学分析体液中的整体代谢物成分既有助于丰富西医临床检测的内涵，又有助于解释中药复方药物的整体性作用机制，是连接中西医学文化的重要桥梁。

在我们的研究中，系统生物学思路与代谢组学工具均在一定程度上表征了复方药物对机体的整体作用，并通过各种统计学分析显示了药物组与对照组或者不同药物组之间的性能差异。值得关注的是，相比于动物实验，在我们的人体试验中，往往不能通过 PCA 或 PLS-DA 等聚类统计学工具直接划定组别之间的区别。这并不意味着系统生物学和代谢组学分析结果不能反映复方药物的作用，相反这样的研究结论可能更加接近真实的状况。首先实验动物往往需要在严格限定的条件（如饮食，运动以及睡眠等）下进行生命活动，因此药物刺激在组别之间可能产生较大的差异，便于通过有限的代谢物平台筛查即找到明显的分类特征。然而相对于动物体，人体无疑更加复杂，整体状态受外界影响和自身情志影响变化的幅度更大。因此在有限的代谢物检测平台下有可能不能直接显示出非常清晰的分类差别。再者中医证型往往存在内在的联系，作为整体性治疗的中药复方作用于体内多个靶点，很有可能造成不同的复方治疗边界的差异不大，反映到代谢组学数据上即得到分类不够明确的结果。这里需要指出的是，代谢组学检测是依赖于不同类别代谢物的检测平台的，任何一个或几个检测平台的代谢物数据往往不能完全地反映复方药物对机体的整体影响，但是通过其他统计学方法获得差异代谢物的线索有可能有助于揭示不同复方药物作用的不同体内代谢通路信息,为进一步的机制研究创造条件,继而更加清晰的解读复方药物的作用机制。因此,在将来的研究中,我们应该使用更多的受试样本,检测更多的代谢组学平台,并综合研究不同平台数据之间的相互关联,获得更多的信息。

中药复方转化过程中的关键是为中药复方的有效性和安全性提供科学证据,我们的研究工作证明系统生物学是理想的研究工具。系统生物学涵盖的技术众多。由于不同技术的研究难度不一样,技术发展程度不一样,对技术平台的研究水平有较大的差距。代谢组学被认为适宜研究中医诊断和中药复方药物对机体产生的整体作用,但目前仍处于起步阶段,虽然科研论文逐年递增,但是经典研究相对较少,仍有待方法的进一步完善。另一方面,基因组和基因表达方面的研究已经比较完善,蛋白质组研究也趋于成熟,但其主要的研究方向集中于细胞之内。虽然可以反映复方药物在细胞内的作用,但是对于复方药物承载的中医药整体辨证内涵的表征还有待进一步探索。我们知道,系统生物学的核心思想是整体大于部分之和,生物体的特性是不同组成部分、不同层次间相互作用而产生的动态性质。对组成部分的分析并不能真正地预测整体层次的行为。如何通过研究和整合去发现和理解涌现的系统性质,是系统生物学面临的一个带根本性的挑战,也是将系统生物学应用与中医药研究的最大难点。除了从生物体的构成组分——基因组、转录组、蛋白质组、代谢组——以揭示中药复方药物作用机制外,采用尽可能多的研究手段如生物光子技术、多种临床数据等综合进行计算生物学、统计学、信息组学的分析,也许可以为中药复方药物转化提供新的科学见解。

科技发展引起的生命科学新技术爆发已经席卷全球,中西方对于健康与疾病的认识正在显示越来越多的相似之处。中医药所代表的整体化、个体化的医疗方式与西方医学目前倡导的发展方向是一致的。中医药以及中药复方药物的创新将会引领医药科技新的突破。随着系统生物学方法更多地被应用于中医药领域的研究,更多的科学证据将支持复方药物的安全性、有效性,惠及于中药复方新药的转化和应用。目前,如麦冬等越来越多的中药材正在进行欧洲药典标准研究,中医药产品的安全性及有效性在世界范围内的评价逐步深入,以及中医药文化的进一步传播,中医药国际化必将成为发展的趋势,造福全人类的健康事业。

致谢:作者感谢 Kees Beukman 博士提供 HPTLC 图片,感谢孔宏伟博士提供的六味地黄丸分析结果。

(孙濛濛 王 梅)

参考文献

[1] CHENG J T. Review: Drug therapy in Chinese traditional medicine [J]. J Clin Pharmacol, 2000, 40 (5): 445-450.

[2] HE M, SUN M M, WIJK E V, et al. A Chinese literature overview on ultra-weak photon emission as promising technology for studying system-based diagnostics [J/OL]. Complementary Therapies in

Medicine, 2016, 25: 20-26 [2018-12-20]. https://doi. org/10. 1016/j. ctim. 2015. 12. 015.

[3] JIANG M, LU C, ZHANG C, et al. Syndrome differentiation in modern research of traditional Chinese medicine [J]. Journal of Ethnopharmacology, 2012, 140 (3): 634-642.

[4] WANG M, LAMERS RJAN, KORTHOUT HAAJ, et al. Metabolomics in the context of systems biology: bridging traditional Chinese medicine and molecular pharmacology [J]. Phytotherapy Research, 2005, 19 (3): 173-182.

[5] VAN DER GREEF J, VAN WIETMARSCHEN H, SCHROEN J, et al. Systems biology-based diagnostic principles as pillars of the bridge between Chinese and Western medicine [J]. Planta Medica, 2010, 76 (17): 2036-2047.

[6] WANG J, VAN DER HEIJDEN R, SPRUIT S, et al. Quality and safety of Chinese herbal medicines guided by a systems biology perspective [J]. Journal of Ethnopharmacology, 2009, 126 (1): 31-41.

[7] XIA J, SINELNIKOV I V, HAN B, et al. MetaboAnalyst 3. 0—making metabolomics more meaningful [J]. Nucleic Acids Research, 2015, 43 (1): 251-257.

[8] RAMAUTAR R, BERGER R, VAN DER GREEF J, et al. Human metabolomics: strategies to understand biology [J]. Current Opinion in Chemical Biology, 2013, 17 (5): 841-846.

[9] WANG M, FRANZ G. The role of the European pharmacopoeia (Ph Eur) in quality control of traditional Chinese herbal medicine in European member states [J]. World J Tradit Chin Med., 2015, 1 (1): 5-15.

[10] ANGELOVA N, KONG H W, VAN DER HEIJDEN R, et al. Recent methodology in the phytochemical analysis of ginseng [J]. Phytochemical Analysis, 2008, 19 (1): 2-16.

[11] YU Y, LI X, QU L, et al. DXXK exerts anti-inflammatory effects by inhibiting the lipopolysaccharide-induced NF-κB/COX-2 signalling pathway and the expression of inflammatory mediators [J/OL]. Journal of Ethnopharmacology, 2016, 178: 199-208 [2018-12-25]. https://doi. org/10. 1016/j. jep. 2015. 11. 016.

[12] GUO N, YANG D, WANG X, et al. Metabonomic study of chronic heart failure and effects of Chinese herbal decoction in rats [J]. Journal of Chromatography A, 2014, 1362: 89-101 [2018-12-25]. https://doi. org/10. 1016/j. chroma. 2014. 08. 028.

[13] KIM H K, CHOI Y H, VERPOORTE R. NMR-based plant metabolomics: where do we stand, where do we go？ [J] Trends in Biotechnology, 2011, 29 (6): 267-275.

[14] HU C, WEI H, KONG H, et al. Linking biological activity with herbal constituents by systems biology-based approaches: effects of Panax ginseng in type 2 diabetic Goto-Kakizaki rats [J]. Molecular BioSystems, 2011, 7 (11): 3094-103.

[15] CHANG W T, CHOI Y H, VAN DER HEIJDEN R, et al. Traditional processing strongly affects metabolite composition by hydrolysis in Rehmannia glutinosa roots [J]. Chemical and Pharmaceutical Bulletin, 2011, 59 (5): 546-552.

[16] CHANG W T, THISSEN U, EHLERT K A, et al. Effects of growth conditions and processing on Rehmannia glutinosa using fingerprint strategy [J]. Planta Medica, 2006, 72 (5): 458-467.

[17] HERMAN A. VAN WIETMARSCHEN, HANSJORG HAGELS, RON PETERS, et al. Optimizing Growth Conditions for Digoxin Production in Digitalis lanata Ehrh [J]. World J. Tradit. Chin. Med., 2016, 2 (2): 24-35.

[18] WEI H, PASMAN W, RUBINGH C, et al. Urine metabolomics combined with the personalized diagnosis guided by Chinese medicine reveals subtypes of pre-diabetes [J]. Molecular BioSys-

tems, 2012, 8 (5): 1482-1491.

［19］ WEI H, HU C, WANG M, et al. Lipidomics reveals multiple pathway effects of a multi-components preparation on lipid biochemistry in ApoE*3 Leiden. CETP mice [J]. PloS One, 2012, 7 (1): e30332 [2019-01-15]. https://doi. org/10. 1371/journal. pone. 0030332.

［20］ VAN DEN HOEK A M, HEIJBOER A C, CORSSMIT E P M, et al. PYY3-36 reinforces insulin action on glucose disposal in mice fed a high-fat diet [J]. Diabetes, 2004, 53 (8): 1949-1952.

［21］ JONG M C, VOSHOL P J, MUURLING M, et al. Protection from obesity and insulin resistance in mice overexpressing human apolipoprotein C1 [J]. Diabetes, 2001, 50 (12): 2779-2785.

［22］ HE M, VAN WIJK E, Berger R, et al. Collagen induced arthritis in DBA/1J mice associates with oxylipin changes in plasma [J/OL]. Mediators of Inflammation, 2015, 2015: 543541 [2018-12-28]. https://www. ncbi. nlm. nih. gov/pmc/articles/PMC4641941/. DOI: 10. 1155/2015/543541.

［23］ STRASSBURG K, HUIJBRECHTS A M L, KORTEKAAS K A, et al. Quantitative profiling of oxylipins through comprehensive LC-MS/MS analysis: application in cardiac surgery [J]. Analytical and Bioanalytical Chemistry, 2012, 404 (5): 1413-1426.

［24］ HE M, HARMS A C, VAN WIJK E, et al. Role of amino acids in rheumatoid arthritis studied by metabolomics [J/OL]. International Journal of Rheumatic Diseases, 2019, 22 (1): 38-46 [2019-03-18]. https://doi. org/10. 1111/1756-185X. 13062.

［25］ VAN WIETMARSCHEN H A, VAN DER GREEF J, Schroën Y, et al. Evaluation of symptom, clinical chemistry and metabolomics profiles during Rehmannia six formula (R6) treatment: an integrated and personalized data analysis approach [J]. Journal of Ethnopharmacology, 2013, 150 (3): 851-859.

［26］ FU J, VAN WIETMARSCHEN H A, VAN DER GREEF J, et al. Systems response profiles to two Rehmanniae Radix formulae in metabolic syndrome patients [J]. World J Tradit Chin Med., 2017, 3 (1): 1-10.

［27］ CLINE M S, SMOOT M, CERAMI E, et al. Integration of biological networks and gene expression data using Cytoscape [J]. Nature Protocols, 2007, 2 (10): 2366-2382.

［28］ CHEN M H, CHEN X J, WANG M, et al. Ophiopogon japonicus—a phytochemical, ethnomedicinal and pharmacological review [J/OL]. Journal of Ethnopharmacology, 2016, 181: 193-213 [2019-01-18]. https://doi. org/10. 1016/j. jep. 2016. 01. 037.

［29］ QU L, ZOU W, ZHOU Z, et al. Non-European traditional herbal medicines in Europe: a community herbal monograph perspective [J/OL]. Journal of Ethnopharmacology, 2014, 156: 107-114 [2019-01-18]. https://doi. org/10. 1016/j. jep. 2014. 08. 021.

第十一章

基因组学方法应用于中药复方新药
转化述评

第一节

原理与方法概述

　　1866 年,奥地利博物学者孟德尔在《布鲁内自然史会志》上发表了有关豌豆杂交的实验结果,提出了有关"遗传"的孟德尔定律。之后的几十年,通过数位研究者的后续研究,催生了遗传学这一门独立的学科。与此同时,Sutton 和 Boveri 等提出了染色体是"遗传因子"携带者的观点。到 1986 年,美国科学家 Thomas Roderick 首次提出基因组学概念,是指对生物体内所有基因进行基因组作图(包括物理图谱、遗传图谱、转录本图谱),核苷酸序列分析,以及基因定位和基因功能分析的一门学科。基因组学提供了数目可观的新药靶标,更重要的是产生了一批与中药复方新药研究相关的新技术,例如基因芯片技术、高通量基因测序技术、生物信息学技术等。

一、基因芯片技术

　　基因芯片技术通过杂交测序方法的原理研制而成,可使待分析样品与芯片中已知序列的核酸探针互补杂交,从而确定靶核酸的序列和性质,并对基因表达谱数据进行进一步生物学分析。基因芯片技术主要应用于基因表达谱分析、新基因发现、基因突变、多态性分析及监测基因组整体转录表达情况,为探索中药作用靶点、药物筛选、中药成分鉴定、道地药材鉴别等现代中药研究开辟了崭新的领域。

二、高通量基因测序技术

　　测序技术推进科学研究的发展。随着第二代测序技术的迅猛发展,科学界也开始越来越多地应用第二代测序技术来解决生物学问题。比如在基因组水平上对还没有参考序列的物种进行从头测序(de novo sequencing),获得该物种的参考序列,为后续研究和分子育种奠定基础;对有参考序列的物种,进行全基因组重测序(resequencing),在全基因组水平上扫描并检测突变位点,发现个体差异的分子基础。在转录组水平上进行全转录组测序(whole transcriptome resequencing),从而开展可变剪接、编码序列单核苷酸多态性(cSNP)等研究;或者进行小分子 RNA 测序(small RNA sequencing),通过分离特定大小的 RNA 分子进行测序,从而发现新的 microRNA 分子。在转录组水平上,与染色质免疫共沉淀(ChIP)和甲基化 DNA 免疫共沉淀(MeDIP)技术相结合,从而检测出与特定转录因子结合的 DNA 区域和基因组上的甲基化位点。

三、生物信息学技术

生物信息学是在人类基因组计划研究中面对巨大且具有高度复杂性的生物数据管理和分析需要而产生和发展起来的一门新兴学科,是将分子生物学与计算机信息学结合在一起的新的交叉学科,即通过计算机编程对基因组、转录组、蛋白质组的相关信息进行综合处理的一门学科。生物信息学将生物信息的获取、加工储存、分配、分析和释读,综合运用数学、计算机科学和生物学工具,以达到理解数据中的生物学含义的目标,揭示了"基因组信息结构的复杂性及遗传语言的根本规律",解释了生命的遗传语言。为中药学的临床及实验研究提供了有力的技术支持,同时也对中药现代化研究提出了更高的要求。越来越多的中药界学者认识到,以系统和信息化的视角研究复杂的中药理论体系,从多层次信息中分析发掘和提取中药的科学内涵,探讨中药的诊疗规律,揭示其本质对中药学的现代化具有重要意义。

第二节

中医药应用实例与技术流程

一、技术特点

中药复方经历了几千年的实践已证明是行之有效的疾病治疗手段,其有效性吸引了无数从事现代药学研究和开发的科学家及制药公司对中药研究的极大兴趣,并在中药复方新药的研发领域取得了令人瞩目的成果。一系列中药有效成分的发现及产业化开发证明中药复方理论及疗效的确具有其物质基础。然而这些研究并没有给中药复方新药的研发带来应有的繁荣,相反,甚至引起了中药学研究和应用危机。中药复方不是单个化学成分可以代表,也不是某几味中药或某几种药理作用的简单相加,必须遵从中药复方的多重作用及中医的整体治疗观。

基因组学是多组学的本源,多组学的研究不仅要强调一般水平,也不仅仅限于单一方面,多组学间应该结合起来,合理整合、科学分析将更有助于系统深入地揭示中药功效的物质基础和作用机制。目前,多组学联合应用对中药复方作用机制的研究正处于起步阶段,研究深度不够,仅仅是表面结果和现象的结合,还未达到真正的融合。如何把多组学技术进行合理的融合和恰当的对接,共同为揭示中医药的科学内涵服务,是一项值得深入思考的课题。多组学技术联合网络药理学和生物信息学的方法来阐释中药复方多组分在分子水平的协同作用,再结合整体水平中药作用机制的研究,能够帮助我们更精确地揭示中药的药理学机制。

二、技术流程

寻找药物(中药复方)作用靶标的方法主要包括表达序列标签(EST)数据库搜寻、综合分子特征方法以及结构生物学方法或技术,而当前高通量基因测序技术已更广泛应用于中药复方相关多种研究目的(图 11-1)。

1. 与已知靶基因同源性比较　将新基因序列与已知药靶的基因进行 BLAST(basic local alignment search tool)比较,或用已知药靶基因的功能基序扫描基因组,通过同源搜索分析,寻找相关的功能基序或配体。这种策略在研究调控细胞凋亡或免疫应答通路上的基因家族尤为实用。

2. 药物作用基因研究　表达谱基因芯片可用于研究用药前后两组样品的基因表达

情况,判别期间的差异表达基因。

3. 表达谱数据库分析　表达谱基因芯片可同时对两组样品中的基因表达水平进行平行检测,而且若是用同一参照,可对多组样品间的基因表达情况进行比较分析。用它对来源于不同个体(正常人与患者)、不同组织、不同细胞周期、不同发育阶段、不同分化阶段、不同病变、不同刺激(包括不同诱导和治疗手段)下细胞的 mRNA 或逆转录产物 cDNA 进行大规模检测,从而对这些基因在不同状况下表达的特异性进行综合分析与判断,是基因功能研究的重要手段。

4. 模式生物数据库　模式生物的基因数据库对于基因功能的预测研究十分有用,病原生物体的基因资料对药靶的筛选更为有用。这些候选靶位可根据需要用于相关药物的设计,同时通过人源基因同源分析,提早发现不良反应而避免后期研究的浪费。

5. 疾病相关基因的寻找　功能克隆、定位克隆、染色体局部区域内的基因克隆与基因转录图谱、物理捕获、差异显示、外显子捕获、DNA 微芯片技术、基因组扫描、突变体系检测以及比较基因组学研究等均可用于疾病及药物相关基因的筛选与确定。

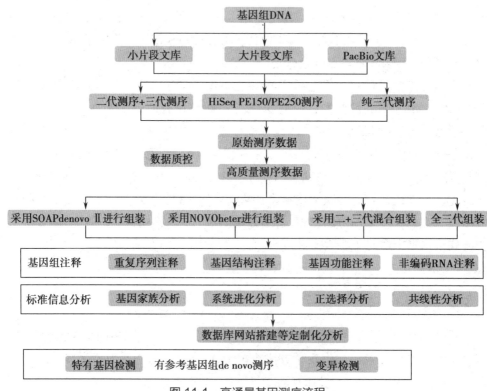

图 11-1　高通量基因测序流程

三、基因组学在中药复方新药转化中的应用

中药复方中所含化学成分、有效成分的鉴定存在很多困难,且其作用一般认为是多

靶点和多种机制协调共同作用的结果,如何从分子水平上揭示中药作用机制及其代谢过程是目前中药复方新药研发过程中面临的一个重要问题。基因组学为人们从基因网络的层次上分析整个生物体系提供了一个重要的平台。目前基因组学应用于中药复方新药转化研究中的领域主要包括:探索中药作用靶点及机制、中药有效部位的确定、中药材鉴定及道地药材鉴别、基于药物基因组学的中药复方药理毒理研究与新药转化等(图 11-2)。

近年来,基因组学对中药复方的研究已有很多案例,如通过微阵列技术比较四物汤及雌二醇干预人类乳腺癌细胞株 MCF-7 的基因表达差异,通过微阵列等方法来评价四物汤疗效并探讨四物汤分子作用机制等。又如张百霞等利用基于基因转录起始过程的中药活性成分辨识方法(ITPI),采用全基因组芯片检测技术识别差异表达基因(DEGs),DEGs 的转录因子(TFs)来源于 GeneCards,在数据库 STITCH 中查找能与转录因子相互作用的化学成分,利用四物汤化学成分与转录因子相互作用的化学成分之间的二维结构相似性辨识四物汤的有效成分群。辨识出了 52 个影响基因表达的活性成分、52 个活性成分作用的 20 个差异基因,并提供了活性成分与转录因子、差异基因间的对应关系。为四物汤抗乳腺癌活性成分群辨识提供了有效方法,将为在四物汤活性成分的基础上研发成分明确、机制清晰的抗乳腺癌药物奠定基础。

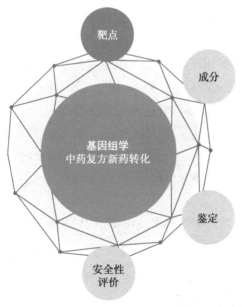

探索中药作用靶点及机制
基于关键酶、受体等突变的中药靶向药物筛选与开发

中药有效部位的确定
依托当前NGS技术,可对中药有效部位开展规模化筛选

中药材鉴定及道地药材鉴别
基于比较中药学的优势有效部位、有效成分发现

基于药物基因组学的中药药理毒理研究
探索个性化用药,中药复方新药转化安全性评价重要参照

图 11-2 基因组在中药复方新药转化中的广泛应用

第三节

方法学与转化述评

一、疾病发生与中药复方基于基因组学首要性与本源性背景

基因是先天控制生命特征的遗传物质。基因被认为与人的许多先天的生命特征有关，比如长相、身高、智力、语言能力、运动素质等。除此之外，研究最多、最透彻的是基因与个体疾病风险的关系。比如，先天患有遗传病的个人，有的必须终身治疗，有的必须在一定年龄控制饮食以避免患病，有的必须避免使用特定药物，有的必须在高风险年龄段着重注意身体保养甚至需要采取医学干预措施。可以说，每个人在基因层面并不完美，我们能做的是根据个人先天的特征，主动通过改变环境、饮食、生活方式、行为方式等，积极进行预防保健，从而有效减少疾病的发生，达到健康长寿的目的。虽然人的DNA信息每天会发生一些突变，但是，绝大多数被我们自身的修复系统修复。因此，可以说我们身体的每个部位、生命中每个阶段的基因基本是不变的。如果因为各种原因导致身体某些部位或组织DNA序列发生变化，而这种变化未被及时修复，则可能导致肿瘤等相关疾病的发生(这也是肿瘤早期发现、靶向用药等相关预警、治疗技术的基础)。因此，在特定部位或组织发生的基因突变是动态的，这种变化受到身体其他疾病(如病毒携带)、生态环境、饮食等多个因素影响。

疾病的发生显然不仅仅是在基因组层面，更多的是在基因组基础上的其他生命组学非正常的动态时空变化的病理结果，中药复方是在中医理论指导下综合一切可能的影响因素对多种药用植物按配伍规律制定而成。

从一个人的基因组是多维的观点出发，如果单单在基因组层面讨论中医药未免一叶障目，虽然不排除中药复方对体细胞基因修复的重要意义，但对中药复方的理解与相关转化医学研究一定是基于包括基因组在内的生命组学非正常的动态时空变化的病理结果的校正上(图11-3)。

二、中药复方基于基因组首要性与本源性新药转化趋势

首先，如前所述，源于基因组的其他生命组学整体与局部动态时空病理性紊乱导致疾病的发生，中药复方新药转化首先需要校正这样的病理性时空紊乱，而这是中药复方的优势，这是当前的西医靶点思维无法比拟的，后者多数情况下是针对一个点校正，而

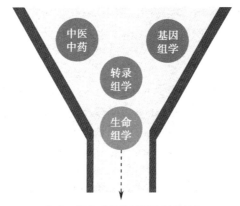

免疫正常化（传统医学终极目标）

生命组学（基因、蛋白、代谢等组学）通过不同方式实现机体整体及局部免疫正常化，
中医中药是目前已知在整体和局部均能实现免疫正常化的最天然的传统整合医学模式

图 11-3　中医药是基于生命组学的病理结果的校正——免疫正常化

非面，从这点意义上说，以往对中药复方在多靶点作用机制的阐述无疑是其基本思想之一，但我们在深入理解多靶点的时候，却遇到了来自大数据与参照评价体系的困扰，毕竟机体在生命组学领域数据极其庞大且杂乱，其多维性也直接影响中药复方整体评价与深入研究。

因此，后基因组应运而生，后基因组源于基因组，并与其他生命组学互为交叉，一个人的转录组、代谢组、蛋白组、免疫组，甚至非编码组等均源于基因组的直接与间接调控或直接或间接调控着基因组，以致构成整个人类生命组学。而中药复方也恰恰是针对整个生命组学的调控。因此，中医在一定程度上是医学的引领学科，还没得到足够认同是因为我们在生命组学的数据与智能化领域还没有进入实质深水区，或者我们还没有掌握在此深水区畅游的本领。

事实上，一个正常个体(拥有正常生命组学)怎样变成一个疾病个体(变为病理生命组学)所涉及的多组学变化，以当今的转化医学理论与技术完全可以实现，但为什么我们还认为我们无法在深水区畅游？我们目前缺乏以下两方面研究设计：第一，缺乏大样本人群及个体不同状态生命组学数据资料，以至于还无法通过智能分析各组学影响规律。第二，缺乏与前述生命组学同步的中医病证信息与中药复方记录。而当两者以微观科学与宏观经验交融于数据与智能之间时，我们才真正掌握中药复方的解码规律，这是中医药发展的必经之路，也是中药复方新药转化为标准品与名老中医经验传承数字化的必经之路。

（张翼冠　赵军宁）

参考文献

［1］许忠能.生物信息学发展与中草药研究［J］.中草药，2003，34（6）：481.

［2］张思思，陈婷婷，朱军伟，等.GSA：组学原始数据归档库［J］.遗传，2018，40（11）：1044-1047.

［3］ BOYCE T E, ROZOWSKY J S, Begone P, et al. Issues in the analysis of oligonucleotide tiling micro-atrays for transcript mapping [J]. Trends Genet, 2005, 21 (8): 466.

［4］ 张国庆，李亦学，王泽峰，等. 生物医学大数据发展的新挑战与趋势 [J]. 中国科学院院刊，2018, 33 (8): 853-860.

［5］ 张永煜，张玮，杨永清. 系统生物学在中医药研究中的应用 [M]. 北京：科学出版社，2014.

［6］ 沈自尹. 21 世纪——中西医结合走向后基因组时代 [J]. 中国中西医结合杂志，2000, 20 (11): 808-810.

［7］ 陈凯先，蒋华良，罗小民，等. 后基因组时代的药物发现：趋势和实践 [J]. 中国天然药物，2004, 2 (5): 257-260.

［8］ LOCKHART D J, WINZELER E A. Genomics, gene expression and DNA arrays [J]. Nature, 2000, 405 (6788): 827-836.

［9］ 张源笙，夏琳，桑健，等. 生命与健康大数据中心资源 [J]. 遗传，2018, 40 (11): 1039-1043.

［10］ 赵文明，张思思，唐碧霞，等. 面向国际的生命组学大数据管理体系建设 [J]. 大数据，2016, 2 (6): 43-52.

［11］ HAM A, IIZUKA N, HAMAMOTO Y, et al. Molecular dissection of a medicinal herb with anti—tumor activity by oligonueleotide microarray [J]. Life Sci, 2005, 77 (9): 991-1002.

［12］ ZHANG Y B, WANG J, WANG Z T, et al. DNA microarray for identification of the herb of Dendrobium species from Chinese medicinal formulations [J]. Planta Med, 2003, 69 (12): 1172-1174.

［13］ 张百霞，何帅兵，吕琛洋，等. 基于基因转录起始过程的四物汤抗乳腺癌活性成分群辨识 [J]. 中华中医药杂志，2019, 34 (3): 1214-1219.

第十二章

蛋白质组学方法应用于中药复方新药转化述评

第一节

原理与方法概述

一、蛋白质组学概念及其对现代中医药研究的必要性

在人类基因组计划完成之前,对中医药理论的研究只能局限于进行单个的基因或蛋白质分析,然而中药治疗疾病不是单纯以药物去直接对抗致病因子,而是调整机体的功能状态,增强机体的免疫力,因此对中医药的研究更强调"整体观"和"动态观"。中药因具有多成分、多靶点、多层次的作用特点,给其作用机制的研究带来了极大困难,也在一定程度上阻碍了中药的现代化及国际化进程。

随着人类基因组计划的完成,以蛋白质组学为代表的系统生物学技术的出现为中药现代化研究带来新的契机。蛋白质组(proteome)的概念是由澳大利亚学者 Wilkins和 Williams 于 1994 年在第一届意大利锡耶纳蛋白质会议上首次提出,指在一种细胞、组织或生物体中的完整基因组所表达的全套蛋白质,包括各种亚型及蛋白质修饰。蛋白质组学(proteomics)是蛋白质组概念的延伸,指以蛋白质组为研究对象,从整体的角度分析细胞内蛋白质的组成与变化规律的科学。

蛋白质组学"整体、动态、网络"的特点,与中医理论"整体观念""辨证论治"和中药作用"整体调节"和"多层次、多靶点"整合调节等特点相通。利用功能蛋白质组学技术,分析经中药复方处理过的组织、细胞或体液表达的蛋白质组,并比较治疗前后蛋白质组的表达差异、鉴定其中发生相应变化的蛋白质,从蛋白质组水平上对中药的多环节、多靶点调整作用进行研究,可揭示中药复方的作用机制,阐明药物作用的物质基础及内在的配伍规律,这无疑是中医药走向世界、进一步发展所必需的(图 12-1)。

二、蛋白质组学在中药复方新药转化中的作用

中药复方进入人体后,通过多途径、多靶点调控发挥作用,药物间相互作用可引起机体相应靶器官、组织多种蛋白质丰度的改变。中药靶点的发现有助于深入了解机体针对配伍药的多种有效成分所表现出来的协同或拮抗作用。

由于各种疾病的发生和药物治疗靶点大多数是在蛋白质(酶、受体及信号转导蛋白)水平,因此蛋白质组学非常适用于研究药物的作用机制、寻找有效的药物靶点及开发新药。蛋白质组学技术能利用与靶蛋白质发生特异性相互作用的化学小分子来干扰和探

蛋白质组与中药复方新药转化

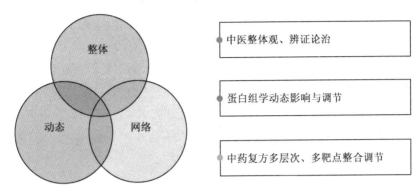

图 12-1 蛋白质组与中药复方新药转化交融式支撑研究

测蛋白质组,在分子水平上系统揭示特定蛋白质的功能及其与化学小分子的相互作用,从而准确找到化学小分子(包括药物)的结合部位 - 作用靶点。

三、应用于中药复方新药转化的蛋白质组学常用技术

蛋白质组学已经历了二十多年的发展,现今技术成熟,被应用于多种学科的研究。对中药复方的蛋白质组进行分析需要有合适的研究策略和技术、有效的实时分析模式,从而获得在基因组和转录组上不易获得的功能信息。以下是一些常用的技术。

(一) 蛋白质组样品的制备

蛋白质组学常用样品来源有体外培养细胞、活体组织标本、血清和体液等。如果需要进行组织中单类细胞的分离,可采用机械方法、免疫磁珠、荧光标记细胞分选或近来发展较快的且被普遍看好的激光捕获微切割技术(laser capture microdissection)方法进行。

(二) 蛋白质组样品的分离

蛋白质组学分离技术主要包括基于蛋白质的分离(以双向电泳为例)和基于肽的分离(以先酶解后再进行液相色谱分离为例)两大类。

1. 双向凝胶电泳技术　双向凝胶电泳(two-dimensional electrophoresis,简称 2-DE)技术由 O'Farrell 等于 1975 年首先创立,其原理是根据不同蛋白质之间的等电点和分子量差异而分离蛋白质的。双向电泳因其对蛋白质的分离结果直观,也便于计算机进行图像软件分析处理,并能与质谱分析鉴定方法相匹配等优点,成为目前最常用、最经典的蛋白质分离技术。近 10 年来,通用电气公司(GE)在传统双向电泳基础上开发的一种新型的高灵敏度荧光染料标记的双向电泳技术即凝胶内差别电泳(differential in gel electrophoresis,DIGE)技术极大提高了实验效率和可信度。

2. 酶解后的多维液相色谱技术　蛋白质组分离技术中,目前最常用的也是最有发展前景的就是酶解后用多维液相色谱技术进行分离。多维液相色谱法是指两种或两种以上具有不同原理特性的液相分离方法的优化和组合,该技术最突出的优点是对全蛋白质组分进行分析时歧视效应大大减小,并能与质谱直接联用,从而可以实现蛋白质分离与鉴定的在线联用与操作,有利于蛋白质组研究的高通量化和自动化。多维液相色谱分离技术主要包括离子交换色谱与反相液相色谱联用分离技术、杂交相色谱分离技术、其他混杂的二维色谱技术和三维色谱技术等。目前最常用于蛋白质组学分离的多维液相色谱技术是离子交换色谱与反相液相色谱的联合使用(ion-exchange chromatography-RPLC,IEX-RPLC)。

(三) 蛋白质的生物质谱鉴定

质谱是最常用的蛋白质鉴定技术,已经逐步取代了传统的氨基酸组成分析和 Edman 降解测序。质谱技术的基本原理是将蛋白质样品先经过离子化后,然后根据不同离子间质子与电荷之比(m/z)的差异来分离并确定蛋白质的分子质量。因此,用于蛋白质鉴定的各种质谱仪均由样品离子化装置、离子检测器以及质量分析器 3 个最基本的部分组成。目前用的蛋白质样品离子源包括基质辅助激光解吸离子化(MALDI)和电喷雾离子化(ESI)以及由它衍生出的纳电喷雾离子化(nano-ESI)。而最常用的质量分析器包括傅立叶变换离子回旋共振质谱(FTICR/FT)、线性离子阱质谱(LIT/LTQ)、四级杆离子阱质谱(QIT)和飞行时间质谱(TOF)4 种。质谱检测器也有多种,包括电子倍增管、离子计数器、感应电荷检测器等。

(四) 蛋白信息学

生物信息学涵盖生物学、信息科学、数学、计算机科学等多学科。通过采集、处理、储存、分析和解释由各种技术平台(如大规模 DNA 测序、蛋白质组研究等)产生的海量数据,来阐明和理解这些数据所包含的生物学意义。

目前在蛋白质组学中生物信息学可应用于蛋白质组学数据库的建立和使用,蛋白质未知结构的预测,蛋白质未知功能的预测等工作。

此外,蛋白质芯片技术、蛋白质相互作用技术(酵母双杂交技术,pull down 技术、免疫共沉淀技术等)也是蛋白组学中的常用技术。

第二节

中医药应用案例与技术流程

一、基于蛋白质组学的中医证候研究新思路

如何将中医理论客观量化一直是中医学与西医学结合的一个巨大障碍,也是中医学进入新的发展时期以来所面临的一个瓶颈。中医认为,疾病的发生主要是人体整体功能的失调。证候是人体阴阳、气血、脏腑之间相互作用、相互联系的结果,并随着病程的发展而发生相应变化。而蛋白质组学是以一个细胞、组织、器官的全部蛋白质为研究对象,从该角度说,蛋白质组学与中医对疾病的整体性认识有一定的趋同性。随着蛋白质组学技术的进步,蛋白质组学在中医学证候的研究中取得了一系列的进展。

丁峰等通过同位素标记相对和绝对定量(iTRAQ)技术分析原发性肝癌不同中医证型的差异蛋白表达谱,拟从唾液蛋白质水平阐述原发性肝癌肝郁证的证候本质,并建立了肝郁证肝癌特异的蛋白数据库,筛选出与肝郁证肝癌发生发展可能相关的多个差异蛋白。廖荣鑫等通过应用血清蛋白质组学、生物信息学等系统生物学方法,采用二维凝胶电泳(2-DE)分离技术分离脾胃湿热证型模型大鼠血清蛋白质,获得差异表达蛋白质,利用基质辅助激光解析电离飞行时间质谱(MALDI-TOF-MS)和数据库鉴定差异表达蛋白,发现了 12 个具有明显表达差异的蛋白质斑点,主要涉及机体免疫、物质代谢、炎症反应及血液流变学等,为脾胃虚实证候实质的研究提供了借鉴。

现代医学通过建立中医学"证"的动物模型,结合蛋白质组学的技术手段,以此来探讨中医证的蛋白质表达差异。差异蛋白组学和证候一样具有动态性,而且在技术上具有更好的可实现性,因此差异蛋白质组学对中医证候实质的研究,以及对未来精准医疗体系的建立,必将起到重要作用。

二、基于蛋白质组学的中药复方新药转化研究

(一)蛋白质组学技术在中药复方药功能研究中的应用

将中药复方或提取物作用于动物模型或细胞,结合蛋白质组学技术,通过对用药前后组织或细胞的差异蛋白质组展示来评价中药的药效。同时,针对其中特异表达或差异表达显著的蛋白点进行更深一步的后续质谱鉴定研究,确定药物作用的靶蛋白。该

方法已经在中药复方新药转化研究当中较广泛地应用,目前蛋白质组学在中药复方新药转化中的应用实例大部分属于此类。该方法已被广泛应用于中药复方、单味中药和中药单体化合物作用机制的研究中。

林心君等通过提取4组(正常组,模型组,石斛合剂组和二甲双胍组)大鼠肝组织蛋白,采用iTRAQ为标记的液相色谱质谱联用技术鉴定并出模型组以及石斛合剂和二甲双胍治疗后糖尿病大鼠肝组织中的差异蛋白,表明中药复方石斛合剂与西药二甲双胍对糖尿病大鼠靶蛋白的影响不同,为深入研究石斛合剂对糖尿病的作用机制奠定了基础。黄露露等在探讨金匮肾气丸治疗肾阳虚证的可能作用机制中,通过提取正常组、模型组和中药组大鼠的股骨髁松质骨,进行蛋白质的提取与制备,采用蛋白质双向凝胶电泳技术展示蛋白质组图谱,应用生物信息分析软件分析各组间差异表达蛋白,采用基质辅助激光解析电离飞行时间质谱初步鉴定差异表达蛋白点。结果发现金匮肾气丸对肾阳虚证的调节可能涉及股骨髁松质骨结构构成、物质转运、能量代谢和细胞增殖与凋亡等方面。

(二)蛋白质组学技术在中药配伍机制研究中的应用

中药进入人体后,通过多途径多靶点调控发挥作用,药物间相互作用可引起机体相应靶器官/组织多种蛋白质丰度的改变,进而调节整体或局部功能。差异蛋白质组技术研究思路是先通过蛋白质组技术获得一批药物配伍前后丰度发生明显变化的蛋白质,然后通过深入的功能或药理学网络分析,挖掘其可能的协同或禁忌机制的方法。

黄芩与黄连是中医临床的常用配伍药,为研究两药合用的代谢机制,Miao等利用2-DE结合MALDI-TOF-MS技术分析黄芩或黄连单用以及配伍服用前后大鼠肝蛋白质组变化情况。结果表明,差异蛋白质主要为药物代谢酶、二相药物代谢酶和其他参与能量代谢、信号转导和细胞骨架类的蛋白质,这些蛋白大都与药代动力学过程或毒性机制发挥相关,可作为药物代谢研究的目标蛋白或毒性标志物。在配伍禁忌机制研究方面,孙爱华等采用DIGE联合MALDI-TOF/TOF技术,探讨藜芦、人参配伍前后对大鼠肝功能及肝组织蛋白质表达的影响。结果表明,藜芦、人参合用可导致二硫键异构酶和碳酸酐酶明显降低,谷氨酸脱氢酶及氨甲酰磷酸合成酶明显升高,提示藜芦与人参合用可能通过影响肝细胞内与pH自稳、蛋白折叠及氨基酸代谢相关酶的表达发挥增毒作用,为探讨藜芦、人参配伍可能的增毒减效作用机制提供了依据。

三、技术流程

蛋白质组研究方法与技术流程有很多种,目前有代表性的、综合性的且精准度最高的为MRM(multiple reaction monitoring),MRM是一种研究目标蛋白分子的靶向定量蛋白组学研究方法。MRM基于目标分子的信息,有针对性地选择数据进行质谱数据采集,对于符合目标离子规则的信号进行采集,去除不符合规则的离子信号的干扰。MRM

质谱分析经过三个阶段：首先通过 MS 筛选出与目标分子特异性一致的母离子，再对这些母离子进行碰撞碎裂，去除其他离子的干扰，只对选定的特异 MS/MS2 离子进行质谱信号的采集。MRM 质谱技术是目前精准度最高的蛋白定量鉴定技术，是一次性精准定量研究复杂样品中多个目标蛋白的最佳方法。如果借助同位素标记的目标肽段作为内参，可以实现蛋白绝对定量鉴定（技术流程如图 12-2）。

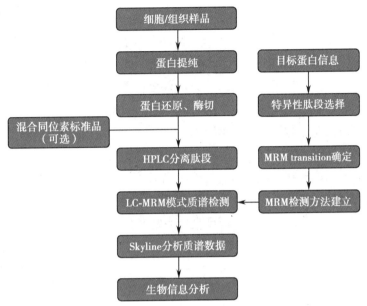

图 12-2　MRM 蛋白组学定量研究技术流程

第三节

方法学与转化述评

在功能基因组学时代,蛋白质组不仅是生命组学研究的重要组成部分,而且以桥梁形式贯穿整个生命组学,同时以最终的分子形态行使几乎所有的生理学与病理生理学效应。这里是一个更广阔的世界,不仅需要分析单个或家族蛋白量的变化,还要分析蛋白种类,尤其是新生蛋白的变化。此外,对很多重要蛋白质的结构生物学研究也是当前深入了解疾病(尤其是肿瘤及类似心脑血管疾病、代谢性疾病、衰老等慢性炎症及免疫性疾病等)发生与演变机制的充分条件,毕竟疾病的发生发展除以往对蛋白表达量异常认知外,越来越体现在蛋白之间的识别。而中药复方是否在一定程度逆转蛋白比例异常或及时清除异样蛋白带来的累积性增殖、迟发型免疫反应、慢性损伤等,这些不仅为其评价带来重要依据,也为其新药转化带来更多新知(图 12-3)。

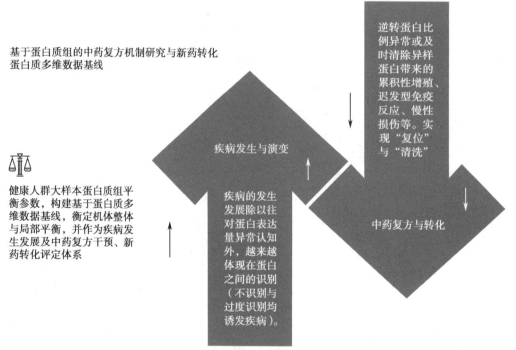

图 12-3　基于蛋白质组的中药复方机制研究与新药转化

蛋白质组具有整体性、动态性、时空性、复杂性等特征,这与中医基本理论体系十分吻合。因此以蛋白质组学为切入点进行中医药科学研究在现代实验研究中具有明显的优势。目前蛋白质组学在中药材栽培、中药作用靶点、中医证候研究、方剂作用机制等方面都取得了一定成功,用蛋白质组学技术研究中药的作用机制,能直观地呈现其在蛋白质水平发生的调控,为寻找中药作用靶点提供切实有效的帮助,因此蛋白质组学在中药复杂体系研究中的应用将会给中药的发展带来巨大的空间。

但目前蛋白组学也存在一些问题:第一,相比其他数据密集型学科如基因组学,蛋白组学的数据库依旧不够完善,由此在一定程度上影响了分析结果的全面性。第二,对分子机制的阐释比较片面。因此,在中药复杂体系的研究中,蛋白组学应逐步与基因组学、转录组学、代谢组学整合,并结合生物信息学分析对中医药进行更加全面系统的研究。在蛋白质组学与中药复方新药转化领域应在多个环节充分引入机器学习等交叉学科,充分整理当下数据,并在应用中不断优化新模型,使其更精确。相信蛋白组学在中药复方的研究中不仅有力推动新药转化,同时揭示更多中医理论科学内涵,这些均会极大推动中医药的现代化和国际化进程。

(张翼冠 赵军宁)

参考文献

[1] WILKINS M R, SANCHEZ J C, GOOLEY A A, et al. Progress with proteome projects: why all proteins expressed by a genome should be identified and how to do it [J/OL]. Biotechnol Genet Eng Rev, 1996, 13: 19-50 [2019-01-15]. https://doi. org/10. 1080/02648725. 1996. 10647923.

[2] CONROTTO P, SOUEHELNYTSKYI S. Proteomic approaches in biological and medical sciences: principles and applications [J]. J Exp Oncol, 2008, 30 (3): 171-180.

[3] 邢建宇,许波.蛋白质组学与中医药现代化研究 [J]. 中医药信息,2006, 23 (2): 3-5.

[4] 辛萍,匡海学,李晓亮,等.蛋白质组学技术及其在中药作用机制研究中的应用 [J]. 中国中药杂志,2018, 43 (5): 904-912.

[5] 段金廒,张伯礼,范欣生,等.中药配伍禁忌研究思路与技术体系框架 [J]. 世界科学技术—中医药现代化,2012, 14 (3): 1537-1546.

[6] 赵霞,岳庆喜,谢正兰,等.蛋白质组学技术在中药复杂体系研究中的应用 [J]. 生命科学,2013, 25 (3): 334-341.

[7] 杨红芹,李学军.化学蛋白质组学与药物靶点的发现 [J]. 药学学报,2011, 46 (8): 877-882.

[8] 乐亮,姜保平,徐江,等.中药蛋白质组学研究策略 [J]. 中国中药杂志,2016, 41 (22): 4096-4102.

[9] 刘璇,岳庆喜,果德安.蛋白质组学技术及其在中药复杂体系研究中的应用 [J]. 中国天然药物,2009, 7 (4): 260-269.

[10] O'FARRELL P H. High resolution two-dimensional electrophoresis of proteins [J]. J Biol Chem, 1975, 250 (10): 4007-4021.

[11] KLOSE J, KOBALZ U. Two-dimensional electrophoresis of proteins: an updated protocol and implications for a functional analysis of the genome [J]. Electrophoresis, 1995, 16 (6): 1034-1059.

[12] FUJII K, NAKANO T, KAWAMURA T, et al. Multidimensional protein profiling techno-logy and its application to human plasma proteome [J]. J Proteome Res, 2004, 3 (4): 712-718.

［13］TIMMS J F, CRAMER R. Difference gel electrophoresis [J]. Proteomics, 2008, 8 (23-24): 4886-4897.

［14］TANG J, GAO M, DENG C, et al. Recent development of multi-dimensional chromat-ography strategies in proteome research [J]. J Chromatogr B Analyt Technol Biomed Life Sci, 2008, 866 (1-2): 123-132.

［15］ZHANG J, XU X, GAO M, et al. Comparison of 2-DLC and 3-DLC with post-and pre-tryptic-digestion SEC fractionation for proteome analysis of normal human liver tissue [J]. Proteomics, 2007, 7 (4): 500-512.

［16］BREUKER K, JIN M, HAN X, et al. Top-down identification and characterization of biomolecules by mass spectrometry [J]. J Am Soc Mass Spectrom, 2008, 19 (8): 1045-1053.

［17］RUDERT F. Genomics and proteomics tools for the clinic [J]. Curr Opin Mol Ther, 2000, 2 (6): 633.

［18］NELSON R W, NEDELKOV D, TUBBS K A. Biosensor chip mass spectrometry: a chip-based proteomics approach [J]. Electrophoresis, 2000, 21 (6): 1155-1163.

［19］宋明，陈家旭，刘玥芸，等.论蛋白质组学与中医证候研究 [J]. 中华中医药杂志, 2017, 32 (11): 4804-4807.

［20］王新贤，殷海波，姜泉，等.蛋白质组学在中医证候学研究中的应用进展 [J]. 世界中医药, 2017, 12 (8): 1965-1969, 1973.

［21］丁峰，孙珂焕，曹美群，等.基于 iTRAQ 技术的肝癌肝郁证唾液蛋白质组学 [J]. 武汉工程大学学报, 2019, 41 (3): 205-212.

［22］廖荣鑫，刘小虹，许仕杰.脾胃湿热证大鼠模型血清蛋白质组学差异表达研究 [J]. 新中医, 2018, 50 (7): 15-18.

［23］YANG Y Y, YANG F Q, GAO J L. Differential proteomics for studying action mechanisms of traditional Chinese medicines [J/OL]. Chinese Medicine, 2019, 14: 1 [2019-3-16]. https://www. ncbi. nlm. nih. gov/pmc/articles/PMC6325846/. DOI: 10. 1186/s13020-018-0223-8.

［24］林心君，秦崇涛，陈勇，等.基于蛋白组学探讨石斛合剂对糖尿病大鼠的作用机制 [J]. 福建中医药, 2019, 50 (3): 25-30.

［25］黄露露，朱亚菊，赖兴泉，等.金匮肾气丸对肾阳虚证模型大鼠股骨髁松质骨差异蛋白质表达的影响 [J]. 中医杂志, 2018, 59 (21): 1862-1867.

［26］程汉兴，孙爱华，姜颖.蛋白质组技术在中药配伍药理学和毒理学机制研究中的应用 [J]. 中国药理学与毒理学杂志, 2015, 29 (6): 973-978.

［27］MIAO Q, ZHAO Y Y, MIAO P P, et al. Proteomics approach to analyze protein profiling related with ADME/Tox in rat treated with Scutellariae Radix and Coptidis Rhizoma as well as their compatibility [J]. J Ethnopharmacol, 2015, 173 (15): 241-250.

［28］孙爱华，王宇光，孟浩，等.藜芦人参配伍对大鼠肝功能及肝组织蛋白质表达的影响 [J]. 中国药理学与毒理学杂志, 2013, 27 (6): 982-987.

［29］YANG S K, LIU R H, JIN H Z, et al. "Omics" in pharmaceutical research: overview, applications, challenges, and future perspectives [J]. Chin J Nat Med, 2015, 13 (1): 3-21.

［30］WANG Y, YU R Y, HE Q Y. Proteomic analysis of anticancer TCMs targeted at mitochondria [J/OL]. Evid Based Complement Alternat Med, 2015, 2015: 539260 [2019-01-15]. https://www. ncbi. nlm. nih. gov/pmc/articles/PMC4629060/. DOI: 10. 1155/2015/539260.

［31］LIU Y, YIN H J, CHEN K J. Platelet proteomics and its advanced application for research of blood stasis syndrome and activated blood circulation herbs of Chinese medicine [J]. Science China Life Sciences, 2013, 56 (11): 1000-1006.

［32］朱宇伟, 于庆云, 刘培, 等. 蛋白质组学在中医药科学研究中的应用进展 [J]. 中国现代中药, 2016, 18 (5): 661-665.

［33］范芳芳, 赵可惠, 王天虹, 等. 蛋白质组学在我国传统医药研究领域应用的文献计量学分析 [J]. 中华中医药学刊, 2018, 36 (4): 876-879.

第十三章

代谢组学应用于中药复方新药
转化述评

第一节

原理与方法概述

一、代谢组学研究的原理

代谢组学（metabonomics/metabolomics）是系统生物学的组成部分。其借鉴基因组学和蛋白质组学的研究思想，通过对生物体内所有代谢物进行定性或定量分析，寻找代谢物与生理或病理变化的相对关系。代谢组学是功能基因组时代的一种研究生物系统的主要组学方法之一，它关注生物体系受环境刺激或基因修饰所产生的所有代谢产物的变化，并通过分析体液代谢组成来确定生物体系的系统生化谱和功能调控规律。生物体内细胞的生命活动离不开物质代谢，代谢是生命活动中所有生物化学变化的总称，是生命活动的本质特征和物质基础。代谢组指的是生物体的一个细胞、组织或器官中所有代谢组分的集合，所有对生物机体有影响的因素均可反映在代谢组中，生物体内特定时刻的代谢组最能直接反映该个体特定时刻的生理病理状态，生物体许多不能从基因组、蛋白组体现出的变化可以通过代谢组体现，基因和蛋白表达的微小变化会在代谢物上得到放大，而基因、蛋白的生命调控效应最终都会落实在代谢层面，代谢组学是揭示机体生命活动代谢本质的科学。因此，代谢组学被认为是组学研究的最终方向。

代谢组学最大的特色在于建立了以整体观来剖析生命现象的理念，通过采用核磁共振谱和质谱等现代仪器分析手段，定性定量检测生物体液（包括尿液、血浆或血清、唾液、脑脊液、精液、汗液等）中尽可能多的内源性代谢物，即代谢组，并借助于模式识别等化学计量学方法对测得的代谢物图谱加以分析，以了解和反映机体的整体状态。代谢组学是一项动态的、开放的、多参数应答的新技术和新方法，它跳过生命体内的复杂调控过程，通过分析代谢物，给出最终的、整体的结果，反映的是基因、药物、食物、环境、时间等各种内外因素综合作用于机体后的总的反应，从系统的角度来解释生命现象，是判定健康、疾病及药物治疗效果合适的分子集合。代谢组学技术和研究策略在健康监测、疾病诊断、个性化治疗、疗效评价药物开发等方面都有巨大的优势。

二、代谢组学分析方法概述

代谢组学的研究过程一般包括代谢组数据的采集、数据预处理、多变量数据分析、标志物识别和途径分析等步骤。首先，采集生物样品（如尿液、血液、组织、细胞和培养液等),对其进行生物反应灭活、预处理。再运用先进的分析手段如核磁共振、质谱或色谱等检测样品中所有代谢物的种类、含量、状态,从而得到原始的大量的反映生物样品信息的实验数据,而后使用多变量数据分析方法对获得的多维复杂数据进行降维和信息挖掘,从这些复杂的、大量的信息中筛选出最主要的最能反映代谢物变化的主要成分,再通过模式识别将其与标准的代谢物谱进行比对,或是根据代谢物谱在时程上的变化来寻找生物标志物,研究相关代谢物变化涉及的代谢途径和变化规律,以阐述生物体对相应刺激的响应机制。同时由于不同分析手段各有其特点,在不同应用领域使用的分析方法也是有所不同的。

(一) 质谱联用技术

GC-MS 是代谢组学常用的方法,原先主要应用于植物组学研究,随着分析技术的快速发展,其在微生物代谢组学的应用越来越引起关注。GC-MS 的分离效率高,易于使用且较为经济,特别是在采用标准的电子轰击(EI)模式后,其使用范围和重复性都得到进一步提高。但是 GC-MS 需要对挥发性较低的代谢物进行衍生化预处理,这一步骤会耗费额外的时间,甚至引起样品的变化。受此限制,GC-MS 无法分析热不稳定性的物质和分子量较大的代谢产物。

近年来,多维分离技术如二级气相色谱飞行时间质谱(GC-GC-TOF-MS)得到发展,其检测范围更广,但由于实际应用困难和花费较高等问题使其并未得到普遍使用。

LC-MS 无需进行样品的衍生化处理,检测范围广,可以作为 GC-MS 的补充,非常适合于生物样本中低挥发性或非挥发性、热稳定性差的代谢物。LC 与电喷雾(ESI)质谱连用可以分析大部分极性代谢物。此外,离子配对(IP)LC-MS、亲水相互作用液相色谱 HILIC-MS、反相 LC-MS 等可以进行不同种类代谢物的及时定量分析。

(二) 核磁共振技术

核磁共振(nuclear magnetic resonance,NMR)是有机结构测定的四大谱学之一,作为一种分析物质的手段,由于其可深入物质内部而不破坏样品,并具有迅速、准确、分辨率高等优点而得以迅速发展和广泛应用。在代谢组学发展的早期,NMR 技术被广泛应用在毒性代谢组学的研究中。NMR 的优势在于能够对样品实现无创性、无偏向的检测,具有良好的客观性和重现性,样品不需要进行繁琐的处理,具有较高的通量和较低的单位样品检测成本。此外,^{1}H-NMR 对含氢化合物均有响应,能完成样品中大多数化合物的检测,满足代谢组学中的对尽可能多的化合物进行检测的目标。NMR 虽然可对复杂样品如尿液、血液等进行非破坏性分析,与质谱法相比,它的缺点是检测灵敏度相对较低(采用现有成熟的超低温探头技术,其检测灵敏度在纳克级水平)、动态范围有限,很难同时测定生物体系中共存的浓度相差较大的代谢产物;同时,购置仪器所需的投资也较大。为了改进 NMR 检测灵敏度较低的缺点,可采用高分辨核磁共振技术或使用多维核磁共振技术和液相色谱 - 核磁共振联用(LC-NMR)。魔角旋转(magic angle spinning,MAS)核磁共振技术是 20 世纪 90 年代初发展起来的一种新型的核磁共振技术。在代谢组学的研究中,魔角旋转核磁共振波谱技术已被成功地应用到研究生物组织上,如大鼠肝脏、哺乳动物肾脏以及大鼠睾丸组织等。生物组织在核磁共振实验中会由于磁化率不均匀、分子运动受限等因素而引起谱线增宽,而这些因素利用固体核磁共振中的 MAS 方法可以消除。

第二节

中医药技术流程与应用实例

一、技术流程

代谢组学技术流程包括实验设计,样品的采集与制备、代谢组数据的采集、数据预处理、多变量数据分析、标志物识别和途径分析等步骤(图 13-1)。生物样品可以是尿液、血液、组织、细胞和培养液等,采集后首先进行生物反应灭活、预处理,然后运用核磁共振质谱或色谱等检测其中代谢物的种类、含量、状态及其变化,得到代谢轮廓或代谢指纹。而后使用多变量数据分析方法对获得的多维复杂数据进行降维和信息挖掘,识别出有显著变化的代谢标志物,并研究所涉及的代谢途径和变化规律,以阐述生物体对相应刺激的响应机制,达到分型和发现生物标志物的目的。

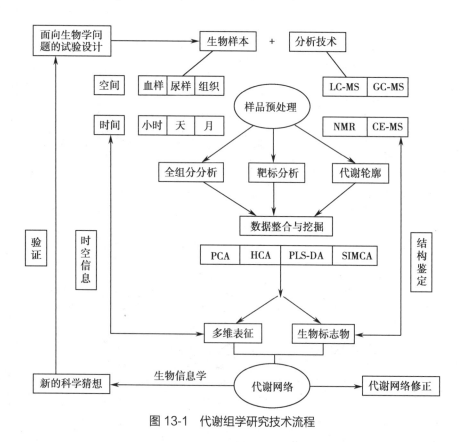

图 13-1 代谢组学研究技术流程

二、中医药运用实例

(一) 实例——基于 UPLC-Q-TOF/MS 的植物代谢组学技术鉴别林下山参的生长年限

该研究采用基于 UPLC-Q-TOF/MS 的植物代谢组学技术,并结合 PCA 和 OPLS-DA 等多变量统计分析方法对不同年限的林下山参芦头的代谢物进行研究。结果表明,不同生长年限林下山参芦头之间的代谢物组成有差异。

(二) 实例——基于 GC-MS 代谢组学法研究黄连、生地黄治疗 2 型糖尿病的配伍机制

黄连丸出自孙思邈的《备急千金要方》,主治消渴,具有良好降糖疗效。实验建立脂肪乳腹腔注射链脲佐菌素制大鼠 2 型糖尿病动物模型,采用代谢组学方法,对黄连、生地黄配伍前后及不同配伍比例治疗 2 型糖尿病的药效作用差异进行研究。主成分分析法(PCA)分析结果表明,黄连组最接近正常组,不同配伍比例黄连、生地黄组没有明显的区别。说明黄连起主要作用为君药,生地黄是臣药,可为阐明中药配伍机制作参考。

(三) 实例——基于 UPLC/LTQ-Orbitrap-MS 技术的复方祖师麻片抗类风湿关节炎的血浆代谢组学研究

复方祖师麻片由祖师麻和甘草配伍而成,具有祛风除湿、活血止痛的功效。采用 UPLC/LTQ-Orbitrap-MS 通过对类风湿关节炎不同时期的血浆样品进行代谢组学分析,描绘出疾病的动态发展过程;通过比较对照组与模型组代谢谱的差异,找出与疾病密切相关的潜在生物标志物;并从体内代谢物水平改善的角度,初步探讨复方祖师麻片抗类风湿关节炎的作用机制。

采用基于 UPLC/LTQ-Orbitrap-MS 的代谢组学技术研究各组不同疾病时期代谢物的变化,分析药物的干预机制。结果表明,复方祖师麻片可调控佐剂型关节炎引起体内氨基酸、脂类等多种代谢物紊乱中的 12 种异常代谢物的水平,对佐剂型关节炎的干预效果良好。

(四) 实例——甘遂毒性的血浆代谢组学研究

甘遂在临床上常用于治疗晚期食管癌、乳腺癌等恶性肿瘤,但存在较大的毒副作用。对大鼠进行甘遂给药 2 周后,取大鼠血浆,收集 ^{1}H-NMR 谱,运用正交最小二乘判别(orthogonal partial leastsquares-discriminant analysis,OPLS-DA)方法分析。结果表明,与对照组相比,甘遂组血浆代谢有明显变化,甘遂可引起机体能量代谢、氨基酸代谢和脂代谢紊乱。

第三节

代谢组学方法学与转化述评

中医药学具有悠久的历史,它不同于西方医学,更多的学者认为中医是一门经验医学。在过去很长的一段时间内,只能通过患者服药之后的症状变化来推断方剂的疗效,这种方式的影响因素很多,如患者的体质因素、医生的主观因素等。中药机制的研究十分欠缺,复方的研究更是一个难以突破的瓶颈,其中一个十分重要的原因就是缺乏积极有效的研究手段。这些问题若不能用现代技术加以阐释,很难为国内外学者认同,自身理论的认识也难以得到升华。复方的组成灵活多变,每增减一味药疗效都会发生变化,这让复方的研究无从着手。以往的科技手段无法将复方中的有效成分一一量化,这极大地限制了中医学的发展。代谢组学的核心思想是强调外源性物质对机体所产生的整体效应,作为一种系统研究方法,不仅可以研究药物本身的代谢变化,更可以研究药物对机体作用产生的生物化学物质 - 代谢组对机体的系统作用,直接反映体内的生物化学过程和状态的变化。所以利用代谢组学这种技术手段来揭示和提高中国传统医学在分子水平机制上的认识,将推动中国传统医学与西方医学的结合,有利于中医的现代化。

代谢组学这一现代化的研究方法与中国传统医学有着惊人的相似之处。从研究对象来说,代谢组学不同于现代药理学以单一的某一靶点或受体为研究对象,它以有机整体为操作对象,这与中医所强调的整体观念不谋而合。从辨证思维模式来说,代谢组学采用的是"自上而下"式的研究方法,抛开体内纷繁复杂的生化分子相互作用和网络式代谢过程变化,对代谢的终端产物进行多元化综合分析,从整体上展示生物体内在的变化状态,弥补了以往采用单一指标或少数几个指标研究某种病理和生理变化的不足。中医亦是这种"自上而下"的思维模式,通过藏象学说将人体的内在与外在相结合。从治疗方面来说,个性化治疗是 21 世纪人类健康事业追求的目标,代谢组学对于这一方面的发展具有重要意义。代谢组学的个性化治疗与中医所说的辨证论治和体质学说有着异曲同工之妙。

一、代谢组学的主要研究方法学

完整的代谢组分析流程包括样品的收集、生物反应的淬灭、样品预处理、仪器分析与鉴定、数据的分析及标志物生物学意义解读,最终认知机体生化反应机制和生命现象。主要技术手段包括 LC-MS、GC-MS 以及 NMR 等各种高通量、高分辨、高灵敏度的谱学技术。因为各种技术均有其各自的优缺点和适用范围,同时考虑到内源性化合物理化性质的多样性、浓度范围差大等复杂性,采用各种技术联用和方法整合的策略,保证尽可能精确地分析生物体系中尽量多的代谢组分,使得整个分析过程尽可能多地保留样品中代谢物的整体信息,是代谢组学分析技术发展的必然趋势。通过生物分析获得的代谢指纹谱,转换为多维复杂数据,经过现代化学计量学和生物统计学领域的新方法对其进行降维和信息挖掘。目前常采用的包括主成分分析(PCA)、层次聚类分析(HCA)、非线性影射(NLM)等非监督分类方法,以及偏最小二乘法 - 判别分析(PLS-DA)、k_2 最近邻法(KNN)、神经网络(NN)等监督分类方法,其中以 PCA、PLS-DA 方法最为常用。最终获得生物标志物,并结合目前相对成熟的代谢组学相关数据库,完成其功能分析和确认。

(一) 样品的采集

样品的采集是代谢组学研究的初始步骤,也是最重要的步骤之一。由于代谢组学研究的对象是复杂的生物样品,因此,为了全面详尽地反映生物学过程,代谢组学研究需要严格的实验设计和较高的分析精度,首先需要采集足够数量的样本,从而有效减少源于生物样品(如血液、尿液、组织和细胞培养液等)个体差异对分析结果的影响,得到有统计学意义的分析数据。实验设计中对样品收集的时间、部位、种类和样本群体等应给予充分考虑,如以小鼠为研究对象时,需要考虑小鼠的品系、品种、性别、体重以及是否同窝等诸多因素的影响。此外,分析过程要有严格的质量控制,需要考察如样本的重复性,分析精度,统一设置空白样本等。另外,以人类样本为对象进行研究时,还需考虑受试患者和健康对照人群之间的年龄、性别以及体重等因素的匹配。

由于代谢产物的变化对分析较大的影响,因此,在处理生物样本时要特别注意避免由于残留酶活性或氧化还原反应而降解代谢产物或产生新的代谢产物。生物样品采集后需要立即进行生物反应灭活处理,灭活的方法很多,如在液氮或 –80℃下冷冻,酸碱处理或加有机试剂处理等。

(二) 样品的制备

基于代谢组学分析的整体性和系统性,样品的预处理应尽可能保留并体现样品中完整的代谢物组分信息,所以样品制备在代谢组学研究中也显得尤为重要,根据研究对象、目的和采用的分析技术不同,样品制备方法也不相同。应根据样品特性、实验目的以及各代谢物的化学、物理性质不同选择不同的样品制备方法,并对条件进行优化。常用的样品处理方法包括有机溶剂沉淀法,液 - 液提取法以及固液提取法。由于生物样品成分复杂,一种提取方法不可能适合样品中所有组分的提取。一般情况下,样品的制备应遵循:①尽量采取简单的制备方法;②样品中各组分应尽量多地保留;③有利于样品中各组分的相互分离;④不能改变样品中各组分的相对浓度;⑤处理后样品成分稳定,重现性高,不引入其他杂质。

1. GC-MS 样品制备　就 GC-MS 分析技术而言,可将代谢物分为两大类:不需要化学衍生的挥发性代谢物和需要化学衍生的非挥发性代谢物。挥发性的代谢物不需要衍生化步骤即可从气相色谱流出,这类对象的采样方法主要包括直接收集和分析顶空样品,用固体吸附剂富集顶空或液体样品中的代谢产物、固相微萃取和溶剂萃取等。对于挥发性代谢物,通常不需要进一步进行样品制备就可将其直接用于仪器分析。然而,代谢谱中存在大量的非挥发性代谢物,如血液、尿液中的氨基酸、脂肪酸、胺类、糖类、甾体类物质。这些物质的极性强,挥发性低。气相色谱只适于分离分析有足够挥发性的物质,而对极性强、挥发性低、热稳定性差的物质往往不能直接进样分析。如果将这些物质进行适当的化学处理转化成相应的挥发性衍生物,可以扩大气相色谱的测定范围。转化成衍生物后,生物样品中结构极其近似的化合物也更易区分,还可解决载体对高极性、低挥发性样品的吸附问题,改善组分峰形。某些物质转化成含亲电基团的衍生物如卤代衍生物后,可用电子捕获检测器(ECD)或 NICI-MS 检测,提高检测灵敏度。当一次或几次分析测定多个化合物类别(如氨基酸、有机酸、糖、磷酸化代谢物、胺类、醇、类酯和其他物质等)时,所需的样品制备更为复杂。通常需包括样品干燥步骤,这个过程会损失挥发性的代谢物。然后再通过两步化学衍生反应赋予代谢物挥发性和热稳定性。这个方法可用于几种不同类别的代谢物(如羧酸、氨基酸、醇、胺、酰胺、硫醇、磺酸类物质中的 -OH、-NH 和 -SH 官能团)。通常衍生化过程包括与 O- 烷基羟基胺生成肟,再与烷基硅烷化试剂 N- 甲基 -N- 三甲基硅烷三氟乙酰胺(MSTFA)反应,将极性官能团的活泼氢用非极性的三甲基硅烷基取代,通过降低偶极 - 偶极作用力来增加挥发性。

常用的衍生化试剂主要有硅烷化试剂,烷基化试剂(包括酯化试剂)、酰基化试剂、缩合反应试剂和手性衍生化试剂。通常肟化 / 硅烷化过程耗时较长(1~3 小时),衍生化产物的稳定性是需要考虑的一个问题。在水存在的条件下,硅烷化反应是个可逆过程,因此所用的样品需要充分干燥处理,加入过量的硅烷化试剂,且衍生化后样品要尽快分析。

在 GC-MS 分析前进行衍生化主要有以下一些益处:

(1)改善了待测物的气相色谱性质。待测物中一些极性较大基团的存在,如羟基,羧基等气相色谱特性不好,在一些通用的色谱柱上不出峰或峰拖尾,衍生化以后,情况改善。

(2)改善了待测物的热稳定性。某些待测物热稳定性不够,在气化时或色谱过程中会分解或变化,衍生化以后,使之转化成在 GC-MS 测定条件下稳定的化合物。

(3)改变了待测物的分子质量,衍生化后的待测物绝大多数是分子量增大,有利于待测物和基质分离,降低背景化学噪声的影响。

(4)改善了待测物的质谱行为。大多数情况下,衍生化后的待测物会产生较有规律,容易解释的质量碎片。

(5)引入卤素原子或吸电子基团,使待测物可用化学电离方法检测。很多情况下可以提高检测灵敏度,检测到待测物的分子量。

(6)通过一些特殊的衍生化方法,可以拆分一些很难分离的手性化合物。

2. NMR 与 LC-MS 样品制备 根据研究对象、目的和采用的分析方法不同,所需的样品提取和预处理方法也各异。但在整个样品处理和分析过程中,应尽可能保留和体现样品中代谢物的信息。基于 NMR 的代谢组学方法,样品的预处理比较简单,一般只需离心取上清液,加缓冲盐溶液稀释或者加有机试剂(如甲醇、乙腈等)沉淀蛋白即可。与 NMR 样品相比,采用基于 LC-MS 的方法进行"全"成分分析时,样品处理方法比较复杂,很难有一种普遍适用的标准化方法。代谢产物通常用水或有机溶剂(如甲醇、己烷等)分别提取,获得水提物和有机溶剂提取物,从而把非极性相和极性相物质分开,以便进行特征分析。也可以选用合适比例的混合溶剂对水溶性和脂溶性的物质同时进行提取,黄强等在肝脏代谢组学的研究中发现甲醇和水(4∶1)能实现最佳的提取效率和复溶结果。Teahan 等用甲醇、氯仿和水的混合溶液对细胞中的代谢物进行了较好的提取。对于代谢轮廓谱或靶标分析,还需要做较为复杂的处理,如常用固相微萃取、固相萃取或亲和色谱等预处理方法,一般可以根据目标物的特性选择合适的萃取小柱进行样品纯化。为了避免代谢产物的降解,所有操作都需要在低温条件下进行。

3. 样品分析与检测 样品制备和预处理以后,需要对代谢物进行分离、分析和鉴定,即数据的采集,这是代谢组学研究中的关键步骤。目前,代谢组分析技术中最常用的分离分析手段包括液相色谱质谱(LC-MS)联用、气相色谱质谱联用以及核磁共振技术。

两大主要分析手段为色谱技术和光谱技术,如高效液相色谱法(HPLC),毛细管电泳法(CE),气相色谱法(GC),核磁共振(NMR),傅立叶变换红外光谱法(FT-IR),已经应用于代谢指纹图谱的分析。代谢组具有化学多样性,故所有代谢物分子不可能通过单一的通用方法进行测定。联用技术,如气质联用(GC-MS),液质联用(LC-MS),毛细管电泳质谱联用(CE-MS)和傅立叶变换红外质谱联用(FT-IR-MS)等,都得到了广泛应用。下面介绍几种现代常用的分析技术。

(三) 气相色谱 - 质谱联用技术

1. GC-MS 联用的原理和关键技术 GC-MS 主要由气相色谱仪 - 接口 - 质谱仪组成。气相色谱仪包括进样器、色谱柱和检测器。GC-MS 联用的关键部位是接口,GC-MS 联用的主要困难是两者工作压力的差异。气相色谱的柱出口压力一般为大气压(约 $1.01 \times 10^5 Pa$),而质谱仪是在高真空下(一般低于 $10^{-3} Pa$)工作的。由于压差达到 $10^8 Pa$ 以下,所以必须通过这个接口,使两者压力基本匹配,才能实现联用。常见接口技术包括用于填充柱的分子分离器连接法和用于毛细管柱的直接连接法。

质谱仪主要由离子源、质量分析器和检测器三部分组成。离子源的作用是将接受样品电离产生离子。GC-MS 常用离子源包括电子轰击电离源(electron impact ionization,EI)、化学电离源(chemical ionization,CI)、负离子化学电离(negative ion chemical ionization,NICI)、场电离(field ionization,FI)和场解吸电离(field desorption ionization,FD)。

EI 是应用最广泛的一种离子源,标准质谱图基本上是由 EI 源得到的。它的主要特点是电离效率高,能量分散小,结构简单、操作方便,得到的谱图具有特征性,化合物分子碎裂大,能提供较多信息,对化合物的鉴别和结构解析十分有利。但 EI 源所得分子离子峰不强,有时丰度很低。EI 不适合于高分子质量和热不稳定化合物。

CI 是将反应气(甲烷、异丁烷、氨气等)与样品按一定比例混合,然后进行电子轰击。甲烷分子先被电离,形成一次、二次离子,这些离子再与样品分子发生反应,形成比样品分子大一个质量数的(M+1)准分子离子。准分子离子也可以失去一个 H_2,形成(M-1)离子,CI 的特点是不会发生像 EI 中那么右的能量交换,较少发生化学键断裂,质谱图简单。其分子离子峰弱,但(M+1)峰强,这就提供了分子量的信息。

NICI 是在正离子 MS 的基础上发展起来的一种离子化方法,其给出特征的负离子峰,具有很高的灵敏度。

FI 适用于易变分子的离子化,如碳水化合物、氨基酸、多肽、抗生素、苯丙胺类等,能产生较强的分子离子峰和准分子离子峰。FD 主要用于极性大,难气化,对热不稳定的化合物。

质量分析器的作用是将电离室中生成的离子按质荷比(m/z)大小分开,进行质谱检测。常见质量分析器有四极杆质量分析器(quadrupole analyzer),磁式扇形质量分析器(magnetic-sector mass analyzer),双聚焦质量分析器(double-focusing mass analyzer)和飞行时间质谱质量分析器(time of flight,TOF)。四极杆质量分析器是 GC-MS 最常用的质量分析器。四极杆质量分析器通过在双曲面四极杆上接入射频信号产生四极场,离子在四极场中受到强聚焦作用而向分析器的中心轴聚焦。只有质荷比在某个范围的离子才能通过四极杆到达检测器,其余离子因振幅过大与电极碰撞,放电中和后被真空抽走。改变电压或频率,可使不同质荷比的离子依次到达检测器,从而被分离检测。

四极杆质谱仪扫描方式有两种:全扫描和选择离子扫描(select ion monitoring)。全扫描是对指定质量范围内的离子全部扫描并记录,得到的是正常的质谱图,这种质谱图可以提供未知物的分子质量和结构信息。SIM 只对选定的离子进行检测,而其他离子不被记录。采用 SIM 扫描方式比全扫描方式的灵敏度可提高 2~3 个数量级。SIM 模式只能检测有限的几个离子,不能得到完整的质谱图,不能用来进行未知物定性分析。它最主要的用途是对目标化合物进行定量分析,由于选择性好,可消除样品中其他组分造成的干扰。

通常样品的 GC-MS 分析采用高效毛细管气相色谱柱,液体进样体积约为 1μl。对痕量组分分析最好采用不分流进样方式以提高检测灵敏度。由于代谢物的浓度差很大且沸程很宽,为避免不分流进样方式引起的歧视效应,代谢物分析也可采用分流进样方式。

从气相色谱被分离出的组分可由 EI 或 CI 质谱检测。EI 得到的质谱图所包含的质谱碎片可用于解释代谢物的结构,它是最普遍采用的质谱电离方式。串联质谱方式使用得较少,仅在某些采用 CI 的研究中;CI 方式得到的质谱碎片最少,不同类型的质谱仪检测灵敏度也不同,与飞行时间质谱和离子肼质谱相比,四极杆质谱 SIM 方式可增强检测灵敏度,但 SIM 方式仅适合样品中已知的代谢物。TOFMS 是全扫描质谱,采集到的每一个数据点都对应一个完整的质谱图。与四极杆质谱相比,GC-TOFMS 方法可以检测到的挥发性化合物要多得多,由于可以检测到更多的代谢物,即使不清楚代谢物相关信息也可得到较好的检测灵敏度,常可以检测到特殊的或不常见的代谢物。

2. 基于 GC-MS 技术的代谢组学研究中的注意事项

(1)衍生化试剂甲氧氨基盐需要临时配制,MSTFA 需要干燥保存在 2~8℃,避免吸收空气中的水分。

(2)样品必须随机进样,消除系统误差。

(3)设置质控样本和空白对照样本。

(4)低流失的进样隔垫和低流失的进样系统很重要。

(5)原始 GC-MS 数据转移到服务器中,长时间数据的保存应该备份或转移到服务器镜像系统。

(6)系统背景扣除:应扣除增塑剂、邻苯二甲酸酯和硅烷化的试剂峰,柱流失的峰,衍生化试剂的水峰等背景。

(四)液相色谱质谱联用技术

1. 高效液相色谱部分　高效液相色谱(HPLC)是在经典色谱法的基础上,引用了气相色谱的理论,在技术上,流动相改为高压输送;色谱柱是以特殊的方法用颗粒度细小的填料填充而成,从而使柱效大大高于经典液相色谱;同时柱后连有高灵敏度的检测器,可对流出物进行连续检测。目前使用非极性固定相(如 C_{18},C_8)作为色谱柱填料的反相色谱法占整个 HPLC 应用的 80% 左右。HPLC 作为目前常用的化学分离分析手段,具有高压、高效、高速、高灵敏度、适应范围宽等特点。

2. 质谱仪　目前常见的与 LC 相连接的质谱仪类型有磁分析器、飞行时间质谱仪、四极杆质谱仪、离子捕获质谱仪和离子回旋质谱仪。上述不同类型的质谱仪除了单独使用之外,还可以结合在一起使用,形成混合型质谱仪。目前最成功也最为常用的混合型质谱仪就是不同的质量检测器和飞行时间质谱仪结合(time-of-flight mass spectrometer),如四极杆 -TOF,由于 TOF 采用了离子延迟引出和离子反射镜等技术,使得其分辨率和准确度大幅提高,而与四极杆质谱联用可以获得更多的化合物结构信息,使得这种混合型质谱仪在代谢组学研究中得到广泛应用。

与 GC-MS 常用的硬电离技术如电子轰击电离源相比,LC-MS 接口常采用 API 等软电离技术,其质谱谱图中分析化合物的准分子离子峰丰度相对很高,主要给出了化合物的分子质量信息,同于相应碎片峰信息很少,使得分析化合物的结构难以解析。尽管为了得到结构信息,可以使用碰撞诱导解离(collision-induced dissociation)和 MS/MS 技术,但是不同的分析仪器对同一化合物产生的碎片谱图不尽相同,难以标准化致使至今仍没有适合不同 LC-MS 的标准质谱库。现实中许多从事植物代谢组学研究的实验室都建立了适合自己需求的"质谱库",但很难整合到一起,因此,在 LC-MS 的应用中,尤其是进行化合物鉴定时,高分辨质谱,精确分子量测定,显得尤为重要。

目前高分辨质谱主要是双共聚焦磁场和傅里叶变换离子回旋共振质谱仪,这两种质谱仪都可以单独实现串联质谱(MS/MS)操作,即可以选择性地存储某一质荷比(m/z)的离子,再直接观察其反应,得到相应的次级离子碎片峰信息。

离子肼质谱仪(ion-trap mass spectrometer,IT-MS)属于动态质谱,与四极杆质谱仪有很多相似之处,在很多时候都认为四极杆质量分析器与离子肼的区别是前者是二维的,而后者是三维的。离子阱具有很多优点,其最主要的优点是能够方便地进行多级串联质谱 MS^n 测量,这种质量分析器在蛋白质组学中的应用越来越广泛,但缺点是定量分析困难,因而在代谢组学中的应用远不如四极杆质量分析器和飞行时间质谱仪等普遍。

3. 基于 LC-MS 的数据采集　数据采集是指运用 LC 和高分辨 MS 联用技术检测样品中代谢产物的种类、含量、状态及其变化,进而得到代谢物谱或代谢指纹图谱。由于生物体系中内源性代谢产物的复杂性,使得代谢组学技术分析对象的分子大小、数量以及其他理化参数差异很大,因此需要采集代谢产物的分析技术方法具有高灵敏度、高通量,甚至海量和无偏向性的特点。与其他组学技术只能分析特定类型的化合物不同,色谱 - 质谱联用技术兼备了色谱的高分离度和高通量,以及 MS 的普适性、高灵敏度和特异性,因而成为代谢组学研究的最主要的分析工具之一。同时,根据现有的分析技术所具有的各自的优势和适用范围,最好采用联用技术和多种方法进行综合分析。

相对于 NMR 灵敏度低、检测动态范围窄等弱点,MS 具有较高的灵敏度和专属性,可以实现对多个化合物的同时快速分析与鉴定。随着色谱 - 质谱联用技术的发展,越来越多的研究者将此技术用于代谢组学的研究。气相色谱 - 质谱联用(GC-MS)方法的主要优点是有较高的分辨率和检测灵敏度,仪器价格相对较低,并且有可供参考和比较标准的电子轰击质谱(EI-MS)谱图库,可以用于代谢产物定性和定量分析。但是,GC-MS不能直接得到体系中难挥发的大多数代谢组分的信息,对于挥发性较低的代谢产物需要进行衍生化处理。相比较而言,LC-MS 避免了 GC-MS 中繁杂的样品前处理,且由于其较高的灵敏度和较宽的动态范围,现已被越来越多地用于代谢组学的研究,尤其是非常适合于生物样本中复杂代谢产物的检测和潜在标志物的鉴定。

LC-MS 的代谢组学研究通常采用反相填料、梯度洗脱程序,但体液样品特别是尿样,含有大量的亲水性代谢产物,这些代谢产物在反相色谱不保留或保留很弱。近年来有许多学者使用亲水反相色谱成功解决了血浆样品中亲水性物质的弱保留问题。新的分析技术如超高效液相色谱 - 高分辨飞行时间质谱联用(UPLC-TOF-MS)技术、毛细管液相色谱 - 质谱联用(CLC-MS)技术、FT-ICR 等也被用于代谢组学研究以提高代谢产物的检测灵敏度和通量。理想的 MS 分析仪器不但要有高的分辨率($m/\Delta m > 100\ 000$),还要能提供准确的分子质量(小于 1ppm),同时还要能配合多种电离方式,如电喷雾离子化(ESI)、nanoESI、大气压化学电离(APCI)、基质辅助激光解吸电离(MALDI)、大气压光电离(APPI)、AP-MALDI、EI/CI 等。另外再配合 UPLC 的使用,通过减小色谱柱填料的粒径,同时提高流动相的压力,可以显著提高样品的分析时间和分离度,将 UPLC 与高分辨 MS 联用可显著提高代谢组学研究的效率。目前许多仪器厂商均推出了各自的整套代谢组学液质联用设备,通过与其自带的软件配合,可大大减轻代谢组学研究工作者的工作量。

4. 常见问题、注意事项等

(1)关于 LC 系统

1)加保护柱(预柱)是保护分离柱的有效办法。

2)避免高压冲击色谱柱。

3)合理选择色谱柱。

4)定期冲洗色谱柱。

5)减少柱污染最有效的办法是纯化样品。

6)提取纯化好的样品最好用流动相来溶解。

(2)关于质谱系统的基质效应:我们可以把质谱理解为一个检测器,所以也如紫外、荧光检测器一样,质谱检测器也同样存在基质效应(matrix effect)。在化学分析中,基质指的是样品中除被分析物以外的组分,它们常常对分析物的分析过程造成显著干扰,并影响分析结果的准确性。质谱在样品的定性和定量分析中都起到了关键作用,所以如果离子源同于"基质效应"被污染,则离子化效率就会大大降低,这种现象即为"离子抑制"。基质效应会发生在任何类型的质谱,所以一定要定期清洗离子源以保证离子化效率。对 LC-MS 基质效应评定的方法主要有两种,即柱后注射法和提取后添加法。

基质效应的存在会严重影响对待测物的定量准确度和精密度,且影响因素多变,很难被完全消除。近年来,致力于消除和补偿基质效应的研究逐渐增多,主要包括优化质谱条件、优化色谱分离体系,多步净化措施、使用内标物定量、采用基质匹配标准曲线定量以及回声峰技术等。

目前最常用的去除基质效应的方法是,通过已知分析物浓度的标准样品,同时尽可能保持样品中基质不变,建立一个标准曲线。固体样品同样有很强的基质效应,对其校正也尤为重要。对于复杂的或者未知组分基质的影响,可以采用标准添加法。这一方法,需要测量和记录样品的响应值。进一步加入少量的标准溶液,再次记录样品的响应值。理想地来说,标准添加应该增加分析物的浓度 1.5~3 倍,同时几次添加的溶液也应该保持一致。使用的标准样品的体积应该尽可能小,尽量降低过程中对基质的影响。

(五)核磁共振技术

1. 核磁共振原理　核磁共振(nuclear magnetic resonance,NMR)是电磁波与物质相互作用的结果,是吸收光谱的一种形式,即在适当的磁场条件下,样品能吸收射频区(Rf)的电磁辐射而激发,而且所吸收的辐射率取决于样品的特性;待射频消失后,由激发状态返回平衡状态弛豫过程中,记录产生核磁共振光谱。

2. 核磁共振用于代谢组学技术　基于核磁共振的代谢组学是核磁共振技术的重要

应用,其依靠 Noesyprld 或 CPMGPRLD 等脉冲程序,采集生物样本(尿液、血清或组织匀浆)化学信息。一般生物样本以磷酸缓冲液及重水混合,然后置于核磁管中,即可采集信号。其供试品溶液制备方法简单,无沉淀蛋白或液液萃取等处理过程,最大程度地还原、体现了生物样品化学信息。此外,核磁共振氢谱分析时间短,能够体现所有代谢物全部质子信息,具有快速、高通量、无偏向分析等特点。而且核磁共振技术平台稳定,操作简单,耐用性良好,相比于其他分析平台具有更加客观、重现性更加良好等优点。

NMR 技术用于代谢组学研究有许多的优势。首先,NMR 技术是一种无损的多参数动态分析技术,具有定性定量分析功能,通过单次检测可以得到含量在检测限以内的所有小分子化合物的特征 NMR 谱以及小分子化合物在整个刺激周期中的动态变化。由于 NMR 谱携带有丰富的分子结构和动力学信息,便于确定未知代谢物的结构和性质,因而便于活体原位动态检测。其次,NMR 还有一个重要特点,就是无偏向性分析,对所有化合物的灵敏度都相同。再次,用 NMR 进行分析时,所需样品量少,样品预处理简单或无需预处理,且测试手段多样,如液体高分辨 NMR、活体核磁共振定域谱(MRS)及高分辨魔角旋转(HR-MAS)NMR 等,因此,可在一定的温度和缓冲液条件下选择实验条件,进而在最接近生理条件下进行检测,且样品还可回收用于其他分析。最后,NMR 检测可以在很短时间内完成一个样品的分析(一般 5~10 分钟),因此,可以实现代谢组学分析的高通量样品检测要求。

3. 常见问题及解决方案

(1)配制样品时如何选择氘代试剂:选择氘代试剂通常要遵循的原则是根据样品的极性选择与其极性相似的溶剂。目前市场常见的氘代试剂按其极性从小到大排列为:苯、氯仿、乙腈、丙酮、二甲基亚砜、吡啶、甲醇、水。另外,还要注意溶剂峰的化学位移,最好远离样品峰。

(2)配制样品时如何确定溶剂的量:通常在检测样品高度的量筒上都绘有相应线圈的位置及刻度,一般只要保证样品的长度比线圈上下各多出 3cm 即可,过少则会影响自动匀场效果,过多不但会浪费溶剂而且会稀释样品,减少了处在线圈中的有效样品量。这种情况下要注意将样品液柱的中心与定深量筒上的线圈中心对齐。例如,使用 5mm核磁管时,样品的溶剂量约为 0.5ml 左右。

(3)核磁管使用时要注意什么:首先尽量选用优质核磁管,如果样品管过细或者有裂纹,很容易造成样品管在探头内破碎,污染探头。因此在使用样品管前,首先要在平面上滚动,确定平直;然后对着灯光仔细检查有无裂纹;插入转子时要注意是否过紧或过松。另外,要根据样品量大小来选择不同大小规格的核磁管。

(4)放入样品后检测不到氘锁信号:有许多原因可能会引起氘锁信号的丢失。但首先要查找样品的原因,核实样品是否真的添加了氘代试剂,样品的高度是否合适,样品中否放置到探头的检测线圈范围。如果样品中加入了氘代试剂,应粗略地计算氘的含量。如果刚放入磁体内的样品氘代试剂的含量远小于前面的样品,就应该考虑锁场的功率和增益,或者采用自动锁场。

（5）谱图采集时无信号产生：发现这种问题要考虑以下几方面原因：样品未能进入探头检测线圈范围；设置的观察核和想要的观测核不一致时，采集时就无法观察到希望的信号。样品中所要观测的核的浓度不够时，在较短的采样时间内无法看到信号，或者样品本身的浓度低，导致累加次数较少时看不到信号。所设置的谱宽和中心频率不准确，采样前未调谐，去耦实验中参数设置不当，90℃脉冲宽度不对。

（6）谱图基线不平：在采集生物样品的代谢指纹图谱时，通常采用多脉冲程序以达到较好的压制水峰的效果，此时如果 90℃ 脉冲设置不正确会导致谱图基线不平。

4. 代谢组学数据方法　正如其他"组学"技术一样，基于核磁共振、质谱等现代分析手段的代谢组学也会产生海量复杂的非直观图谱数据，处理、分析和管理这些数据必须借助专门的数学、统计和信息学工具，才能消除多余干扰因素的影响，保留与组分有关的信息，最终获取有价值的信息并解释相应的生理及病理变化。代谢组学研究主要采用化学计量学对数据进行分析，数据处理主要包括以下几个方面：原始数据的处理、数据和信息的管理、统计分析、数据标准化、代谢物及路径识别、数据集成和代谢网络的数学模拟。

（六）代谢组学数据预处理

代谢组分析产生非常丰富的多维数据，由于其量大、复杂和数据矩阵内各变量之间高度的相关性等特点，常常无法用传统的单变量分析方法对其进行有效的信息提取。因此如何对原始数据进行适当的预处理、如何从海量数据中挖掘有效信息，对代谢组分析结果正确与否至关重要。代谢组学原始数据通常要经过如下预处理步骤：谱峰对齐（peak alignment）、归一化（normalization）、标准化（standardization）等。

基于核磁共振和质谱平台的代谢组学数据，必先经过谱峰对齐（peak alignment），然后向下分析。谱峰对齐保证各样本间变量的可比性，是多元分析的基础。由于受实验条件波动如温度、溶液 pH 或仪器条件不稳定的影响，采集所得的代谢组学信息，可能化学位移或保留时间与质荷比数值有一定的漂移波动口。若未经谱峰对齐直接分析可能导致变量混乱，难得到理想的代谢组学分析结果。因而谱峰对齐是代谢组学重要的数据预处理步骤。

数据归一化（normalization）是代谢组学数据分析预处理中的重要步骤。目前较为常用的归一化方式主要有：总面积归一化、概率熵归一化、重量归一化及不做归一化处理。总面积归一化是将全部变量的面积总和定为 1，每个变量的面积值占总面积的比重为归一化后的变量。这种归一化方法主要用于消除不同样品之间的浓度差异，适用于浓度差异较大的样品比如尿样。概率熵归一化是通过计算谱图中熵幅度的分布来寻找最可能的稀释因子进行归一化。尤其适用于谱图中某种代谢物浓度极高或者极低的情况，利于分析容易被忽略的代谢物的变化规律。重量归一化是将各变量面积除以每一个样品的重量作为变量，该方法适用于组织或粪样提取。不归一化方法是即直接分析，适用于浓度差异很小的样品，并要求样品的配制方法和谱图的采集参数完全一样。

数据规格化(scaling)的主要目的是消除变量间的量纲关系,从而使数据具有可比性。常见的标准化处理方法有下几种:中心化(mean-centering,ctr),单位权方差(unit variance,UV),帕莱托规格化(Pareto-scaling,Par)。中心化处理(ctr)在保持原有数据间关系的同时减少数据的动态范围,与原始数据相比具有很高的相似性。但中心化处理不利于低含量代谢物的分析,因为低含量的代谢物所占权重较小,高含量代谢物所占权重较大,因此在负载图上有明显变化的代谢物很有可能对不同组之间的区分并没有真正的贡献,对后期的数据分析和解释存在偏差。单位权方差(UV)降低含量较高代谢物的比重,有利于分析低含量的代谢物,但可能引起代谢数据的畸变。帕莱托规格化(Par)放大了含量较低的变量权重的同时,兼顾高含量代谢物的大权重,避免了自动规格化对数据的畸变,和原始谱图较接近,是介于中心化和自动规格化之间的一种标准处理方法。

(七) 代谢组学的多变量数据分析

代谢组学的一般目的首先是在资料组(一般是谱图)中的固定峰型的鉴别基础上对样品进行分类,其次是分类鉴别这些谱图。代谢组学分析产生的是信息含量丰富的多维数据,需利用多元统计分析方法挖掘有用信息,解决复杂体系。目前在代谢组学中运用较多的包括主成分分析(PCA)、层次聚类分析(HCA)、非线性影射(NLM)等非监督分类方法,以及偏最小二乘法-判别分析(PLS-DA)、k-最近邻法(KNN)、神经网络(NN)等监督分类方法,其中以 PCA 方法和 PLS 法最为常用。

主成分分析(PCA)是多元统计中最常用的一种方法,它是在最大程度上提取原始信息的同时对数据进行降维处理的过程,其目的是将分散的信息集中到几个综合指标即主成分上,有助于简化分析和多维数据的可视化,进而通过主成分来描述机体代谢变化的情况。PCA 可以得到得分图(score splot)和负载图(loading plot)这两类图:前者用来描述数据点的分布趋势,图中每一个点表示一个样本,其位置直观地反映各个样本空间分布,其疏密代表了样本的差异程度;后者描述的是导致模型中数据点有差异的变量,其中变量离原点的空间距离越远,则说明此变量对模型差异的贡献越大。在代谢组数据处理中,PCA 是最早且广泛使用的多变量模式识别方法之一,具有不损失样品基本信息、对原始数据进行降维处理的同时避免原始数据的共线性问题(即主成分回归,PCR)等优点。

偏最小二乘法(PLS)是在克服自变量多重相关性的情况下,能对较少的样本量进行建模以及有效的筛选,其基本原理如下:①将数据进行中心化和标准化,形成自变量和因变量的矩阵;②求协方差矩阵,并根据协方差求其最大特征值对应的特征向量;③通过检验交叉有效性来确定提取成分的个数;④求相应的回归方程及相应的回归系数,最后还原回归模式。在数据处理过程中,PLS 提供了一种多对多线性回归建模的方法,特别当两组变量的个数很多,且都存在多重相关性,而观测数据的数量又少时,采用PLS 建立的模型具有独特的优点。对于解释变量个数大于观察个体数相当有效。具有

PCA、典型相关分析和多元线性回归分析的优点。

综上可见,PCA 事先对数据的类别未知,在不做任何介入和无任何假设的前提下给出代谢物组之间的内在区别,而 PLS 则有一定的假设,对这些方法尤其是指导方法的选择都是有一定条件的。也正因为如此,使用指导性分析方法时要格外注意假设的基础和成立性。PCA 和 PLS-DA 均以得分图(score plot)和载荷图(loading plot)的形式输出分析结果,前者反映数据内部的系统变化趋势以及代谢物与分类模型之间的协方差和相关性,可鉴别有统计学意义和生物学意义的差异物,后者给出导致其区别或相似性的有贡献变量及其贡献程度,这些变量可以是核磁共振的化学位移值、色谱保留时间、质谱的质荷比等。在实际应用中,PCA 多用于饮食、环境因素等控制严格的动物实验或某一类代谢物的代谢轮廓分析。另外,仪器系统误差如检测信号漂移、噪声等因素同样会给 PCA 模型带来系统误差,从而不能正确解释生物学问题。相反,PLS-DA 和 OPLS-DA 更有利于提取与分组相关的变量,因此可以避免 PCA 的问题,但是在建立 OPLS-DA 模型时,需使用相应的验证方法避免模型过度拟合以证明模型的可靠性。

(八) 代谢组学数据库

代谢组学还处在不断创新、发展和积累的进程中,不同实验室采用不同的分析仪器分析生物样品,产生了大量的代谢组学数据,这些数据的交换和比较需要一个恰当的数据库平台,从而可以储存、管理、发布、搜索、注释各种数据信息。这些数据库的建立也有助于连接代谢组学与其他系统生物学分支平台。

Wiley Registry of Mass Spectral Data 和 NIST/EPA/NIH Mass Spectral Database 是最大的商品化、综合性 GC-MS 质谱数据库,使用非常普及。目前最新的 Wiley 12th Edition/NIST 2020 结合版本,数据库现在总计有 2 000 000 张质谱图,包含 840 000 个化合物。

格勒姆代谢组数据库(Golm Metabolome Database,GMD)是由德国马普学者开发的,可以免费获取的代谢组学数据库,包括代谢产物衍生后的 GC-MS 和 GC-TOF-MS 质谱图库。当前 GMD 数据库含有四极杆和 TOF 质谱两种技术平台提供的 2 000 多个评价后的质谱图。另外,GMD 数据库也包括保留指数(MSRI Libraries),大大提高了结构相似化合物的鉴定。GMD 还提供实验方法和色谱、质谱条件。

MassBack 是日本多所大学和研究机构共同建立的质谱谱图数据库,主要收录高分辨质谱,包含多种质谱仪产生的数据,如 ESI-QqTOF-MS/MS、ESI-QqQ-MS/MS、ESI-IT-(MS)^n、GC-EI-TOF-MS、LC-ESI-TOF-MS 等。参考谱图含有多级质谱信息。MassBank 支持用户免费网页搜索和比较质谱,通过输入文本格式的质谱,进行三维可视化的比较。

METLIN 代谢物数据库由美国斯克里普斯研究院(The Scripps Research Institute,TSRI)生物质谱中心建立,包含了 23 000 多种人的内源性和外源性代谢物,小分子药物及药物代谢物、小肽等,给出它们的 LC-MS、MS/MS、FT-MS 质谱数据,可以通过质量、化学式和结构等检索。

Fiehn GC-MS 数据库是由 Olive FiehN 实验室组建的数据库,目前包含约 713 种常见代谢产物的 1 050 组输入项,包括部分衍生化代谢物的数据库,每个输入项包括可检索的 EI 质谱图和保留指数。

MoTo DB 是用 Q-TOF 获得的番茄果实中代谢产物的数据库,它包括代谢产物的保留时间、精确质量数、紫外吸收谱图、MS/MS 碎片离子和参考文献。英国洛桑研究所还建立了 MeT-RO 植物和微生物代谢组学数据库,包括植物和微生物的气质、液质和核磁谱图。

京都基因与基因组百科全书(Kyoto Encyclopedia of Genes and Genomes,KEGG)是系统分析基因功能、基因组信息的数据库的数据库,KEGG 提供的整合代谢途径(pathway)查询十分出色,包括碳水化合物,核苷、氨基酸等的代谢及有机物的生物降解,不仅提供了所有可能的代谢途径,而且对催化各步反应的酶进行了全面的注解,包含有氨基酸序列、PDB 库的链接等。KEGG 是进行生物体内代谢分析,代谢网络研究的强有力工具。KEGG 现在由 6 个各自独立的数据库组成,分别是基因数据库(GENES database)、通路数据库(PATHWAY database)、配体化学反应数据库(NGAND database)、序列相似性数据库(SSDB)、基因表达数据库(EXPRESSION)、蛋白分子相互关系数据库(BRITE)等。

MetaCyc 属于 BioCyc 子数据库,是一个关于代谢途径和酶的数据库。阐述了超过 1 600 种生物体中的代谢途径,包含了从大量的文献和网上资源中得到的代谢途径、反应、酶和底物的资料。含有 1 200 多条代谢途径,5 500 个酶,超过 5 100 个基因,7 700 个代谢物。

二、代谢组学研究技术在中医药研究中的应用研究评述

中药复方是中医临床用药的基本形式,病证结合作为中西医学结合研究的重要模式对中药复方的临床应用产生了深远的影响。基于病证相关概念的中药复方研究日渐增多,但在研究过程中仍存在诸多困境,一方面中药复方成分多而复杂,另一方面中药作用机制复杂且靶点众多,因而传统的研究方法难以实现全面、有效的研究及观察。代谢组学作为系统生物学的一个分支,其所特有的整体观、动态观与中医复方研究中的指导思想相吻合,在病证相关研究中具有独特优势,逐渐成为中药复方研究领域内的新热点。

(一) 代谢组学在中药材及复方质量研究中的应用

根据研究的对象和目的不同,代谢组学可以分为 4 个层次:代谢靶标分析,代谢轮廓(谱)分析,代谢组学及代谢指纹分析,从这个意义上讲,代谢组学早已应用于中药质量研究了。例如《中华人民共和国药典》中已经广泛采用薄层色谱作为中药的鉴别方

法,并且对多种中药采用单指标或多指标的化学成分的测定来控制质量。虽然这种把已知的主要成分或有效成分作为指标予以检测控制的方法比过去有很大突破和进步,但从中医药观点来看,指标成分的控制难以真正控制中药的功效。人们总是力求把中药这一综合的复杂整体分解成为便于观察和研究的简单的单元或分子,以便于清楚明确地研究,这种方法对于化学药物而言,由于其结构清楚,构效关系明确,有效性和安全性与该药品的成分直接相关也许适用,而对于中医药理论指导下的中药,尤其是复方制剂,检测任何一种活性成分均不能反映所体现的整体疗效,这是中药与化学合成药品质量标准的根本区别。也就是分析的越细,目标越缩小,离中药的整体疗效距离越远。中医辨证施治用的是药味而不是某个化学成分,麻黄素与麻黄,甘草酸与甘草,人参皂苷与人参对中医来说完全是两回事。又如黄连和黄柏均含小檗碱,但测定小檗碱的含量说明不了两味药中医用药的不同,中医也决不会将两者互相替用;六味地黄丸中鉴别熊果酸含量不能证明里面有山茱萸,倘以山楂投料也可鉴别出熊果酸且绝对合格。可见中药的功效是药材饮片,中药复方内含物质群的整体作用结果,只针对某一两个化学成分,显然远远不够。在这种情况下,采用代谢组学的方法最大限度地从中药中获取有关化学成分的信息,从整体上评价中药的质量成为趋势。

基于代谢物指纹分析的中药指纹图谱已经成为中药质量研究和质量控制的重要手段,并在发挥着越来越重要的作用。如在中药挥发性组分的分离分析中采用了全二维气相色谱技术,过去采用 GC-MS 研究连翘挥发油,鉴定的组分在 100 种之内,而使用 GC×GC/TOF-MS,通过优化色谱条件,鉴定出匹配度大于 800 的组分有 220 种,共有 66 种物质相对含量大于 0.02%。李定祥等利用 HPLC-ESI-MS/MS 技术对坤泰胶囊中的化学成分进行鉴定,鉴定出了 21 个化合物,对这一中成药的质量控制,药物代谢研究和谱效关系奠定了基础。

传统的汤剂经常采用的工艺是多味药材的混合煎煮,从理论上说,在混煎过程中会有一些复杂的物理和化学的变化,而在现代的工业化制剂工艺中由于种种原因常常采用各味药材分煎后再调配的方法,这种工艺上的不同会造成中药制剂内在质量上的差异,如何测定这种差异并且对这种差异进行评价是人们所关心的问题。首先是混煎过程中是否有新的化合物出现;其次是混煎与分煎过程对药材中成分的提取率有何影响。

而曹国秀等采用高效液相色谱串联四极杆飞行时间质谱法(HPLC-Q/TOF-MS)和代谢组学技术,比较银杏制剂组成中成分的差异。结果鉴定了 21 种银杏叶提取物片与银杏叶滴丸之间的差异成分,其中滴丸含量大于银杏叶提取物片的 7 种成分主要是黄烷醇类化合物,而银杏叶提取物片含量大于滴丸的 14 种成分主要是有机酸;此外,还鉴定了 12 种银杏叶滴丸与银杏酮酯滴丸的差异成分,酮酯滴丸含量大于银杏叶滴丸的 5 种主要化合物是金松双黄酮和有机酸。实验表明类银杏叶制剂之间的差异物质,为研究质控标准提供类科学指导。

薛淑娟等运用液相 - 质谱联用技术,基于代谢组学方法,分析不同蒸制次数熟地黄中糖类成分的变化规律。SIMCA-P 13.0 软件进行主成分分析(PCA)和正交偏最小二乘

法 - 判别分析(OPLS-DA)方法进行数据统计。结果共鉴定类 6 种糖类化合物;其中甘露三糖和蜜二糖逐渐降低,在第 9 蒸熟地黄中相对峰面积最低,而阿拉伯糖逐渐升高;甘露糖先升高后降低,其相对峰面积在第 5 蒸熟地黄中最高;而葡萄糖和半乳糖基本上处于稳定状态;PCA 结果显示第 1 蒸至第 9 蒸熟地黄糖类代谢物发生着显著变化。通过实验说明,不同蒸制次数的熟地黄样品中糖类成分差异较大,为九蒸九晒熟地黄的质量评价提供了一定参考。

(二)代谢组学在中药复方配伍规律研究中的运用

针对中药复方的配伍规律进行研究是中药向现代化发展最重要的内容之一,以配伍为主要特点的中药复方具备着几千年的累积经验,"升降沉浮"与"君臣佐使"等相关的配伍规律融合了历史的智慧,然而其无法运用现代化的科学言语进行阐述,配伍规律必定存在,配伍必定可以经过创建相应的方式研究披露出来,中药复方经过多个种类单一中药的科学配伍获得了所有单味的药物所没有办法获得的成效,其是由复方药物质和量之间的联系所明确的,不一样质和量药物的融合,会产生不一样的复方,进而形成不一样的治疗成效。因此,中药复方配伍规律研究主要涉及中药物质组合变化与药效活性之间的关联性和中药剂量变化与药效活性之间的关联性两个方面。中药复方的物质可以划分为有效药材、有效部位、有效组分、有效成分等层次。中药配伍规律研究不仅要从饮片层次研究药物质与量变化与药物活性之间的关联性,更应关注药物成分吸收的影响,注重体内直接作用物质的变化,及与之相应的效应变化规律。

中药复方组效关系的研究多是基于特定动物模型结合其相关的特定效应指标,分析不同配伍对效应的影响,而指标的选择多具有片面性,难以真实反映出复方配伍对证候效应的整体改变规律。代谢组学着眼于机体内源性小分子代谢轮廓及代谢物的轨迹变化,从整体上去衡量和定义机体的功能状态,其方法客观,无歧视地反映生物机体的整体功能状态,是目前研究中药复方组效关系的最有效途径。

王喜军等基于代谢轮廓评价茵陈蒿汤配伍与整体效应变化关系,以茵陈蒿汤及其三个效应动力学标志物——二甲氧基香豆素、栀子苷和大黄酸进行配伍,利用代谢组学方法研究全方配伍及体内直接作用物质配伍对大鼠肝损伤模型代谢轮廓的影响,以及茵陈蒿汤与其体内直接作用特质间的对应关系。结果表明,通过药物代谢选择的标记成分及其配伍能够反映饮片的配伍意义,通过相关性研究,从深层次揭示体内成分对配伍后的贡献及途径,从体内成分及其代谢产物的变化规律层面阐明了茵陈蒿汤配伍规律,同时利用代谢组学对整体代谢轮廓的描述,评价复杂性多元输入的调整带来整体效应的变化,最大限度从对证候的整体效应变化层面揭示了配伍意义。

许海玉等采用代谢组学的新方法和新思路研究中药"组效关系",提出了基于药物代谢物组学的有效成分辨识,基于代谢组学的有效成分组合的药效活性评价,基于系统建模的有效成分组合与药效活性之间关联性分析的中药"组效关系"研究的基本策略,通过分析中药复方不同层次组合与药效活性的关联规律,将宏观的传统配伍理论在化学成分这一微观的层次上得以阐释。

中药复方的功效、主证不仅依赖于药味组成,而且依赖于方中特定的药量构成,因此,中药复方量效关系是研究者们非常重视的问题。目前中药复方量效关系研究中,复方的疗效评价只能定性不能定量,导致量效关系不明,同时中药复方的量效关系难以用统一的数学公式来表述。有研究者提出以代谢组学技术作为中药复方的整体疗效评价方法,通过追踪代谢组在病理发展过程中以及药物干预下的变化开展中药复方量效关系研究的新思路。代谢组学能够准确、灵敏地反映生物体系的整体功能状态,同时克服了传统中医依赖医生个人经验进行诊疗的不确定性,中药复方剂量的变化对其疗效乃至功用的改变都将在代谢组图谱的不同变化趋势中得到体现,从而能够对复方的量效关系给出全新的解释。

(三) 代谢组学与中药复方药效研究中的应用

中药进入体内发挥作用的基本环节是药物分子与细胞之间各种组分的直接或间接的相互作用。中药所含化学成分非常复杂,单味药材就是一个化学分子库,复方是单味药材按照特定组织原则组织起来的多个化学分子库的组合。目前很多单味药材的化学研究尚未解决,中药复方的化学成分研究更是有待进一步深入,进行多组分同时分离筛选存在很多困难,这是从传统化学成分研究角度研究中药所遇到的难题。从机体角度来看,机体本身是一个极其复杂的巨大系统,每个系统中都包含着多因素的问题。中药有效成分进入人体进而发挥多成分、多靶点、多途径作用,必然会引起整个生命网络从遗传信息到整体功能实现中的分子、细胞、器官、整体多个层面的结构与功能状态的变化,这些变化会体现在相关代谢物在量上的改变。因此,可以以内源性代谢物表达为指标进行中药复方有效成分多组分、多环节、多靶点治疗调整作用的研究。从具体操作来说,以代谢组学理论为指导,可以对中药有效成分作用模式进行大规模识别,这里我们提到的作用模式已经不是传统意义上的靶点了,而是药物对众多作用靶点的协同效应,中药中的多种成分作用与生命机体复杂网络的不同层次的不同靶点,使得相关代谢通路中的内源性代谢物发生变化,使得更多代谢物发生变化,通过对发生变化的代谢物进行定性分析可以知道药物对何种代谢通路有作用,通过对代谢物的定量分析可以知道药物是如何影响代谢通路的,是增强相关酶的活性/表达还是抑制相关酶活性/表达等,从而建立系统化的中药与生命体作用模式背景,进而可以指导中药有效成分的发现及中药作用机制的阐明。

类黄酮是茶叶中含有的一类具有保健功能的化合物,包括抗炎和预防癌症等功效。但这类多酚对生命机体的生化效应目前还知之不多。代谢组学的方法可以从整体上研究这类化合物的生化效应。Solanky 对 10 只 SD 大鼠给予 22mg 剂量的表儿茶酸,并收集给药前后大鼠的尿样,采用基于 NMR 技术的代谢组学技术平台,并结合主成分分析的数据处理方法研究了表儿茶酸(一种类黄酮)对大鼠生化代谢的影响。研究结果表明,给药后大鼠尿液中牛磺酸、柠檬酸盐及二甲胺等内源性代谢物的浓度降低,对给药后不同时段收集的尿液进行分析表明给药后 8 小时对代谢的影响明显,而且表儿茶酸对生化代谢的影响是可逆的。这一研究结果表明,代谢组学技术是可以检测到天然产物对生命机体新陈代谢的细微影响。

然而表儿茶酸虽然来源于天然植物,但毕竟还是一个单体化合物,中药要复杂得多。彭琳秀等采用基于 UPLC/LTQ-Qrbitrap-ms 技术的代谢组学技术研究雷公藤总苷片和复方祖师麻片给予佐剂关节炎模型大鼠,研究各组不同疾病时期代谢物的变化,分析药物的干预机制,结果表明,佐剂型关节炎引起体内氨基酸、脂类等多种代谢物等多种代谢物的紊乱,复方祖师麻片主要调控了其中 12 种异常代谢物水平,对佐剂型关节炎的干预效果良好。

鲁莹等基于代谢组学方法研究了昆仙胶囊组与模型组比较,小鼠尿蛋白浓度,血清抗体及抗体水平明显降低,同时尿液中乳酸、柠檬酸、葡萄糖、谷氨酰胺、丙氨酸降低,α-酮戊二酸、肌酸肌酐、马尿酸盐升高,得出昆仙胶囊可以明显改善小鼠的免疫状况和肾脏功能。

高萧枫等通过检测慢性束缚应激大鼠血浆和逍遥散干预引起的大鼠内源性代谢物的变化,确定与之相关的代谢组学特征的小分子标志化合物,得出慢性束缚应激大鼠代谢网络改变涉及糖类、蛋白质和脂类等物质代谢改变,尤其是脂类的改变明显,逍遥散能调节慢性束缚应激大鼠的脂类代谢,使之恢复到正常水平,从代谢组学角度对经典方剂防治疾病给出了全新的解释。

Zheng Xiaofen 等基于 ^{1}H-NMR 技术和 PCA 分析方法,研究补中益气汤在脾虚证大鼠模型中的"补益"机制,发现补中益气汤通过调节缬氨酸、亮氨酸、O-乙酰糖蛋白、乳酸等内源性代谢物以影响能量、蛋白质、糖酵解等代谢,从而发挥"补脾"之用。

(四) 代谢组学在中药复方药效物质基础的研究

中药的药效物质基础是关系到中药的有效性及安全性等质量问题的关键因素。然而,由于中药复方给药形式的特殊性及方证对应疗效的专属性,决定了中药药效物质基础研究方法的复杂性。中药药效物质基础是指中药中含有的能够表达药物临床疗效的化学成分总称。而中医临床使用的是方剂,中药饮片是原料,方剂才是药物,所以中药药效物质基础研究应该从方剂入手;饮片中含有的只是化学成分或活性成分,只有在一定的方剂配伍环境下才能表达药效成分,同一中药在不同配伍环境下在体内表达不同的体内直接作用物质,从而实现药效的配伍取向。

芍药甘草汤(SGD),出自汉代张仲景所著《伤寒论》,书中记载了芍药甘草汤的组成,即芍药与甘草,主要用于治疗腹痛和痛经。Wang 等以 Wistar 大鼠为研究对象,通过对痛经组的模型大鼠和对照组正常大鼠口服芍药甘草汤后,在肝门静脉处收集血液,制备血清样本,建立了高分辨率的 UPLC/MS 串联 Waters UPLC HSS T3(2.1mm × 100mm,1.8μm)分析技术,由 Waters UPLC HSS T3(2.1mm × 100mm,1.8μm)执行梯度洗脱程序,MS/MS 裂解行为帮助化合物结构的鉴定,最终表征出芍药甘草汤的化学组分和代谢物,结果发现 12 种潜在的生物标志物,包括 9 种原型成分:没食子酸、白芍苷、甘草苷、刺果甘草素、甘草素、异甘草素、芒柄花黄素、异甘草黄酮醇、甘草利酮、$C_9H_{10}O_3$ 和 2 种代谢物如甘草素 -4'- 氧 - 葡萄糖醛酸苷、芒柄花黄素葡萄糖醛酸,其中 3 种成分来自芍药,9 种来自甘草,以上在血浆中发现的成分均是 SGD 用于治疗痛经的有效物质,并可能是通过葡萄糖和氨基酸等代谢途径发挥作用,为 SGD 进一步的药理学和临床研究提供重要的实验数据。这表明没食子酸、白芍苷、甘草苷、刺果甘草素、甘草素、异甘草素、芒柄花黄素、异甘草黄酮醇、甘草利酮、$C_9H_{10}O_3$ 和 2 种代谢物如甘草素 -4'- 氧 - 葡萄糖醛酸苷、芒柄花黄素葡萄糖醛酸为芍药甘草汤的药效物质基础。

Cao 等采用代谢组学的分析方法,在雄性 Wistar 大鼠口服温心方提取物后,从肝门静脉收集血液,制备血清样本,通过 UPLC-ESI-Q-TOF-MS 技术,分析温心方的化学成分和血浆中的代谢产物,在血浆中检测到 32 种化学成分,包括温心方的 26 种原型化合物和 6 种代谢产物,可能通过葡萄糖代谢和脂肪酸代谢等途径而发挥药效,为进一步的药理学研究提供有用的化学信息,提高了生物活性的靶向成分分析速度。

六味地黄丸出自北宋钱乙《小儿药证直诀》,是据东汉张仲景《金匮要略》所载肾气丸减去桂枝、附子而成,用于治疗小儿"五迟、五软"证。李秋菊等采用延迟剖宫产手术方法制备能够反映"五迟、五软"证病机的缺氧缺血脑瘫大鼠模型,在经典行为学、临床生化指标、组织病理学、免疫组织化学评价基础上,利用代谢组学方法和 UPLC-HDMS 技术分析脑瘫大鼠模型机体内源性代谢轮廓变化,鉴定了 20 个生物标志物,涉及糖类代谢、氨基酸代谢、核苷酸代谢、烟酸和烟酰胺代谢、甾体激素类生物合成 5 种代谢途径。六味地黄丸能够干预延迟剖宫产幼鼠代谢轮廓变化,使其代谢轮廓更加接近假手术组,脑瘫模型 20 个生物标志物中的 10 个能够被六味地黄丸显著回调($P<0.05$)。利用 UPLC-HDMS 技术分析六味地黄丸干预脑瘫大鼠模型有效的体内显效成分,共发现了 20 个血中移行成分,将六味地黄丸有效状态下体内显效成分的暴露水平与其干预回调的脑瘫生物标志物表达水平进行关联度分析,发现六味地黄丸 5 个体内显效成分与脑瘫大鼠模型生物标志物高度相关,即莫诺苷与顺式 - 乌头酸、3- 甲基尿酸、黄嘌呤核苷酸、N- 乙酰神经氨酸高度相关;丹皮酚原苷与柠檬酸、5- 胸腺嘧啶核苷酸、甲基巴豆酰甘氨酸、5- 羟基吲哚乙酸高度相关;毛蕊花糖苷与顺式 - 乌头酸、烟酰胺、尿酸、胞嘧啶高度相关;没食子酸硫酸酯与肌酸酐、2,5- 二羟基苯乙酸、黄嘌呤核苷酸、N- 乙酰神经氨酸高度相关;脱水獐牙菜苷与顺式 - 乌头酸、3- 甲氧基 -4- 羟基苯乙二醇硫酸酯、胞嘧啶、3- 甲氧基吲哚高度相关。莫诺苷、丹皮酚原苷、毛蕊花糖苷、没食子酸硫酸酯、脱水獐牙菜苷,这 5 个成分能够调节六味地黄丸 10 个效应生物标志物中的 9 个,基本反映了六味地黄丸的效应机制,是主要效应关联成分。

（五）代谢组学在中医病证相关研究中的应用

证候是中医特有的概念,是指在疾病发生发展过程中,某一阶段病因、病位、疾病性质及正邪斗争消长变化的病理概括,是机体对内外环境变化、致病因素作出反应的一种功能状态,临床表现为一组相互关联的症状和症候群。病证结合,即指西医学辨病与中医辨证相结合,是借助于现代医疗检测手段、西医学理论及思维方法对患者做出疾病诊断,在此基础上应用中医辨证思维进行临床辨证,指导治法、组方、用药,最终达到提高临床疗效的目的。病证结合的临床诊疗与研究思路体现了疾病共性规律与患病个体个性特征的有机结合,病证结合的临床模式为在科学层面开展中医药学的研究提供了可能。

吴德鸿等利用代谢组学技术表征上火人群血清代谢组的特异性变化,采集 30 例上火和 24 例非上火人群血清样本,采用液相色谱 - 质谱联用技术对血清中代谢物进行检测,并结合正交信号校正 - 偏最小二乘法判别分析和 t 检验挖掘上火后发生显著变化的血清代谢物,进一步进行结构鉴定,解释上火状态下的人体代谢变化的病理生理机制,从整体水平上探讨上火人群血清代谢谱的变化,发现多种脂质和胆红素有一定程度的下降,可能与上火人群体内炎症反应和氧化应激的发生有关。

倪致雅等利用高效液相色谱 - 四级杆 - 飞行时间质谱联用(HPLC-Q-TOF/MS)的代谢组学技术对中医痰湿体质的代谢组学进行研究,寻找中医痰湿体质血清标志性代谢物及其引起的代谢通路变化,结合糖脂代谢、胰岛素抵抗指数等指标,探讨中医痰湿体质形成、发展等各阶段的病理特征以及中医关于"肥人多痰湿"的发病机制。收集正常组平和质、超重组非痰湿质和痰湿质、肥胖组痰湿质的血清样本,使用多元数据统计分析寻找痰湿体质的血清差异代谢物,结果显示,中医痰湿体质存在显著性差异表达血清代谢物。

(六) 代谢组学在中药安全性研究中的应用

中医药应用有着悠久的历史,我国历代中医药学家对中医药的疗效和安全性有着深刻的认识,并形成了独特的中医药理论。随着中草药及其制剂在世界范围的广泛应用,关于中药安全性问题的报道也逐年增多,如众所周知的关木通和中成药龙胆泻肝丸等引起的肾毒性,引起人们的普遍重视,并致使美国、加拿大、英国、日本等不少国家先后限制了含有马兜铃酸的中药的进口,严重影响了我国传统医药的声誉和国际地位。

目前已知的可能有毒性的中药有防己、木通、关木通等,而这些中药却在临床上一直占有重要地位,被普遍使用。因此,进行单味药或它们组成的方剂的代谢组学研究,将为中药复方的科学性提供依据,有利于帮助人们走出中药安全性的认识误区。由于中药临床用药多为复方,药味多,成分复杂,可变因素多,加上辨证论治的运用,还有药味的相互影响复杂,有的配方中还使用有毒中药等,给中药的科学配伍、作用机制、有效物质基础研究带来巨大的困难。为此,亟待提供一套客观、全面的评价体系用于中药的科学组方标准的制定。运用机体对药物作用的整体反映性进行代谢组学研究,有利于认识中药的作用机制,有效物质基础,配伍规律和毒性规律,为安全用药提供指导。

（七）结语

近年来，代谢组学的引入和发展，为中药方剂的安全性评估、药效学研究和作用机制研究等方面提供了全新的技术手段。但其作为中药方剂研究的新思路，目前的研究成果主要集中在模式识别和某些特征性标志物鉴定的层面，而对于中药方剂药效发生的具体过程的阐述还不够深入、对于中药方剂的整体药效的阐述还不够全面。而将代谢组学与蛋白质组学、转录组学结合，深刻揭示中药方剂的内涵更是任重而道远。如何将代谢组学与中药方剂的研究较为合理地相结合，建立一套系统的、规范的物质基础研究体系，依然是众多研究者面临的问题。相信我们的研究者在今后的研究中一定能够在这一方面有所进步，真正将中医药研究与包括代谢组学在内的各种系统生物学研究方法相结合，弥补中国传统医学在理论阐述方面的缺陷和不足。

运用具有反映整体思想的、先进的代谢组学方法来研究中药，对搞清中药的物质基础、作用机制、作用靶标、药效作用、组方依据、配伍规律和毒副作用及对中药种质资源等进行研究都是十分必要的，将对中医药事业的长远和健康发展产生十分深远的积极作用。

（杨安东　罗　恒）

参考文献

［1］NICHOLSON J K, LINDON J C, HOLMES E. 'Metabonomics': understanding the metabolic responses of living systems to pathophysiological stimuli via multivariate statistical analysis of biological NMR spectroscopic data [J]. Xenobiotica, 1999, 29 (11): 1181-1189.

［2］常相伟，王博然，王彤．基于 UPLC-Q-TOF/MS 的植物代谢组学技术鉴别林下山参的生长年限 [J]. 中国中药杂志 , 2016, 41 (19): 3609-3614.

［3］彭琳秀，陈良慧，狄留庆，等．基于 UPLC/LTQ-Orbitrap-MS 技术的复方祖师麻片抗类风湿关节炎的血浆代谢组学研究 [J]. 中草药 , 2017, 48 (10): 1964-1970.

［4］杨永霞，唐冰雯，丁佳佳，等．甘遂毒性的血浆代谢组学研究 [J]. 第三军医大学学报 , 2014, 36 (1): 38-41.

［5］VIKRAM A, PRITHIVIRAJ B, HAMZEHZARGHANI H. Volatile metabolite profiling to discriminate diseases of McIntosh apple inoculated with fungal pathogens [J]. Journal of the Science of Food and Agriculture, 2004, 84 (11): 1333-1340.

［6］YASSAA N, BRANCALEONI E, FRATTONI M, et al. Trace level determination of enantiomeric monoterpenes in terrestrial plant emission and in the atmosphere using a beta-cyclodextrin capillary column coupled with thermal desorption and mass spectrometry [J]. Journal of Chromatography A, 2001, 915 (1): 185-197.

［7］KOMAITIS M, KOUTINAS A, KANELLAKI M, et al. Investigation of volatiles evolution during the alcoholic fermentation of grape must using free and immobilized cells with the help of solid phase microextraction (SPME) headspace sampling [J]. Journal of the Science of Food and Agriculture, 2002, 50 (13): 3840-3848.

［8］ PATEL S, SHIBAMOTO T. Effect of different strains of Saccharomyces cerevisiae on production of volatiles in Napa Gamay wine and Petite Sirah wine [J]. Journal of the Science of Food and Agriculture, 2002, 50 (20): 5649-5653.

［9］ ROESSNER U, WAGNER C, KOPKA J, et al. Simultaneous analysis of metabolites in potato tuber by gas chromatography-mass spectrometry [J]. Plant J, 2000, 23 (1): 131-142.

［10］汪正范，杨树民，吴侔天，等 . 色谱联用技术 [M]. 北京：化学工业出版社，2001.

［11］黄强，尹沛源，路鑫，等 . 基于 LC-MS 技术的肝脏代谢组学研究方法 [C]// 中国化学会色谱专业委员会 . 第 17 届全国色谱学术报告会论文集 . 长沙：中国化学会色谱专业委员会，2009.

［12］TEAHAN O, BEVAN C L, WAXMAN J, et al. Metabolic signatures of malignant progression in prostate epithelial cells [J]. International Journal of Biochemistry & Cell Biology, 2011, 43 (7): 1002-1009.

［13］REZZI S, VERA F A, MARTIN F P, et al. Automated SPE-RP-HPLC fractionation of biofluids combined to off-line NMR spectroscopy for biomarker identification in metabonomics [J]. Journal of Chromatography B, 2008, 871 (2): 271-278.

［14］YANG J, XU G, ZHENG Y, et al. Strategy for metabonomics research based on high-performance liquid chromatography and liquid chromatography coupled with tandem mass spectrometry [J]. Journal of Chromatography A, 2005, 1084 (1-2): 214-221.

［15］ROGATSKY E, STEIN D. Evaluation of matrix effect and chromatography efficiency: new parameters for validation of method development [J]. J Am Soc Mass Spectrom, 2005, 16 (11): 1757-1759.

［16］武建芳，路鑫，唐婉莹，等 . 全二维气相色谱 / 飞行时间质谱用于连翘挥发油的研究 [J]. 中国天然药物，2003, 1 (3): 150-154.

［17］李定祥，王珍，罗建光，等 . 坤泰胶囊化学成分的 LC-ESI-MS/MS 分析 [J]. 中国实验方剂学杂志，2017, 23 (19): 90-93.

［18］曹国秀，陆文捷，叶慧，等 . 基于高分辨质谱和代谢组学技术对不同银杏叶制剂差异成分的快速分析 [J]. 中国药科大学学报，2018, 49 (4): 441-448.

［19］薛淑娟，陈随清 . 基于代谢组学分析不同蒸制次数熟地黄中糖类成分的变化规律 [J]. 中国实验方剂学杂志，2018, 24 (22): 1-5.

［20］王喜军，张伯礼 . 基于药物代谢组学的方剂配伍规律及配伍科学价值揭示 [J]. 中国中药杂志，2010, 35 (10): 1346-1348.

［21］许海玉，唐仕欢，陈建新，等 . 基于代谢组学的中药"组效关系"研究思路与策略 [J]. 世界科学技术—中医药现代化，2011, 13 (1): 30-35.

［22］SOLANKY K S, BAILEY N J, HOLMES E, et al. NMR-based metabonomic studies on the biochemical effects of epicatechin in the rat [J]. J Agric Food Chem, 2003, 51 (14): 4139-4145.

［23］鲁莹，丁朝霞，杨少峰，等 . 昆仙胶囊对 MRL/lpr 小鼠狼疮性肾炎的代谢组学研究 [J]. 中药药理与临床，2011, 27 (1): 78-81.

［24］高萧峰，秦雪梅，王明军 . 逍遥散和柴胡对慢性束缚应激肝郁模型大鼠脑内单胺类神经递质的影响 [J]. 中药药理与临床，2005, 21 (2): 6-7.

［25］ZHENG X F, TIAN J, LIU P, et al. Analysis of the restorative effect of Bu-zhong-yi-qi-tang in the spleen-qi deficiency rat model using 1 H-NMR-based metabonomics [J]. Journal of Ethnopharmacology, 2014, 151 (2): 912-920.

［26］WANG P, YIN Q W, ZHANG A H, et al. Preliminary identification of the absorbed bioactive components and metabolites in rat plasma after oral administration of Shaoyao-Gancao decoction by ultraperformance liquid chromatography with electrospray ionization tandem mass spectrometry [J]. Pharmaconosy Magazine, 2014, 40 (10): 497-502.

［27］李秋菊，王萍，王美佳，等. 基于中医方证代谢组学技术的六味地黄丸干预脑瘫大鼠模型研究 [J]. 世界科学技术—中医药现代化，2016, 18 (10): 1684-1696.

［28］周亚男. 基于"病证结合"模式的中医药临床疗效评价方法初探 [J]. 世界科学技术—中医药现代化，2012, 14 (2): 1405-1407.

［29］王阶，王永炎，郭丽丽. 基于病证结合的中药组方模式研究 [J]. 中国中药杂志，2009, 34 (1): 2-5.

［30］吴德鸿，周佳，李倩倩，等. 基于液相色谱 - 质谱联用的血清代谢组学在中医上火研究中的应用 [J]. 浙江中医药大学学报，2018, 42 (10): 769-774.

［31］倪致雅，唐苗苗，夏瑢. 基于色谱质谱联用技术的中医痰湿体质的代谢组学研究 [J]. 中华中医药学刊，2017, 35 (4): 918-923.

第十四章

免疫组学方法应用于中药复方新药转化述评

第一节

原理与方法概述

一、广义免疫组学的产生背景

免疫组学和免疫组的概念最早是在 1999 年由 Pederson 教授在奥斯陆举行的自身免疫国际会议上首次提出,但当时的免疫组学定义只局限于研究抗体和 TCR V 区分子结构与功能。当前,免疫组学概念已超越免疫系统本身,已扩展至广义上的所有直接或间接影响免疫系统功能的其他多类因素,即广义免疫组学,尤其是免疫基因组(TCR/BCR/MHC 转录组)和单细胞基因组变化对免疫系统的影响等,又如近年来越来越多的研究陆续揭示肠道菌群的免疫调节机制,这包括免疫耐受建立和维持机制等。

二、广义免疫组学是解决几乎一切疾病的根源性工具

长期以来,西方医学一直遵循着带有时代特色的"病因学"法则进行诊治,这些法则有力地推动了人类疾病的痊愈与转归,如通过抗生素、抗病毒药物治疗感染性疾病。但随着以慢性病及肿瘤主导的人类疾病谱的改变,这样的法则在很多时候并不能很好地指导疾病诊治,人们不得不再次探寻新的"病因学",以期更全面地诊治疾病。高通量测序(next generation sequencing,NGS)让人们看到更为广阔的天空,随之在医学模式上也转至以基因测序为主导的精准医学,然而自该模式开启后,临床工作者与研究者又发现基因测序导向的临床诊治并非精准。

在经过众多矛盾、困惑、争论后,西医学仍在探寻新的诊疗模式,探寻怎样由静态、局部精准模式转变为动态、整体精准模式。而动态、整体精准模式的核心基础或汇聚点是什么?随着免疫学研究在多方面的积累与突破,越来越多的证据表明,机体是一个平衡体,疾病发生的重要源头来自免疫系统,几乎所有疾病均与免疫有关,免疫失衡是百病之源。

由此看来,西医学动态、整体精准模式的核心基础或汇聚点应是基于广义免疫组学的免疫平衡系统。

三、基于广义免疫组学动态、整体医学模式与中医整体、平衡观的桥接基础

百余年来,在免疫调节领域,人类对于免疫激活的研究远远多于免疫耐受,因而对

免疫激活机制的认识远较免疫耐受深入。但随着主要免疫调节细胞及分子的陆续发现(图14-1),尤其是最近十多年来对于负向免疫调控(如调节性T细胞、调节性B细胞、TAM及负向免疫调控分子CTLA4、PD-1)机制的深入认识,从正反两个方面看待免疫调控已经成为领域内共识,这也非常符合中医学的"阴阳学说"(图14-2)。

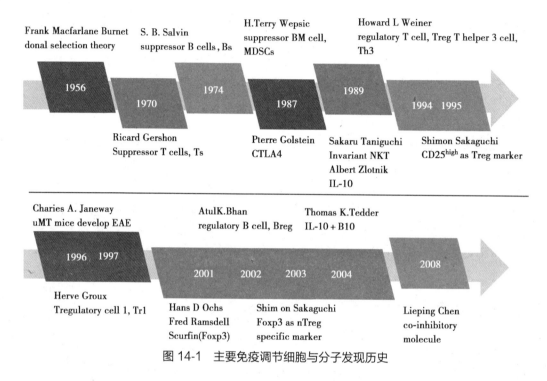

图 14-1　主要免疫调节细胞与分子发现历史

中医诊治疾病的思维方式是"平衡",认为生病是因为人体"偏性",即"阴阳、表里、寒热、虚实"等不平衡所致。中医理论与免疫也有着深厚的渊源,主要体现在体质学说与免疫、阴阳学说与免疫、藏象学说与免疫、六腑与免疫、气血津液学说与免疫、邪正学说与免疫等方面。

西医学动态、整体精准模式与中医诊治疾病的思维方式逐步重叠、交汇,前者的核心基础是基于广义免疫组学的免疫平衡系统,中医诊治疾病的"平衡"思维方式,也与人体免疫密不可分。因此,我们认为,基于广义免疫组学的免疫平衡系统是现代动态、整体医学模式与中医整体、平衡观的桥接基础。

四、免疫组学在数据与智能背景下的延伸

免疫组学在经过多个阶段发展后,逐步转向大数据与大样本支撑下的智能免疫学时代。在此背景下,体现最突出的便是对抗原与TCR/BCR/MHC有效多样性的预测。为什么称为有效多样性或有效多样性免疫组库呢?这是一个相对性且有针对性的概念,即T细胞受体或抗原递呈细胞MHC必须是针对外来细菌或肿瘤抗原、病毒具有强

正性调节（阳）　　　　　　　　　　　　　负性调节（阴）

1. 固有免疫应答（物理、化学及环境
   屏障、生物学屏障）

2. 适应性免疫应答（T细胞、B细胞介
   导的体液免疫应答）

3. 人工被动免疫、人工主动免疫，疫
   苗及相关免疫制剂

4. 免疫多样性的产生（免疫组库TCR、
   BCR）

5. 免疫基因组（外显子、GWAS）及
   其他相关组学

1. 免疫细胞表面抑制性受体对细
   胞自身的活化实施调控

2. 通过调节细胞因子的产生及功
   能行使对免疫应答进行调控

3. 通过活化诱导细胞死亡介导的
   免疫应答的负向调节

4. 通过专司调节功能的细胞对免
   疫应答实施负向调控

5. 通过肠道微生物组、MicroRNA
   等其他间接调控实现负向调控

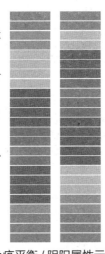

图 14-2　广义免疫组数据库免疫平衡 / 阴阳属性元素对比（正性调控与负性调控）

识别性和递呈能力，同时又不能视自身抗原为外来抗原而引发相应细胞组织损伤。认识、解决上述有效多样性在 NGS（下一代高通量基因测序）大规模应用于细菌、病毒、肿瘤基因组前几乎不可能，随着近年来几十万肿瘤组织大样本 NGS 检测及大量微生物基因组成功测序并逐步解析，随着生命组学与相关结构生物学数据库内容激增，加之多种算法与统计方法的建立与应用，免疫系统有效多样性的解决已近在咫尺。

五、免疫组学主导的技术、方法学领域

免疫组学基于当前变革性的原理，其所涉及的技术、方法已远远超越了以往以流式细胞、信号转导蛋白分析等技术、方法主导的传统领域，已过渡至由数据、样本、生命组学数据、相关算法与统计方法构成的数据智能技术主导的领域。

第二节

中医药应用案例与技术流程

一、基于中药复方适度调节原理与广义免疫组平衡监测的中医证候研究与中药
复方药效评价新思路、新方法

中医证候客观化与中药复方药效学评价标准一直是中医药基础研究难以突破的关键环节。现代免疫学认为，机体是一个平衡体，免疫失衡是百病之源。中医诊治疾病的思维方式也是"平衡"，认为生病是因为人体"偏性"，即"阴阳、表里、寒热、虚实"等失衡所致。整合医学催生了广义免疫组学，免疫功能（免疫平衡）系统评价已是整合医学诊疗模式的重要依据，而平衡也是中医整体观核心思想。由此，可以预见，广义免疫组学整体或局部组织平衡原理为中医整体观与现代整合医学桥接理论基础之一，是中医证候客观化研究与中药复方药效评价的重要依据之一。由此，根据动态、整体精准医学模式背景，根据新病因观，运用信息学、统计学方法构建基于广义免疫组学整体与局部组织平衡原理的中医证候客观化与中药复方评价体系。该体系将会深入揭示中医整体观理论科学内涵，为中药复方药效评价提供新思路新方法，亦可作为亚健康人群免疫力筛查，为中医分子治未病学科发展提供理论支持等。随着临床样本量与数据量不断积累，该评价体系将更精准、更智能。见图 14-3 技术路线图。

二、基于肿瘤超早期免疫应答信息放大指标 naCTL、TCR/BCR/HLA 有效多样性等
免疫信息学多维指标的中医（肿瘤）治未病测知、评价模型（体系）构建

肿瘤细胞在形成瘤体前（超早期）是干预最佳时期，但限于该时期肿瘤细胞数量，当前主要针对其本身的检测（如 CTC、ctDNA 等）难以实现肿瘤细胞与免疫力的量化，这不仅无法实现该时期的精准预防，也影响中医（肿瘤）治未病深入测知、干预、评价。鉴于当前检测的局限性，该评价体系转而检测与肿瘤细胞直接相关的、经其激活、增殖至高数量级的肿瘤新生抗原特异性 T 细胞（naCTL）、免疫组有效多样性（TCR/BCR/HLA 在递呈、识别肿瘤新生抗原上的有效多样性)，并引入免疫检查点（check point）、中医病证（治未病）信息等，运用多种数据分析及相关算法，建立免疫正常化多维统计模型。该体系充分放大肿瘤超早期信息，同时，深度融合中医整体观、平衡观思想与扶正祛邪基本治则，为机体免疫正常化及中医（肿瘤）治未病提供量化测知、评价新方法，也为中医证

候科学内涵与中药复方药效评价提供新思路,新方法。见图 14-4 技术路线图。

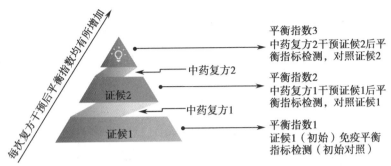

图 14-3 基于广义免疫组免疫平衡原理与中药复方适度调节原理的
中医证候客观化与中药复方药效动态评价路线图

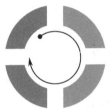

证候4或疾病演变阶段4
第3次干预后测知、评价

证候1或疾病演变阶段1
初始测知、评价

如左图,依据中医理论对证候(疾病演变阶段)1至证候4进行测知、干预、评价往复,在每个阶段进行基于本模型相关指标检测,同时与本模型免疫正常化数值进行比对,得出异常数值。该模型为中医(肿瘤)未病、中医证候、中药复方药效提供测知、干预、评价参考。通过不同个体、不同证候(阶段)、不同复方互动验证、校正该模型

证候3或疾病演变阶段3
第2次干预后测知、评价

证候2或疾病演变阶段2
第1次干预后测知、评价

创建中医辨证与中药复方环境,在此模型应用过程中需避免其他治疗因素干扰。本模型不限定证候(疾病演变阶段)种类,不限定复方种类,通过证候与复方的多样性实现大样本与大数据优化目的

图 14-4 基于中医(肿瘤)治未病多维模型中医证候与中药药效评价路线

三、技术流程

免疫组学技术为相对广义的交叉学科技术,技术流程涉及多个环节(图 14-5)。

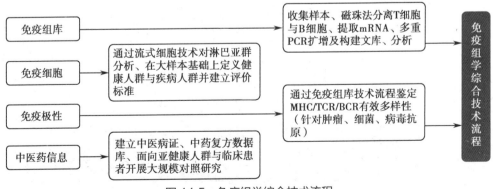

图 14-5 免疫组学综合技术流程

第三节

方法学与转化述评

如本章第一节所述,免疫组学在方法学领域已逐步渗透更多新技术,尤其在数据与智能领域。因此,建立新型免疫组学研究中心应侧重大型调查问卷设计部、样本库、数据库等建设,以及基于上述内容的深度学习实验室。这样的新型免疫学研究中心也将有力推动疾病诊断、新药开发、健康管理等多个领域的应用转化进程,快速构成融合中医学与西医学的基于免疫组学评价的新医学与健康产业链。

作为未来生物医学复杂问题的核心及深水区,免疫组学承载着多个学科、多种重大疾病交叉创新原动力与解决任务根源,尤其是在肿瘤、自身免疫性疾病、神经系统疾病等慢性疾病的诊治方面。

同样,免疫组学在中医学和西医学走向未来医学的道路上扮演着重要的作用。医学本没有中西之分,如能感知细微、预警生命,能祛除疾病、提高生命质量、延长生命就自有其道理,这是医学本源,只是我们还没有揭开其真正神秘面纱。相信免疫组学能让我们在医学本源层面获得更多量化数字认知依据,这样的认知正在加速进行,而这正是未来已来的医学(图14-6)。

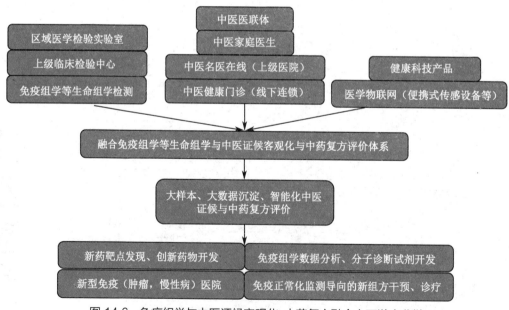

图14-6 免疫组学与中医证候客观化、中药复方融合上下游产业链

(张翼冠　赵军宁)

参考文献

［1］ DYLAN D, MATTHEW H S, WILLIAM V T, et al. A gut bacterial pathway metabolizes aromatic amino acids into nine circulating metabolites [J]. Nature, 2017, 551 (7682): 648-652.

［2］ KATHRYN A K, GUSTAFSSON J K, MCDONALD K G, et al. Microbial antigen encounter during a preweaning interval is critical for tolerance to gut bacteria [J/OL]. Sci Immunol, 2017, 2 (18): eaao1314 [2019-02-15]. https://immunology. sciencemag. org/content/2/18/eaao1314. DOI: 10. 1126/ sciimmunol. aao1314.

［3］ AMIR G, IDO A. Immunology, one cell at a time [J]. Nature, 2017, 547 (7661): 27-29.

［4］ DANIEL F, HAYES M D. Precision medicine and testing for tumor biomarkers-are all tests born equal [J]. JAMA Oncol, 2018, 4 (6): 773-774.

［5］ TANNOCK I F, HICKMAN J A. Limits to personalized cancer medicine [J]. N Engl J Med, 2016, 375 (13): 1289-1294.

［6］ 曹雪涛, 于益芝. 人体健康与免疫科普丛书常见问题篇 [M]. 北京：人民卫生出版社, 2018.

［7］ 李兰娟. 10 000 个科学难题——医学卷 [M]. 北京：科学出版社, 2011.

［8］ 曹雪涛. 医学免疫学 [M]. 北京：人民卫生出版社, 2015.

［9］ 赵军宁. 中药复方适度调节原理与中药复方新药转化中的药理学问题 [J]. 中国中药杂志, 2017, 42 (5): 836-843.

［10］ 关洪全. 中医药免疫研究精要 [M]. 沈阳：辽宁科学技术出版社, 2014.

［11］ 张翼冠, 谭蕊蓉, 赵军宁, 等. 基于中药复方适度调节原理与广义免疫组平衡监测的中医证候研究与中药复方药效评价新思路、新方法 [J]. 中国中药杂志, 2018, 43 (16): 3229-3234.

［12］ 张翼冠, 赵军宁. 基于肿瘤超早期免疫应答信息放大指标 naCTL, TCR/BCR/HLA 有效多样性等免疫信息学多维指标的中医 (肿瘤) 治未病测知、评价模型 (体系) 构建 [J]. 中国中药杂志, 2019, 44 (15): 3129-3134.

［13］ LEFRANC M P, LEFRANC G. T 细胞受体概论 [M]. 李懿, 张剑冰, 译. 北京：科学出版社, 2018.

［14］ ILYAS S, YANG J C. Landscape of tumor antigens in T cell immunotherap [J]. J Immunol, 2015, 195 (11): 5117-5122.

［15］ 张伯礼. 中药现代化二十年 [M]. 上海：上海科学技术出版社, 2016.

［16］ CÉLINE MASCAUX, ANGELOVA M, VASATURO A, et al. Immune evasion before tumour invasion in early lung squamous carcinogenesis [J]. Nature, 2019, 571 (7766): 570-575.

［17］ Weinberg R A, 詹启敏, 刘芝华. 癌生物学 [M]. 北京：科学出版社, 2009.

［18］ 王琦. 中医未病学 [M]. 北京：中国中医药出版社, 2015.

［19］ 杨力. 中医疾病预测学 [M]. 北京：科学技术出版社, 2002.

［20］ SCHUMACHER T N, ROBERT D S. Neoantigens in cancer immunotherapy [J]. Science, 2015, 348 (6230): 69-74.

［21］ ERLEND S, MIREILLE T, SANDER K, et al. Targeting of cancer neoantigens with donor-derived T cell receptor repertoires [J]. Science, 2016, 352 (6291): 1337-1341.

［22］ LUKSZA M, RIAZ N, MAKAROV V, et al. A neoantigen fitness model predicts tumour response to checkpoint blockade immunotherapy [J]. Nature, 2017, 551 (7681): 517-520.

［23］ EFREMOVA M, FINOTELLO F, RIEDER D, et al. Neoantigens generated by individual mutations and their role in cancer immunity and immunotherapy [J/OL]. Front Immunol, 2017, 8: 1679 [2018-12-15]. https://doi. org/10. 3389/fimmu. 2017. 01679.

［24］中华中医药学会团体标准 . 中医治未病信息数据元 [M]. 北京 : 中国中医药出版社 , 2018.

［25］SANMANED M F, CHEN L. A paradigm shift in cancer immunotherapy: from enhancement to normalization [J]. Cell, 2018, 175 (2): 313-326.

第十五章

网络药理学应用于中药复方新药转化述评

第一节

网络药理学概述

将巨大的中医药资源转化为临床医疗优势,构建源自于方剂的新药创制技术体系是中药学的重要研究方向。然而,中药复方是一个复杂的化学系统,而中药复方作用的人体也是一个复杂的生物系统。面对这样的双重复杂研究体系,有必要引入复杂性科学方法论,对中药多成分/多靶点/多通路/多途径的整合调节作用机制开展网络化研究,推进中药现代化和国际化进程。在国际药物研发领域中,同样也面临着药物复杂作用体系和经典线性研究体系之间的矛盾。现有研究证实,诸如心血管系统疾病、中枢神经系统疾病、癌症等复杂性疾病的发病机制受体内外多因素,包括多基因位点的共同调控及外源性因素等共同影响,其病理网络也涉及多个关键靶点及多条生物途径。显然,传统的"单药物 - 单靶标"线性研究体系已难以适用于研究由多因素导致的复杂性疾病,亟待革新。随着生物网络研究的快速发展,通过网络化的视角系统研究药物和机体间的关联关系已成为现代药物研发的必然趋势。通过构建复杂网络模型来描述药物相互作用、药物多靶效应(promiscuity)及生物机体代偿效应等多因素形成的复杂网络关系,有望解决当前药物研究中的瓶颈问题,尤其是复杂性疾病药物研发过程中频繁出现的药物有效性及安全性问题。

2007 年,Hopkins 率先提出了网络药理学(network pharmacology)的技术概念。网络药理学理念突破了传统的线性研究模式,并推动了新药研发模式的重大变革,迅速成为了药物研究领域的热点。网络药理学理念的提出并非偶然,而是药物多靶效应现象的发现、多向药理学(polypharmacology)以及复杂生物网络研究的兴起等多方面条件综合作用下应运而生的必然产物。药物多靶效应的发现快速推动了多向药理学的发展,并已成为当前药物研究领域最热门的研究前沿之一。和基于靶点高选择性规则的药物设计模式不同,多向药理学旨在发现能够作用于两个或多个分子靶点的药物。由于多向药理学研究涉及一对多甚至多对多的药物 - 靶点关系,其往往采用复杂网络模型来描述靶点和药物间的关系。针对不同研究目的选用适合的网络模型和网络分析手段,这便形成了网络药理学研究的雏形。网络药理学研究的关键在于如何在复杂生物网络中选择恰当的治疗靶点群,以及如何设计相应的多靶点药物或药物组合。当前网络药理学分析常采用包括拓扑学分析等手段来获得生物网络或药物作用网络中的关键节点、连接及具有重要功能的网络子簇,从而辅助"多靶点、多途径、多环节"的药物设计。

网络药理学强调药物和生物系统间的复杂作用关系,根据药物多靶效应及靶点多药性来构建"多药物 - 多靶点"的网络模型,其思路与中药多成分/多靶点/多通路/多途径的整合调节理念高度契合,因而得到中医药研究领域的高度重视。有课题组在前期研究中,创建了多种基于定量组效关系的计算机辅助方剂配伍优化方法。该类方法通过测定不同比例组合物的药效,根据组效关系模型,优化方剂配伍配比。根据测定药效学指标的多寡,在研究中相继建立单指标和多指标优化策略。显然,其优化结果与所测药效指标直接相关。如果选取的药效指标不合理,优化结果必定欠佳。为克服这一缺陷,有课题组根据中药整合调节特点,研究提出机体平衡及失衡网络构建方法,并据此创建了基于网络平衡的中药配伍优化方法。该方法根据药物对机体失衡网络回调程度来优化方剂配伍配比,能更完整和准确地反映方剂的功效。这一系列研究实践表明,若采用网络药理学方法开展中药复方新药转化研究,有望发现方剂的新功能主治或创制组分中药,丰富创新中药发现及设计方法学。

第二节

网络药理学方法

一、基本内容

网络药理学研究技术和手段主要涉及数据收集、网络建模、网络分析三方面。数据收集是网络药理学研究的基础,无论是生物网络还是药物作用网络的研究均需要大量可靠的数据支持才能开展,其研究成果通常为相应的数据库或知识库。网络建模方法是网络药理学研究的核心,而其中关联关系发现技术则是决定网络形态和构型的关键,其研究成果通常为提出一种新的关系网络模型。网络分析是网络药理学研究的特点,通过网络的视角对生物机体中的变化进行分析,能够挖掘出传统分析手段无法发现的信息,其研究成果通常为新的网络分析算法。

网络药理学旨在构建药物 - 疾病、药物 - 药物、基因 - 疾病、蛋白 - 疾病等相互作用网络,通过对网络的分析认识药物、基因、蛋白、疾病之间的关联。因此,相关的生物学信息数据挖掘是进行网络药理学研究的基础。通过文献数据库进行文本挖掘是当前数据收集最主要的方法之一。此外,还有很多特定的生物学数据库可供选择,直接采用特定生物学数据库中的生物学信息则是获得网络药理学研究所需信息的最直接的方法。常用的生物学数据库类型包括基因相互作用数据库、蛋白质相互作用数据库、信号通路(pathway)数据库和疾病相关数据库等。HPRD(Human Protein Reference Database)即人类蛋白相互作用数据库,是来源于文献挖掘的最大的人蛋白 - 蛋白相互作用(protein-protein interaction,PPI)数据库,包含 PTM(翻译后修饰)、亚细胞定位、结构域等信息。BioGRID 数据库创建于 2003 年,是一个关于蛋白 - 蛋白及基因相互作用的数据库。目前大多数生物网络研究中蛋白 - 蛋白相互作用关系均来自 HPRD、BioGRID 等蛋白相互作用数据库。DrugBank 数据库是由阿尔伯塔大学提供的生物信息学和化学信息学数据库,包含详尽的药物靶标关联信息,被广泛应用于药物 - 靶点 - 疾病网络的构建。KEGG PATHWAY 是常用的信号通路数据库,包含细胞途径(cellular processes)、胞外信息传递(environmental information processes)、代谢(metabolism)和疾病(human Diseases)四种通路类型,被广泛应用于生物信息网络通路富集分析与机制预测。另外,针对特定疾病的病理机制及药物治疗靶标的数据库也越来越受到研究者的青睐,比如吴磊宏等针对冠心病所构建的 CHD@ZJU 知识库能够简便、快速地查询冠心病疾病相关基因靶点、通路、治疗药物等信息,为冠心病的研究和治疗提供了知识基础。除通过检索获得相关信息外,还可通过基因组学、蛋白质组学、代谢组学等组学实验获取基因、蛋白、代谢产物等数据信息,采用 IPA、ArrayTrack 等数据处理工具进行数据处理分析,提取生物靶标相互作用关系,构建生物网络。

网络药理学研究在生物学数据信息挖掘完备的基础上,构建的疾病 - 疾病、疾病 - 药物、疾病 - 靶点、药物 - 靶点 - 疾病等生物网络模型可用于对疾病病理机制、疾病间相互作用的整体把握,对药物作用靶点和通路的确认,以及预测药物新的临床适应证等研究。网络模型的可视化是指将生物学信息联系表转换成相互联系的可视网络的过程。目前主要有三种常用的网络可视化方法:第一种是 Java、C、Perl 等直接编程语言或工具;第二种是 Matlab、R project 等半编程性质的脚本性软件;第三种是专门用于构建网络的工具,如 Cytoscape、GUESS、Pajek 等。以 Cytoscape 为例,该工具可以实现网络数据的完美图形化,并且附有各种网络分析工具插件,为后续的网络分析提供了便利。

网络药理学研究在构建网络模型的基础上进行网络分析以进行药物设计、药效评价和机制的分析与预测。网络分析是指采用网络分析工具对所构建的网络模型进行针对性分析,提取所需信息,并进行更深层次的研究。根据不同的分析目的,常用的网络分析方法主要有以下三类:第一类是网络拓扑学分析,如利用 Cytoscape 中的 NetworkAnalyzer 插件,通过计算网络中各节点的拓扑学信息,对网络节点进行归类排序,从而筛选重要节点进行后续研究;第二类是模块分析;第三类是动态网络分析。

目前,网络药理学在中药研究的应用方向主要涉及中药信息数据库构建、中医网络模型构建、中药成分 - 作用靶点关系研究以及中药生物网络分析等领域。中药网络药理学研究方法的基本流程如图 15-1 所示,包括网络构建和网络分析。网络构建主要聚焦在发现网络节点间相互关系的方法上,而网络分析则强调研究暗藏在构建的网络模型中的关系和规律。

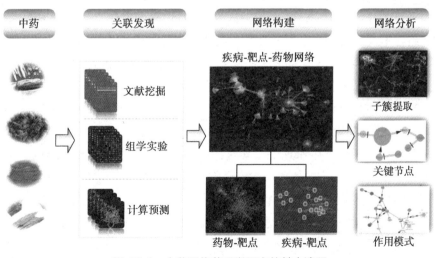

图 15-1　中药网络药理学研究的基本流程

二、网络构建方法

网络构建是网络药理学研究的核心内容。网络由顶点(又称为节点)和边组成,通常,顶点是被调查的主体或实体,如基因、蛋白质。总的来说,网络的构建是根据研究目的选用合适的评价算法或模型获得节点元素间的相互关联关系,并构建相应网络模型的过程。根据网络节点种类的不同,网络模型可分为同质网络和异质网络两种基本类型。同质网络主要指网络中所有节点的类型相同的网络模型,如药物-药物关联网络、疾病相似网络、蛋白相互作用网络等;异质网络又称为二部网络(bipartite network),是用于反映两类不同元素间的相互作用关系,如药物-靶点网络、疾病-基因网络、药物-副作用网络等。异质网络中相同种类的节点间不存在连接关系,更复杂的网络模型可以通过整合同质网络和异质网络形成。

在网络中,边(顶点连接)代表两顶点间的联系,定义边在网络构建中很重要。根据节点关联关系发现算法,网络构建的策略主要有三大类:基于知识的网络构建、基于实验数据的网络构建和基于计算预测的网络构建。

(一) 基于知识的网络构建方法

在基于知识的网络构建方法中,顶点依据预先存在的知识而连接。同时,在所有构建方法中,根据知识的节点关联关系发现是最直观的,且应用最广泛。文献挖掘和数据库集成,已能被很好地应用于知识管理,基于文献数据库的文本挖掘是当前获取知识最主要的手段之一,如美国国立生物技术信息中心(NCBI)中的 PubMed 数据库收录了大量医学文献等研究信息,目前已收录了超过 2 400 万篇文献及摘要信息。除了 PubMed 外,Scopus、ISI knowledge、Google Scholar 等站点也提供科技文献查询服务。国内如中国知网、万方数据库、维普数据库等则提供了中文科技文献的查询功能。此外,还可以直接采用现有生物学数据库信息进行数据收集;对包含同类信息的多数据库进行整合以及通过组学等高通量研究手段或计算预测的方式收集信息。利用这些方式收集的知识可用于同质、异质甚至更复杂的网络建模,通过自然语义法进行文献挖掘,则可以发现具有上下游调控关系的蛋白,从而构建生物调节网络(regulatory network);通过收集药物-靶点关联关系则可构建药物-靶点网络,通过收集疾病-基因关系可构建疾病-基因网络,通过收集药物相互作用信息则可用于构建药物相互作用网络等。

中医证候是用于根据中医理论框架描述所观察疾病的分类系统,对了解疾病的发病机制非常重要。然而,记录这些病症的文献资料的语言结构与英语有极大不同,成为此类数据挖掘的难点。2007 年,有研究者开发了一种基于特征的文献挖掘方法(即泡沫自举),以便从中医相关文献中检测出中医证候的疾病特征,将该方法和共现频率权重公式一起应用以推断证候-疾病关系,如利用 MEDLINE 检索得到疾病-基因关系,构建加权基因网络,研究中医证候与相应基因的关系。同时,中药复方的治疗效果源于其复杂的化学成分和分子机制,整合多个数据库,构建以疾病为中心的网络,是全面了解其生物学效应的有效途径。例如,通过 OMIM、GAD、KEGG、DrugBank、HIT 和 STRING 这些数据库构建的类风湿关节炎的 PPI 网络,可用于研究该疾病的中药复方,该网络包括基因、药物及其靶标,以及来自复方所含的化合物及其相应的靶标,它有助于发现复方中具有抗风湿活性的成分。

(二) 基于实验数据的网络构建方法

基于实验数据的网络构建方法,主要指从实验数据中发现的相关性来建立节点间的关联关系。网络药理学通常需要研究在特定条件下(如正常态,疾病态等)的整体网络状态表现,因此需要高通量数据,而转录组学、蛋白质组学和代谢组学等组学技术是目前获取高通量数据最常用的技术手段。其中,基因共表达法被广泛运用于基于转录组学数据的关联关系发现及网络建模研究之中。在基于共表达的网络模型中,若两个节点基因的转录组表达数据间具有高相关性,则其在网络中存在相互连接。共表达网络在许多疾病研究及生物体机制研究中已具有广泛应用,有研究者通过共表达网络研究慢性疲劳综合征的相关通路。此外,基于全基因组关联分析(genome-wide association studies,GWAS)、蛋白组学、代谢组学等数据的网络建模也是当前常见的网络建模方法。如通过蛋白组学分析发现显著调控蛋白,并构建相应蛋白相互作用网络,发现 ERp57 和乳腺癌中的骨转移过程密切相关。又如,芪参益气是一种临床广泛用于心血管疾病治疗的中药复方。有课题组采用芪参益气治疗大鼠心肌梗死的微阵列芯片数据寻找出差异表达基因,并与前期建立的心血管疾病相关数据库整合,构建了芪参益气方的化合物 - 靶点 - 通路网络,为后续诠释其"多成分 / 多靶点 / 多途径"提供了科学依据。

(三) 基于计算预测的网络构建方法

基于计算预测的网络构建方法一般可通过机器学习、相似度预测、分子对接等手段获得研究对象间的关联关系,从而构建网络模型。如通过机器学习对中药成分和靶点间的关系进行建模预测,可构建中药成分 - 潜在靶点网络。例如,有研究为阐明中医如何恢复患者的内环境稳态,以益气补血这两类中草药为研究对象,使用支持向量机和随机森林的组合方法建立了一个复合目标网络,该网络的泛函分析表明,补气中草药具有增强体力和免疫系统的潜在作用,而补血中草药可改善造血功能。

所有基于计算预测的网络构建方法中,相似网络模型最为普遍。相似网络模型通过一定的算法或指标评价节点间的相似度,从而决定节点间是否存在关联关系。相似性评价指标包含药物间是否共享靶点、化学结构相似性,副作用相似性、表达谱相似性等,根据指标的特点不同,可以建立不同类型的网络。如 Keiser 等开发的 SEA 算法用于描述蛋白间的相关性,并将其用于现有药物的潜在靶点蛋白发现研究之中。SEA 算法通过比较两个靶点蛋白的配体群相似程度,从另一个侧面反映出蛋白的相似程度,已成功发现并验证了部分配体预测结果,如药物美沙酮(methadone)和 M3 毒蕈碱受体间的作用被研究证实,这能够用于解释美沙酮的部分副作用。传统的药物相似性研究通常采用药物的分子或细胞内特征,如化学结构相似度,而 Campillos 等通过比较现有药物的副作用相似性来描述药物间的关联关系,发现了 261 对化学结构差异较大却仍然具有相似性的药物,对其中 20 对药物相互作用关系进行验证后发现了 13 对潜在的药物 - 靶点关联,最终有 9 个药物在细胞水平上进一步得到验证,表明使用副作用等表型信息同样能够指导药物的老药新用研究。随着特征谱概念的引进,相似度算法甚至也被用于研究网络中不同类型节点间的相似性,Sirota 等通过表达谱数据信息的相似程度,来描述药物 - 药物之间以及药物 - 疾病之间的关联关系。基于药物可能作用于具有相反表达谱特征的疾病的假设,找到药物的潜在治疗效应。通过该方法预测得到药物西咪替丁(cimetidine)可能会是肺腺癌的潜在治疗药物,并且在体内和体外的研究中得到证实。以上基于相似度的关联关系发现算法通过分析结构数据、组学数据等信息来构建药物、靶点和疾病之间的相互关联,从而为药物潜在作用靶点预测、药物新治疗效应等研究提供帮助。

(四)三种网络构建方法评述

在基于知识的网络构建方法中,尽管文本挖掘法获得信息的真实性和可信度目前仍无法和高质量的人工阅读相媲美,然而其优势在于能够在短期内处理海量数据,且在固定规则下具有较好的结果重现性,对实验者自身的知识水平依赖性较少。鉴于生物信息量爆炸性增长的现状,文本挖掘技术在数据收集领域的地位已越来越重要。但基于知识的网络建模方法也有一定的局限性,如比较受信息量的限制,对于当前研究工作较少的对象难以收集到足够的信息来构建相关网络。

基于实验数据的网络构建方法,如全基因组转录组测序,能够直接获得和疾病相关的全基因组表达信息,因此有可能发现文献中未报道的新基因、生物标志物以前未知的调节途径。然而组学数据受实验环境、条件、样本量等的制约,结果的假阳性率往往较大,重复性也较低,因此这种方法构建的网络有时无法提供可靠及可重复的结论。通过对基于知识和基于实验数据的网络建模方法进行归纳,可发现通过整合基于知识和基于组学数据的网络建模方法,取长补短,有望得到更为可靠和准确的节点连接关系,从而优化网络模型。

基于计算的建模方法具有成本低和高通量的优点,但由于计算预测结果大多存在准确性不够高的情况。因此,这类方法通常作为基于实验或知识建模的补充。

三、网络分析方法

网络分析是网络药理学研究的重要环节。通过网络分析有望获得传统研究手段难以发现的信息,如发现新的关键节点或新的功能模块。随着网络药理学研究的兴起,生物网络分析已成为图论(graph theory,数学的一个分支)在生物学领域中的重要应用方向之一。常用的网络分析方法,包括拓扑属性分析、模块分析和动态网络分析。

(一) 拓扑属性分析

网络拓扑学主要研究网络结构的特征属性。例如,小世界效应和无标度性均是复杂网络拓扑中的重要特征。在拓扑属性分析中,中心性是判定网络中节点重要性的指标,是节点重要性的量化,具有三个主要指标:节点连接度、接近度和介数。连接度和介数均是用于定量描述网络节点重要程度的指标,其中连接度是最直观和常见的节点重要度评价指标,其定义为节点在网络中直接关联节点的数目,即该节点的直接连接数。在有向网络中,连接度也分为输出连接度及输入连接度,分别表示该节点在网络所有连接中作为源节点和靶节点的次数。节点接近度定义为到任意其他节点的所有最短路径的总和的倒数。而且接近度与网络中节点的位置有关,边界节点具有较小的接近度。介数是节点出现在网络中所有最短途径的比例,其中最短途径指网络中两个节点产生关联的最短连接方式,介数高的节点可能表明其在信息传播中起主要作用。

网络拓扑分析能够定量描述疾病网络的拓扑特征,并指导发现其蕴含的生物学信息。如针对人类蛋白相互作用网络(human PPI network)的研究表明在肿瘤组织中发生显著上调的基因节点通常具有更高的连接度,并位于网络的中心区域,这些基因和肿瘤组织的增殖密切相关。而 Goh 等基于 OMIM 数据库构建了疾病 - 基因关联网络,发现部分非肿瘤类疾病的关联基因通常位于网络的边缘区域,且其连接度也不比 PPI 网络中的其他基因更高。

网络拓扑属性分析通过计算网络属性来识别以前未知的信息,但这些属性的实际意义仍不清楚,还需要通过实验验证,进一步展开研究。

(二) 模块分析

子网络也被视为网络模块,是网络中可能具有相似作用的顶点组群。网络模块分析可以与疾病、药物相关联。疾病关联网络模块是生物网络中和疾病或疾病某一过程密切相关的子簇。疾病模块中的基因通常具有相近的生物学功能,如作用于相同的信号通路、具有相近的分子机制从而影响疾病表型。因此,运用网络分析技术发现疾病模块将有助于开展疾病病理机制研究,并指导发现疾病关键基因或生物途径。如 Goehler 等通过研究 HTT 基因相关的网络模块后发现新的 HTT 聚合增强子 GIT1 ;Pujana 等则基于 4 个已知乳腺癌基因(BRCA1、BRCA2、ATM 和 CHEK2)构建了乳腺癌关联网络,并根据网络关联程度发现了新的乳腺癌关联基因 HMMR。Jiang 等通过构建阿尔茨海默病(AD)的 miRNA 调控网络并分析其中的网络通路信息,发现了和 AD 密切相关的转录因子及小 RNA 调控通路信息。

与化学药物具有单一、明确的靶点不同,中药配方含有数十种甚至数百种影响一系列靶点和生化过程的化学物质,所以模块分析适合应用在中药配方研究中。Song 等通过预测化学靶标相互作用和整合来自多个数据库的信息,构建了一个复杂的化合物和蛋白质网络,用于研究治疗流感传染的中药复方——疏风解毒方,他们应用了一种众所周知的模块检测方法——Girvan-Newman 算法,用来识别四个不同的模块,结果发现疏风解毒方的抗流感作用可能与其成分对 EGFR/HER2 信号通路和 PTEN/AKT 通路的组合作用有关。

(三) 动态网络分析

在生物学中,动态网络分析主要是研究生物系统动态之间的异同之处。2009 年 Taylor 等通过文献挖掘构建了乳腺癌相关基因网络,然后绘制了不同预后患者的微阵列数据。动态网络分析的结果表明,在不同患者组间基因之间相互作用的系数有显著性差异,而基因本身无差异表达。这些研究结果一定程度上解释了为什么"特征基因"不能很好预测疾病,而基因间的相关系数可能作为癌症预后指标。目前,尽管动态网络分析已被广泛用于其他领域,但在中医药领域尚待发展。

第三节

中药网络药理学应用实例

中医药理论以整体观为核心,以中药复方为主要治疗方式。中药治疗的多成分、多靶点、多途径整合协同作用模式与网络药理学倡导的药物作用的研究模式高度契合。因此,近年来中药网络药理学的研究受到众多研究者的青睐。网络药理学在中药新药开发与药理学研究中的应用主要有中药活性成分筛选、复方配伍规律研究、对中药方证关系的阐释以及中药药物发现的合理设计与优化等。标准化中药信息数据库是开展中药网络药理学研究的基础。目前,中药信息数据库中主要包括成分结构信息数据库,如 TCMD、TCM-ID 和 TCM database@taiwan 等,此外还涉及方剂数据库、组分数据库,中药靶点数据库等其他中药知识库。除了中药信息数据库,中药网络药理学的兴起与发展还需要经典学科(如中医学、中药学、分析化学、药理学等)和新兴学科(网络科学、系统生物学、大数据科学等)的鼎力支持。目前已公开和开发的基础数据库、数据分析平台、网络建模软件和分析工具等都有利于中药网络药理学的研究,详细信息见表 15-1。结合计算分析手段,通过中药知识库能够对中药成分进行快速筛选,从而发现对目标靶点有潜在作用的活性成分。如 Chen 等通过构建 TCM database@taiwan 数据库,收集了超过 30 000 个中药成分化合物的结构信息,并运用 iScreen 工具对其中部分药材的活性成分进行系统筛选,发现了 4 个可能是潜在 EGFR 抑制剂的中药成分。清华大学李梢课题组运用自主开发的中药复方网络药理学研究平台,实现了对著名方剂清络饮抗风湿性关节炎的作用靶点网络的构建,明确了其药效作用的主要通路信息。范骁辉等在对血塞通注射液对抗急性心梗的研究中构建了成分 - 靶点 - 通路网络,成功实现了将多靶点、多通路的复杂药理作用机制图形化,更为直观地呈现了药物复杂的药效作用过程。此外,网络药理学被广泛用于一系列中药饮片和复方的相关研究。本节分别选取参芪扶正心肌缺血的网络药理学研究和基于网络平衡分析的参麦注射液抗急性心肌缺血的整体药效评价研究,以期展示网络药理学在中药复方新药转化领域的应用潜能。

表 15-1 相关基础数据库、数据分析平台、网络建模软件和分析工具

分类	简称	全称	内容与功能	网址
基础数据库	中医药科学数据中心	中医药科学数据中心	中药、药对、方剂、成分、不良反应等	http://dbcenter.cintcm.com/cms/
	TCM-PTD	中医药潜在靶标数据库	药材、成分、生物分子等	http://tcm.zju.edu.cn/ptd/

续表

分类	简称	全称	内容与功能	网址
	中国中医药数据库	中国中医药数据库	中药、方剂、不良反应等	http://cowork.cintcm.com/engine/wdbintro.jsp
	TCM Basics	Traditional Chinese Medicine Basics	病、药材、方等	http://www.tcmbasics.com/
	TCMID	Traditional Chinese Medicines Integrated Database	药材、成分、生物分子、方剂、疾病等	http://www.megabionet.org/tcmid/
	TCM Database@Taiwan	Traditional Chinese Medicines Database@Taiwan	药材、成分、生物分子等	http://tcm.cmu.edu.tw/
	TCMGeneDIT	TCMGeneDIT	药材、生物分子、疾病、药理作用	http://tcm.lifescience.ntu.edu.tw/
	TCMSP	Traditional Chinese Medicine Systems Pharmacology Database and Analysis Platform	药材、成分、生物分子、疾病等	http://lsp.nwsuaf.edu.cn/tcmsp.php
	HIT	Herbal Ingredients'Targets Database	药材、成分、生物分子等	http://lifecenter.sgst.cn/hit/
基础数据库	HPRD	Human Protein Reference Database	蛋白-蛋白相互作用数据库	http://www.hprd.org/
	I2D	Interologous Interaction Database	蛋白-蛋白相互作用数据库	http://ophid.utoronto.ca/ophidv2.204/
	MINT	the Molecular INTeraction database	蛋白-蛋白相互作用数据库	http://mint.bio.uniroma2.it/mint/
	STRING	Known and Predicted Protein-Protein Interactions	蛋白-蛋白相互作用数据库	http://string-db.org/
	KEGG	Kyoto Encyclopedia of Genes and Genomes	通路数据库	http://www.genome.jp/kegg/
	CIDeR	Disease-associated Interactions	疾病相关生物分子数据库	http://mips.helmholtz-muenchen.de/cider/
	DisGeNET	DisGeNET	疾病相关基因数据库	http://www.disgenet.org/web/DisGeNET/menu
	DISEASE	Disease-gene associations mined from literature	疾病相关基因数据库	http://diseases.jensenlab.org/Search)
	CHD@ZJU	Coronary Heart Disease Research Platform	冠心病相关的分子网络	http://tcm.zju.edu.cn/chd/
	T2D@ZJU	Type 2 Diabetes Database	2型糖尿病相关的数据库	http://tcm.zju.edu.cn/t2d

续表

分类	简称	全称	内容与功能	网址
数据分析平台	DAVID	DAVID Bioinformatics Resources	组学数据分析平台	http://david.abcc.ncifcrf.gov/
	GO	Gene Ontology database	基因功能分析数据库	http://geneontology.org/
	ArrayTrack	Expressing Analysis Systematic Explorer	芯片数据分析、整合平台	http://www.fda.gov/ScienceResearch/BioinformaticsTools/Arraytrack/
网络建模软件和分析工具	Cytoscape	Cytoscape	网络建模和分析软件	http://cytoscape.org/
	VisANT	VisANT	网络建模和分析软件	http://visant.bu.edu/
	ClueGO	ClueGO	数据可视化和分析	http://www.ici.upmc.fr/cluego/cluegoDownload.shtml

一、基于网络平衡分析的参麦注射液抗急性心肌缺血的整体药效评价研究

(一) 背景

急性心肌缺血(acute myocardial ischemia,AMI)是心血管系统疾病(cardiovascular disease,CVD)重要的病症之一,指冠状动脉急性、持续性缺血缺氧所引起的心肌坏死,多发生在冠状动脉粥样硬化狭窄的基础上。大量 AMI 研究表明其病理过程复杂,涉及多条信号通路及生物途径。通常认为中药能作用于机体的多个系统,通过整体调节的模式产生疗效,难以使用单一的表观药效指标来全面反映其药效水平。因此,中药药效评价是一个复杂的多目标优化问题。基于生物网络平衡分析的整体中药药效评价研究具有全面、定量地评价中药整体药效的优势。在此以参麦注射液为例,通过构建通路富集网络模型,使得以网络平衡为指标来用于药效评价时能够同时反映出多条通路中的基因表达水平在造模过程和给药过程的综合变化,更科学地模拟了机体系统的整体变化过程,更符合中药药效评价的需求,为中药新药设计、质量控制等多个研究领域带来了新的活性评价视角和手段。

(二) 方法

建立科学的中药整体药效评价方法是开展中药新药创制等研究的关键技术环节。在本实例中提出了一种基于生物网络平衡分析的中药整体药效评价方法,以参麦注射

液为例,采用网络复衡指数(NRI)对其抗大鼠急性心肌缺血作用进行了定量评价,并对参麦注射液、红参提取液和麦冬提取液抗大鼠急性心肌缺血作用的结果进行对比研究。具体流程图如图 15-2 所示。首先,构建大鼠急性心肌缺血模型,建立对照组、造模组、参麦注射液给药组、红参提取液给药组及麦冬提取液给药组,并连续给药 7 天。在第 8 天测定大鼠左心室功能数据作为表观药效评价指标,随后处死大鼠,获取各实验组的心肌组织样本。通过 RNA 提取和表达谱芯片技术获得各试验组的基因表达调控信息,并运用芯片数据分析、通路富集分析和数据库整合等技术手段构建急性心肌缺血相关网络模型。富集通路网络模型主要基于急性心肌缺血过程中显著富集的信号通路及其相关基因关联信息构建。使用 p value<0.01 及 fold change>1.5 为阈值,提取显著基因,并采用通路富集分析获得相应的通路信息。通过 KEGG 数据库查找这些通路中包含的所有基因。运用 HPRD 数据库获得这些基因之间的相互的关联关系(PPI),最终构建网络模型。通过 NRI 指数定量计算并比较参麦注射液及红参、麦冬提取液给药后对网络模型的调控模式和回调能力,从网络失衡回调的角度系统评价参麦注射液、红参提取液和麦冬提取液抗急性心肌缺血的药效水平。

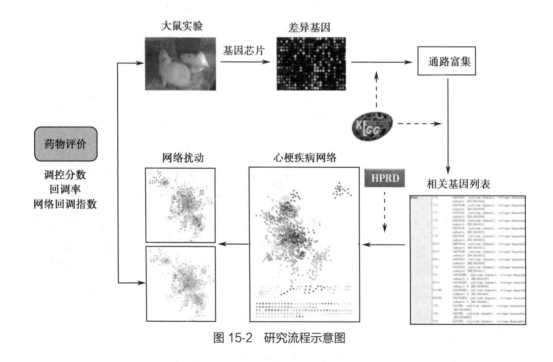

图 15-2 研究流程示意图

(三) 结果

动物实验结果表明,参麦注射液给药组中大鼠的左心室射血分数(EF)和短轴缩短率(FS)相比造模组有显著上升,心功能明显改善。富集通路网络建模中,对涉及的 1 376 个基因进行通路富集分析,获得 27 条富集的 KEGG 信号通路(fisher p value <0.05),其中包括 10 条代谢通路(metabolism pathways),10 条细胞途径通路(cellular process pathways),2 条环境信号转导通路(environmental information processing)、4 条疾病通路以及 DNA replication。这些通路共涉及 1 478 个相关基因。基于 HPRD 数据信息,905 个基因具有至少一条 PPI 关联关系,共涉及 2 618 条 PPI。其中 700 个基因相互关联形成最大的子网络。根据网络参数分析可知,其连接度分布符合幂律分布的(R^2=0.868),具有生物网络的无尺度(scale-free)特征。根据基因表达水平变化情况对网络模型进行标注,可发现造模后和参麦注射液给药后的整体网络表达改变趋势相近,这表明参麦注射液给药后并不会产生过强或影响生物系统平衡的过度调控。此外,参麦注射液调控趋势图和模型图相比的表达水平改变几乎相反,这表明参麦注射液确实能够缓解由急性心肌缺血过程造成的富集通路网络失调,将其向正常水平进行回调。在定性表明了参麦注射液能够回调由缺血造模产生的网络失衡的基础上,进一步运用 NRI 指数对参麦注射液的网络复衡能力进行定量评价。计算结果表明,参麦注射液对于造模后显著失调的基因具有超过 90% 的回调能力,而对整体网络的回调能力也明显高于红参或麦冬提取液。

(四) 结论和评价

首先通过比较造模组和给药组对富集通路网络模型的调控影响程度,可直观表明参麦注射液给药能显著缓解急性心肌缺血造模过程对生物网络的影响,产生网络回调作用。进一步运用网络复衡指数对参麦注射液的整体网络回调能力进行定量评价,表明了参麦注射液能够显著回调造模导致的网络失衡($P<0.05$)。此外,通过比较参麦注射液和其组方药材红参、麦冬提取液的网络复衡能力,发现参麦注射液对网络失衡的回调能力要明显强于红参或麦冬提取液,从分子水平上证实了红参和麦冬在治疗急性心肌缺血中具有显著的协同增效效应。通过本项基于分子网络模型的参麦注射液整体药效评价研究工作,为中药整体药效评价研究提供了新的视角。

二、参芪扶正抗心肌缺血的网络药理学研究

(一) 背景

缺血性心脏病(ischemic heart disease, IHD)是一种多因素、多环节的慢性复杂性疾病,多年来一直是全世界死亡率最高的疾病之一。多个临床及基础研究均显示,参芪扶正注射液对缺血性心脏病具有潜在的治疗作用。然而该药效作用缺乏系统性研究,具体的药理机制及其主要组成中药党参和黄芪在抵抗心肌缺血作用各环节所占比重尚不明确。本节采用网络药理学方法研究参芪扶正对抗缺血性心脏病的药效作用,系统评价其药效,进而通过信号通路富集分析预测相关药效作用机制并进行验证。

(二) 方法

网络药理学的出现打破了传统的药物研究模式,倡导从整体调控的角度研究药物对疾病的影响,强调对信号通路的多途径调节。本实例中将运用网络药理学的方法全面研究参芪扶正抵抗心肌缺血的药效作用及相关机制。首先在体外对参芪扶正抗缺血性心肌损伤的药效作用进行初探,然后在动物水平对该药效作用进行验证,最后采用网络药理学的方法研究参芪扶正对缺血性心脏病疾病网络的回调作用,系统评价其药效,进而通过信号通路富集分析预测相关药效作用机制,并进行体外验证。

在参芪扶正抗缺血性心肌损伤的体外药效学研究中,采用心肌细胞缺糖缺氧损伤、心肌细胞氧化应激损伤、炎症损伤三种细胞模型在体外模拟心肌缺血再灌注损伤疾病的发生与发展,对参芪扶正抗心肌缺血的药效作用进行初步的探索。在缺糖缺氧损伤条件下,分别检测参芪扶正对心肌细胞功能、细胞存活率、ATP 含量、线粒体膜电位、线粒体结构与功能等指标的影响;在心肌细胞氧化应激损伤条件下,分别检测参芪扶正对心肌细胞存活率、LDH 释放量和脂质过氧化水平的影响;在细胞炎症损伤条件下,检测参芪扶正对炎症因子和黏附因子的调节作用。

在基于转录组学的参芪扶正对缺血性心脏病疾病网络的作用研究中,首先在动物水平对参芪扶正抗心肌缺血再灌注损伤的药效作用进行验证,然后采用转录组学和网络药理学方法,构建缺血性心脏病的疾病网络,研究参芪扶正对疾病网络的调控作用,预测可能的作用机制,并采用免疫印迹(Western blot)方法对相关通路进行验证。动物实验中采取冠状动脉左前降支结扎术对大鼠进行心肌缺血再灌注损伤造模,完成参芪扶正抗心肌缺血再灌注损伤的药效验证后,取大鼠心肌组织样本进行基因表达谱芯片实验。采用 Affymetrix 开发的 AffymetrixGeneChip® Rat Genome 230 2.0 芯片,用于大鼠转录组分析。使用 ArrayTrack 3.5.0 软件读取芯片结果,并对所有芯片数据进行标准化处理。基于前期的研究基础,提取缺血性心脏病(IHD)相关基因及其蛋白相互作用关系(protein-protein interactions,PPI)构建 IHD 疾病网络。并采用 Cytoscape V3.2.0 中的 NetworkAnalyzer 插件计算各节点的特征属性,即拓扑学属性和转录组属性。对于基于基因表达谱芯片数据的 IHD 网络来说,其转录组学属性能够直接反映疾病相关基因在机体不同状态下的表达调控情况。并采用基因名命名各节点,以 Flod Change 值表示各节点颜色,以此实现 IHD 疾病网络的可视化。接下来通过 NTRA 算法分析、疾病网络复衡指数计算和网络信号通路富集分析的方法对疾病网络进行分析。鉴于拓扑学属性和转录组学属性对于节点在生物网络中的特征判定及功能评价具有重要意义,在此运用了一种基于两种网络属性的关键节点发现算法(network topology and transcriptomics based approach,NTRA),通过整合节点的网络拓扑学属性和转录组学信息进行优先度排序,从而筛选疾病网络中的关键节点。NTRA 算法实现了对网络拓扑结构和生物功能的整合研究,综合考虑了节点间的相互作用关系以及各节点的生物学意义,保证了对生物网络中重要节点关联的筛选及生物学意义重要基因网络权重的增强,对于有效地发现生物网络关键节点意义重大。为了实现在网络水平上整体评价药物对机体失衡网络的回调作用，以定量回调状态（RL′）来表征疾病状态、正常状态及给药后机体网络基因表达调控水平的变化。在 RL′ 的基础上进一步引入回复调控效率（efficiency of recovery regulation，EoR）的概念，用以描述各节点对疾病网络的回调效率。EoR 值越大则基因受药物调控程度越高，表明该基因在药物药效发挥过程中的作用更重要。为了定量地评价药物对 IHD 疾病网络的调控作用，引入疾病网络复衡指数算法（network recovery index for organism disturbed network，NRI_{ODN}）。NRI_{ODN} 是在回调效率 EoR 的基础上整合节点的拓扑学属性来实现对药物网络回复调控能力的定量评价。为了加深对参芪扶正抗 IHD 的药效作用机制的认识，本研究将 NTAR 算法与 EoR 算法相结合，筛选对 IHD 疾病网络具有重要生物学意义，并且药物治疗后显著回调的基因进行通路富集分析。具体研究方法为：计算 NTRA 排名前 100 基因的 EoR 值，选择其中 EoR>0 的基因生成有效回调基因列表，并采用 ArrayTrack 3.5.0 软件中的通路分析工具对该基因列表进行通路富集分析。研究选择 KEGG 通路数据库为通路信息来源，分析预测参芪扶正抗 IHD 药效作用的可能机制。KEGG 通路数据库包含四种通路类型：细胞途径（cellular processes）、胞外信息传递（environmental information processes）、代谢（metabolism）和疾病（human diseases）。本研究所构建的 IHD 疾病网络是蛋白 - 蛋白相互作用网络，考虑到蛋白间相互作用的关联性，只选择细胞途径和胞外信息传递两种信号通路类型进行研究。最后参考网络分析中的通路富集结果，采用免疫印迹（Western blot）方法对预测的参芪扶正抗心肌缺血再灌注损伤可能相关机制进行体外验证。

（三）结果

体内实验证实参芪扶正对大鼠心肌缺血再灌注损伤具有显著的保护作用。在 IHD 疾病网络中，实现了机体失衡网络及参芪扶正网络回调作用的图形可视化。由图 15-3 可知，大鼠心肌缺血再灌注损伤造模后，心脏功能受损严重，心肌组织基因表达紊乱。参芪扶正给药治疗后，IHD 疾病网络相关基因回调作用显著，这为整体评价参芪扶正对缺血性心脏病的治疗效果提供了直观的参考。然后采用 NTRA 算法整合网络节点的拓扑学属性和转录组学属性，获得如表 15-2 所示 IHD 疾病网络中 NTRA 排序前 20 的节点信息。并采用疾病网络复衡指数（NRI_{ODN}）定量评价参芪扶正对 IHD 疾病网络的回调作用，RRODN 是网络各节点拓扑学加权后的回调效率，可作为药物对特定节点基因表达调控水平的定量指标，结果见表 15-3。最后为了加深对参芪扶正治疗 IHD 疾病的药效作用机制的认识，将 NTRA 和 EoR 两种算法相结合，选择 NTRA 排名前 100、且给药后被有效回调的基因（EoR>0）生成有效回调基因列表，总共包括 59 个基因。对该基因列表进行信号通路富集分析，富集得到 52 条与参芪扶正药效作用相关的信号通路。

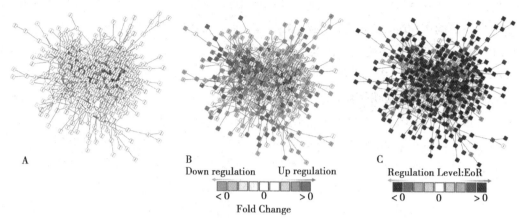

图 15-3 缺血性心脏病疾病网络及参芪扶正的回调结果

表 15-2 IHD 疾病网络中 NTRA 排序前 20 的节点信息

基因名	拓扑学排序	转录组学排序	NTRA 排序
FN1	7	8	1
MYC	19	18	2
MMP14	40	3	3
CD44	9	43	4
VCAN	31	28	5
PLAUR	49	15	6
CASP3	9	59	7
COL1A1	57	12	8
SPP1	69	10	9
SOCS1	50	33	10
BRCA1	20	74	11
F2	26	68	11
LRP1	12	84	13
JAK2	16	80	14
TNFSF11	65	36	15
SMAD3	6	101	16
MMP2	27	85	17
VIM	22	91	18
DAB2	27	90	19
SMAD1	30	91	20

表 15-3 疾病网络复衡指数计算结果

RRODN	
造模显著上调节点	67.80
造模显著下调节点	46.28
所有节点	315.69
NRI_{ODN}	429.78
显著性(p-value)	1.1102e-16

(四)结论及评价

在动物实验的基础上运用网络药理学方法展开参芪扶正抗心肌缺血损伤的药效作用机制研究。构建 IHD 疾病网络,并采用 NTRA 算法筛选 IHD 疾病网络关键节点,通过对疾病网络复衡指数(NRI_{ODN})的计算定量评价参芪扶正对 IHD 疾病网络的恢复调控作用,并将 NTRA 与 EoR 两种算法相结合,进行信号通路富集分析,结合 IHD 相关病理机制预测参芪扶正的主要药效作用机制。这对全面系统研究参芪扶正抗 IHD 的药效作用,分析相关作用机制有着非常重要的意义,也对多成分、多靶点、多途径整合协同作用的中药复方的药效和作用机制研究具有参考价值。

第四节

网络毒理学研究与应用

网络毒理学(network toxicology)是指通过构建网络模型来描述研究对象的毒理学性质,通过对所建立网络模型因果关系的分析,认识药物对机体的毒副作用并探讨其毒性机制等。其概念于 2011 年由范骁辉等率先提出,是由网络药理学发展而来的用于安全性研究的重要方法。

网络毒理学在中草药的安全性预测中得到迅速发展,对中草药的毒理学研究是非常有益的,尤其在中药毒性预测与风险评估方面发挥着重要作用。网络毒理学为中药的毒理研究提供了全新的思路,通过构建网络模型来分析、预测中药的毒性成分,为进行有毒中药的毒性成分筛查、致毒机制及配伍禁忌研究提供了新的方法,为中药的实验研究与新药研发提供了理论依据,为提高中药的安全性和合理用药提供了新技术支持,也将进一步推进中药现代化的进程。同时网络毒理学具有操作简便、结果精确、应用广泛等优点。

一、网络毒理学研究方法

网络毒理学的一般研究流程为:第一,从文献、数据库和实验数据中抽提基因、蛋白、毒性、副作用等多种要素;第二,将这些要素作为网络中的节点,通过计算节点之间的相互关系,构建网络模型(基因、靶点、药物相互作用的网络);第三,在此基础上推测各要素间的相互关系,从而研究药物的毒理学性质以及相关致毒机制等。网络毒理学研究离不开网络药理学,基因组学、蛋白组学等系统生物学技术的发展,它是在理解"毒性(副作用)- 基因 - 靶点 - 药物"相互作用网络的基础上,通过网络分析,来推测和判断药物的毒副作用,在复杂系统(如,中药)中寻找产生毒副反应的物质,为药物安全性评价提供理论依据和技术支持。

二、网络毒理学相关技术

现有的网络工具(数据库、可视化及网络分析软件等)已为开展网络毒理学研究奠定了坚实基础。通过整合网络搜索算法和生物活性(毒性)预测方法等相关软件工具,建立系统可靠的基因网络库、蛋白网络库、毒性(副作用)网络库和药物网络库,并结合实验结果,不断改进、丰富和完善软件系统,使网络毒理学成为现代毒理学研究的重要方向。下面将从数据库、预测工具、网络可视化及分析工具三个方面进行讲解。

（一）数据库

目前，可用于网络毒理学研究的相关数据库主要有 CTD、TOXNET、NTP、RTECS 等。CTD（Comparative Toxicogenomics Database）提供了环境化合物影响人类健康的数据信息，首次为全世界研究人员提供了多种毒理学信息，包括不同类型分子的毒理学数据以及来自各种生物体的毒理学数据等。TOXNET 提供了一组毒性有关的数据库，包括 HSDB、IRIS、GENE-TOX、CCRIS 等。其中，HSDB（Hazardous Substances Data Bank）主要提供人和动物相关的毒性方面的数据等；IRIS（Integrated Risk Information System）主要提供人类健康风险评估相关数据，如危害辨识、药物剂量反应评估等；GENE-TOX 主要提供生化诱变测试相关数据；CCRIS（Chemical Carcinogenesis Research Information System）主要提供化合物致癌性、诱变性、肿瘤诱发等数据信息。NTP（National Toxicology Program）是由美国 DHHS（Department of Health and Human Services）于 1978 年创建，已为诸多化学品或药物提供了系统的短期毒性、器官毒性和三致等基础科学数据。RTECS（The Registry of Toxic Effects of Chemical Substances）是一个大型数据库，涵盖了大量（超过 130 000 种）化合物的毒性信息，包括急性毒性、多剂量毒性、遗传毒性、致癌性、生殖毒性、皮肤和眼睛刺激等。

此外，还有一些常见的数据库也可进行网络毒理学的研究，主要包括：①文献数据库，如 Pubmed、Medline、OMIM 等；②药物 - 疾病相互作用数据库，如 Drugbank、PDSP、PubChem、GLIDA、STITCH 等；③蛋白质相互作用数据库，如 MIPS、DIP、MINT、IntAct、BioGRID、HPRD、BIND 等；④通路数据库，如 KEGG、Ingenuity Pathway Analysis、Nature Pathway Interaction Database、Pathguide 等。

（二）毒性预测工具

目前，可用于毒性预测的工具主要有 TOPKAT、HazardExpert、DEREK、M-CASE、ToxSYS 等。TOPKAT（www.accelrys.com）由 Accelrys 公司开发，主要预测外源物质的致突变性、致癌性、敏感性、刺激性等。HazardExpert（www.compudrug.com）由 Compudrug 公司开发，主要预测外源物质的致突变性、致癌性、致畸性、皮肤敏感性、刺激性、免疫毒性、神经毒性等。DEREK（www.chem.leeds.ac.uk）由 Lhasa Limited 公司开发，主要预测外源物质的致突变性、致癌性、致畸性、刺激性、神经毒性、甲状腺毒性、呼吸敏感性和皮肤敏感性等。M-CASE（www.multicase.com）由 Multicase 公司开发，主要预测外源物质的致癌性、致畸性、刺激性、短期毒性等。ToxSYS（www.scivision.com）由 SciVision 公司开发，主要预测外源物质的致突变性、急性毒性等。

（三）网络可视化及分析工具

网络模型可视化是指使用可视化工具，将联系表反映成一张相互联系的可视网络的过程。将一张联系表中的节点相互联系,构成一张相互作用网络。根据节点类别,网络主要可以分为 2 类:单元素网络,即所有节点均代表同一类元素,如蛋白质相互作用网络;多元素网络,即节点包含多类元素,如药物靶点网络、基因疾病网络等。根据节点中连接的指向性又可以分为有向网络和无向网络,例如通路作用网络就是一个有向网络。网络属性的不同,不仅会影响可视化最后的结果,也会影响网络分析的方法选择以及网络的拓扑学属性。

在未进行可视化处理前,网络大多非常混乱,难以从中获取有用的信息。网络可视化过程一般分为 2 个阶段:第一阶段丰富网络属性,通过增添网络本身,节点以及连接的属性,使节点联系表扩展为包含丰富信息的网络。属性既包括导入外部信息,如从 GO 数据库上获取基因的功能信息,也包括对原始网络进行网络分析来获得的节点拓扑学信息。第二阶段网络描述,通过丰富的特征描述手段,使网络表现更加直观。如使用不同的颜色、形状、大小来表现网络中不同类型的节点和连接。网络特征描述和网络属性两者相辅相成,丰富的属性信息使得网络描述手段成为可能,而网络描述手段也为网络属性提供展示平台。需要指出的是,联系表是决定网络属性的唯一因素,因此无论采用何种可视化技术,其本身并不会改变这个网络自身的连接属性。

目前常用的网络可视化方法主要有使用直接编程语言如 Java、C、Perl,使用半编程性质的脚本性软件如 Matlab、R project,以及使用专门用于构建网络的工具如 Cytoscape、GUESS、Pajek 等 3 类。尽管编程语言或脚本语言的自由度高,且目前也有很多相关的网络构建工具包,但对使用人员编程基础要求较高,因而目前大部分网络药理学研究中的可视化均通过第 3 类专业工具实现。

网络分析指采用相应工具对构建得到的网络进行分析,从中提取出有用信息,以便开展后续研究。根据不同的研究目的,网络分析主要可分为以下 3 类:第一类网络拓扑学信息计算。网络拓扑学信息计算可以得到网络本身的统计属性,从而反映网络中的隐藏信息。通过计算每个节点的拓扑学属性,可以对节点进行归类排序。例如根据节点的连接数大小可以将其区分为枢纽节点(hubs)和外缘节点。已有研究表明,疾病关联的元素,往往分布于外缘界点中。第二类随机网络生成和比较。在网络药理学研究领域中,经常通过生成相同网络属性的随机网络,来对现有网络进行可靠性验证,例如比较连接数的分布来验证目标网络是否为随机网络。第三类网络分层和聚类。网络分层和聚类既是简化网络复杂度的重要算法,也是寻找网络潜在信息的工具。例如 GUESS 中的 Scan 就是用来寻找子簇的聚类工具。通过对总体网络的分层和聚类,发现具有相同共性的子簇,从而发现新的知识或者解释相关机制。一般研究者认为一个未知功能的节点(例如基因),应该具有和它邻近节点相同或者相似的功能属性。一般而言,为研究方便,网络分析工具大多和网络可视化工具集成在同一软件中。以 Cytoscape 为例,有多种插件或工具包可实现上述 3 种网络分析功能。

三、中药网络毒理学研究及应用思路

网络毒理学通过基因、蛋白、化合物和毒性反应之间的网络构建,可在复杂体系中寻找毒性物质、预测已知化合物的毒副作用,为解释其致毒机制提供有价值的信息。网络毒理学在中药研究中可以有以下几方面的应用。

(一) 寻找单味中药或方剂中的潜在致毒成分

随着中药临床应用的增加,其不良反应报道亦逐年增多。然而,受限于中药化学组成的复杂性,目前仍缺乏有效辨识其致毒组分或成分的方法。网络毒理学的提出为该问题的解决提供了新的思路。例如,根据某些毒性反应(或副作用)相关的毒性化合物结构的相似性可构建化合物 - 化合物网络,再在所建网络中加入结构明确的中药成分,进行网络分析,与已知毒性化合物处于同一子簇的中药成分可能就是该药材的潜在毒性成分。对经体外及动物实验证实的毒性成分,应当在中药制剂中严格控制这些化合物的含量,并在临床使用时谨慎使用含有这些成分的中药。

(二) 阐述有毒中药或方剂的致毒机制

古人对有毒中药的安全应用已有独特的见解,中医古籍中也记载了许多有关有毒中药(按其毒性强弱分为大毒、有毒以及小毒中药)方面的理论知识和临床应用经验,逐渐形成了中药毒性理论和有效控制有毒中药毒性相关的方法体系,但对于有毒中药的致毒机制尚未进行诠释。因此,揭示有毒中药的致毒机制可为合理使用有毒中药提供科学数据。有研究表明,中药的毒性作用很可能也是通过多途径、多靶点起作用,而解释这种复杂网络机制正是网络毒理学的优势所在。如,可针对重要的毒性靶器官,从相关数据库和文献中抽取整理中药、蛋白、基因、毒性反应等相关信息,采用前述软件构建有毒中药 - 靶点网络,进而对所建网络进行系统分析,阐明有毒中药的可能致毒机制。

(三) 诠释中药配伍禁忌理论科学内涵

"十八反""十九畏"等配伍禁忌理论是中药临床使用的重要指导原则,但其科学内涵尚未得到完全诠释。如"甘草反甘遂"的研究实例表明,当甘草、甘遂两种药合用时,毒性的大小主要取决于甘草与甘遂的用量比例:当甘草的用量等于或大于甘遂的用量时,所产生的毒性相对两味药单用时所产生的毒性作用大;而"乌头反贝母与半夏"的研究实例表明,乌头配伍半夏、贝母后毒性增加并不大。

网络毒理学为"十八反"和"十九畏"等传统中医配伍禁忌理论现代研究提供了新的思路。以"甘草反甘遂"为例,我们可通过文献整理、数据库查找、实验研究甚至计算预测等方法收集由甘草或甘遂引起的毒性反应的相关蛋白、基因等,构建蛋白 - 蛋白网络、基因 - 基因网络或基因 - 蛋白网络;其次,收集两味中药(甘草和甘遂)所包含的尽可

能全的成分;再者,通过网络的方法构建这两味中药相关成分的化合物 - 蛋白网络、化合物 - 基因网络或化合物 - 蛋白 - 基因网络;最后,通过网络分析推测两味中药"相反"作用的致毒机制。

(四)解释中西药相互作用

目前,中西药结合治疗复杂疾病的现象越来越普遍。合理的配伍有益于疾病的治疗,而不合理的配伍,则会带来许多不良反应与配伍禁忌。有些中西药均具有较强的药理作用,合用后药理作用叠加产生毒副反应。如,强心苷有较强的药理效应,过量会引起中毒。因此,蟾酥、夹竹桃等含强心苷成分的中药及其制剂不宜与强心苷类同用。

与前述中药配伍禁忌研究类似,我们同样可以使用网络毒理学的研究方法,通过构建化合物 - 蛋白网络、化合物 - 基因网络或化合物 - 蛋白 - 基因网络,通过系统的网络分析对联合用药产生毒副作用的原因进行科学的解释。

安全性是中药新药创制的重要环节。传统的毒性预测方法常常要花费大量精力、物力,且步骤复杂,而网络毒理学则提供了简单、精准、可靠度高的毒性物质初步筛选工具,在中药肝毒性成分和肾毒性成分的预测中发挥了重要作用。网络毒理学具备的整体性优势,为复杂的中药体系的毒性研究提供了思路。开展中药网络毒理学研究,有望为开展有毒中药的毒性成分筛查、致毒机制和配伍禁忌等研究提供新的手段,不仅为提高中药的安全性和合理用药提供技术支持,也将加快中药复方新药创制进程。

(范骁辉)

参考文献

[1] WU L H, LI X, YANG J H, et al. CHD@ZJU: a knowledgebase providing network-based research platform on coronary heart disease [J/OL]. Database (Oxford), 2013: bat047[2019-02-13]. https://doi.org/ 10. 1093/database/bat047.

[2] LI X, WU L, LIU W, et al. A network pharmacology study of Chinese Medicine QiShenYiQi to reveal its underlying multi-compound, multi-target, multi-pathway mode of action [J]. PLoS ONE, 2014, 9 (5): e95004.

[3] 吴磊宏,王毅,范骁辉.网络药理学技术工具:网络可视化及网络分析 [J]. 中国中药杂志,2011, 36 (21): 2923-2925.

[4] LIU Y, AI N, KEYS A, et al. Network pharmacology for traditional Chinese medicine research: methodologies and applications [J]. Chinese Herbal Medicines, 2015, 7 (1): 18-26.

[5] LI S, ZHANG B. Traditional Chinese medicine network pharmacology: theory, methodology and application [J]. Chin J Nat Med, 2013, 11 (2): 110-120.

[6] HE M, YAN X J, ZHOU J J, et al. Traditional Chinese medicine database and application on the web [J]. J Chem Inf Comput Sci, 2001, 41 (2): 273-277.

[7] CHEN X, ZHOU H, LIU Y B, et al. Database of traditional Chinese medicine and its application to studies of mechanism and to prescription validation [J]. British Journal of Pharmacology, 2006, 149 (8): 1092-1103.

［8］ CHEN C Y C. TCM Database@Taiwan: The World's largest traditional Chinese medicine database for drug screening in Silico [J/OL]. PLoS ONE, 2011, 6 (1): e15939 [2018-12-18]. https://doi. org/10. 1371/journal. pone. 0015939.

［9］ TSAI T Y, Chang K W, Chen C Y C. IScreen: world's first cloud-computing web server for virtual screening and de novo drug design based on TCM database@Taiwan [J]. Journal of Computer-Aided Molecular Design, 2011, 25 (6): 525-531.

［10］ YANG S C, Chang S S, Chen H Y, et al. Identification of potent EGFR inhibitors from TCM database@Taiwan [J/OL]. PLoS Computational Biology, 2011, 7 (10): e1002189 [2018-12-15]. https://doi. org/10. 1371/journal. pcbi. 1002189.

［11］ ZHANG B, WANG X, LI S. An integrative platform of TCM network pharmacology and its application on a herbal formula, Qing-Luo-Yin [J/OL]. Evidence-Based Complementray and Alternative Medicine, 2013, 2013: 456747 [2018-12-15]. https://doi. org/10. 1155/2013/456747.

［12］ WANG L, LI Z, ZHAO X, et al. A network study of chinese medicine Xuesaitong Injection to elucidate a complex mode of action with multicompound, multitarget, and multipathway [J/OL]. Evid Based Complement Alternat Med, 2013, 2013 (3): 652373 [2018-12-15]. https://doi. org/10. 1155/2013/652373.

［13］ 范晓辉, 程翼宇, 张伯礼. 网络方剂学: 方剂现代研究的新策略 [J]. 中国中药杂志, 2015, 40 (1): 1-6.

［14］ 李翔, 吴磊宏, 范晓辉, 等. 复方丹参方主要活性成分网络药理学研究 [J]. 中国中药杂志, 2011, 36 (21): 2911-2915.

［15］ 吴磊宏, 高秀梅, 程翼宇, 等. 基于中医主治关联的中药饮片网络药理学研究 [J]. 中国中药杂志, 2011, 36 (21): 2907-2910.

［16］ LIAO J, HAO C, HUANG W H, et al. Network pharmacology study reveals energy metabolism and apoptosis pathways-mediated cardioprotective effects of Shenqi Fuzheng [J/OL]. Journal of Ethnopharmacology, 2018, 227: 155-165 [2018-12-15]. https://doi. org/10. 1016/j. jep. 2018. 08. 029.

［17］ 周文霞, 程肖蕊, 张永祥. 网络药理学: 认识药物及发现药物的新理念 [J]. 中国药学与毒理学杂志, 2012, 26 (1): 4-9.

［18］ WU L H, WANG Y, LI Z, et al. Identifying roles of "Jun-Chen-Zuo-Shi" component herbs of QiShenYiQi formula in treating acute myocardial ischemia by network pharmacology [J/OL]. Chin Med, 2014, 9 (1): 24 [2018-12-15]. https://www. ncbi. nlm. nih. gov/pmc/articles/PMC4196468/. DOI: 10. 1186/1749-8546-9-24.

［19］ WU L H, WANG Y, NIE J, et al. A network pharmacology approach to evaluating the efficacy of Chinese medicine using genome-wide transcriptional expression data [J/OL]. Evid Based Complement Alternat Med, 2013, 2013: 915343 [2018-12-15]. https://doi. org/10. 1155/2013/915343.

第十六章

定量药理学方法应用于中药复方新药转化述评

第一节

定量药理学概述

药理学建模与模拟(modeling & simulation,M & S)的研究方法学称为定量药理学(pharmacometrics),重点针对机体不同病理生理状态下的药代动力学(PK)与药效动力学(PD)数据进行建模与模拟,形成有别于生物统计学的另一种模型化数据分析方法(model-analysis)和定量设计方法(design by simulation)。其核心模型包括 PK/PD 模型、基于生理的 PK 模型(PBPK)、基于模型的荟萃分析(MBMA)和定量系统药理学模型(QSP)等。

美国 FDA 于 2004 年以政策白皮书形式提出"基于模型的药物研发",倡导在新药研发中进行定量药理学研究。2006 年欧洲 EMA 也提倡同类研发策略,目的是提高研究效率,降低成本,减少试验风险。国际大型制药公司均设立定量药理学研发部门,辉瑞和默克公司多年实践证实,定量药理学研究可使其临床试验年度预算减少 1 亿美元,并可提高后期临床研究成功率。

中药具有多成分、多指标等特点,因此中药新药发现的过程属于复杂多因素的寻优过程,定量药理学可以发挥至关重要的作用。本章将对几个关键难题,用实例说明定量药理学的应用价值。

第二节

复方筛选的定量设计与分析

中药复方基于君臣佐使的基本原则,其科学内涵需要通过动物实验和临床试验揭示,但这类研究需要高效设计和定量药理学分析,本章通过实例加以说明。

中药复方的疗效与组分、配比和剂量相关,优化组方应基于多组分、多剂量、多配比的筛选,达到药效协同、毒性拮抗、作用互补等,但全面筛方工作量特别巨大。例如,3 个成分,每个成为分为 6 个剂量,理论上优选最佳组方需要 729 次实验,而数学建模和模拟的定量药理学方法,一般需 6~8 组,即可获取最优复方。

一、权重配方模型

(一) 原理与方法

1. 基本模型　本模型有多种形式和算法,以下介绍其中一种。以最简单的两药合用为例,考察各组分(X_1,X_2)的作用、相互作用(X_1X_2)、随机效应(η 和 ε),联合药效(E)按式(16-1)表达。

$$E=E_{max}/gamma-\frac{B_1X_1+B_2X_2+B_{12}X_1X_2}{X_{50}+B_1X_1+B_2X_2+B_{12}X_1X_2}+\eta+\varepsilon \qquad \text{式(16-1)}$$

式中 E_{max} 为最大效应值,合用量效曲线平坦度 Gamma(在 1 上下波动);B_i($i=1,2$)称为权重指数(weighted index)。为使不同组分具有可比性,本法要求对原始给药剂量进行标准化,即将各组分不同配伍组剂量除以该组分的平均剂量。上式随机效应中,η 为组间变异,服从 $N(0,\omega^2)$ 分布,即均数为 0,方差为 ω^2,用标准差 ω 表达其大小;残差效应 ε 服从 $N(0,\sigma^2)$ 分布,同样用标准差 σ 表达结果。

交互项(X_1X_2)纳入模型需满足统计学要求($P<0.05$),用其权重指数来判断相互作用性质。如果数值大者药效强,则 $B_{12}>0$ 表示有协同作用;$B_{12}<0$ 则表示有拮抗作用;$B_{12}=0$ 值,表示无相互作用或相加作用。

2. 应用要点　本模型最大的优点是数据无基线效应时,可以获得合理的结果,即组分剂量均为 0 时,效应也为 0。而多元线性回归模型做不到此点,后者要求有一个空白对照组,否则无专业意义,只有数学意义,同时影响其他参数的专业解释。

模型中最大效应因含有 Gamma(通常在 1 上下波动),实际值需根据专业知识确定,例如计数资料(百分率)=1(100%)。

由于各组分的剂量已标化,故大小彼此间具有可比性。注意,大小仅反映此组分在复方中的量效关系。一般认为有效的药物均能显示出量效关系。

另外,衍生项一定基于各单组分 X_i 存在的前提下产生,例如,模型中已有 X_1、X_2 后方能有 X_1X_2 或 X_1^2。最终模型的选择用 OFV 减小值来评判,即增加 1 个衍生项,其 OFV 应减少达 3.84,则 df=1,P<0.05;如减少达 6.63,则 df=1,P<0.01,即卡方检验。

(二) 举例

1. 实验数据 昆明种小鼠,禁食 8 小时,随即分为 7 组,每组 10 只,雌雄各半。其中 6 组为 3 个组分的配伍组,第 7 组为 5% GS 对照组。按原文献方法获取组织纤溶酶原激活物(t-PA)样品,于 405nm 处测定吸光度(A_{405}),记录各实验组 A_{405} 与对照组 A_{405} 的差值,即 t-PA 活性升高值($A_{405}\uparrow$)(表 16-1)。根据表中数据进行正态模拟,得到 6 组数据作为分析建模数据。

表 16-1 各配伍组标化剂量及其药效($A_{405}\uparrow\times10$)($\bar{x}\pm s, n=10$)

配伍组	X_1	X_2	X_3	$A_{405}\uparrow$
1	0.533	0.833	0.671	0.25 ± 0.08
2	0.667	1.626	1.037	0.63 ± 0.26
3	0.833	0.667	1.627	0.84 ± 0.29
4	1.041	1.301	0.529	0.20 ± 0.08
5	1.301	0.533	0.834	0.79 ± 0.25
6	1.626	1.041	1.302	1.10 ± 0.50

X_1、X_2 和 X_3 平均给药剂量分别是 246、246、5.9mg/kg,ip 0.2ml/10g

2. 建模 在模型中添加交互项(X_1X_3)后,其 OFV 值下降 52.346(P=0.000),其他交互项对模型影响较小。模型经统计学检验(P=0.000)和图法评价(图 16-1),均说明模型可信度高。特别是模型典型预测值(PRED)与各组均数(MEAN)高度吻合;模型权重残差(WRES)在 ±4 范围内,没有离群值。

最终模型参数见表 16-2。分别将 2 个组分的标为剂量固定为 1,获取某 1 组分的量效关系(图 16-2),提示复方中各组分量效关系:X_3>X_1>X_2;X_3 为主要组分,X_2 剂量变化对 t-PA 影响不大;X_1 与 X_3 之间有较强的协同作用。与各配伍组平均疗效相比,组间随机效应和残差均较小,说明不存在更重要的模型影响因素。

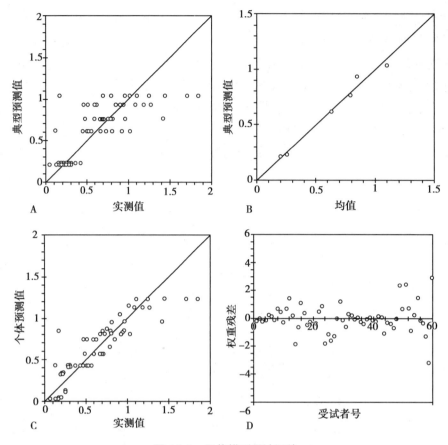

图 16-1　最终模型图法评价

A. 模型典型预测值(PRED)与实测值(OBS);B. PRED 与各配伍组均值
(MEAN);C. 模型个体预测值(IPRED)与 OBS;D. 个体(ID 编号)与权重残差
(WRES)。对角线为标准线

表 16-2　最终模型参数

参数	估算值	标准误	注释
B_1	−2.794	1.29	X_1 权重指数
B_2	−0.133	0.122	X_2 权重指数
B_3	−0.574	0.298	X_3 权重指数
B_4	7.019	3.236	$X_1×X_3$ 权重指数
E_{max}/Gamma	1.307	0.032	最大效应 / 平坦度
X_{50}	2.427	1.139	半效剂量
	0.042	0.014	组间变异(SD)
	0.15	0.025	残差(SD)

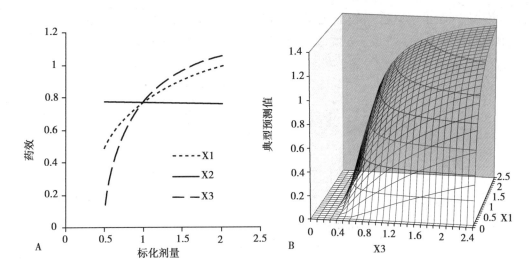

图 16-2　各组分的量效关系（A）和相互作用（B）

A. 分别变化 1 个组分的标化剂量，同时固定另外两个组分的标化剂量为 1；

B. X_1 和 X_3 相互作用（E_{pred} 为预测效应）

3. 模拟　根据最终模型的参数，在给定剂量范围内，当 X_1 与 X_3 分别取最大值、X_2 取最小值时，模型最大效应值接近 E_{max}（1.307），达到 1.1。配伍剂量列于表 16-3，这种组合未出现在原实验配伍组中，故需进一步实验加以验证，证明其可靠性。

表 16-3　理论最大效应剂量配比

	X_1	X_2	X_3
标化后剂量	1.626	0.533	1.627
实际用量（mg/kg，ip）	400	131	8

（三）评价

本模型最大的优点是数据无基线效应时，可以获得合理的结果，即组分剂量均为 0 时，效应也为 0。本算法严谨，用各配伍组的个体实测值计算，而不是用均数值计算，样本量大，方法灵敏，可对两两组分间交互作用全面考察。计算需由软件完成，如 DAS（www.drugchina.net）、NONMEM 软件。

随机效应包括组间变异与残差的大小具有实际意义，较大时需寻找原因（协变量），如基因型是否不同，残差大是否有实验误差存在等。另外利用模型的随机效应可用于不同剂量的计算机模拟，获得结果的 95% 可信区间，限于篇幅，本例未列出。

本法的 E_{max} 因受合用斜度的影响，其值与结合专业进行判断。寻找交互项一般采用正向模型化和逆向模型化两步操作进行筛选。正向模型化建立全量模型，本例中分别以 X_1X_2、X_1X_3、X_2X_3 作为第 4 因素加入模型建立，每增加一个交互因素，自由度（df）增加 1，再根据目标函数下降数值筛选（$df=1$，$P=0.05$，$\triangle OFV=3.84$）。逆向模型化建立最终模型,在全量模型建立之后,还需逐一删除交互因素,以考察其在模型中的必要性,一般剔除标准需等于或高于入选标准,即模型每剔除一项目标函数增加至少在 3.84 以上,否则应除去此因素,建立最终模型。

二、多元回归模型

(一) 原理与方法

1. 基本模型　以最简单的两药合用为例,考察各组分(X_i,i=1,2)的作用及相互作用(X_1X_2)、随机效应(η 和 ε),则联合药效(E)按式(16-2)表达。

$$E= B_0 + B_1X_1 + B_2X_2 + B_{12}X_1X_2 + \eta + \varepsilon \qquad 式(16-2)$$

其中 η 为组间变异,服从 $N(0,\omega^2)$ 分布,即均数为 0,方差为 ω^2,用标准差 ω 表达其大小;组内变异 ε 服从 $N(0,\sigma^2)$ 分布,用标准差 σ 表达结果。如数值大药效强,则 $B_{12}>0$ 且 $P<0.05$,则 X_1 与 X_2 有协同作用;$B_{12}<0$ 且 $P<0.05$,则 X_1 与 X_2 有拮抗作用;当 X_1X_2 不能纳入模型中,此时 B_{12} 值较小($P>0.05$),表示无相互作用,如果专业上认为能够纳入模型,则表示相加作用。

2. 应用要点　最终预测模型是在预设的剂量范围内预测最大药效,寻找最优组方,故剂量范围应尽可能地大。需进行严谨的评价,证明其最终模型的置信度应可靠($P<0.05$),否则不应做分析。

模型中每一组分参数 B_i 分别给出其 SE 和 P 值,剂量标化后,其参数 B_i 的大小可反映其量效关系,当 $P<0.05$ 时说明量效关系明显;如果 $P>0.05$ 存在两种情况:

(1)量效关系不明显,即不同大小的剂量其效应相近。

(2)无效。本法在实验剂量范围内变化某一组分的剂量,同时将其他组方的剂量固定为 1,将其结果作图,根据各线在坐标中上升的陡度,确定其量效关系和重要程度。

对于衍生项如交互项,通常在呈现量效关系时($P<0.05$)时,方能够纳入模型中。但是如果一个衍生项的 B_i 无统计学意义,但是能使模型大为改观($P<0.05$),也可纳入模型。

由于模型中存在基线效应项(B_0),表示不干预的 0 剂量效应,即效应基线。没有阴性对照组,建议不用本法。如果某组分的剂量仅为两水平,将此作为分类变量,则用 1 和 0 表示剂量。

本模型的统计学评价以偏 F 检验为主,同一剂量的重复测量效应以失拟检验较为重要,其他方法供参考。

(二) 举例

1. 实验数据　Wistar 雄性大鼠 100 只,随机取 6 只为正常组,其余用于造模,4 周后形成 DMN 肝纤维化模型,并随机分为 9 组。4 个组分虫草多糖(X_1)、丹酚酸 B(X_2)、苦杏仁苷(X_3)、绞股蓝总皂苷(X_4)通过均匀设计,构成 8 个配伍组,对肝纤维化大鼠灌胃给药,每周 6 次,共 2 周。实验结束测定大鼠肝羟脯氨酸(HYP)水平(表 16-4)。模型组大鼠 HYP 为(492 ± 66)μg/g,用药组的 RSD 约为 15%。通过计算机模拟技术获取原始数据的模拟值,并按原作者的方法进行分析,所得结果一致,说明模拟数据的特征和分布与原文献一致。为了便于比较,对各组分剂量进行标准化,即将各组分剂量值除以其剂量均值。

表 16-4　各配伍组剂量(mg/kg,ig)及 HYP 均值

组方号	n	X_1	X_2	X_3	X_4	HYP
组 1	8	20	8	80	400	388
组 2	8	40	16	160	350	337
组 3	9	60	24	60	300	438
组 4	7	80	32	140	250	402
组 5	8	100	4	40	200	445
组 6	8	120	12	120	150	416
组 7	9	140	20	20	100	439
组 8	9	160	28	100	50	320

X_1:虫草多糖、X_2:丹酚酸 B、X_3:苦杏仁苷、X_4:绞股蓝总皂苷

2. 建模　模型在纳入 X_1X_2、X_1X_4 后,其参数的统计学检验有统计学意义($P<0.05$),作为最终模型进行统计学检验($P=0.000$)和图法评价(图 16-3),表明此模型可信度高。特殊是典型预测值(PRED)与组别均数(MEAN)高度吻合;WRES 在 ±4 范围内,没有离群值。

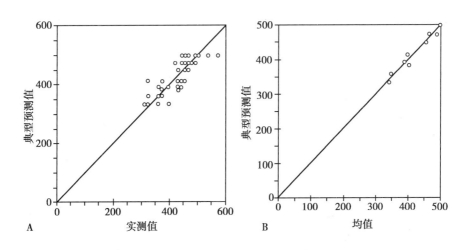

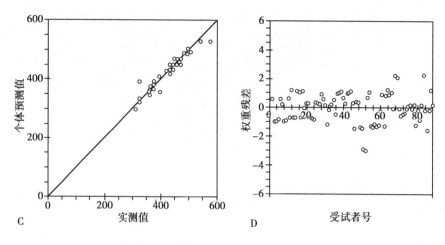

图 16-3 HYP 固定效应模型拟合效果图

A. 模型典型拟合值（PRED）与实测值（OBS）；B. 模型 PRED 与各组均值（MEAN）；
C. 个体拟合值（IPRED）与 OBS；D. 受试者（ID 编号）与权重残差（WRES）。对角线
为标准线

最终模型参数见表 16-5，B_0 作为基线效应与实测值接近，4 个组分对 HYP 均有降低作用。由于疗效数值越大则疗效越小，故 B_i 数值越大表示其疗效越弱，对于量效关系 $X_3 > X_2 > X_1$ 和 X_4（图 16-4）；$X_1 X_2$、$X_1 X_4$ 间有拮抗作用（图 16-5）；模型的随机效应较小，实验指标选择较好。

3. 模拟　模拟结果显示，当 $X_1 \sim X_4$ 分别选择 0+2.202+2.284+1.176 合用，即 X_1 不用，$X_2 = 36.5\text{mg/kg}$，$X_3 = 202\text{mg/kg}$，$X_4 = 294\text{mg/kg}$ 合用时，本组方可使 HYP 从 491.5μg/g 下降至 161μg/g，其 95% 预测区间（PI）96~226μg/g。

表 16-5　最终模型参数

参数	估算值	标准误	P 值	注释
B_0	498.4	8.7	0.000	基线效应
B_1	−191.8	40.0	0.000	X_1 权重指数
B_2	−109.2	46.0	0.020	X_2 权重指数
B_3	−15.4	6.2	0.016	X_3 权重指数
B_4	−52.3	9.3	0.000	X_4 权重指数
B_5	202.6	36.7	0.000	$X_1 \times X_4$ 权重指数
B_6	102.1	39.1	0.011	$X_1 \times X_2$ 权重指数
ω	10.5	2.2		组间误差（SD）
σ	17.2	1.8		组内误差（SD）

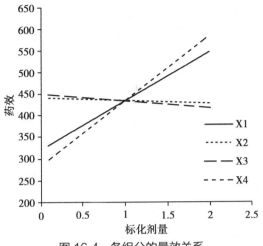

图 16-4　各组分的量效关系
（分别变化 1 个组分的标化剂量,同时固定
另外 3 个组分的标化剂量为 1）

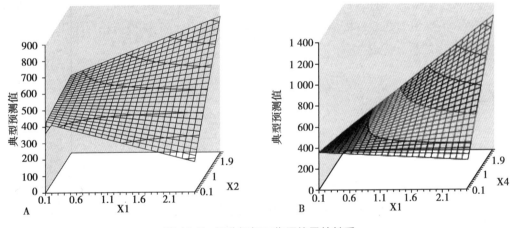

图 16-5　组分间相互作用的量效关系

（三）评价

均匀设计及其类似设计的实验数据,国内常用逐步回归或多元线性回归分析,该法操作相对简单,可迅速剔除不显著自变量,但极有可能剔除具有协同作用的组分。本法要求有空白组,其 B_0 是此组的疗效基线值。本法计算需由软件完成,如 DAS（www.drugchina.net）、NONMEM 软件。

各组分剂量标化后,其参数（B_i）的大小可反映其量效关系,不说明其是否有效。理论上,药物量效关系是其有效性的证据。指标应灵敏,所有的结果必需符合专业要求。2 个以上组间的相互作用,从原理上也可在模型中分析,但由于过于复杂,解释困难,故一般重点比较两两组分间的相互作用。

第三节

临床复方筛方的定量设计与分析

由于中药的临床用药与西药不完全相同,具有鲜明的特征,即"辨证论治、随症加减",其本质是按个体化用药。但是此类研究如何进行临床设计与数据分析,一直视为难题。以下用一个实例,介绍中药动态加减治疗糖尿病的有效性临床试验。临床用于治疗糖尿病的单味中药达数百种,并根据个体化用药的不同,随症加减,形成众多的复方。2002—2008 年中国医学核心期刊发表的治疗糖尿病方剂达 45 首,其中 25 首附有药味加减,基本方中出现药味达 92 种。面对众多中药复方,如何进行临床筛选组分,需要高效的设计和数据分析方法。研究预设特定选药范围,通过随机、双盲、随症加减、多中心、安慰剂对照的临床研究设计,以餐后 2 小时血糖(2-hour postprandial glucose, 2hPG)下降值为药效分析指标,借助正交效应模型进行定量分析相互作用,探索中药降血糖作用的组方优选。

一、设计和分析方法

(一) 试验设计

采用中央随机、双盲、安慰剂对照、多组分动态配伍、多中心平行对照临床研究。本研究在 4 家医院同时进行,采用中央随机的方法。基于随机系统(DAS for IWRS),研究者申请随机号,系统随机将受试者分配至试验组或对照组。采用双盲法,根据受试者进入试验的先后,按 IWRS 指定包装号用药。

本研究随症加减的常规剂量组和安慰组,均为颗粒剂,两者包装和重量完全相同,由制药公司统一制备,医院药师通过 IWRS 统一发放。安慰组为常规剂量的 2%,具有中药气味,如不与常规剂量(10~40g)作比较,破盲风险小;所有受试者要求采用相同的支持治疗(如饮食和运动)。

样本量为 120 例,安慰剂组的样本量为总样本量的 15%。

(二) 选药范围

根据 2002—2008 年医学核心期刊的 45 篇文献,筛选出方剂 45 首,其中 25 首附有加减法。在 45 首方剂的基本方中(即不包括加减法中的药物),共出现中药 92 味,含加减的中药为 147 味。对以上药味按出现频次由高至低排序,前 35 味药物(表 16-6)作为本次试验选药范围。

表 16-6 试验选药范围与组分编号

1. *Rheum Palmatum*（大黄）	19. *Radix Scrophulariae*（玄参）
2. *Radix Bupleuri*（柴胡）	20. *Rhizoma Coptidis*（黄连）
3. *Radix Glycyrrhizae*（甘草）	21. *Radix Rehmanniae*（生地）
4. *Radix Paeoniae Rubra*（赤芍）	22. *Poria*（茯苓）
5. *Rhizoma Chuanxiong*（川芎）	23. *Fructus Corni*（山萸肉）
6. *Cortex Moutan*（丹皮）	24. *Rhizoma Polygonati*（黄精）
7. *Radix Angelicae Sinensis*（当归）	25. *Radix Achyranthis Bidentatae*（牛膝）
8. *Rhizoma Atractylodis*（苍术）	26. *Flos Chrysanthemi*（菊花）
……	……

（三）病例选择

1. 纳入标准 符合 1999 年 WHO 2 型糖尿病的诊断标准,经饮食控制和运动疗法,但血糖仍未达标的初治者;同时具有糖尿病症状群中的任一症状,症状群指多饮,多尿,多食,消瘦、口干、乏力等;经过饮食运动治疗后,7.0mmol/L ≤空腹血浆葡萄糖(fasting plasma glucose,FPG)≤ 11.1mmol/L 或 8.0mmol/L<2hPG<16mmol/L;中医证型不限,但能够在选药范围内进行辨证配方者;年龄 18~65 岁;签署知情同意书者。

2. 排除标准 空腹血糖 <7mmol/L 或 >11.1mmol/L;或餐后 2 小时血糖≤ 8mmol/L 或 ≥ 16mmol/L 者;入组前 1 个月内使用过中药和降糖西药者;有严重的心、脑、血管、肝、肾、血液系统等合并症;近 1 个月内有糖尿病酮症酸中毒、高渗性昏迷等急性代谢紊乱者;不愿合作者及精神病患者;妊娠期、哺乳期或准备受孕的妇女;过敏体质;合并有严重急、慢性感染者。

3. 脱落标准 受试者自行退出;失访;研究者令其退出;虽然完成试验,但服药量不在应服量的 80%~120% 范围;受试者在访视期间,因证型变化,选药超过已设定范围。脱落的病例应详细记录原因,并将其最后一次的主要疗效检测结果转接为最终结果进行统计分析,其病例报告表应保留备查。

（四）用法用量和指标

在选药范围内,研究者在每次随访中可随症加减药味。用药方法:每次 1 包,每日 2 次,疗程 4 周。合并用药的要求:①试验期间禁止使用其他中药和治疗糖尿病的化学药物;②试验期间所有的合并用药均应详细记录。

观察指标包括人口学资料、实验室检查,中医症状、体征,不良事件。主要疗效指标为餐后 2 小时血糖,用药前、用药 4 周观察。

（五）数据管理与筛选

由于本试验中组分较多,试验结束后,首先采用多元线性回归初步筛选,保留对复方药效有贡献的药味。再对这些药味有相同配伍的病例进行排序,如样本量较大,且主要疗效指标完整者,进行模型构建。

采用 FAS（full analysis set）数据集,包括合格病例和脱落病例的集合,但不包括剔除病例,根据意向性分析原则,对主要疗效分析指标缺失时,用前一次结果结转。其他指标缺失用均值替补。

图 16-6 为 35 个组分在受试者中配伍关系,使用次数较多（使用频率超过 50%）的集中在第 11 味药至第 22 味药之间。典型受试者用药情况见图 16-7。

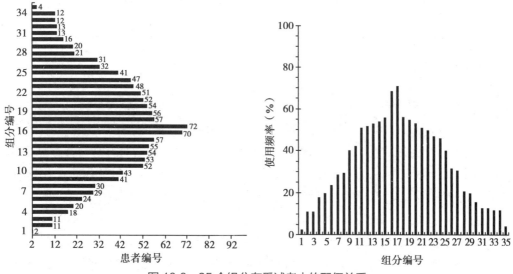

图 16-6　35 个组分在受试者中的配伍关系

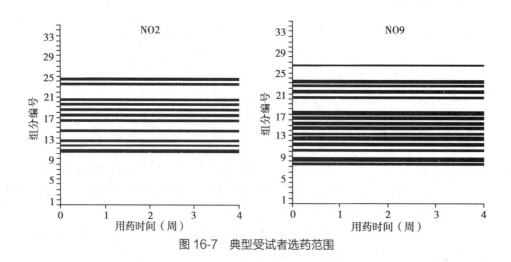

图 16-7　典型受试者选药范围

多元线性回归筛选出天花粉（A）、知母（B）、葛根（C）、山药（D）、玄参（E）、生地（F）6 个组分，由于生地参数值与其他 5 组分相差较大，根据相同配伍病例及疗效指标完整考虑，最终选择前 5 个组分组成的 9 个配伍组进行模型构建。

（六）模型选择与分析方法

模型同第二节。正交效应模型的构建由 DAS 3.2.3（www.drugchina.net）完成。

二、结果

（一）一般资料

本试验共入组 120 例，其中中药随症加减的配伍组入组 102 例，完成 102 例；安慰剂组入组 18 例，完成 16 例，脱落 1 例，剔除 1 例。入组时中药配伍组和安慰剂组一般资料、2hPG 等具有可比性（$P > 0.05$，表 16-7）。

表 16-7　人口学资料与基线分析

分组	性别（男/女）	年龄（yr）	体重（kg）	2hPG（mmol/L）
配伍组（n=102）	41/61	52.72 ± 8.58	67.52 ± 11.32	12.55 ± 2.92
安慰剂组（n=17）	11/6	54.35 ± 8.43	73.24 ± 9.76	12.17 ± 3.01

PG：餐后血糖；mean ± SD

（二）建模与评价

本例数据输入 DAS 软件后（表 16-8）获得最终模型评价指数，其图法评价见图 16-8，各交点紧靠分角线上下分布，药效预测值与各组均数值相近；WRES 值绝大部分分布于 ±2 之间，均匀地分布在坐标轴上下两侧；预测值（E_{pred}）与各组均数，以及个体预测值（E_{ipred}）与 E_{obs}，其交点同单位线（unit line）接近。以上表明所建模型较好，具有预测能力。但由于数据为治疗前后变化值，故数据变异较大，实为正常。

本例的图法评价（图 16-8）显示，实测值与预测值趋势高度一致，可信度 F 检验 $P<0.01$，但 E_{pred} 和 E_{group} 差别较大、PE1 和 PE2 交点图范围大，R^2-adj 为 46.5%，表示有 46.5% 的典型数据（接近中位数或均数）被模型很好地预测，其余数据的离散度较大。

表 16-8　模型评价指数

指数	指数值	备注
OFV	166.741	–2LL 目标函数
Ae	63.305	绝对差方和

续表

指数	指数值	备注
R^2,%	49.2	确定系数
R^2-adj,%	46.5	校正确定系数
F-value	14.840	模型 F 值
P-value	0.000	模型 P 值

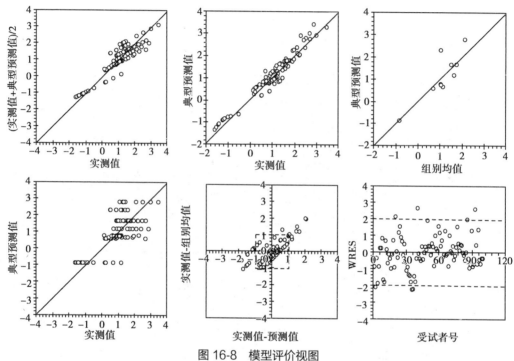

图 16-8　模型评价视图

预测值（E_{pred}）、实测值（E_{obs}）、组别均数（E_{group}）、个体（ID）预测值（E_{ipred}）、
加权残差（WRES），PE1 = E_{obs}-E_{pred}，PE2 = E_{obs}-E_{group}

（三）模型参数分析

模型参数 B_i 为各组分在复方中重要程度，即各组分在剂量水平1（X_i=1）时对联用药效的总体平均贡献值（表16-9）。B_0 为基线效应，表明不用药时，2hPG 可上升0.839mmol/L，表示病情没有恶化；组分 C 对复方效应的贡献程度最大，其次为 D、A、B、E；A 与 D 间有协同作用。组间（ω）和个体内（σ）变异较大，与指标为治疗前后下降值有关。因为下降值存在正负数值，标准差变大较为正常。

表 16-9 模型参数

参数项	估算值	T 值	P 值	注释
期望效应参数				
B_0	−0.839			基线效应 E_0
B_1	0.887	7.435	0.000	组分 A 期望效应
B_2	0.599	4.840	0.000	组分 B 期望效应
B_3	1.046	8.765	0.000	组分 C 期望效应
B_4	0.930	7.557	0.000	组分 D 期望效应
B_5	0.564	4.715	0.000	组分 E 期望效应
交互效应参数				
B_{14}	0.802	5.303	0.000	A*D 交互效应
随机效应参数				
σ	0.246			SD,残差
ω	0.905			SD,组间

(四) 组方模拟

由模型预测所提供的模拟结果一定要小心验证。理论上 ABCDE 组分合用,可使复方药效达到最大(E_{max}),可将 2hPG 下降 3.989mmol/L。其他一些组方也可供验证性试验选用(表 16-10)。

表 16-10 组方模拟

组方方案	E_{pred}	95%PI	备注
ABCDE	3.989	3.676~4.302	最大效应 E_{max}
ABDE	2.943	2.553~3.333	
ACDE	3.390	3.068~3.713	

注:A*D 有交互作用

三、讨论

本实例作为方法学研究,从专业角度,可概括为"药味设限,辨证选药,随症加减,剂量可调",从一定程度上符合中医个体化用药特点;从设计角度,可总结为"随机、双盲、多组分动态配伍、安慰剂对照、多中心试验"。

在研究中,如受试者在访视中,证型变化,选药超过已设定范围,该患者应脱落。药味选择范围越小,越利于定量分析,建议限制在 20 味以内。如选药范围过大,则剂量也应固定。本次试验中,研究者选药相对集中,并不泛化。考虑中药特有的气味、伦理及受试者依从性因素,安慰剂组的各味药含量为常规剂量的 2%。本研究药效指标选择 2hPG 下降值较为灵敏,便于分析。

因计算工作具有一定的抽象性,此类研究的数据分析需要相关计算软件,建模工作也需要经过简单的培训或专业人员指导。

从模型中获取理论上最佳组方和最大效应,特别是对于如此大的组方筛选,少见的配伍组分在分析时被忽略,结果将是特征轮廓描述(profile)。虽然理论最佳组方与实测结果较为吻合,仍需通过外部实验进行验证。

第四节

中药暴露反应模型

本节以一个实例说明。更年期综合征(menopausal syndrome, MPS)又称为围绝经期综合征,是更年期妇女的常见病,发病人群大概占全部更年期妇女的85%,其中20%会出现严重症状,会很大程度上影响妇女正常的工作和生活,需要进行治疗。目前临床上普遍采用雌激素替代疗法(HRT)来预防或治疗这些症状,然而激素替代治疗会导致众多不良反应,其中包括高血凝、高血压、水肿、致癌等,因此HRT治疗方法存在着较大的风险性,其目前一般仅用于中重度者的治疗,而对症状并非十分严重的患者不主张使用,因此需要寻求雌激素的替代物,植物雌激素作用比较温和并且有着双向调节的作用,目前在MPS治疗领域备受关注。

中药复方青娥丸由杜仲、补骨脂、核桃仁和大蒜组成,其中杜仲和补骨脂可发挥雌激素样作用,前期的基础研究提示青娥丸可以促进未成熟小鼠靶器官的发育;恢复小鼠去卵巢后雌激素下降引起的靶器官萎缩和功能低下;延缓自然衰老大鼠靶器官的萎缩表现为雌激素样作用。通过青娥丸对围绝经期综合征部分症状的影响发现其可以缓解围绝经期女性潮热症状并可以改善女性的睡眠质量。

本研究基于青娥丸多中心临床试验数据,进行暴露-反应的PK/PD建模,并同时考察协变量对模型的影响,为开展青娥丸的个体化用药提供了保证,同时也为中药暴露反应研究提供了方法学参考。

一、资料与方法

(一)临床资料

115名年龄在40~60岁女性,月经不规则或闭经3~11个月,中重度潮热(指伴汗出)≥5次/24h,患者6个月内未使用过雌激素片剂或黄体酮注射液且须停用治疗更年期综合征的其他疗法3个月以上,上述试验方案伦理委员会审议并签署批准,患者志愿受试,由患者或家属签署知情同意书,获得知情同意书过程应符合GCP规定。

有以下情况患者需排除:原发性高血压,原发性低血压及慢性贫血者(Hb ≤ 90g/L);双侧卵巢切除、子宫内膜病变、子宫息肉、异常阴道出血、乳腺重度增生患者、乳腺癌家族史者;过敏体质及对本药中已知成分过敏者;并有心血管、脑血管、肝、肾和造血系统等严重原发性疾病,精神病患者;甲状腺功能亢进症、冠状动脉粥样硬化性心脏病、糖尿病、肥胖(体重指数超过 30kg/m²)、偏头痛、恶性肿瘤、血栓栓塞性疾病、胃肠道疾病影响吸收、自身免疫性疾病患者;酒、吸烟(既往或吸烟)者;在参加其他药物临床试验或正使用与试验药物作用相类似药物的患者。连续服药 4 周为 1 个疗程,共 3 个疗程。

采用分层区组随机、双盲、平行对照、多中心试验的设计方法。随机方法采用分层区组,以 DAS for IWRS(version 4.0)分配随机号和配发药物。采用双盲、单模拟设计,考虑到中药安慰剂在性状、药味等方面的制作较为困难,因而选择含 2% 原组方药物成分的合剂作为极低剂量对照组,其外观、形状、气味、规格要求与试验药青娥丸一致。对照组为青娥丸极低剂量组(含青娥丸试验药 2% 的药量)为对照药,但由于本研究建模目标为试验药青娥丸,因此只使用试验组数据进行分析。比较治疗 4、8、12 周后 24 小时潮热发生次数相对基线下降率。

(二) PK 暴露计算

在药物单体的暴露反应分析中,可以直接采用药代动力学建模后计算出的 PK 暴露参数进行建模,然而植物药为多成分,无法根据传统方法计算。在本研究中,我们参考了美国 FDA 在 2015 年发表的植物药指南文件,其中指出可以选择含量高的成分、已知有效成分或质控成分作为 PK 研究对象。

在早期进行的人体药动学试验中,分析结果指出青娥丸组方中其主要活性成分为主要来自补骨脂中的香豆素类和黄酮类,应用 UPLC-MS/MS 方法,建立了人血清中指标性成分的体内分析方法,最终测定成分主要包括补骨脂的 14 种主要成分,计算得到以上 14 种成分综合入血含量为 3.42%。在健康受试者单剂量口服青娥丸(9g/ 次)后,其异补骨脂素(IP)能够迅速从胃肠道吸收进入血中,给药后 30 分钟在血中可以检测到 IP。口服给药后 1.5 小时即可达到峰浓度,达峰迅速。峰值浓度为(85.47 ± 28.96)ng/ml,说明单次给药后 IP 在血中吸收较少。因此决定选择该有效成分群作为暴露反应建模的 PK 研究对象。

因此,在本临床试验的疗效指标暴露反应模型建模中,药物的暴露使用为体内累积药物量(AUC),其中疗效指标采用潮热发生次数相对基线下降率,在进行 AUC 计算时,需要考虑患者体重、给药剂量、治疗疗程等的影响,综合考虑上述影响因素,AUC 计算公式见式(16-3)。

$$AUC = \frac{Dose \times Times \times Content \times Day \times Absorptivity}{Weight} \qquad 式(16\text{-}3)$$

Dose:给药剂量;Times:每天给药次数;Content:青娥丸有效成分群含量;Weight:体重;Course:疗程;Absorptivity:异黄酮吸收率

(三) 暴露反应模型选择

用临床试验中的疗效指标进行暴露反应模型建模,其中药物的暴露使用青娥丸有效成分群,疗效指标采用第 4、8、12 周潮热次数相对基线的变化率。暴露反应模型常用线性或者非线性关系(E$_{max}$ 模型、Sigmoid E$_{max}$ 模型)回归模型来进行描述,根据数据实际情况从中选择合适的模型,如式(16-4)~式(16-6)所示。

$$线性模型:Effect=Intercept+\beta \times PK \qquad 式(16\text{-}4)$$

$$E_{max} 模型:Effect=\frac{PK \times E_{max}}{PK_{50}+PK} \qquad 式(16\text{-}5)$$

$$Sigmoid\ E_{max} 模型:Effect=\frac{PK^{\beta} \times E_{max}}{PK_{50}{}^{\beta}+PK} \qquad 式(16\text{-}6)$$

公式中 PK 指药物在体内的累积暴露,即 AUC。

（四）模型评价

模型的稳定性采用 Bootstrap 法评价。通过对原始数据有放回的采样 1 000 次得到 1 000 个新数据集并计算每个数据集的模型参数。采用非参数法统计数据集参数的 95% 置信区间,即 1 000 个结果的 2.5 分位数和 97.5 分位数。采用预测值校正的可视化预测检验(prediction-corrected visual predictive checks,pcVPC)检验最终模型的预测能力。通过模拟青娥丸效应随暴露的变化,并将 1 000 次模拟的结果与原始数据进行比对,对模型的预测性进行评价。

（五）分析软件

数据整理和人口学资料统计分析使用 SAS(Version 9.3,SAS Company,USA),建模和模拟软件为 NONMEM(Version 7.3,ICON Development Solutions,USA),和 Mas for NM(Version 2.1),并使用 Perl Speaks to NONMEM(Version 3.2.4,Uppsala University,Sweden)进行协变量筛选和建模,图形绘制使用 R(Version 3.2.3)和 Matlab R2014a。

二、研究结果

（一）人口学特征与基线资料

纳入临床试验患者共 240 例,试验组和对照组各 120 例,两组均有 115 例患者完成试验,本研究选择试验组数据进行建模,基线资料包括年龄、身高、体重、体重指数、体格检查等指标,都处于正常值范围之类(表 16-11)。

表 16-11　基线资料（n=115）

指标	均数 ± 标准差
年龄（岁）	50.5±5.3
身高（cm）	160.0±5.0
体重（kg）	59.2±7.1
体重指数（kg/m²）	23.0±2.4
体温（℃）	36.6±0.3
脉搏（次/min）	73.9±9.5
呼吸（次/min）	18.6±1.2
收缩压（mmHg）	117.6±7.7
舒张压（mmHg）	77.1±5.8

（二）药物疗效指标

国际上对于更年期综合征的主要疗效治疗一般选择 24 小时潮热次数（表 16-12），考虑到基线产生的影响，我们计算了其相对基线的下降率作为最终使用的疗效指标（表16-13）。

表 16-12　24 小时潮热次数实测值

访视（周）	均数 ± 标准差	95% 置信区间	全距	中位数
0	7.05±2.91	6.51~7.59	5.00~23.00	6.00
4	4.99±2.39	4.55~5.43	1.00~17.57	4.57
8	3.79±2.49	3.32~4.25	0.00~19.57	3.57
12	2.76±2.09	2.37~3.14	2.37~3.14	2.57

表 16-13　24 小时潮热次数相对基线下降率（%）

访视（周）	均数 ± 标准差	置信区间	全距	中位数
4	−28±24	−32~−23	−80~51	−26
8	−46±25	−50~−41	−100~11	−41
12	−60±25	−65~−55	−100~0	−63

（三）暴露反应建模

本临床试验中，给药方法为每天两次给药，每次给药 9g，共 18g/d，并分别在第 4、8 和 12 周进行了疗效指标数据采集。

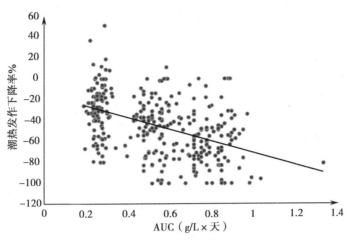

图 16-9　青娥丸有效成分体内暴露量和疗效散点图

在考虑患者的体重、给药时间等影响因素后,进行了药物 PK 暴露(AUC)的计算,并绘制了其和疗效指标散点图(图 16-9),进行初步模型结构判断,从图中可以看出,两者之间有较明显的线性关系,因此本研究的暴露反应模型选择线性模型描述(公式 16-3)

使用 NONMEM 软件进行建模分析,最终建立的暴露反应模型为线性模型,相关参数和 Bootstrap 结果(Slope,Intercept)见表 16-14。

表 16-14　模型参数估计和 Bootstrap 结果

参数	估计值	相对标准误 %	95% 置信区间	Bootstrap 中位数(95% 可信区间)
Slope	−56.2	10.2	−61.5~−51.5	−55.1(−62.2~−52.8)
Intercept	−14.6	22.2	−19.8~−8.09	−14.5(−21.0~−8.13)

在进行 1 000 次 Bootstrap 模拟之后,成功 997 次,可以看出,最终模型的参数估计值和 Bootstrap 得到结果的中位数相一致,95% 置信区间也基本吻合,以上信息均显示,最终建立的模型稳定的描述了药物体内暴露与效应之间的关系。

结合体重、剂量、疗程等因素青娥丸 PK 暴露参数的计算,最终建立的模型可利用式(16-7):

$$Effect = -56.2 \times \frac{Dose \times Times \times Content \times day \times Absorptivity}{Weight} - 14.6 \qquad 式(16-7)$$

其中参数所表达含义同前。

(四) 模型评价

分别使用图法对模型进行评价,模型评价图(图 16-10)中显示,最终的预测值和观测值有着较好的相关性,趋势线和对角线接近,模型能很好地拟合预测值,从事预测值和残差的图可见,绝大部分残差之都在 ±0.5 之间,说明模型对药效的预测偏差较小,拟合值均和实测值接近,Rstudent 和 Cook D 也表明该模型绝大多数观测值在正常范围内。

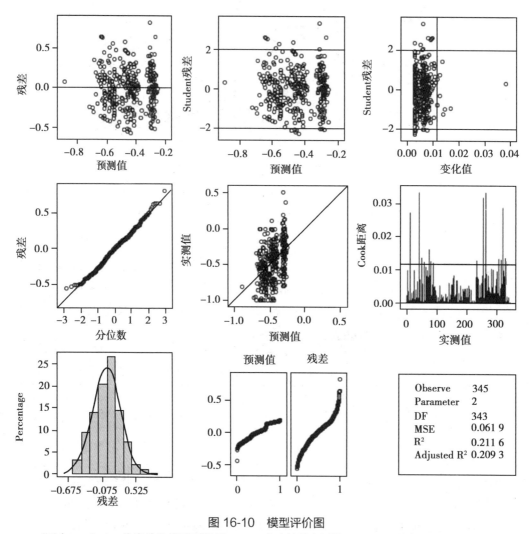

图 16-10　模型评价图

(图中 Prediction 为疗效的模型预测值,Effect 为疗效的实测值,Residual 为模型拟合的残差,
Rstudent 为学生化残差,Cook D 为 Cook 距离)

从模型诊断图(图 16-11)中可以看出,本研究建立的青娥丸暴露反应模型的稳定程度较好,绝大多数实测值点都包含在预测值的 95% 置信区间之中。

(五) 模型模拟

对于本部分建立的青娥丸治疗更年期综合征模型,患者的体重和给药疗程是影响药效的两个重要因素,我们分别就两者进行了模型的模拟,其中体重的模拟区间为 40~80kg,给药时间为最长为 16 周(112 天),最终模拟得到如图 16-12 的预测曲面图,综合建立暴露反应模型和图 16-12 结果可以发现,在平均体重情况(weight=59.2kg),进行 12 周治疗后,治疗组潮热次数下降率高达 60%,基本和雌激素疗法疗效一致,如果增加

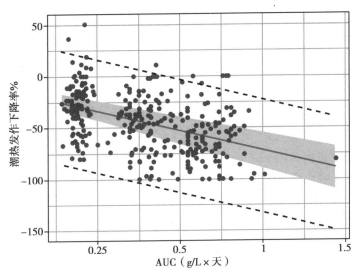

图 16-11　潮热发生次数相对基线的下降率和青娥丸体内暴露关系拟合图
（其中红色散点为实测值，绿色曲线为模拟预测效应的中位数，灰色阴影
为拟合值的 95% 置信限，为模拟预测值的 95% 置信限）

给药时间到 16 周，24 小时潮热次数相对基线下降率可以达到 75%。在相等剂量情况下，体重较轻的患者疗效好，保持长期服药可以缓慢提升疗效并达到理想治疗效果，根据本研究建立的模型以及模拟的结果，可以在临床上根据患者体重等因素，进行剂量加减，从而精确给药以保证达到理想的疗效。

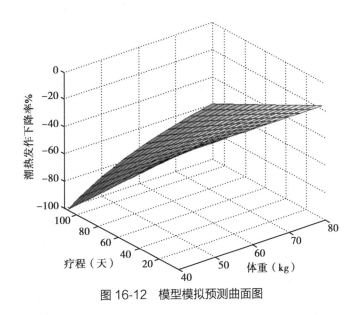

图 16-12　模型模拟预测曲面图

三、讨论

由于中药多成分、多靶点的特点，在进行其临床 PK/PD 模型建模时存在着诸多问

题,经典的临床 PK/PD 模型需要药物即时浓度和该浓度所对应的效应,而中药往往无法明确有效的成分组成,获取该类数据难度很大,即使对于一些研究较为透彻的药物,虽然其有效成分很明确,然而中药中往往有效成分含量较低,血药浓度测定精确度不高,会极大增加模型的误差,降低模型的可靠性和有效性。我们使用暴露反应模型进行临床 PK/PD 建模,暴露反应模型的建模过程相对简单,对数据要求低,在进行暴露反应模型分析时,既考察有效性,同时方便寻找协变量,也符合中医辨证论治和随症加减的思维,可以考虑证型和患者体质等加入模型。在中药青娥丸治疗妇女更年期综合征(肾精亏虚证)的临床试验治疗评价中,我们探索使用暴露反应模型进行研究。

在进行该分析中,最重要的难点是 PK 暴露参数的计算,由于青娥丸的起效部分是由多个成分组成的成分群,难以计算具体血药浓度,无法使用传统的 PK 建模以及根据 PK 参数计算药物暴露。但是美国 FDA 在其植物药 PK 指南中提出,可以使用含量高的成分、已知有效成分或质控成分作为 PK 研究对象。因此,根据早期的 12 例临床研究中的结论,选用了 12 个补骨脂的 14 中主要成分作为有效成分群,并考虑不同患者的体重进行加权处理,计算出青娥丸有效浓度在体内的累积暴露量作为 PK 暴露进行建模。PD 效应的选择则遵循国际标准,并考虑了基线的影响,选择了 24 小时潮热次数相对基线的下降率。最终建立的模型为线性模型,在进行了 GOF(good of fitness)和 Bootstrap 方法验证后,都证明了建立的模型的具有很好的稳定性和可靠性。

最终模型表明,对于青娥丸给药达 12 周以上方能达到和雌激素相同疗效;模拟不同体重和给药疗程,建立的预测曲面模型,显示疗效和体重呈负相关,与每日给药频次和疗程正相关。因此,根据体重调节给药剂量,或疗效不佳者可适当加量、延长疗程。

总之,对于中药而言,进行传统的 PK/PD 建模实施难度大,本研究使用有效成分群体内入血含量作为 PK 暴露,并建立了基于暴露反应的临床 PK/PD 模型,从而解决上述问题,最终模型较好地描述青娥丸治疗更年期综合征的 PK 暴露和临床疗效(24 小时潮热次数相对基线的下降率)的关系,最终结果显示青娥丸虽然起效较慢,但仍可以达到理想的治疗效果,体重、给药频次和疗程都和药物的存在相关性,该研究最终为中西医结合研究提供了新方法。

(吕映华　郑青山)

参考文献

[1] 郑青山,陈凯先.基于模型的中药研发[J].世界科学技术—中医药现代化,2018,20(8):11-20.

[2] 刘东阳,王鲲,马广立,等.新药研发中定量药理学研究的价值及其一般考虑[J].中国临床药理学与治疗学,2018,23(9):961-973.

[3] GOBBURU J V S. Pharmacometrics 2020 [J]. J Clin Pharmacol, 2010, 50 (S9): 151S-157S.

[4] WANG Y, BHATTARAM A V, JADHAV P R, et al. Leveraging prior quantitative knowledge to guide drug development decisions and regulatory science recommendations: impact of FDA pharmacometrics during 2004-2006 [J]. J Clin Pharmacol, 2008, 48 (2): 146-156.

［5］ALLERHEILIGEN S R B. Impact of modeling and simulation: myth or fact？[J]. Clin Pharmacol Ther, 2014, 96 (4): 413-415.

［6］MILLIGAN P A, BROWN M J, MARCHANT B, et al. Model-based drug development: a rational approach to efficiently accelerate drug development [J]. Clin Pharmacol Ther, 2013, 93 (6): 502-514.

［7］黄继汉，张密，郑青山，等 . 权重配方模型的非线性混合效应分析：一个药物相互作用研究实例 [J]. 中国临床药理学与治疗学 , 2011, 16 (10): 1121-1125.

［8］陈君超，潘友俊，郑青山，等 . 药效学相互作用的定量计算方法与模拟研究 [J]. 中国中药杂志 , 2008, 33 (16): 2029-2033.

［9］文世梅，张密，郑青山，等 . 降血糖多组分动态加减临床设计与组方优选方法的研究 [J]. 中国临床药理学杂志 , 2010, 26 (12): 936-941.

［10］郑青山，何迎春，杨娟，等 . 药物相互作用分析与复方药效模拟：一个方法学研究 [J]. 中国药理学通报 , 2007, 23 (8): 1106-1111.

［11］汪沉，郑青山 . 青蛾丸在更年期综合征患者中的暴露反应模型 [J]. 中国临床药理学与治疗学 , 2017, 33 (4): 428-433.

第十七章

寒热药性评价方法应用于中药复方新药转化述评

中药药性理论是中医药最重要的基本理论之一,是联系中医与中药之间的重要桥梁和纽带,也是转化中医学最重要的科学问题之一。然而,这一科学问题迄今也一直是中医药基础研究的难点和热点。寒热药性作为中药药性理论的重要组成部分,其关键科学问题包含了寒热药性及其差异的客观性、基于客观性的评价方法体系建立,以及药性理论指导下的中药研究开发。对于寒热药性的科学表征及评价方法的创新,能够提高临床用药的治疗效率,并大大缩减医疗保健成本的支出,便于现代中药研究成果更为快捷地转化为可供中药复方新药研发的成果应用,为快速提升中药复方新药转化提供强劲动力。

　　几十年来,中药药性研究尤其是寒热药性的表征研究已经孕育了较为深厚的工作基础,为寒热药性理论应用于中药复方新药转化研究的突破提供了有价值的科技支撑。20 世纪 70~80 年代,中药药性研究方兴未艾,我国学者及日本学者从不同角度对中药药性特别是寒热药性进行了一系列探索性研究,但尚未取得突破性进展。1992 年高晓山教授主编出版《中药药性论》一书,迈出了中药药性现代理论与文献研究的重要一步,为中医药及相关学科学者认识和研究中药药性提供了重要参考。凌一揆、梁月华、姜廷良、李钟文、张廷模、李祖伦、高学敏、岳凤先等教授及日本学者从不同角度对中药药性特别是寒热药性进行了一系列探索和研究,取得了重要进展。但是,此后的中药药性理论研究较长时间里一度保持着沉寂状态,中药药性理论评价方法研究欠缺突破性进展,使得药性理论指导下的中药复方新药研发迟滞不前。

　　进入 21 世纪来,中药药性研究掀起了新一轮热潮。乔延江等建立了中药药性数据库,在此基础上利用统计学分析和模式识别方法,对中药药性理论知识和规律进行了较深入的数据挖掘和整理。2006—2007 年国家科技部连续将中药药性理论研究纳入"973"计划中医专项并投入巨资,人们正在期待中药药性理论研究的新进展、新突破。肖小河研究员秉承衷中参西、医药圆融的学术理念,融合中医药理论与西方现代物理学科,从热力学角度对中药寒热药性进行了一系列探索和研究,首次提出并论证了"中医药(药性)热力学观"(thermodynamics-based Chinese medicine),创建了一套可用于中药寒热药性评价的方法体系,再次掀起药性理论评价新方法的研究热潮。这种"假说构建—实验求证—临床验证—实践应用"的药性研究模式和路径,为中药药性理论向中药复方新药转化应用提供了方法学支持。

第一节

基于热力学思想的中药寒热药性评价方法与技术原理

中药药性(寒、热、温、凉)既是中药性质和作用属性的高度概括,又是机体能量代谢与热活性的重要反映。寒热药性的生物效应主要来源于两个方面:一是食物或药物本身蕴涵不同形式或不同量值的能量物质;二是药物或食物可能含有内生致热物质或相关物质。中药四气或四性(寒、热、温、凉)等通过干预生命活动的能量流实现,客观地表征机体生命活动过程中能量转换(代谢)和热变化及其中医药干预效果,对于阐明寒热药性理论的科学内涵、指导中医药临床与研究实践等具有现实意义。

通常情况下,温热药作用于机体一般表现为功能的亢奋,机体代谢加剧,消耗较多的能量,从而产生较多的热量;反之,寒凉药作用于机体一般表现为功能的抑制,代谢减缓,表现为消耗能量较少或抑制产热;通过能量(热)变化使机体呈现寒、热、温、凉的差异,符合开放系统的热力学规律。因此,应用热力学理论和方法,从整体和宏观角度刻画生命体系的系统状态及其变化规律,大致地评判机体的健康状态、疾病的转归以及药物的药性药效,符合中医药学整体观、系统观、动态观和平衡观的基本思想。

一、基于热力学思想的中药寒热药性研究基本模式

基于热力学思想的寒热药性研究融合热力学理论和方法,以能量(热量)为切入点,以能量 - 物质 - 信息转换(代谢)为链条,创建了"源于临床,证于实验,回归临床"的中药寒热药性研究基本模式和路径:首先,提出并初步论证中医药(药性)热力学观的工作假说;其次,创建基于热力学思想的中药药性寒热差异表征方法和指标(包括冷热板示差法、微量量热法等)及其评价指标(如动物温度趋向性和生物热谱曲线),对热力学观的假说加以实验求证;最终,结合药性循证医学分析,建立包括回顾性分析和前瞻性试验在内的寒热药性临床循证医学研究方法,从临床角度验证寒热药性差异的客观性、寒热药性理论以及中药药性研究假说的科学性。从微观到宏观、从体外到体内、从实验到临床,系统考察机体新陈代谢过程中的能量(热)变化即热活性及其不同寒热药性中药的干预效果,初步揭示了中药寒热药性差异的客观性以及"寒者热之,热者寒之"的科学性,通过理论、实验和临床实践的完整链条,实现寒热药性理论及其研究成果向临床诊疗、合理用药以及新药研发的转化应用。

二、基于热力学思想的中药寒热药性评价的主要方法

根据中医药(药性)热力学观创建的药性评价与验证的技术方法主要包括以下三种。

1. 冷热板示差法 用于动物整体试验,重在建立中药寒热药性的基本评价方法。

2. 微量量热法 用于组织、细胞、分子和微生物试验,重在阐释中药寒热药性可能的科学内涵和药性机制。

3. 药性循证医学分析方法 用于临床患者试验,重在寒热药性评价方法的验证和应用。

三种方法可分别从不同生物水平表征中药寒热药性差异的客观真实性,实现宏观与微观、整体与局部、基础与临床的"三结合",为中药药性理论评价研究提供了新的研究思路和方法学范例。

(一) 冷热板示差法的建立与应用

机体在药物干预下,会产生对寒热变化的一种生理或病理表现和适应,即对寒热环境的趋向性(选择性)的行为学差别。研究表明,从原生动物到哺乳动物,所有动物都会避开过低和过高的温度而选择最适合自身的温度环境。在合适的梯度温度下,能够运动的动物倾向于生活在一个狭窄的最适温度区域内,此区域就是动物新陈代谢过程的最适宜温度区域。动物的这种趋向性可称为温度趋向性(thermotropism),并且这种温度趋向性受机体能量状态变化的影响。冷热板示差法就是从动物行为学角度,通过考察中药寒热药性差异与动物对温度环境趋向行为变化的内在联系,客观表征中药寒热药性差别的创新方法。

通过品种、性别、驯化时间及十种方药对正常或寒/热体质模型的考察,结果显示在严格规范的实验条件下,冷热板示差法可较好地保证结果的重现性和客观性,能够一定程度上客观且直观地表征不同寒热药性中药的生物热动力学差异。采用自主研制的冷热板示差仪器,考察大黄、黄连、附子、吴茱萸、左金丸及反左金丸等十种方药对动物温度趋向性的干预作用,结果表明:冷热板示差法可以较好地表征不同寒热药性中药的差异;动物经中药干预后在冷热板上表现出的温度趋向性特征与中药原有赋性有较高的吻合度;ATP酶活性改变引起的能量代谢变化可能是内在机制之一;机体对冷热板的偏好性差异可能是中药对机体能量代谢干预的结果,也可以认为是中药寒热药性的表达方式。

冷热板示差法可在整体水平上,实时、在线、连续、无扰地监测实验动物的寒热趋向性,进而客观表征中药寒热药性差异,具有直观且客观、定性且定量等特点,与中药原有赋性有较高的吻合度,简单、易操作,可作为一种较为客观的中药寒热药性评价方法,特别适用于刻画寒热属性差异比较明显的方药。

(二) 微量量热法的寒热药性研究与应用

不同药性的方药作用于生命体系,能调控生命体系能量的代谢、转移和热变化,使机体本身呈现寒热温凉差异,从而形成新的稳定有序状态,这可能是中药药性重要的作用机制之一,也可能是"寒者热之,热者寒之""实者泻之,损者益之"等中医治疗法则的作用机制之一。客观表征寒热药性,对于中药复方新药研发与转化应用具有极其重要的临床价值和经济效益。

冷热板示差法可用于客观表征有明显热变化的生命体系,而微量量热法为生物物理化学重要研究手段,可用来研究生命体系新陈代谢或化学反应体系的微量的能量(热)变化。采用微量量热法,实时、在线、灵敏地监测生物体生命活动中热量代谢的变化,并形成动态的热功率 - 时间(P-t)曲线即热谱图以及生长速率常数(k)、最大输出功率(Pm)、达峰时间(tm)、产热量(Qt)、热谱图相似度(S)等热动力学参数,从而客观且直观、定性又定量地反映生物体的生命周期及能量代谢变化,表征不同寒热药性中药的生物热效应的细微而客观的差异。采用微量量热法可以较好地反映中医药整体观、动态观和平衡观,与常规的药理毒理学和化学指纹图谱关联互动分析,还将有助于多快好省地筛选方药的可能的药性 / 药效物质基础。

不同品种、不同质量、不同炮制、不同配伍或不同药性的方药及其提取物作用于不同生命体系,其产生的生物热谱图以及热动力学参数值将有不同程度的改变,其中最大热输出功率(Pm)、生长速率常数(K)、热焓变化(ΔH)等参数呈现较明显而有规律的变化,并与传统中医对方药的赋性有对应关系。一般来说,温性药物或复方能使模式生物体(如大肠杆菌、四膜虫等)指数生长期的生长速率常数相对增加,传代时间缩短,Pm 增加较显著;反之,寒凉药物能使生物体指数生长期的生长速率常数相对减小,传代时间延长,Pm 增加较少。

(三) 基于药性循证医学分析的寒热药性评价

以慢性乙型肝炎为例,开展基于临床循证医学分析的寒热药性评价(包括回顾性病例分析和前瞻性随机对照试验研究):其中,回顾性研究是以有中医诊断和完整中药治疗的病例为研究对象,以中医寒热辨证为基础,遵循"寒者热之,热者寒之"的治疗法则,对治疗中药(或方剂)进行寒、热药性分类,通过考察不同药性中药(或方剂)对证候干预效果的差异性,发现中药寒热药性表达的差异性,从而为揭示中药寒热药性的科学内涵、建立寒热药性的客观评价指标和标准提供科学支持。

肖小河研究员团队查阅了原解放军第 302 医院 10 年来有中医寒热证候诊断标准并且有中药干预的 337 份慢性乙型肝炎患者病例资料进行整理,运用探索性因子分析(exploring factor analysis,EFA)和验证性因子分析(confirmatory factor analysis,CFA)方法,尝试建立慢性乙肝寒热辨证的中医症状分类模型。研究发现:慢性乙肝包含了湿热内蕴证(占 45.40%)、肝郁脾虚证(占 25.82%)等证型,针对主要证候的治疗方药分析表明,寒性方药为主要类型(占 75.37%),热性方药较少(只占 16.91%)。治疗用药的比例符合慢性乙型肝炎湿热为主的证候分布规律。疗效评价对比发现,寒性方药对湿热内蕴证和肝郁脾虚证均有疗效(公因子得分配对 t 检验 $P<0.01$)。其中,寒性方药对湿热内蕴证(实热证)疗效显著(公因子得分差近似 t 检验 $P<0.01$),而热性方药对湿热内蕴证无疗效。这符合中医用寒凉方药治疗热性疾病的治疗法则,即"热者寒之"。

临床前瞻性研究以典型寒热证候患者为研究对象,进行随机对照临床研究,观察不同药性中药(或方剂)对证候的干预效果,从治疗结局、中医症状及中医证候、实验室指标、MELD 评分和并发症改善 5 个方面考察中西医结合与西医常规治疗的疗效差异。试验发现遵循"寒者热之,热者寒之"的治疗原则,在西医基础治疗的基础上辨证加用寒、热方药后,寒证患者的临床总有效率提高了 27.55%,死亡率降低 15.30%,热证患者的临床总有效率提高了 23.73%,死亡率降低了 9.62%。无论是寒证还是热证患者在治疗结局评价、实验室指标、中医症状、中医证候疗效评价、MELD 评分及并发症发生率等方面均有显著改善。这在一定程度上佐证了"寒者热之、热者寒之"的合理性和有效性。科学辨识中药(复方)药性功能,合理处方,对中药复方疗效评价和新药研发,乃至新药上市后评价具有重要的临床和经济价值。

第二节

基于热力学思想的中药寒热药性评价应用实例

一、不同生物水平的药性理论评价方法应用与实践

基于生物热动力学表征的中药寒热药性评价方法体系,从整体动物水平、细胞微生物水平和临床(人体)水平为表征和评价中药寒热药性差异提供了直观且客观、定性且定量的技术手段;不同生物水平的评价方法在微观性、整体性、灵敏性直观性等方面具有各自不同的优势和特点,基本可以全方位表征从宏观到微观、不同生物水平上中药寒热药性差异的特点。

在整体动物水平上,冷热板示差法可较好地区分不同寒热药性中药的差异。以人参与西洋参为例,一般认为西洋参为凉性,生晒参(人参)为凉或平性,而红参(人参炮制品)是温性的,通过冷热板示差实验发现,红参可减弱小鼠的趋热性(即在高温区停留比例下降),增加小鼠耗氧量、饮水量等,与传统记载的"温"性相符;而西洋参则可增强小鼠的趋热性,表现出"凉"性的特点;但未经炮制的生晒参以及参花对小鼠趋热性的影响则不显著,如图 17-1。

在微生物水平,生物热动力学法可以灵敏地区分不同寒热药性中药的细微差异。冷热板示差法不能区分生晒参、参花和西洋参的差异,但通过生物热动力学法则可以很好地区分开来,评价指标有生长速率常数 K、热熔变 ΔH 等热动力学参数。

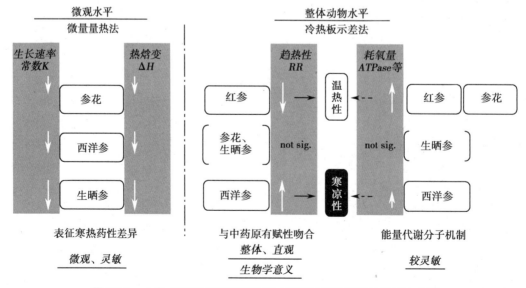

图 17-1 人参、西洋参等在不同生物水平寒热药性研究结果对比分析

在人体水平,临床循证医学分析发现,慢性乙肝在临床上以热证(湿热内蕴)为主(占 45.4%),而治疗方药以寒性为主(占 75.4%),通过因子分析也证明寒性药对热证的疗效最好,体现了"热者寒之"治疗法则的科学合理性。同样的,在动物水平也论证了"寒者热之,热者寒之"的客观科学性:寒证小鼠(如限食 + 冰水游泳复制的模型)比正常小鼠的趋热性明显增强,表现为"寒"性体质的特点,而经热性药物干预后,可恢复其温度趋向性,即体现了"寒者热之";热证小鼠和寒性药的作用正好相反,体现了"热者寒之";此外,寒性药可使寒证小鼠的趋热性进一步增强,热性药可使热证小鼠的趋热性进一步降低,均更加偏离正常,与中医对寒热偏性的认识相符,如图 17-2。

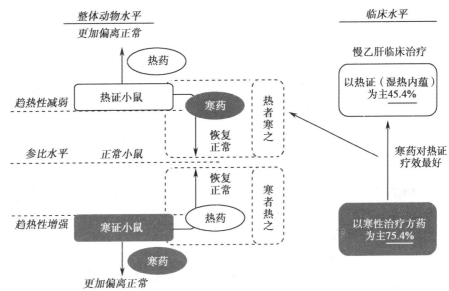

图 17-2　"寒者热之,热者寒之"在动物实验和临床水平的科学性检验

综合上述不同生物水平的研究,本研究实验揭示了中药寒热药性差异的客观性及"寒者热之,热者寒之"的科学性;建立了一套包括上述三种方法的中药寒热药性生物热动力学表征与评价方法体系,以及包括动物温度趋向比例、跨温区频数及活动度、基础代谢率、最大热输出功率 Pm、生长速率常数 K、热焓变化 ΔH 等热动力学参数的综合评价指标体系,为科学地表征和评价中药寒热药性差异提供了新的可靠技术手段。

二、不同物质水平的药性理论评价方法应用与实践

生物热动力学方法同样可用于中药不同物质水平(包括复方配伍水平、药材粗提物水平、化合物单体水平)药性物质基础及成分配伍的机制研究,为新药研发提供技术支持。

针对物质基础较为明确的中药如黄连,选取复方左金丸、黄连水提物以及单组分生物碱进行抑菌作用的比较发现,左金丸及类方对大肠杆菌的抑制作用强弱顺序为:左金

丸＞甘露散＞茱萸丸＞反左金丸，即黄连所占比例越高，抑制作用越强。进一步通过HPLC建立左金丸及类方的化学指纹图谱，定性定量地表征方中主要物质的含量差异，并与类方作用于大肠杆菌的主要生物热动力学参数进行"谱-效"相关研究，发现四方中主要生物碱吴茱萸次碱、盐酸巴马汀、盐酸小檗碱的含量差异变化是其生物活性和主治病证不同的主要原因，初步表征了左金丸及类方的生物活性及寒热药性差异的物质基础。

将黄连中主要生物碱单体按照药材粗提物中的含量配比制得"模拟方"，与黄连药材水提物、单用同剂量的单组分生物碱比较，发现黄连药材对痢疾杆菌的抑菌作用最强，小檗碱、药根碱及巴马汀都有抑制作用，三种生物碱的配伍模拟方抑菌作用总体趋势有所增强，但抑菌作用远低于黄连药材。巴马汀+药根碱的配伍，及三种单组分生物碱的配伍抑菌作用增强相对不显著，可能与巴马汀和药根碱配伍后，两者的 R_2、R_3、R_4 结构相似而产生竞争性拮抗作用有关。上述研究结果表明，黄连单体成分组合不能达到粗提物的作用，提示中药的特色是多部位、多靶点的协同作用，研究思路中应多关注将有效成分重新"还原整合"研究（图17-3）。

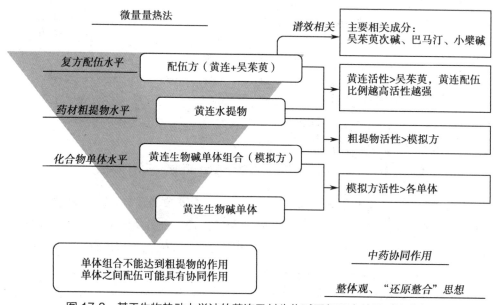

图17-3　基于生物热动力学法的黄连及其生物碱配伍研究结果对比分析

三、类方寒热属性表征差异与中药复方新药转化的评价

中医经典类方是基于经典方剂的核心方药加减化裁而来，其组成相似，但方剂属性（药性）或相同或相反，临床功效迥异或各有特点，形成"形似而神不同"的中医临证精妙所在。由于对类方差异的认识不足，临床诊疗中的雷同处方、用药不当和新药研发中的低水平重复研究造成医疗和科研资源的浪费，这成为中医药创新与优势发展的一大障

碍。建立客观表征类方差异的方法技术,揭示其"形似而神不同"的科学实质,对充分体现中医经典类方的精妙、发挥中医临床诊疗的优势以及促进中药新药开发的创新有重要的参考价值和现实意义。

选取组方近似而寒热属性迥异的中医经典类方,采用热动力学的方法表征不同配伍方药的寒热属性。如左金丸中寒性药黄连比例较高,而反左金丸中热性药吴茱萸比例较高,两者在微观水平和整体动物水平均表现出显著差异。在整体动物水平,黄连具有使动物能量代谢减弱,并代偿性地趋向温暖环境,表现出寒性的特征;而吴茱萸则相反地表现出热性的特征,这些都与传统药性理论中对其寒热赋性一致;随两者配伍比例的变化,左金丸及其类方的寒热属性发生相应改变,表现为动物在冷热板高温区停留比例(RR)随黄连比例提高而增加,反映出方药寒的属性增强,其他指标如耗氧量、饮水量和ATP酶活力也发生规律性的显著变化。在微观水平,左金丸及其类方寒热属性的差异可以得到更灵敏的区分,其中生长速率常数(K)、发热量(Q)、最大发热功率(Pm)等生物热动力学指标较为灵敏。

在胃寒和胃热证动物上的研究发现,左金丸和反左金丸分别随黄连和吴茱萸剂量的变化而表现为寒性的清热之剂和热性的温里之剂,前者对胃热证疗效较好,而后者对胃寒证疗效较好,表明中药药性也是方剂性能的基础,通过对方剂中药物的配伍及剂量等关系的调控,可以使药物的寒热之性得到更灵敏、充分的发挥和制用,如图17-4。

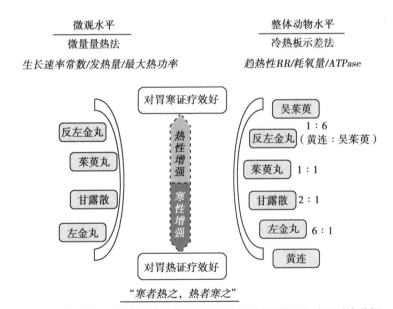

图 17-4　左金丸及其类方的寒热属性比较及配伍规律研究结果对比分析

第三节

中药寒热药性评价方法比较与述评

　　基于热力学思想的冷热板示差法与微量量热法具有实时、在线、客观、无扰、定性、定量、高效、经济、普适性好的特点,可以用于表征不同方药寒热药性的差异,为药性研究提供了有益的研究手段。冷热板示差法更侧重于从整体动物水平,通过动物的温度趋向变化表征中药寒热药性的差异;而微量量热法侧重于从细胞、微生物水平,通过生物体系代谢过程的抑制程度间接刻画中药寒热药性的差异,并可用于探讨可能的生物机制。当然,这两种方法的研究结果中,存在部分不能完全吻合的情况,考虑可能与传统寒热药性的认知准确度、方法及其仪器的精确度等多种因素有关,都有待于今后进一步深入研究探索。

　　此外,基于热力学观的三种中药寒热药性研究方法,可分别从不同视角、不同层面刻画中药寒热药性差异的内在规律,各有特点和优势。为了让读者更好地理解这些研究方法各自的特点,将这些方法进行了对比分析(表17-1)。

表17-1　三种评价方法比较

评价方法	评价模型	相关性	灵敏性	客观性	经济性	综合评价
冷热板示差法	正常动物 模型动物	++	++	+++	++	+++
微量量热法	组织细胞 原生动物 微生物	+	+++	+++	+++	++
循证医学分析	健康人 肝炎患者	+++	+	++	+	+

　　当然,中药药性研究还应从更新的视角去认识和把握药性理论,可根据现代系统论对复杂科学认知体系的研究思路,依循传统功效认知,凭借现代药理学和系统生物学证据,阐明基于传统功效的中药药性的生物效应、物质基础和作用靶标,揭示中药药性的客观本质和科学内涵,探索建立一套基于传统功效且可为多方认可的中药相关药性辨识方法和指标体系,以期阐明药性知识本体,创新和发展中药药性理论,从而促进中药现代化国际化发展。

(郭玉明　王伽伯　赵艳玲　柏兆方　肖小河)

参考文献

[1] 凌一揆.中药学[M].上海:上海科学技术出版社,1984.

［2］李良，刘国贞，梁月华. 寒凉和温热药对大鼠脑垂体和肾上腺内 5- 羟色胺及去甲肾上腺素神经元和纤维的影响 [J]. 中国中药杂志，1999, 24 (6): 360-362.

［3］周军，李沧海，霍海如，等. 桂枝汤对高、低体温大鼠下丘脑组织转录因子 CREB 的影响 [J]. 中国实验方剂学杂志，2006, 12 (4): 25-28.

［4］郭建生，胡还甫，李钟文，等. 论中药基本理论的研究思维 [J]. 中华中医药学刊，2008, 26 (10): 2087-2088.

［5］张廷模，王建. 中药药性 "三性" 说新论 [J]. 成都中医药大学学报，2006, 29 (4): 1-2.

［6］高学敏. 中药学 [M]. 北京：中国中医药出版社，2002.

［7］姚美村，乔延江，袁月梅，等. 基于人工神经网络的中药功效分类方法研究 [J]. 中国中药杂志，2003, 28 (7): 689-691.

［8］姚美村，张燕玲，袁月梅，等. 中药药性量化方法对补虚药功效归类预测的研究 [J]. 北京中医药大学学报，2004, 27 (4): 7-9.

［9］IAIN C. Body temperature and its regulation [J]. Anaesth Intens Care, 2008, 9 (6): 259-263.

［10］LIU J S, WANG D H, SUN R Y. Metabolism and thermoregulation in three species of rodent from Northeastern China [J]. J Thermal Biology, 2004, 29 (3): 177-183.

［11］LIU J S, WANG D H, SUN R Y. Climatic adaptations in metabolism of four species of small birds in China [J]. Acta Zool Sin, 2005, 51 (1): 24-30.

［12］JUNG K A, MIN H J, YOO S S, et al. Drug-induced liver injury: twenty five cases of acute hepatitis following ingestion of Polygonum Multiflorum Thunb [J]. Gut Liver, 2011, 5 (4): 493-499.

［13］赵海平，赵艳玲，王伽伯，等. 基于冷热板示差法的中药大黄和附子寒热药性差异的表征 [J]. 中国科学 C 辑：生命科学，2009, 39 (8): 803-808.

［14］任永申，王伽伯，赵艳玲，等. 小鼠限食 / 低温游泳模型评价黄连、吴茱萸及其复方寒热药性 [J]. 药学学报，2009, 44 (1): 1221-1227.

［15］周韶华，潘五九，肖小河，等. 中药四性的生物热动力学研究—黄连不同炮制品药性的微量热学比较 [J]. 中草药，2004, 35 (11): 1230-1232.

［16］黄旭军，李强国，刘汉胜，等. 微量热法研究不同产地的大黄对大肠杆菌生长代谢的影响 [J]. 湘南学院学报 (医学版)，2006, 8 (4): 14-16.

［17］GUO Y M, LI F Y, GONG M, et al. Short-term efficacy of treating hepatitis B virus-related acute-on-chronic liver failure based on cold pattern differentiation with hot herbs: a randomized controlled trial [J]. Chin J Integr Med, 2016, 22 (8): 1-8.

［18］张学儒，赵艳玲，王伽伯，等. 基于小鼠温度趋向行外学表征的红参和西洋参寒热药性差异考察 [J]. 中华医学杂志，2009, 89 (29): 1994-1998.

［19］余惠旻，肖小河，刘塔斯，等. 中药四性的生物热动力学研究 I. 生晒参和红参药性的微量量热学比较 [J]. 中国中药杂志，2002, 27 (5): 393-396.

［20］孔维军，赵艳玲，山丽梅，等. 左金丸及类方 HPLC 指纹图谱与生物热活性的 "谱 - 效" 关系研究 [J]. 化学学报，2008, 66 (22): 2533-2538.

［21］赵艳玲，史文丽，山丽梅，等. 左金丸及其类方对胃寒证大鼠的影响 (II)[J]. 中国实验方剂学杂志，2009, 15 (12): 74-77.

［22］费文婷，侯燕，王玉杰，等. 玛咖对免疫抑制 - 脾虚证小鼠能量代谢及免疫调节机制研究 [J]. 中华中医药杂志，2018, 33 (5): 1874-1880.

第十八章

数字化评估、大数据分析方法应用于中药复发新药转化述评

第一节

数字化评估、大数据分析的概念与内涵

我国使用中医药已有 5 000 年的历史,有世界之最的中药资源,已查明中草药可药用的种类在 11 000 种以上。有传统疗效记述的信息已超出 50 000 条,中医的经验汇集在超过 10 万个的方剂之中。随着中医学和生命科学等技术发展,新药研发水平不断提高,使得人类治病用药发生了重大变化,而这些变化使得中医和中药等相关个体之间的关系更加密切,逐步形成了不同层面上的整体,由此而累积了大量的研究成果和数据。大数据时代的到来,如何更好地利用好这些资源,更有效地开发出高效低毒的现代中药复方新药成为值得深思的问题。

什么是"大数据"?国际数据公司(International Data Corporation,IDC)给出了技术定义:即通过高速捕捉、发现或分析,从大容量数据中获取价值的一种新的技术架构。它被公认为至少具有"4V"的特点:volume(数据量大)、variety(数据多样性高)、value(价值高)、velocity(高速)。

大数据的思维和人体组成以及中医药基本理论均有很多相似之处。大数据分析是基于所有的数据,要求从多层次全方位理解和分析数据或现象。中医药秉持"天人合一"的整体性思维,以其整体、宏观、粗放的医学认知实现在宏观整体基础上认知世界、维护人体健康、调整疾病状态的目的,中医药理论所讲的整体思维和辨证论治,从某种意义上来说,也是辩证唯物主义中分析与综合、具体问题具体分析思维的体现。对于中药本身而言,其自身是由各种化学成分组成的整体,这与大数据思维具有很高的契合性。在中药领域,包括藏药、蒙药、苗药等民族药,它们都具有典型的大数据特征。首先,中药包含大量的数据信息,中药在不同症状和疾病的治疗中又具有不同的用法和用量,并且由于患者具有遗传上的个体差异性,会产生多维的数据。其次,中药数据具有复杂性,我国传统药学历史悠久,在历史发展过程中形成了难以计数的经典方和验方,相当于有上千年直接的人体试验效果和数据,且中外国家研究人员对天然药物的研究,也证明了多数药材具有多种不同的生理活性及复杂性,并有相应的病历和影像学记录,中药数据信息的复杂性,通过大数据分析可得到意想不到的价值。

中药复方的转化指的是临床与基础间的相互转化,因此在对复方新药转化进行研究时,除了研究药物、药方外,不可避免要考虑患者、证候的因素,而药效可以理解为在特定患者出现特定证候时,特定药物组方的效力表现。对于中药复方的药效评价已有多种方法,但因中药复方成分的复杂性,人体生理功能变化的复杂性,目前仍难以形成科学化、精准化的药效评价体系。由于中药复方新药转化的主体与传统中医药的经验和理论密切相关,中医药的这种发展始于经验积累的特性提示我们,其原始的结论来源与当今科学中的概率统计和大数据追求相关关系的思维方式有着本质上的类似。近些年生物大数据在助力精准医学方面取得的重要进展,我们有理由相信,大数据分析也会是助力中药复方新药转化的重要技术手段。

中药复方新药的转化大数据研究首先要是对中医药研究对象尽可能科学、详尽的数据化,包括标准化、结构化、全景化和持续化;其次在中医药数据化基础上应用数据分析,如应用数据挖掘关联分析、数据库、人工智能等计算机大数据处理技术对中医文献的挖掘与归类、对中医方剂的相似性挖掘、中药复方药药物关联、临床疗效等进行分析等,从患者-疾病-中药复方全方位对中药复方药进行分析,最后达到大数据应用的目的,如在复方新药研制、鉴定、评估、精准化用药等方面提供参考。

第二节

中药复方新药数字化原理

在中药复方新药转化中,涉及三个要素的数字化过程,一是对患者的遗传信息的数字化,抓住患者的先天特征,以便精准的区分药物的有效受众;二是对疾病证候的数字化,在传统望、闻、问、切得到的信息描述基础上加上数字化描述的过程,以期更加客观和具有普适标准,另外也包括运用生物标志物等作为量化指标,从分子层次对疾病的表征进行描述;三是对中药药物成分的数字化,包括药物的味、色、形、气,遗传信息,代谢组分,组方后的成分比例等。

一、患者遗传信息的数字化

对患者遗传信息的数字化,与已知的数据库和人群遗传信息进行对照,精准区分个体的先天遗传差异性,区分药物受众,实施个体化精准用药。西医学研究十分强调个体的先天遗传信息的差异性,不同人种乃至不同个体的遗传信息,会影响疾病的发病率、用药效果甚至治疗方案。很多情况下,患者用同样的诊疗方案但是疗效却不一样,部分原因是患者的遗传背景不同。在现代的药物开发过程中,已有针对不同国家人群的药物临床试验,以及针对具有不同的遗传突变类型人群的用药分类。针对不同的患者采取不同的诊疗方案,或者根据患者的实际情况调整药物剂量,可以减少副作用。

在中医临床实践中,中药复方的组成与疗效往往与病患个体的体质有关,体质分类是个体生活方式和先天条件的综合归纳,因此以先天遗传信息来实现个体化区分的理念同样适用于传统的中医药。人们对中医药的生物效应已注意探讨其分子及基因机制,同时也开始认识不同基因表型对中药治疗的影响。在中药复方转化的药效评估过程中,针对中药复方的疗效,对疗效显著组和不显著组进行分类,测定和归纳各组的遗传信息,实现复方使用者进行精准的区分,有利于掌握患者先天条件的不同时对复方的不同反应。古人根据中医学阴阳五行、脏腑、精气血津液等基本理论来确定人群中不同个体的体质差异性,将人群分类,有助于针对性地进行干预诊疗,这就是一种虽然概略朴素但是行之有效的数据方法。国医大师王琦教授在总结前人经验的基础上,将体质分为九类,收于《中医体质分类与判定》标准中,为大家所公认。

在人类遗传信息的研究方面,世界科学家已取得了较大进展,通过大数据大样本研究描绘人类遗传精细图谱。例如,人类基因组测序计划旨在于测定组成人类染色体(指单倍体)中所包含的六十亿对组成的核苷酸序列,从而绘制人类基因组图谱,并且辨识其载有的基因及其序列,达到破译人类遗传信息的最终目的。炎黄计划旨在对百位黄种人进行基因组测序,绘制亚洲人基因组图谱。千人基因组测序项目的目标是建立详尽的人类遗传变异目录。在 2012 年 10 月,1 092 个基因组的测序在自然出版物上被公布,其他如英国万人基因组测序项目等。这些大型人类遗传项目都已经陆续完成,产生了大量的遗传数据,都将成为基于人类遗传信息进行人群和个体分类的参考依据。此外,中国版精准医学计划的重要目标之一是百万级中国区域自然人群及专病人群的队列建设,这一项目的实施也必将带来大量的可参考数据,中药复方相关的精准人群划分亦可以借助这些项目的成果作为参照对比信息,准确划定中药复方的受众人群,实施精准化用药。

以体质对个人分类,是基于人的外在表现或症状进行分类,此种分类方式能有效反映个人当前的健康状态,以遗传基因对人分类,可以明确个人先天之本源,有利于反映出个人应对环境、药物干预等的基础条件。体质分类要注意的是可变性,且限于九种体质,应对多样的健康状态,遗传分类,注意先天不可变性,其数据多样性成千上万,但容易流于繁杂无序。如果能将两种方法结合,既是结合了表型与基因型的关系,又是结合了纲目与细则的关系,有利于我们在评估复方新药的疗效方面更科学、更准确地评估。

二、疾病证候的数字化

对疾病证候的数字化,以新的技术手段对望、闻、问、切进行辅助或模拟,获得类似的生理生化信息记录,筛选合适的生物标志物并进行检测,结合时间的顺序性,全方位记录病证的信息。中医诊疗强调因人、因时、因地制宜,体现为"辨证论治"。"辨证",就是将四诊(望、闻、问、切)所采集的症状、体征等个体信息,通过分析、综合,判断为某种证候。"望、闻、问、切"既是中医采集信息的方法总结,也是中医临床诊疗的重要依据,以此构成中医药因人、因事、因地的个体化诊疗体系。科学技术的发展为我们带来了更先进的检测手段,各种可穿戴设备的研究和应用已经慢慢被推广,想看中医的患者,在家使用脉象记录仪、舌苔记录仪等设备,也可让医生在网络另一端进行望、闻、问、切,采用现代可穿戴设备等技术使得望、闻、问、切的数字化更具操作性及更具大数据特点。立足于中医理论,用现代仪器采集数据信息,同时应记录病因、临床诊断要点、实验室检测指征、与其他疾病的辨析、治疗方法与可用方剂名、其他单方验方、对治疗结果的评价、相关方剂、相关药材等内容,以实现更为全面的中医药电子健康记录系统,为中医临床带来了极其巨大的数据信息。整合并正确利用医疗生态系统中各种器械和智能设备所产生的机器数据及健康管理信息,是中医药大数据分析所需的独特而精华的数据所在,是进一步提升医疗决策质量的必由之路。除了上述中医特色的疾病描述信息之外,中医药可借鉴精准医学的技术和理念,通过对组学数据的获取、积累和分析,挖掘出疾病证候相关的生物标志物(biomarker)信息。生物标志物是一种能客观测量并评价正常生物过程、病理过程或对药物干预反应的指示物,也是生物体受到损害时的重要预警指标,涉及细胞分子结构和功能的变化,生化代谢过程的变化,生理活动的异常表现,个体、群体或整个生态系统的异常变化等。生物标志物也是用于监测人体健康与非健康临界状态的重要指标,在中医治未病领域有重要的参考价值。生物标志物包括了基因组、表观基因组、蛋白质组、代谢组学、脂质组学等多种信息,涉及的检测技术手段包括基因组技术、表观基因组技术、蛋白质组技术、转录组学技术、代谢组学技术和生物信息学等。在肿瘤疾病的研究中,以肿瘤的突变特征作为生物标志物,将所有参与研究的肿瘤按其突变基因特征分类而不以组织来源分类,针对同种突变特征的不同肿瘤,应用同类靶向药物治疗,进行相应的临床试验,目前已进行的一些试验证实该方案对提高肿瘤的治疗效果行之有效,且通常扩大了批准药物的应用范围。

　　由上可见,对于疾病症状的数字化,古人强调通过望、闻、问、切得到信息后判断,西医学研究重视在分子水平对人体内微观物质进行数字化描述。以新的技术手段对望、闻、问、切进行数字化,本质上仍是沿着经典中医理论的路径,以便捷的形式实现诊断技术,如利用人工智能的图像识别技术对舌苔、面相等的识别,利用机器对话减轻医生交流的强度,利用电流脉冲或波形记录对中医脉象进行分类,最终的判断原则仍以中医理论为基础,其金标准应该是以名老中医认可为准。但是其中的问题在于中医派别较多,如对于脉象的认识,历史上不乏名家大师自成体系的一家之言,故此类数字化的道路,最终仍需走上临床疗效跟踪与大规模数据采集分析的道路。另外,中医的调理,本质上可能与人体免疫力调整有关,而人体免疫力的评估,在当前有免疫组测序、免疫性细胞评估等多种方法,如果再结合体内生物标志物的检测判定,则对疾病的状态描述容易进行较全面的反映。免疫组测序和细胞评估方面的数据分析方法比较成熟,也是可用于复方新药药效评估的有利因素。

三、中药复方的数字化

　　对中药复方的数字化,传统上是通过对单体药物味、色、形、气等表型的准确描述、图形比对来进行。借鉴现代科学发展的成果,目前对中药化学成分的分析,以及对中药炮制后成分改变的记录已基本完成,形成较为全面的数据库。随着基因组测序技术的发展,对中药的遗传信息,包括基因组和转录组信息,以及中药所处生长环境的土壤微生物信息都被全面地记录,进而可发展到全方位记录中药复方信息。

　　中药药性理论是中医药科学的核心内容之一。受中药有效成分尚不清晰、药品质量控制不够标准、疗效判断不够规范等多种因素影响,至今还存在对于某些中药的性味归经、主治功效的认识不完善的情况,或因对药物认识的不同,而导致同一药物分属于不同类别。不少研究者认为,其中的关键首先在于加强药理学和中药化学的基础研究,对中药药物成分的数字化,包括药物的表型、遗传信息、代谢组分、化学成分,组方后的成分比例等,有助于更好地认识中药、区分中药。因此,从化学成分和基因组信息层面,结合药物的表型信息、药性药效,将有助于促进对中药的分类甚至药理的研究。

需要数字化中药材的信息包括了药材名、药材类别、药材性味、药理作用、功能描述与作用、药材归经、植物名、化学成分、产地、形态和规格、组成方剂、治疗疾病、药材图片、中药安全性评价数据、中药加工数据、中药文献等内容。结合现代组学研究的进展，当前中医药的现代化研究还应重视中药化学组学和中药基因组学，将代谢信息、基因信息等引入到现代中药研究中去。中药化学组学是从化学角度分析中药或复方的物质组成，特别是有效成分。这方面目前得到广泛认同的是建立中药指纹图谱。中药基因组学是从中药遗传背景的角度分析中药或复方的物种组成。从多个层面多个维度对中药信息进行数字化，以达到中药的全方位记录和认识。

例如在道地药材的研究中，药材的道地与否，有些专家从药材的色、味、形上就可推断，而道地的本质则一方面取决于药材的遗传本质，一方面取决于生长环境，这说明表型(色、味、形)与遗传信息、生长环境信息具有相关性。另外，在几百万植物种仅有几千种作为药物使用，中药中仅有几百种具有道地特性，类似药效的中草药不一定是遗传分类学上的近缘品种，这些又表明了遗传背景与中药药理药效的关系复杂，值得细分研究。此类研究是大自然给予的天然的多样性分组机会，孕育着巨大的科学发现机会。

四、中医药大数据平台构建

中医药大数据技术是中医药未来发展的主要技术方向。基于中医药相关的人、病、药的全面数字化，是走向中医药革新之路的基础储备。在全面数字化的基础上构建中医药方向的个人健康管理和支持生命科学研究院的可运营大数据平台和全社会广泛参与的大数据系统(图18-1)，必然对中药复方新药转化的评估起到积极影响。

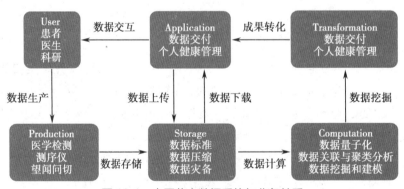

图 18-1　中医药大数据系统与业务关系

建立大数据存储和数据仓库系统，形成数据标准和共享体系，提供大数据分析的计算资源、存储资源和软件资源，构建出数字化、信息化、网络化的中医药数据支撑平台，通过大数据研究找到中医药背后的规律和知识体系，可有效地让中医药优势发挥出来，为发现中医药个性化规律的发现带来机遇。中医药大数据平台将利用计算机和信息技术构建完整的中医药大数据系统架构(图18-2)。

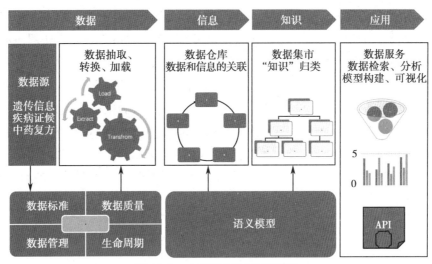

图 18-2　中医药大数据系统架构

包括数据获取、数据仓库构建、数据共享、数据挖掘和应用的整个过程,实现从数据、信息、知识、再到智能决策四个层面的整合,并考虑分布式高速高可靠的数据采集、全映像备份、高速数据解析、转换与装载等大数据整合技术,建立数据标准和模型,形成数据管理标准操作规程,利用ETL工具对数据源的数据进行提取、转化、并装载的数据仓库中,保证数据质量,强化对数据生命周期的高效管理。对收集和整理的数据、信息和知识,按照规定的数据语义模型进行组织,构建高性能、高可用、高可扩展性的数据仓库系统,实现对不同数据源的有效整合和存储。数据仓库中存储和管理所有标准化的中医药数据,对于其中的满足特定应用需求的数据集合或领域知识构建数据集市。数据仓库和数据集市中的数据按照规定的语义模型进行组织,为应用程序提供所需数据和开放数据服务,提供数据存储、上传下载、检索、分析、可视化等功能。在平台上还应结合数据存储提供数据挖掘工具,针对中医药需求改进已有数据挖掘和机器学习算法,从大量的、不完全的、有噪声的、模糊的、随机的实际应用数据中,提取隐含在其中的人类未知知识。另外需要强调的是医药健康数据中涉及众多隐私信息,因此对数据匿名化,以及对数据存储、分析、展示的环节需要格外地予以关注。提高安全性能、保护患者隐私、遵守合规需求,是对当前中医药健康领域IT系统提出的更高要求。当前基因组大数据基于云平台的共享、整合及深入挖掘已经逐步成为共识,这方面可供中医药大数据研究借鉴。大数据平台还应更多地考虑扩展性及数据类型的特征,以最优化形式解决海量数据提取和分析时的性能及安全问题。

构建大数据平台、数据仓库对中医药数据进行存储,实现对数据的高效管理及最大化应用,能够提升数据的使用价值。其一,构建大数据平台及数据仓库可实现大数据高效管理:①构建统一的用户注册管理和授权模块,面向不同颗粒度的数据和信息的用户权限,对用户实现数据分级管理;②构建统一的数据上传下载模块,面向全球科研用户提供数据的高效加密传输和安全存储;③构建统一的内部和外部数据源的审核流程模块,确保数据的安全和质量;④构建统一的数据可视化模块,提供数据、信息和知识不同层面的有效展示,能够整合数据分析模块提供面向科研领域的专业可视化图表;⑤构建统一的数据检索和分析模块,实现对数据仓库中数据的高效索引,能够实现多维度、多层次的数据、信息和知识关联检索和分析;⑥基于用户注册管理和授权、数据上传下载、数据检索和分析等模块构建开放安全和弹性的应用接口,为中医药大数据产业中的上层应用开发提供丰富的数据、信息和知识。其二,构建大数据平台及数据仓库可实现数据最大化应用:数据的存储应可以增加多种标签进行标示将会比传统的信息管理模式更加灵活,针对数据仓库不同的数据标签,结合应用领域,进行不同维度的数据抽取集合,形成面向不同领域的"数据集市",并随着数据仓库数据量的积累,能够不断迭代产生新的知识,实现对数据的最大化应用。

第三节

中药复方新药大数据应用分析技术流程

在中药复方新药转化相关的大数据分析的具体实施过程中,应该遵循数据分析的普遍规律,与主要潮流的进展保持同步。数据分析应用经历四个阶段,分别是简单数据的简单分析(传统的数据库统计)、简单数据的复杂分析(传统数据量的数据挖掘)、复杂数据的简单分析、复杂数据的复杂分析。基于数据价值发掘的各项应用绝大部分集中在第一、第二阶段。能够下围棋的 Alpha Go 属于简单数据的复杂分析(单一领域的机器学习),大数据应用的典型案例集中于复杂数据的简单分析。中医药大数据的数据来源、类型多样,中医药理论复杂,中医药大数据的分析最终需要走向复杂数据的复杂分析。

在中药复方新药转化中,分析复方新药物种及成分组成,评价药物药效是新药转化的关键。大数据分析是使用数据挖掘的关联聚类分析、数据库分析、人工智能等大数据技术从患者 - 疾病 - 复方中药三个关键要素的各种类型的复杂的中药数字化数据中快速获得有价值信息的技术,对复杂新药进行高效鉴定和准确评估,加速中药复方新药转化。

一、基于大数据的中药复方新药鉴定分析

(一) 遗传学大数据与中药复方新药鉴定分析

中药复方新药成分复杂,一个复方通常含有数十种甚至上百种成分,对这些成分有效性的确定,及其交互作用的影响,仍是中药复方药效物质基础研究和药效评估的关键。在中医诊治疾病过程中,由于人种、个体的差异性,导致了不同的患者对中药反应率也可能不同,影响疾病的发病率、用药效果甚至治疗方案。

传统的中医诊治疾病讲究辨证施治,用药的时候通常也会因人因地因时而有不同,根据症状不同进行药量加减,而且用药剂量范围较大。如某中药饮片成人一日用量,质地较轻者用量 3~10g,质地较重者用量 10~30g,上下限量相差 3 倍之多。目前这种用药治疗方式还很不精准。现代医学强调个体的差异性,不同的个体针对不同的药物会起到不同的药效,因而产生不同的诊疗方案。在很多情况下,患者用同样的诊疗方案但是疗效却不一样,部分原因是患者的遗传背景不同。由于人种、个体的差异性,遗传背景不同,生物标志物也不同,导致了不同的患者对某个靶点的新药反应率会不同。遗传信

息在中医复方新药分类鉴定及疾病人群分类正被越来越多的研究者关注。基因组高通量测序因对中药成分和临床个体的区分上的灵活性、成本及深度优势促进了其在精准医学中医药研究和临床转化中的广泛应用。

在中药复方新药方面,复方药成分复杂,并且起药效功能的可能是某种药物的某些特定器官或组织,如根茎、叶柄、外皮、种子,或是特定发育阶段的组织,如花序、果仁、成熟的孢子等。随着第二代测序技术的快速发展,已使测序逐渐成为生物学研究的常规手段。通过大规模测序,人们已有能力获得任何物种的基因序列信息,分析其分子基础。对复方中药来说,分子基础决定了复方中药种系、品质、次生代谢产物(活性物质来源)合成量,是其药效等生物效用的本质决定因素。基因的功能决定了复方中药次生代谢产物合成途径、合成关键酶等,对复方新药的功能基因进行研究,可发现中药天然活性成分合成功能基因,确定有效药用活性成分的生物合成途径,了解其调控机制,可以获得西药类似化合物的分子层面的信息,可以很好地描述中药分子与生物靶点相互作用的机制,获得中药具体成分靶点的活性分子,就有可能揭示中药成分起作用的分子机制。中药基因组学可以研究中药作用及毒性的遗传分子机制,从基因到基因的产物的不同代谢通路的影响方面探讨中药作用的个体差异。在中药复方研究中,中药基因组学的研究,不仅有利于中药作用机制的阐明,同时也是对中药有效成分分析的辅佐。基于高通量测序和大数据挖掘技术的基因组学方法可认识、分析复方中药体系结构和功能,选择合适的 DNA 分子标记,可对复方药材物种进行鉴别,通过大规模数据分析和挖掘,甚至可以鉴别复方中药中的混伪品、有毒动植物、生产过程中的杂志等成分,为复方中药提供安全、有效的评价依据。从分子层面对中药复方新药进行分类鉴定及评估,对中药新药的开发提供了新的思路。

在患者的遗传信息方面,遗传信息的不同,导致个体差异性。1990 年生物学家开始着手人类全基因组测序计划,并在 2001 年宣布完成人类全基因组序列草图,然而这只是取得了一份标准的人类基因组序列的蓝图,人种之间的差异、个体间的突变差异,以及疾病相关的变异的检测仍是后续近二十年间重点探索的问题。人的全基因组约含 3.3×10^9 个碱基,其中包括 2 万个基因序列。人类基因中大约有 180 000 个外显子,占人类全部基因组长度的 1%,约 30Mb,其中的蛋白编码区大约包含 85% 的已知致病突变。癌症和肿瘤基因图谱(The Cancer Genome Atlas,TCGA)计划,试图采用大规模的基因组测序及分析技术,将人类全部癌症(近期目标为 50 种包括亚型在内的肿瘤)的基因组变异图谱绘制出来,并进行系统分析,旨在找到所有致癌相关的变异,了解癌细胞发生、发展的机制,基于个体遗传变异差异的基础上取得新的诊断和治疗方法,最后可以勾画出整个新型"预防癌症的策略"。英国的万人基因组计划(UK 10K),对 10 万名患者的完整基因组进行测序,旨在分析罕见疾病相关的基因突变,根据基因组学和临床数据制定个性化诊疗方法,此项目基因组数据不仅让参试者受益于临床分析,而且他们的基因组数据还可作为基线参比数据对全社会的患者贡献价值。比如,医生通过把一名患者的前列腺癌症基因和英国基因数据库中的数据作对比,可能揭示出该病背后的具体基因模式。医生可能会找出具有同样基因模型的其他患者,然后了解哪些药物和程序对患者有益。随着生物技术的发展,生物数据在经历了近几年来自新一代测序技术的低成本、高通量的数据积累之后,个体基因在不同群体中的频率差异逐渐明晰,从大样本的对比实验数据中更是发现了大量新的靶向药物位点,并且得益于可以在全基因组的范围随机的获得信息,通过了解患者的遗传信息,准确鉴定患者适宜的用药类型,可快速选择合适的用药方案。

(二) DNA 条形码与中药复方新药鉴定分析

中药复方药是由多种成分配方而成,其中包好了多个物种,对复方药成分分析需对药物中包含的多个生物物种进行鉴定。

DNA 分子标记是指能反映生物个体或种群间基因组中某种差异的特异性 DNA 片段,具有稳定性和物种特异性,不受物种器官、发育阶段、外界环境等的影响,适合用于中药复方药的分子鉴定。

由于每个物种的 DNA 序列都是唯一的,不同物种形态的差异归根结底都可追溯到 DNA 序列上的差异,因此,对基因序列差异的比较无疑为中药分类和中药鉴定提供了最本质的依据。DNA 条形码通过测定基因组上一段标准的、具有足够变异的 DNA 序列来实现物种鉴定。DNA 条形码技术是利用生物体 DNA 中一段保守 DNA 序列来实现物种快速准确鉴定的新兴技术。理论上这一段 DNA 序列对于每个物种都是独特的,每一个位点都有 A、T、G、C 四种碱基的选择,15bp 的 DNA 序列就可以形成 415 种组合编码,从理论上来讲完全可以编码地球上的所有物种。陈士林等研究发现并证实核基因组 ITS2 序列(长度约 220bp),适于对中药材进行物种鉴定,ITS2 序列可作为中草药通用 DNA 条形码。中国中医科学院中药资源中心石斛研究团队使用基于 DNA 条形码技术对 184 种 1 600 个石斛属样品进行物种鉴定评估,随机挑选了石斛属 5 种植物进行物种鉴定,鉴定率为 100%,研究团队还基于石斛研究的大数据集,构建覆盖中国石斛属植物 DNA 片段数据库。以上研究都 DNA 条形码鉴定技术应用于中药鉴定提供了依据。

传统的四大经典鉴定方法包括原动植物鉴定、性状表型鉴定、显微鉴定、理化鉴定,这些方法直接用于中药复方药的鉴别有一定难度。性状表型鉴定、显微鉴定、理化鉴定等方法可以确定部分中药的基源品种,但难以区别开大部分来自近缘物种的中药材,理化鉴定方法也因为中药活性成分的含量受到其生长条件、采收时间、贮藏等因素的影响而发生变化,容易影响鉴定结果的准确性,同时亲缘关系较近的物种化学成分相似而难以区分。与传统的鉴定方法相比较,DNA 条形码技术用短的、标准的 DNA 片段作为物种标记进行鉴定,不受个体形态、大小等特征和完整性的影响,能直接从基因水平上提供丰富的鉴别依据,可以实现对中药材原植物、饮片、粉末以及细胞、组织等材料来源的准确鉴定,尤其适合以不同部位入药的中药材的物种鉴定。例如通过对药用植物的部分叶片、种子、根茎、药用真菌的菌丝、孢子,以及药用动物的毛发、血液或部分组织等,提取较为完整的 DNA,利用通用引物扩增短的 DNA 条形码序列可实现中药复方药物种的快速准确鉴定。这不仅能弥补经典鉴定方法的不足,而且能推动传统形态分类工作的深入发展,是传统鉴定方法的有效补充。

随着高通量测序技术的发展,并通过世界范围内科学家的共同努力,可迅速积累大量不同物种各个片段的核苷酸序列,积累的物种 DNA 条形码大数据集,构建物种鉴定数据库,将复方新药物种 DNA 序列与构建的物种 DNA 条形码大数据集数据库进行比对鉴定,可以快速准确地确定复方新药的物种成分和组成,为中药提供明确的物种、特别是近缘物种的鉴别信息。将 DNA 条形码序列数据与计算机信息系统结合起来,可促进 DNA 条形码技术操作的程序化和规范化,实现中药鉴定的标准化和自动化。DNA 条形码技术方法的易统一、标准规范化、易推广和使用特性,是中药分子鉴定方法学上的创新,对中药物种鉴定具有重要的作用,有利于中药复方新药的开发。

(三) 指纹图谱大数据与中药复方新药鉴定分析

中药复方治疗疾病的物质基础是其化学成分,中药复方化学成分不只是单味药化学成分的简单组合,而是发生了变化,这种变化包括两种类型:一是量的变化,即组成复方后各化学成分的量发生了变化;其二是质的变化,即组成复方后由于各种化学变化可能有些成分消失,也可能有新成分产生。中药和中药制剂化学成分复杂,仅通过一种或几种化合物含量控制其质量无法全面有效地控制中药质量。中药指纹图谱能全面地反映中药原料和中药制剂中所含化学成分种类、数量与含量分布,进而对中药进行定性定量鉴定和评价。

传统的中药物质基础研究是对中药化学成分进行提取、分离、结构鉴定,然后进行生物活性筛选,确定有效成分。随着现代分析技术的发展,中药质量研究也由过去的"四大鉴别"(基源鉴别、性状鉴别、显微鉴别、理化鉴别)发展到能反映中药材全貌的指纹图谱鉴别体系。中药指纹图谱研究技术和手段多种多样,研究人员人们通过各种方法如高效液相色谱法(high performance liquid chromatography,HPLC),质谱法(mass spectrometry,MS),高效毛细管电泳(high performance capillary electrophoresis,HPCE),核磁共振波谱法(nuclear magnetic resonance spectroscopy,NMR)等建立指纹图谱,并且各种技术连用,如 HPLC-MS 二维指纹图谱,HPLC+MS 构成二维指纹图谱模式,是以质谱仪为检测手段,集 HPLC 高分离能力与 MS 高灵敏度和高选择性于一体的强有力分离分析方法。中药指纹图谱研究方法还包括采用多种提取溶剂提取复杂成分的化学全成分指纹图谱,针对中药不同部位产生不同药效的中药不同部位化学指纹图谱,多肽谱和蛋白谱等,更有采用相同分离技术和不同检测条件或不同检测原理获得的多维指纹图谱,产生的图谱数据多种多样,多元多维,构成了中药指纹图谱的大数据。

针对中药指纹图谱大数据,通过对多元多维多样的指纹图谱大数据进行合理整合和有效挖掘,构建的数据库,实现中药指纹图谱数据的快速匹配、检索、识别和鉴定,比较不同配伍及配伍前后的指纹图谱变化,判断复方中各成分量的动态变化及有无新物质的生成,并与药效学研究相结合,从多侧面整方位详细描述和准确表征中药全部组分的含量分布情况,探讨中药复方作用机制及物质基础,实现对复方新药进行准确鉴定和评估。如卢佩章等建立用色谱、质谱、光谱等联用技术建立分离后各组分的色谱、质谱和光谱综合数据库,对数据进行比较、归纳,并结合色谱、质谱、光谱的规律,专家系统及化学计量学理论,对数据进行分析和研究。

结合中药指纹图谱大数据,在完成中药复方分析的同时,还可结合中医理论,进一步阐明复方作用的化学物质基础。并利用关联分析,对中药的性味归经和中药化学成分之间的联系、中药的主治功效和中药的药理作用之间的联系进行关联分析,在明确复方药物成分和药理学关联的基础上,进行复方新药的开发和研究。

(四) 中药医案、方剂、典籍等大数据与中药复方新药分析

医案、方剂、古籍、专著、文献等作为中医药诊疗过程中的忠实、详细和经典记录,有利于中医学术传承,是中医学术创新的基础。如《伤寒论》《金匮要略》《备急千金要方》《普济本事方》《温病条辨》等医籍,它们承载了古今医家可贵的临床思维与经验,不仅具有文献考证的价值,更具有指导临床的意义,其丰富多样的方剂和诊治记录。分析和研究古籍、专著、医案、方剂、文献等,将中医的病证、药物、功能主治、治则治法、医案等数据进行数据充分交互关联、聚类和挖掘的信息化处理,形成新的知识规则,既充分体现中医学术理论的指导,又具有数千年临床治疗证据支持,有拓展临床思路或研究开发价值的线索。不仅有助于加深认识中医辨证论治的特点,比较出医家的独特学术见解,且能比较中药方剂的方剂成分及各成分的关联关系及药效关系,达到对药物成分、组方规则及配方规律的鉴定。

中医防治疾病最有效、应用最广泛的手段之一,就是在辨证论治理论指导下的选方和加减化裁。有关中医方剂的组方原则、配伍规律及其临床应用的研究,是中医理论和临床研究的一个极为重要的领域。考历代名医临证处方,都十分注重精选药味,以发挥其最佳的治疗效应。立足于千年临床经验的文献基础上运用现代科学技术进行数据分析研究,以发现临床病证的关系、方药的配伍关系、药味的相互作用关系等。基于中药医案、方剂、典籍等大数据对中药复方新药鉴定分析,以文本数据挖掘为主,对中医药复方药进行多层而智能的结构化解析,从而打破中医药专家"只可意会,难以言传"的用药和诊治定律。

在中医药领域,最常用且较为成熟的数据挖掘技术非关联规则莫属,它描述数据库中数据项之间所存在的关系,适用于突出患者、症状、方药之关联的中医药学研究,通过对患者和证候剖析病因病机,构建病机和用药理论。复方新药鉴定研究关

联任务有两个目标：一是确认经常一并出现的药物，并确定当中的关联规则；二是挖掘单味药、药对之间的关联关系，分析类方和药对内部的组成关系，探讨药物配伍规律。

中医治疗疾病的重点在于整体观念及辨证论治，中医辨证方法多样，有八纲辨证、六经辨证、气血津液辨证、三焦辨证、卫气营血辨证及脏腑辨证等临床常用的证候。患者病情复杂多变，疾病的治法方药灵活多变，内服、外敷、针灸等各具特色。总之，中医治法多种多样，用药及中医处方更是因病因人而异，因此应用大数据方法和技术，对当代及古代医案、方剂、古籍、专著、文献等进行研究分析，在分析大量历史数据的基础上，对中药复方从功效、药物性味归经、与疾病关系等全方位进行研究。可以依据中药的性味归经、主治功效特征的辨识结果，将一些还未归类的中药进行分类，也可以依据同类药物的药性相近，对归类相近的药物进行分类预测，对中药形成全方位系统认识，将对中药复方新药的转化并临床实践使用将具有重要的指导意义，为中药复方新药开发提供新思维。

总之，中药复方新药成分复杂，在中药复方新药转化中，物种成分分析是转化研究重点。中药复方新药鉴定分析需整合生物学、化学、中药学、方剂学等多学科技术，构建体现中药和大数据特点的复方新药鉴定方法与技术。在分子层次上阐释中药多组分、多途径、多靶点整合调节作用的科学内涵，鉴定中药复方新药成分的中医药分子属性；在药性层次上对药物性质与功能进行高度概括分类鉴定，包括中药复方新药药性、药味、归经，配伍规律等。

二、基于大数据的中药复方新药转化评估分析

（一）中药复方新药转化评估分析与数据挖掘

中药复方药效评估困难的原因：其一在于中医诊治疾病讲究辨证施治，用药的时候也会因人因地因时而异，随症加减，而且用药剂量范围较大。其二在于同一品种的中药材，因不同的产地、生长年限、采摘时间、用药部位、炮制加工、贮存条件，其药效有较大差异。其三在于中药成分复杂多样，往往在多个靶点、多个环节起作用，还有一部分中药具有双向调节作用，如川芎小剂量应用时可引起子宫收缩，兴奋心脏；大剂量应用时则抑制心脏，扩张血管，降低血压。因此，许多中药不适合用简单的量效关系方法进行评价。

大数据分析是从各种类型的数据中快速获得有价值信息的技术。大数据领域已经涌现出了大量新的技术，大数据挖掘技术，人工智能技术等。随着信息科技技术快速发展，使用数据挖掘的方法研究中医药越来越受到关注。根据《2002年至2013年中医类数据挖掘硕博论文汇编》，从2002年只有一篇数据挖掘论文，到2012年共有51篇，证明数据挖掘越来越被重视，随着数据挖掘的技术的发展，其研究结果也

逐渐被肯定。其中最被广泛应用的挖掘方法是关联规则,涉及篇数 111 篇,占总论文的 54.41%,第二是聚类分析,共 69 篇,占 33.82%,第三是频次,涉及篇数 38 篇,占 18.63%。其他的方法还包括因子分析、Logistic 回归分析、判定树等,数据挖掘方法具有多样性,不同研究方向应用不用的挖掘方法,可得出不同的有效信息和知识结果。

数据挖掘又称知识发现,主要用于预测和描述。数据挖掘技术是解决机器学习、模式识别、数据库技术等各种领域中的大型实际应用问题而提出的科学方法的集合,主要是为了从大型数据库中高效地发现隐含在其中的知识或规律,即从大量的、不完全的、有噪声的、模糊的、随机的数据集中识别有效的、新颖的、潜在有用的以及最终可被理解的模式的非平凡过程,并为人类专家的决策提供支持。根据挖掘方法可粗分为:机器学习方法、统计方法、神经网络方法和数据库方法。机器学习方法可细分为:归纳学习方法(决策树、规则归纳等)、基于范例学习、遗传算法等。统计方法可细分为:回归分析(多元回归、自回归等)、判别分析(贝叶斯判别、非参数判别等)、聚类分析(系统聚类、动态聚类等)、探索性分析(主元分析法、相关分析法等)等。神经网络方法可细分为:前向神经网络、自组织神经网络等。数据库方法主要是多维数据分析或线上分析处理方法(on-line analytical processing,OLAP),另外还有面向属性的归纳方法等。

数据挖掘技术的应用范围几乎涵盖了所有的中药研究领域,在处理模糊的、非线性特征的中药数据时,数据挖掘技术通过对大量的数据行分析,能够有效地实现对中药的深层次研究,对中药进行药效评估,比传统处理方法有着非常明显的优势。在中药大数据挖掘应用较为广泛的技术有关联分析、聚类分析、数据库分析等。

1. 关联分析技术应用　中药功效是药物治疗作用的直接概括,它以临床疗效与四气、五味、归经等复杂关系和数据为依据,其中四气五味关联,人体经络关联贯穿药性与应用的中心环节,利用数据挖掘技术的聚类分析及关联分析方法对四气五味进行聚类和关联分析,对一些中药药效进行评估和预测。

应用聚类分析和关联规则等大数据挖掘技术分析中药功效及不同药物之间的功效、归经等关系,实现对药物功效的自动分类,并研究其药效和药性特征之间的关联模式,用来发现用统计方法和传统人工智能所无法发现的规律,关联规则在中医药的研究过程中具有非常重要的作用,以关联规则为主的研究模式成为了分析中药方剂中隐含关系的首要选择,在此基础上,把决策树方法运用到此问题的处理过程中,能够相当方便地用图形化的方式展现挖掘的结果。深层次地揭示方剂中各味中药的配伍关系、药味药性系、组方关系、方剂配伍规律以及进一步加深对疾病的认识和治疗疾病的科学规律,从药物关联、疾病关联、症状关联全方位对药物进行认识和评估。

2. 数据库技术应用　现代中医的文献,如中医专著、论著、医案、中医临床数据、中医药理毒理等各种类型的数据信息,其数据量呈爆炸式的增长趋势,仅仅中医药论文,每年新增约 5 万篇,中医古典专著更是中医几千年来发展积累的精华。要从浩瀚的文献海洋中及中医经典著作中获取所需的信息,以中药、本草、方剂等古籍的数据为基础,对中药的用法用量、归经、功效、配伍禁忌和药理毒理、临床应用的规律进行全面的了解和认识,需求助于文献数据库。中药材经过炮制加工,达到降低毒副作用,改变药性,提高疗效等效果,适应临床需要。然而,由于中药材种类繁多,品种规格要求不一,临床药用的部位不同,全国各地传统习惯的加工方法各异,导致中药材品种与加工的复杂性,需求助于炮制增效减毒数据库,对这些复杂数据进行整体性和系统性的管理和分析,通过对数据库的横向比较可以较好地进行比较和分析,描述不同炮制过程中药功效相似性与差异性,对不同炮制过程的中药进行药效评估。对信息的有效整理和保存是分析挖掘知识的基础,中医药的历史信息浩如烟海,正是值得珍视的宝藏。

利用数据挖掘的数据库技术,对收集和整理的数据、信息和知识,按照规定的数据语义模型进行组织,构建高性能、高可用、高可扩展性的数据仓库系统,实现对不同数据源的有效整合和存储,针对不同的领域,进行不同维度的数据抽取集合,形成面向专题应用的数据库,如中医文献数据库、药材资源的生长分布库、基因库及种子库、药效物质基础库、药理学库、炮制增效减毒库、方剂配伍库、剂型开发库、药代及药动学库、临床应用及其不良反应库等。并随着数据库数据量的积累,能够不断迭代产生新的知识。可以以地域、病症或研究领域等不同维度作为分类基准,对这些数据进行统计、归纳、总结。

上海中药创新研究中心创建的中医药信息数据库从"疾病、处方、中药、化合物、靶蛋白"五因素间相互作用出发构建了五个完全独立而又相互交联的中医药信息数据库系统(图 18-3)。

中医药信息数据库中包含了 1 500 余种疾病信息,17 万多个方剂数据,约 9 000 种中药资源、23 500 余种含有二维三维结构的中药化合物和 147 种疾病的靶标数据,涵盖了文本、图形、图像和化学结构拓扑图等各种形

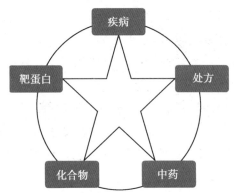

图 18-3　中医药信息数据库系统内容关系

式的重要信息。五大数据库的相互关联为构建"知物(什么在起作用)、知因(为什么起作用)、知理(如何起作用)"的新药创新研究体系提供强有力的知识基础和进一步开展新药研究的预选工具。基于数据挖掘技术,对方剂、中药功效与中药化合物生物活性等之间进行关联分析结果,可以作为药物研究的启示性基础数据,加快药物研究及提高准确性。

在中医药复方新药转化的大数据类型中引入组学和临床数据记录的形式,以中药复方相关大数据为基础,发挥计算机在大规模处理数据上的优势,在一定样本量和

数据规模的情况下,必将引发更加广阔的应用场景。运用现代数据挖掘方法,对中药复方相关的数据进行分析,以阐明复方配伍理论的基本规律。比如复方的拆方研究,不必重复设计试验获得数据,从历史记录的大量数据中就可以推导出拆方研究结果;中药复方总成分的药理学关联研究,因为具有明确的药理学和药效学数据,可以做出很多关联研究的结论。中医药公司在复方新药的研发验证阶段,可以通过数据建模和分析,确定最有效率的投入产出比,从而配备最佳资源组合。复方组方模型基于药物临床试验阶段之前的数据集及早期临床阶段的数据集,尽可能及时地预测临床结果。大数据记录可以随时调用的评价因素包括产品的安全性、有效性、潜在的副作用和整体的试验结果。通过对大型数据集(例如基因组数据)的分析发展个性化治疗,考察遗传变异、对特定疾病的易感性和对复方药物的反应的关系,然后在药物研发和用药过程中考虑个人的遗传变异因素。通过分析临床试验数据和患者记录可以确定复方药更多的适应证和发现副作用,医药公司可以将药物更有针对性地推向目标人群,或者实现针对其他适应证的营销。进一步发展大数据采集的实时高效处理,实时或者近乎实时地收集不良反应报告可以促进药物警戒。或者在一些情况下,临床实验暗示出了一些情况但没有足够的统计数据去证明,现在基于临床试验大数据的分析有可能给出证据。应用数据挖掘方法对数十万中药复方全面整理和挖掘,将会比较全面地获得对中医药基础理论和临床实践规律的全面的认识,进而进行配伍规律研究。用数据挖掘方法进行对中医药复方配伍历史数据的智能分析,实现针对中医病证与复方配伍的本质规律认识,能为有效地精简复方和合理配伍提供理论支持。全面系统认识和评估症状 - 疾病 - 用药之间的关联关系,能有效促进中医精准医疗研究。

(二) 中药复方新药转化评估分析与人工智能

人工智能(artificial intelligence,AI),亦称机器智能,是指由人工制造出来的系统所表现出来的智能。AI 是受人类智能启发,但通常其运作方式与人类智能不同的一种科学和一系列计算技术,使得机器也可以感知、学习、推理、行动。

人工智能产生了革命性的发展。一方面,图像识别、深度学习、神经网络等关键技术的突破,大大推动了以数据密集、知识密集、脑力劳动密集为特征的医疗产业与人工智能的深度融合。另一方面,随着社会进步和医疗行业的发展,人们对于提升医疗技术、延长人类寿命、增强健康的需求也更加急迫。对于医疗进步的现实需求极大地刺激了以人工智能技术推动医疗产业变革升级浪潮的兴起。

在智能诊疗方面,将人工智能技术用于辅助诊疗中,让计算机"学习"专家医生的医疗知识,模拟医生的思维和诊断推理,从而给出可靠诊断和治疗方案。据报道,在医学领域的人工智能产品中负有盛名的 IBM Watson 通过挖掘医疗文献数据建立医疗专家数据库进行智能判别,可以在 17 秒内阅读 3 469 本医学专著、24.8 万篇论文、69 种治疗方案、61 540 次试验数据、10.6 万份临床报告,运用文本挖掘算法在短时间内迅速成为医学专家。而在中医领域,由于中医具有非常好的数据处理原型,推理过程明晰,与人工智能具有类似的推理逻辑,因此人工智能较早地在中医领域取得了突破,如早期的"关幼波肝炎医疗专家系统",它模拟著名老中医关幼波对肝病诊治的程序,将关幼波大夫的病案、处方等记录的疾病症状、检测指标、用药等信息数字化,根据患者的病症不同,在 2 000 多种症状和化验指标及 170 多种药物的数据基础上进行分析,让计算机从成千上万个处方数据中选出合适的处方,从数据的输入到诊断结束只需十几秒钟。20 世纪 80 年代初专家研制的"林如高骨伤计算机诊疗系统",模拟福建省著名骨伤科老中医林如高诊治疾病的思维过程,该系统在分析林如高大夫医疗经验数据的基础上,重点剖析了 500 个病例数据,并结合中医理论确定了症状表、分型、标准症候群以及处方等,经临床验证,符合率达 98%。这两套系统虽然并未使用到现代意义上的人工智能技术,但是其以机器判断辅助诊疗的思想却与现代发展的大趋势相吻合,并且从疗效上说明了机器智能在促进中医药知识技能应用方面的有效性。

人工智能在医学图片应用主要分为两部分:一是图像识别,应用于感知环节,其主要目的是将影像等图片进行分析,获取一些有意义的信息;二是深度学习,应用于学习和分析环节,通过大量的影像等图片数据和诊断数据,不断对神经元网络进行深度学习训练,促使其掌握诊断能力。Katki HA 等人用深度学习方法分析肺癌的影像图片资料运用到癌症检测中,开发的系统的癌症检出率超越了 4 位顶级的放射科医生,诊断出了人类医生无法诊断出的 7% 的癌症。Andre Esteva 研究团队 2016 年在《自然》发表的一篇研究论文,介绍了运用数据挖掘和人工智能技术检测皮肤癌的智能工具。科学家们应用"卷积神经网络"(convolutional neural network)分析了将近 13 万张临床上的皮肤癌图片,在大量的学习资料下,这个神经网络迅速成为了一名皮肤癌的专家。将神经网络训练下的皮肤癌检测工具与 21 名资深的人类皮肤科医生的进行专业技能的比试,在几种皮肤癌类型的检测中,综合灵敏性和特异性来看,这个神经网络的表现比大部分参与研究的皮肤科医生都要好。

在智能药物研究方面,将人工智能应用于药物研究,基于大数据基础,人工智能通过计算机模拟,可以对药物主要药效成分、药物活性、安全性和副作用等进行预测。美国硅谷公司 Atomwise 通过 IBM 超级计算机,在分子结构数据库中筛选治疗方法,评估出 820 万种药物研发的候选化合物。

以中药复方相关大数据为例,对中药复方相关的病案、处方、生化分子数据、图片数据等进行分析和深度学习,中医药公司在复方新药的研发验证阶段,预测复方药物主要药效成分、评估药效及安全性。基于药物临床试验阶段之前的数据集及早期临床阶段的数据集进行反复模拟深度学习,应用人工智能的方法尽可能及时地预测临床结果。基于个体遗传数据,个性化治疗数据,应用人工智能分析遗传变异对特定疾病的易感性和对复方药物的反应的关系,尽可能地实现个性化的治疗方案,将遗传变异对疾病和药物的影响反馈到药物研发和用药过程,反复模拟训练,构建最佳复方药物 - 药效 - 疾病 -

患者模型。在复方新药研究过程中进行大量的数据积累,配备高性能计算环境,不断地优化的深度学习方法,三者资源配齐就会构建不断提高的状态模型,这正是人工智能的魅力所在。利用三者的关联大大提高复方新药转化效率及医学诊疗效率,并达到精准医疗。

第四节

中药复方新药大数据应用实例与评价

一、中医药文献大数据与中药复方新药组方分析

首都医科大学仓田等于 2012 年以药证为纲领,以陈彤云教授治疗痤疮的 207 个原始处方作为分析对象从多个角度进行分析对比、综合归纳。结果显示,处方中涉及88 味药物,根据出现频次总结出 14 味最为常用药物,并实现了对 207 张处方的药物进行药物功能分类,按药物性味归经分类,实现了基于疾病大批量处方药物的分类鉴定过程。

蓝永豪通过对中国知网 1988 年 2 月~2014 年 11 月医案数据进行分析,通过对选取的当代医家治疗痤疮的医案进行统计分析和关联规则分析后,得出的结论大部分属于临床常用的、现存的、符合传统理论的认识,由此反证应用医案大数据进行分析有效确当。研究通过高频药物组来总结分析痤疮常用中药的配伍应用关系,利用关联规则分析,将症状、治法、用药相互联系并进行分析,研究发现当代医家治疗痤疮的医案中出现的前 15 种高频治法依次为清热、解毒、活血、散结、化瘀、凉血、清肺、健脾、疏肝、化痰、利湿、祛湿、滋阴、清胃、通腑。当代医家治疗痤疮的医案中前 15 味高频中药依次为牡丹皮、连翘、甘草、赤芍、丹参、当归、黄芩、茯苓、生地黄、薏苡仁、蒲公英、白术、柴胡、白花蛇舌草、陈皮等。在药物间的关联方面,除了发现连翘与丹参、金银花与连翘、牡丹皮与茯苓、白术与茯苓这些经典药对外,还发现了四药联用,如牡丹皮、赤芍、甘草、连翘及牡丹皮、黄芩、连翘、甘草,三药联用则有生地黄、牡丹皮、赤芍及金银花、连翘、丹参。

罗山水等人从历代的中医药古籍中,收集到了与小柴胡汤类相关的方剂有 476 首,对这些方剂在策略模式的基础上采用关联规则、聚类分析、主成分分析等方法进行数据挖掘(图 18-4),发现此类方剂主要与十余个药对有关。药对是以中医药基本理论为指导,结合中药本身的功用和性能,选择性的将中药进行一定的组合配对而成。最后发现最核心的药物是柴胡、半夏、人参,且常与理气药和清热药联合应用。另外,还发现含有柴胡的方剂当中约有 60% 的方同时含有黄芩。

二、关联分析技术与中药复方配伍规律

王耘等以 2000 年版《中华人民共和国药典》收载的中药及其药性、功效数据为基础,构建了中药功效与药性关系网络拓扑图,参考面向数据挖掘的中药药性与功效数据

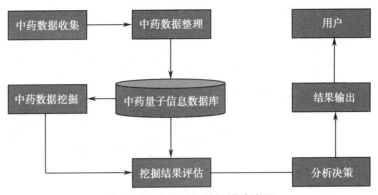

图 18-4 中药数据挖掘模式流程

库的建立文献图,描绘了药物归胃、归心、归肾、归肝、归小肠,苦、寒、凉,益气、利水、祛痰、清热、止咳、祛风、活血、生津、止血、化痰等药性和功效网络关系。根据此网络拓扑图网络中的方向,可以从一类药性或功效的有无推断另一药性或功效的有无。利用上述研究结果,可对部分中药的新功效进行预测并分析不同归经之间的关系等。何前锋等对药物功效数据进行聚类分析,探索了基于功效的中药方剂的配伍规律。于红艳等对中药药性和归经的关系进行关联分析,发现了复发药物组合中联系较为紧密的频繁相集是温 - 辛、寒 - 苦、平 - 甘、凉 - 甘等。尚尔鑫等则对中药配伍禁忌进行了研究,在关联分析中发现部分属性组合热 - 肺、热 - 苦、热 - 胃等在药对中出现的频率较低,而在配伍禁忌中出现的频率却很高,从禁忌的一面提示我们应该避免的复方组合形式。

蓝永豪等人在基于数据挖掘技术分析当代中医名家痤疮验方经验研究中从舌苔、脉象、治法、处方用药等多方面进行关联分析和总结,构建舌象、脉象、治疗方法、用药、治疗方法与病症、治疗方法与药物之前的关联关系,并构建了相应的舌象内关联规则位点结构图谱,展示舌苔情况如苔黄厚、苔黄厚腻、苔微黄、苔白、苔少、苔黄及苔薄等关联关系,脉象内关联规则位点结构图谱,展示脉细、脉沉、脉弦、脉滑、脉数等脉相关联关系,治则治法内关联规则位点结构图谱,展示治则治法如活血、化瘀、散结、化痰、清热、解毒等关联关系。药物内关联规则位点结构图谱,展示治疗痤疮药物白术、茯苓、牡丹皮、黄芩、金银花等关联关系。第一临床症状与第一治则治法外关联规则位点结构图谱,展示面部油腻、面部丘疹、面部痘疹、颊部黑头粉刺等症状与健脾、养血、疏肝等治法之间的关联关系。第一治则治法与第一药物外关联规则位点结构图谱,展示疏肝、清肺、活血、健脾等治法与柴胡、桑白皮、党参等药物之间的关联关系。文章从多个角度、多个维度剖析和评估症状 - 疾病 - 用药之间的关联关系。

三、方法学评价

在数据大增长及精准医学急切需求的背景下,对患者 - 疾病证候 - 复方中药三个要素进行全面数字化,并运用数据挖掘、人工智能等先进计算机大数据处理和分析技术,快速全方位的认识患者 - 疾病 - 复方中药的关联关系,实现中药复方新药的快速鉴定评估及转化,进而促进中医精准医疗,为中医药研究提供了一种创新思路(图 18-5)。

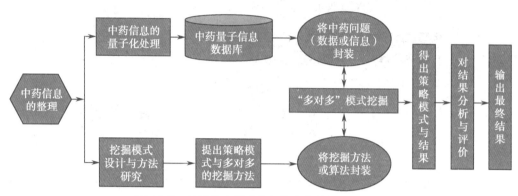

图 18-5　基于策略模式思想的中药数据挖掘流程

中药的药效和毒理是复方新药研发中关注的两大关键指标,中药有许多疗效确切的组方,但中药的用药安全方面有待进一步确认,用药事实上的安全并不是纯粹的安全,还是有很多潜在的未知的危险因素。大部分中药都标明不了具体的分子学药理机制及毒副作用,无法确定中药的有效分子成分及作用机制,而西药有着大量的临床数据和科学理论的支撑,西药的说明书上能清楚地标明该药的药理作用和不良反应发生的概率,因此西药相较中药更能得到现代社会的承认。

大数据分析是当前世界上前沿的热点领域,其发展日新月异,如果能把大数据和人工智能药物发现的技术用于中药研究,将是中药发展的一个里程碑。比如,人工智能通过在中药大数据基础上的深度学习,构建神经网络,并且吸收所有人类已知的单步有机化学反应过程,并解构药物里的分子,就能够尝试任何单一步骤中可以存在的化学反应,通过推导和规划化学反应过程及人体生理反应过程,得到中药的药理和毒理机制。简单来说,就是将中药里的所有化学物质、化学反应、人体生理数据、临床数据进行整合分析,最终找到真正有效的化学物质及在人体内的作用方式。德国明斯特大学有机化学家和人工智能研究员 Marwin Segler 以及他的同事就开发了这样一款人工智能工具,能够预测在任何单一步骤中可以使用的化学反应,工具重复应用深度学习的神经网络来规划多步骤合成,解构所需的分子,直到它最终得到可用的启动试剂。这类技术目前还是雏形阶段,但是未来如果用于中药研究必然引起中药复方新药研究的巨大进步。

机器学习和人的洞察力联合实现弱人工智能将成为大数据在应用领域的主流实现方式,而数据可视化、大数据自动化、大数据云存储、云计算等技术将继续结合特定应用领域实现长足发展。这些亦是我们在考虑中药复方转化大数据分析中需要考虑的方向。比如通过名老中医的经验、古方验方等与现有的数据化评价体系的结合,形成新型的大数据类型。通过对类似功效复方的多样本大数据分析,扩大现有的数据规模,实现云存储模式下的有效统一存储、管理和关联计算的模式,将静态的中药成分大数据分析与动态的个体化的临床表现的数据实现一体化管理分析,在利用大数据实现弱人工智能形式下对数据的挖掘提炼，发现数据中隐含的信息和知识，并以直观简便的可视化图形表现出来，进行交流和传播，必将对中药复方新药的转化起到长远的促进作用。

（严志祥　赵军宁　杨洪军）

参考文献

[1] 王晨，吴志纯.我国药用生物资源开发利用的调查 [J]. 中国科学院院刊，1996, 11 (6): 423-429.

[2] 夏于芬，梁光平.大数据背景下的中药现代化 [J]. 亚太传统医药，2015, 11 (21): 1-3.

[3] WESTRA B L, PETERSON J J. Big data and perioperative nursing [J]. AORN J, 2016, 104 (4): 286-292.

[4] EHRENSTEIN V, NIELSEN H, PEDERSEN A B, et al. Clinical epidemiology in the era of big data: new opportunities, familiar challenges [J/OL]. Clin Epidemiol, 2017, 9: 245-250 [2018-12-18]. https://www. ncbi. nlm. nih. gov/pmc/articles/PMC5413488/. DOI: 10. 2147/CLEP. S129779.

[5] SONG P, HE J, LI F, et al. Innovative measures to combat rare diseases in China: the national rare diseases registry system, larger-scale clinical cohort studies, and studies in combination with precision medicine research [J]. Intractable Rare Dis Res, 2017, 6 (1): 1-5.

[6] HE K Y, GE D, HE M M. Big data analytics for genomic medicine [J]. Int J Mol Sci, 2017, 18 (2): 412.

[7] SHAW A T, OU S H, BANG Y J, et al. Crizotinib in ROS1-rearranged non-small-cell lung cancer [J]. N Engl J Med, 2014, 371 (21): 1963-1971.

[8] BERGETHON K, SHAW A T, OU S H, et al. ROS1 rearrangements define a unique molecular class of lung cancers [J]. J Clin Oncol, 2012, 30 (8): 863-870.

[9] 王琦.中医体质学说研究现状与展望 [J]. 中国中医基础医学杂，2002, 8 (2): 86-95.

[10] LANDER E S, LINTON L M, BIRREN B, et al. Initial sequencing and analysis of the human genome [J]. Nature, 2001, 409 (6822): 860-921.

[11] CAO H, WU H, LUO R, et al. De novo assembly of a haplotype-resolved human genome [J]. Nat Biotechnol, 2015, 33 (6): 617-622.

[12] DURBIN R M, ABECASIS D L, ALTSHULER R M, et al. A map of human genome variation from population-scale sequencing [J]. Nature, 2010, 467 (7319): 1061-1073.

[13] MCVEAN G A, ABECASIS D M, AUTON R M, et al. An integrated map of genetic variation from 1, 092 human genomes [J]. Nature, 2012, 491 (7422): 56-65.

[14] 范月蕾，陈大明，于建荣.生物标志物的研究进展与应用趋势 [J]. 生命的化学，2013, 33 (3): 344-351.

[15] 杨忠，张亚鸥，黄文秀，等.基因组学与生物芯片技术在中药研究与开发中的应用 [J]. 药学学报，2002, 37 (6): 490-496.

[16] 潘文，程涛，牛崇信，等.大数据时代中医药信息的应用 [J]. 中国中医药图书情报杂志，2014, 38 (1): 2-4.

[17] ZHOU X, CHEN S, LIU B, et al. Development of traditional Chinese medicine clinical data warehouse for medical knowledge discovery and decision support [J]. Artif Intell Med, 2010, 48 (2-3): 139-152.

[18] DOEL T, SHAKIR D I, PRATT R, et al. GIFT-Cloud: a data sharing and collaboration platform for medical imaging research [J/OL]. Comput Methods Programs Biomed, 2017, 139: 181-190 [2018-12-18]. https://doi. org/10. 1016/j. cmpb. 2016. 11. 004.

［19］GRIMM D G, ROQUEIRO D, SALOMÉ P A, et al. easyGWAS: a cloud-based platform for comparing the results of genome-wide association studies [J]. Plant Cell, 2017, 29 (1): 5-19.

［20］RISSO N A, NEYEM A, BENEDETTO J I, et al. A cloud-based mobile system to improve respiratory therapy services at home [J/OL]. J Biomed Inform, 2016, 63: 45-53 [2019-03-20]. https://doi. org/10. 1016/j. jbi. 2016. 07. 006.

［21］PAN W, COATRIEUX G, BOUSLIMI D, et al. Secure public cloud platform for medical images sharing [J]. Stud Health Technol Inform, 2015, 210: 251-255.

［22］CHOI M, SCHOLL U I, JI W, et al. Genetic diagnosis by whole exome capture and massively parallel DNA sequencing [J]. Proc Natl Acad Sci USA, 2009, 106 (45): 19096-19101.

［23］GEIHS M, YAN Y, WALTER K, et al. An interactive genome browser of association results from the UK10K cohorts project [J]. Bioinformatics, 2015, 31 (24): 4029-4031.

［24］SUDMANT P H, RAUSCH T, GARDNER E J, et al. An integrated map of structural variation in 2, 504 human genomes [J]. Nature, 2015, 526 (7571): 75-81.

［25］1000 Genomes Project Consortium, AUTON A, BROOKS L D, et al. A global reference for human genetic variation [J]. Nature, 2015, 526 (7571): 68-74.

［26］KANDOTH C, MCLELLAN M D, VANDIN F, et al. Mutational landscape and significance across 12 major cancer types [J]. Nature, 2013, 502 (7471): 333-339.

［27］CHERDYNTSEVA N, GERVAS P, VOROPAEVA E, et al. New variants in the BRCA1 gene in Buryat Mongol breast cancer patients: report from two families [J]. Cancer Biomark, 2017, 18 (3): 291-296.

［28］CHEN S, YAO H, HAN J, et al. Validation of the ITS2 region as a novel DNA barcode for identifying medicinal plant species [J/OL]. PLoS One, 2010, 5 (1): e8613 [2019-01-20]. https://doi. org/10. 1371/journal. pone. 0008613.

［29］China Plant BOL Group, LI D Z, Gao LM, et al. Comparative analysis of a large dataset indicates that internal transcribed spacer (ITS) should be incorporated into the core barcode for seed plants [J]. Proc Natl Acad Sci U S A, 2011, 108 (49): 19641-19646.

［30］YAO H, SONG J, LIU C, et al. Use of ITS2 region as the universal DNA barcode for plants and animals [J/OL]. PLoS One, 2010, 5 (10): e13102 [2019-01-20]. https://doi. org/10. 1371/journal. pone. 0013102.

［31］XU S, LI D, LI J, et al. Evaluation of the DNA barcodes in Dendrobium (Orchidaceae) from mainland Asia [J/OL]. PLoS One, 2015, 10 (1): e0115168 [2019-01-20]. https://doi. org/10. 1371/journal. pone. 0115168.

［32］艾立, 罗国安, 王义明. 腰宁胶囊 HPLC 指纹图谱研究 [J]. 中成药, 2008, 30 (11): 1409-1412.

［33］黄月纯, 魏刚, 尹雪. 广藿香不同部位 HPLC 指纹图谱的比较研究 [J]. 中成药, 2008, 30 (8): 1096-1099.

［34］孙国祥, 侯志飞, 李文颖, 等. 中药多元多维指纹图谱特征与构成方式及评价方法研究 [J]. 中南药学, 2014, 12 (6): 497-504.

［35］卢佩章, 梁鑫淼, 肖红斌. 中药组分智能统一指纹数据库 [J]. 化学进展, 1995, 2 (11): 199-201.

［36］JIANG Q Y, ZHENG M S, YANG X J, et al. Analysis of molecular networks and targets mining of Chinese herbal medicines on anti-aging [J/OL]. BMC Complement Altern Med, 2016, 16 (1): 520 [2019-01-20]. https://bmccomplementmedtherapies. biomedcentral. com/articles/10. 1186/s12906-016-1513-2. DOI: 10. 1186/s12906-016-1513-2

［37］任毅,陈志强,张敏州,等.当代名老中医治疗冠心病用药规律的聚类分析 [J].中国中西医结合杂志,2016,36 (4): 411-414.

［38］胡国华,袁树杰.人工智能研究现状与展望 [J].淮南师范学院学报,2006,3 (8): 22-24.

［39］KATKI H A, KOVALCHIK S A, BERG C D, et al. Development and validation of risk models to select ever-smokers for CT lung cancer screening [J]. JAMA, 2016, 315 (21): 2300-2311.

［40］ANDRE E, BRETT K, ROBERTO A, et al. Dermatologist-level classification of skin cancer with deep neural networks [J]. Nature, 2017, 542 (7639): 115-118.

［41］仓田,王萍,曲剑华.陈彤云治疗痤疮临床药证研究 [J].北京中医药,2010,29 (5): 329-332.

［42］蓝永豪.基于数据挖掘技术分析当代中医名家痤疮验方经验研究 [D].南京:南京中医药大学,2016.

［43］罗山水,章新友,张春强,等.基于策略模式的中药数据挖掘研究与系统设计 [J].世界科学技术——中医药现代化,2015,17 (5): 929-933.

［44］王耘,李江,石宇峰,等.面向数据挖掘的中药药性与功效数据库的建立 [J].中国中医药信息杂志,2010,17 (9): 95-97.

［45］何前锋,周雪忠,周忠眉,等.基于中药功效的聚类分析 [J].中国中医药信息杂志,2004,11 (6): 561-562.

［46］于红艳,许成刚.关联挖掘技术在中药药性及其他属性间关系的应用研究 [J].中国实验方剂学杂志,2013,19 (14): 343-346.

［47］尚尔鑫,范欣生,段金廒,等.基于关联规则的中药配伍禁忌配伍特点的分析 [J].南京中医药大学学报,2010,26 (6): 421-424.

第十九章

基于临床经验方的中药复方新药转化

中医学能够几千年来不断发展，离不开历代名老中医经验的积累和传承。名老中医经验是他们深厚中医药理论与丰富临床实践经验相结合的结晶，是中医药学的宝贵财富。我国有中医机构近4万家，中医执业医师30多万人，拥有大量临床经验丰富的知名专家名师。以国医大师和国家级名老中医为例，国医大师是代表我国中医临床最高水平的国家级名中医，分别在2009年、2014年和2017年共评出90位。另外还遴选出国家级名老中医数百名。尽管各类名医众多，但是鲜有如补阳还五汤、补中益气汤、小柴胡汤等广泛应用的方剂出现，或如六味地黄丸、藿香正气水一样广泛使用的中成药产生。究其原因，通过文献研究可以发现，目前对名老中医的研究大多局限于回顾性的临床经验总结、对具体病证学术见解的阐释，或经验方的介绍，而缺乏对名老中医学术思想方法多层次探讨和对其经验方的多中心、大样本、前瞻性的临床研究，以至许多名老中医的学术经验没有得到很好的推广和应用。

转化医学（translational medicine）是为了解决基础研究与临床脱节所提出的一种新的医学研究方式。倡导以患者为中心，从临床工作中发现和提出问题，由基础研究人员进行深入研究，然后再将基础科研成果快速转向临床应用，通过基础与临床科技工作者密切合作，提高医疗总体水平。但是随着转化医学的不断发展，其定义和内涵也在不断变化和丰富。转化医学模式主要分为Ⅰ型转化医学和Ⅱ型转化医学，分别用于解决如何进行转化研究及应用推广问题。其中Ⅰ型转化医学是人们所常说的从实验台到病床，主要是将基础研究成果应用到临床前期或者临床研究，为狭义概念；Ⅱ型转化医学是常被科学工作者所忽视的"循证基础上的应用推广"（evidence-based implementation and sustainability），属于广义范畴。

中医学的传统研究模式虽然没有实验室的研究，但是"临床—理论—临床"这个循环往复、不断提升的轨迹与转化医学相似，转化医学的核心理念与中医思想相通，其兴起为中医药发展提供了机遇。传统中医与西医学语言甚至现代社会语言相通性差，难以被现代人接受，这就有必要借鉴转化医学理念将传统中医的相关理论进行转化，从临床中发现问题、提出问题，并与基础学科结合开展研究，最终服务于临床。

第一节

概念与转化现状

一、临床经验方的概念和内涵

（一）名老中医经验方

名老中医是将中医药学基本理论、前人经验与当今实践相结合,解决临床疑难问题的典范,代表着当前中医学术和临床发展的最高水平,是当代中医药学术发展的杰出代表。名老中医有效经验方是指名老中医在长期临床实践中形成的组成相对固定,主治、功效明确的处方,多基于名老中医本人反复临床实践总结而成,或是继承人通过各种跟师方式传承而来。

（二）医疗机构中药制剂

中药制剂的应用源远流长,如在战国秦汉年间形成的《黄帝内经》中就已有丸、散、膏、汤等剂型使用的记载。《伤寒杂病论》所用剂型种类更是远远超过了以往医籍和简牍所载医方内容,计有汤剂、丸剂、散剂、酒剂、洗剂、浴剂、熏剂、滴耳剂、灌鼻剂、软膏剂、肛门栓剂、阴道栓剂等不同剂型。

医疗机构制剂,是指医疗机构根据本单位临床需要经批准而配制、自用的固定处方制剂。医疗机构中药制剂是中医院或综合医院中医科为了满足临床诊疗的需要,以临床应用效果良好的中药处方为基础,经过一系列研究,按照国家相关政策规定获得的仅供自己医院或限定单位使用的药品。中药医疗机构制剂多数是由经典名方、名老中医经验方等转化而来,深受百姓欢迎。

二、临床经验方新药转化的意义和现状

（一）名老中医经验方的新药转化

名老中医基于长期的临床实践和诊疗经验积累,能够总结提炼一些有效方药的雏形,但如何形成临床中可重复和推广的疗效确切方药是一个难题。将名老中医的经验方转化为中药新药,为名老中医经验的重复和更大范围地惠及人民群众提供了途径。

基于名老中医经验方转化获得的中药新药目前没有详细的数据,但是部分基于名

老中医经验方转化的中药新药疗效显著,应用广泛,创造了社会价值和经济价值,如:苏黄止咳胶囊、通心络胶囊、胆宁片等。因此中医传统知识的传承是中药新药创制的前提,而中药新药创制是中医传承的重要内容之一,也是中医学术思想传播的重要体现。

(二) 医疗机构中药制剂的新药转化

医疗机构中药制剂已成为制药企业研发中药新药重要的选题来源。有文献报道,我国已批准上市的中成药有 90% 以上的品种是在医疗机构制剂的基础上开发出来的,知名中成药如三九胃泰、壮骨关节丸、小儿龙牡壮骨冲剂、荆银颗粒、复方丹参滴丸、薏苡仁油(康莱特注射液)、胃苏颗粒、通心络胶囊等都是从医疗机构制剂发展为商品制剂的。

医疗机构中药制剂转化新药尽管有着得天独厚的优势,但是医疗机构中药复方新药的研发面临越来越多的挑战,近些年来转化成功品种越来越少也是不争的事实。以北京市和广东省为例,2016 年有文献报道,北京市对 130 家医疗机构进行调研,从医疗机构制剂转化新药数量来看,仅有 8 家医疗机构开展新药转化工作,共涉及转化成新药的品种有 9 个,占制剂品种总数的 0.38%。2016 年广东省制订的《广东省医疗机构制剂规范》中收录了 806 个中药制剂,但调查广东省 123 家三级甲等医疗机构,进行中药复方新药开发的医疗机构寥寥无几,转化为新药的品种数量极少。

医疗机构制剂是我国中药新药的摇篮和源泉,在医疗机构制剂的基础上进一步开发研制新药,可大大缩短研究周期,但医疗机构制剂与新药还有一定的差距,必须认识到新药开发的艰巨性。

三、临床经验方的新药转化问题

因为名老中医经验方多开发为院内制剂,故以院内制剂为代表,讨论临床经验方新药转化存在的问题。

(一) 组方不合理

医疗机构制剂为临床医生的临床实践经验总结,在选方上存在一定的优势,但同样存在选方难度大的问题。例如,有的处方中应用毒性药材、濒危野生药材,但不能提供充分的必要性研究资料;有的与同类品种组方类同,没有优势;有的处方较大,成分复杂,质量标准难以制定,导致医疗机构对于这些中药新药开发望而却步,企业也较难选择开发、转化此类品种。

(二) 早期研究不规范

部分医疗机构制剂在前期研究时,未进行充分的临床观察,导致中医辨证、临床定位等较难把握。有的临床经验方虽是在临床反复使用中形成,但未对相关病例进行规范化观察,有效性得不到确认。研究不规范主要包括临床定位不明确、临床试验设计不规范、缺乏科学的评价体系等。

(三) 医疗机构新药研发能力不足

中药新药开发全过程既涉及医学、药学知识,也涉及相关的法律法规,比如立项调研,药学、药理毒理学研究,以及研究过程与新药注册相关的法规,且各研究方向的人员必须进行协同合作,因此大部分医疗机构不具备如此完整的科研开发平台。

(四) 新药开发经费不足

中药复方新药开发研究的经费日益渐长,临床前研究与临床试验阶段,所需经费达几千万元。我国公立医疗机构工作的重点在临床医疗,忽视对临床经验的总结及基于此的新药开发和成果转化,很难有足够的资金进行新药开发。目前医疗机构主要依靠国家、省市设立的新药开发专项以及其他相关科研课题的经费开展研究,但绝大部分的课题资助经费太少,难以支持中药新药开发。

另外医疗机构制剂多为名医验方,部分医疗机构不注意制剂知识产权保护,将制剂处方等关键信息公开,导致失去知识产权也是影响新药转化的因素之一。

四、临床经验方的新药转化策略

转化医学已经成为医学研究的重要趋势和前沿领域。随着转化医学理念和模式的不断发展,中医药发展迎来了重大机遇。重视临床需求,开展基础研究供给侧创新和中药新药转化,是中医药研究的未来方向和出路。临床经验方,包括名老中医经验方和医疗机构制剂,是根据各家所长形成,拥有长期临床经验的积累,其临床基础好,疗效确切,在中药复方新药的开发上具有得天独厚的优势,是中医药转化医学研究的重要内容。

目前我国已有相关举措大力支持中药新药的开发,如国家科学技术部设立的"国家科技重大专项重大新药创制专项"、国家中医药管理局设立的"中药新药开发专项"以及部分省市设立的"新药研究开发专项""创新药物研究与开发专项"等项目,有些医疗机构内部也设置了新药开发专项,鼓励进行中药新药的开发。

根据对医疗机构制剂转化新药中存在主要问题的分析,结合对转化成功案例的剖析,临床经验方的中药新药转化可以从以下几个方面进行提高:

(一) 合理筛选处方

医疗机构在中药复方新药选方时,应重点考察以下内容,包括是否具有临床特色、是否疗效确切、适应证范围明确、是否毒副作用较小、是否具有市场前景,充分做好评估工作。

对于组成复杂的组方,需要具体问题具体分析,不要一味回避,要视临床疗效而定夺。也可结合临床观察,从处方的药味组成、药量配比、功效和适应证确定以及有效性方面进行优化。

(二) 规范临床疗效评价

在中药新药的转化研究时,首先要明确临床定位,其次要规范设计临床试验,选择合适的对照,建立科学的评价指标,尽量收集量化数据,规范安全性数据的收集和评价。

(三) 建立完善的中药复方新药研发平台

中药新药的转化需要多学科、多部门的密切配合协作,所以医疗机构需要设置相关的管理部门,进行医疗机构新药开发项目管理。通过研发平台的建立,产、学、研深度结合,制药企业、专业院校、医疗机构、科研单位等各自在新药研发中的优势互补并得以充分发挥,从而更好促进中药新药的研发、转化。

(四) 重视成果转化

科技成果转化是科技兴院、培育经济新增长点的关键。医疗机构进行中药新药转化前,需对该品种与上市的同类品种进行对比,及时申请处方专利保护,拥有自主知识产权。科研人员在进行医疗机构制剂的科研立题时就要有市场化和产业化的概念,成果完成后应迅速向产业化、市场化和临床应用的方向发展。

第二节

基本思路与方法

名老中医经验方和医疗机构制剂一般多为中药复方,故从中药复方新药转化的角度谈谈临床经验方的转化研究。临床经验方和医疗机构制剂向中药新药的转化,首先是通过大量的临床观察和经方的实践经验,提出临床命题,开展基础研究,了解疾病及方证的生物学机制;在基础研究奠定基础后,根据法规要求和循证医学理念,进行疗效评价,整个过程体现的是转化医学的双向研究,即采取从临床到基础(from bedside to bench)然后再从基础回到临床的路径。中药复方新药研发要重视选择和加快具有临床价值药物的研发,因此研究团队要有顶层设计,从立项论证开始、经过工艺确定、质控标准的建立、药理毒理评价到申报要全程管理到位。

一、立题目的与依据

中药复方立项依据首先要重视的是该方的临床应用经验总结,如是医疗机构制剂应说明临床应用的疗效、特点及安全信息。其次是全方和组方中饮片的文献研究综述,以提示临床定位的合理性和有效性。研发团队早期的实验研究资料也作为立项依据的一部分。几方面材料的综合分析评价共同完成立项依据,提示研发的必要性、创新性。

新药研发的立题目的是解决临床需求,核心是研发具有临床价值的药物。因此,对临床治疗现状的认识和分析,人用经验的总结,以及申报药物的有效性和安全性研究数据等构成了立题依据。从临床技术评价角度,临床研究开展前所进行的组方合理性分析、人用经验总结和临床研究方案设计均是对于申报药物的成药性评价,所有临床前研究的内容都是为了预测和提示新药的可能临床效果。

(一) 组方合理性

从中药新药临床评价角度,2007 年版《药品注册管理办法》明确规定:中药复方制剂应在传统医药理论指导下组方。2005 年《中药、天然药物申请临床研究的医学理论及文献资料撰写原则》也具体指出:"应详细说明处方来源、应用、筛选或演变过程及筛选的依据等情况。来源于古方的应该详细说明其具体出处、演变情况,现在的认识及其依据。"因此,合理组方是决定中药复方新药研发成败的关键,中药复方新药的处方应遵循中医理论,合理阐述方解,确保理法方药的一致性。

大部分中药复方制剂来源于临床实践,或为古方、名方,或为临床经验方和医疗机构制剂等演变而来，为了更适宜新药开发，通常应该进行组方优化。组方优化就是把新药组方变得更好的过程，使之更接近于简、便、廉、效等优点。优化后的处方，应该围绕拟定主治病证重点从病因病机、辨病、辨证理论、理法方药的一致性、作用特点、临床治疗特色、与同类品种在有效性、安全性以及卫生经济学等方面有何优势等进行阐述。但是，临床经验方或医疗机构制剂包含着重要的人体有效性和安全性信息，对中药新药研发具有很高的参考价值，而研发者出于对中药新药成药性的考虑，往往会改变处方（包括药味和剂量）、提取工艺等，从而削弱了原有的有效性和安全性，甚至导致无效或出现安全性问题，造成将"有效安全的处方"变成为"无效或不安全的制剂"。比如治疗风湿性关节炎的很多药物是有毒药材，在开发新药时为了安全性而删除了具有毒性的药物，但这将对其有效性造成影响。因此，对于中药复方新药，为保证药品的有效性和安全性，首先建议在研究中尽量不将处方和工艺改变太大，这是组方优化时应特别予以关注的重要问题。

（二）人用经验

人用经验是支持中药复方新药有效性和安全性的重要依据。人用经验的核心要素是有效性和安全性依据，是申请临床试验的立题关键。与临床经验不同，人用经验涵盖了更为丰富、复杂的信息内容。临床经验是医生在为患者诊断和治疗疾病的实践过程中所得到的知识或技能。人用经验涵盖了中医学、西医学、习用药材和临床应用情况等内容。在临床应用方面，提供的有效性和安全性数据应具有一定的科学性和可靠性。研究资料可以是来源于申报品种被列入临床指南和医学典籍的情况，也可以是来源于临床观察性论文、小样本的随机对照试验研究、病案报道和经验总结等。

二、药学研究

（一）药材研究

没有合格、稳定的药材就没有均一、稳定的新药。没有药材的安全性、有效性就没有新药的安全性、有效性，所以药材研究是中药新药药学研究的主要内容之一。中药新药研发处方中的中药大多为植物药物，其本身的药理作用会受到基源、产地、采收季节等自然因素的影响。我国法定的药材标准中包含了大量的地方药材标准，地方标准中包含了不少"同名异物""同物异名"的药材，在新药研究中，当处方当中含有此类药材时应关注基源的准确性问题。

药材基源决定药材的来源，来源于不同科属的药材，其有效物质或有毒物质含量必然不同，造成药理毒理作用存在一定差异，临床疗效也必然有所差异，甚至会出现临床应用中的安全性问题。如：关木通为马兜铃科植物东北马兜铃（*Aristolochia manshuriensisKom.*）的去栓皮干燥木质藤茎，曾作为常用中药在临床使用。然而近年来研究结果表明，关木通所含的马兜铃酸 A 可导致急性肾小管上皮细胞坏死，并在临床使用过程中出现了严重的不良反应。大青叶在华东地区常用十字花科植物菘蓝 *Isatis indigodica* Fort. 的干燥叶,华南和四川地区习惯用爵床科植物马蓝 *Strobilanthescusia (Nees) Ktze.* 的干燥叶,湖南、江西、贵州等地习惯用马鞭草科植物大青 *Clerodendron cyrtophyllum Turcz.* 的干燥叶,东北地区常用蓼科植物蓼蓝 *Polygonum tinctorium* Ait. 的干燥叶,上述 4 种大青叶所含的主要成分不尽相同,其临床疗效也不同。因此中药新药研发中要重视药材的基源和产地研究,在批准临床试验前,需通过研究固定基源和产地,以保证中药新药物质基础的有效性和安全性。

在药材来源研究中需要注意以下内容:

(1)同一药材不同栽培变种之间的药用物质基础是否相同,建议在药材研究中将药材追溯到栽培变种,可以对药材进行更好地控制并且能保持原料的一致性。

(2)药用部位不同对药效是否有影响,建议加强对同一药材不同药用部位的基础研究,根据研究结果确定符合新药研究要求的药材药用部位。

(3)地域环境对药材的生长发育和有效成分的积累影响如何,道地药材的概念和现代研究表明不同产地药材的质量差异较大,药材产地不固定无法保证药材质量稳定,建议对不同产地的药材进行对比研究,根据研究结果固定符合新药要求的药材产地,以保证药材质量的稳定。

(4)药材采收和加工对药材质量的影响。古人云"三月茵陈四月蒿,五月砍了当柴烧",药材采收是药材生产中的重要环节,直接影响着药材的质量与产量,所以建议确定药材采收时间时应有充分的研究数据支持。除了受到其品种、产地、采收季节等因素的影响外,加工方法是否适当也与药材的质量高低有很大的关系,由初加工环节引发中药饮片质量问题屡见不鲜,建议对不同的药材加工方法进行对比研究,依据充分的研究数据确定产地加工方法。

(5)药材贮藏方法及时间对药材质量的影响。以含挥发性成分的药材为例,因挥发油类成分易受温度、湿度和光照等因素影响,发生品质变化,降低药效,直接影响药材质量,建议确定药材贮藏方法及时间应有充分的研究数据支持。

目前药材研究中质量标准问题主要是未建立符合中药新药特点的药材质量标准。药材标准主要是满足《中华人民共和国药典》标准、部颁标准与各省、直辖市、自治区的地方标准,但药材标准对于所研究的新药来讲质量控制水平偏低,无法全面控制药材质量,不能满足新药制剂对药材质量的要求,进而影响新药的安全、有效、均一和稳定。因此,中药新药研发中建议所用药材的质量标准应符合新药质量控制的特点和要求,新药质量标准控制的项目应在相应的药材质量标准中有所体现,以保证新药所用药材的质量。药材研究是中药新药研发的前提和基础,它贯穿于整个新药研究全过程,应予以充分重视。

(二)工艺研究

中药复方新药工艺研究是指根据临床用药和制剂要求,用适宜溶剂和方法从饮片中富集有效物质、除去杂质的过程,目的是使复方新药制剂优化临床经验方的有效性和安全性,使其符合工业化生产的要求,并达到质量的稳定和均一,因此设计科学、合理的工艺路线至关重要。科学合理的工艺既可以保证新药的有效性,也可减少安全性方面的风险。

目前,药学研究中关于工艺合理性和稳定性、制剂制备工艺充分程度、剂型选择是否合理等问题已不再是临床试验前的评价重点。表面看是降低了新药临床试验前药学研究的门槛,但实际上是对药学研究者提出了更高的要求,这些风险都由研究者来承担。

中药复方新药工艺路线设计是在认真分析或研究处方中每味药物性质及所含主要成分的基础上,针对临床治疗病症,结合传统临床用药工艺进行设计,并充分考虑其安全性和有效性。对于来源于临床经验方和医疗机构制剂的中药复方新药,工艺研究应围绕临床应用的有效性、安全性开展相关工作。复方新药的工艺路线可以按照临床用药时的工艺来进行研究,或在已有研究的基础上进一步提高。若采用与临床用药时的制备工艺不同的工艺路线,应有充分的研究数据阐明该工艺路线的科学性、合理性,如与传统临床用药工艺进行比较研究,证实其有效性,以及有效成分或特征成分的转移率等说明其工艺路线设计的合理性。

中药复方新药的工艺研究的评价指标的合理性是评价工艺科学性的基础,在选择评价指标时应该注意以下内容:

1. 根据临床治疗病症选择合适的指标成分作为工艺研究的评价指标　中药复方的成分非常复杂,同一药材在不同的复方中可能有不同的作用,若不考虑临床适应证,仅以某一个可检测成分作为评价指标,则很可能导致临床疗效下降。例如山楂在复方中既可水提有机酸类以助消化,也可醇提黄酮类以治疗心血管疾病。若以消化不良为适应证的复方中的山楂采用黄酮类作为评价指标,则复方新药的疗效肯定会有所下降。因此工艺研究应根据方剂的功能主治,分析每味中药的有效成分或特征成分与药理作用,选择合适的多指标成分作为评价指标,筛选出合理的工艺条件。

2. 选择与临床疗效密切相关的药效学指标作为工艺研究的评价指标　由于中药复方成分的复杂,单一的化学成分难以代表复方制剂的功效,可以考虑选择药效学指标作为评价指标,但中医证候模型或现代医学的病证结合模型与人类证候或疾病均有很大的不同,所以以主要药效学指标筛选工艺时应选择与临床治疗病证相关性较好的模型和指标,否则,确定工艺路线的合理性会存在问题,从而影响复方新药的有效性、安全性。由于工艺筛选中采用药效进行评价也有其局限性,故在药效学评价的基础上还应与复方新药制剂中有效成分或特征成分检测结果一起综合考虑,并与传统工艺进行对比研究,以更好地说明其临床疗效。

3. 选择必要的毒理学指标作为工艺研究的评价指标　目前,中药复方新药工艺研究在生物学方面多以药效学作为评价指标,缺少毒理学作为评价指标。因为单纯考虑有效性,忽视了安全性,提取纯化工艺在富集有效成分的同时可能也富集了毒性成分,导致复方新药出现安全性问题。例如，某复方新药的处方在临床使用中安全有效，工艺研究时采用药效学指标及处方药材所含成分进行了筛选，确定了"合理的"工艺，但是动物重复给药毒性试验中发现该新药制剂具有明显的肝、肾毒性。因此，应具有"毒效结合"的理念，中药复方新药工艺研究中必要时增加毒理学作为评价指标，这一理念对于含有毒性药材的复方新药工艺研究尤为重要。

（三）药品质量标准研究

中药质量标准是中药产、供、销、储、用和监督管理过程中的基本准则和法定依据。中药新药的质量控制，是在借鉴化学药物质量控制方法、参考天然药物质量控制模式的基础上建立和发展起来的，其研究内容的主要部分是利用光谱、色谱为主的理化鉴别和含量测定。就中药复方制剂而言，在现有新药研发的技术水平和研究方法条件下，虽然难以掌握中药复方中全部成分信息，单一检测任何一种活性成分都难以确切反映其整体疗效，但是基于质量源于设计的理念进行质量标准设计，重视体现中医药理论特色，选择恰当的测定指标，是完全可以达到控制产品质量和体现临床疗效目的的。

合理选择含量测定的指标是中药复方新药质量标准研究中的关键问题。含量测定指标的选择应着重关注以下几个方面：

1. 指标与临床适应证的关系　中药成分复杂，不同成分可能发挥不同的药理作用，所以治疗控制的检测成分需要根据适应证合理选择。如某药以大黄为君药，拟用于通便，若仅测定活性为消炎作用的游离蒽醌含量，而不测定大黄中的活性为泻下的结合蒽醌的含量，则不能反映产品的临床效果。

2. 指标与产品安全性的关系　有毒中药材是中药治疗疾病的重要组成部分，在质量标准中应关注有毒成分的含量。如雷公藤中的雷公藤甲素、马钱子中的士的宁等均为药材中的毒性成分，质量标准需对其重点监控。

3. 指标与研发工艺的关系　中药复方药物工艺可能同时涉及水提、醇提、提取挥发油等方面内容，如果质量标准中仅选择其中部分工艺获得的成分，未控制其他工艺路线，则不能对工艺路线的整体进行全面控制。

总之，中药新药研发的质量标准研究需以临床应用为导向，将新药"安全、有效、均一、稳定"作为质量标准研究的目标，抛弃"完成作业式"的质量标准研究理念，探索一种符合中医药特点、以临床疗效为导向的中药新药质量标准研究模式。

三、药理毒理研究

（一）药效学研究

为鼓励中药复方研发中积极探索适合中药复方研究的思路与方法，需探索建立一种反映中医特色的病证结合的中药新药药效学研发模式。下面对中药新药药效学试验设计的关键点简要进行讨论。

1. 试验模型与指标选择 在试验模型选择时,应根据临床定位和品种特点,加强证候模型和病证结合模型的应用,选择与疾病相关性强的模型。一般情况下还应在多个模型上进行验证。如定位于骨质疏松,应明确骨质疏松的临床类型,根据不同疾病类型选择相应的动物模型。

指标选择时应关注指标与适应证的特异性。检测指标应公认、敏感、特异、客观、定量,尽量不采用主观性强、过时的方法。在突出方-证的适配性证候理论研究的基础上,引入先进的研究理念和技术,探究疾病发生发展的生物学本质,寻找证候产生的主要生物标志物,阐明作用于复杂生命体的具有复杂化学体系的中药复方的干预实质,应在药效学研究中受到重视。

2. 给药方式与给药途径 药效学试验给药方式包括治疗给药和预防给药。对于某些中药,药效学试验采用治疗给药存在困难,预防给药试验具有一定价值。但是,需要综合考虑各方面因素,尽可能采用治疗给药。对于某些适应证,必须具有治疗给药的试验,如降脂、降压类药物,应在模型成功后进行治疗给药作用的考察。给药途径一般应采用临床拟用途径,如不采用临床拟用给药途径,应有充分的理由。

3. 分组和给药剂量 分组时要保证组间均衡性,以具有可比性,评价药物作用。必要时应通过相应指标来检测模型成功性。

根据临床人拟用剂量、预试验结果、其他试验信息等,合理设计给药剂量。一般情况下,应至少设计3个剂量。

4. 阳性药 阳性药的主要目的是为了验证试验系统的可靠性,因此应根据研究目的的需要选择阳性药。应选择公认有效的已上市药物中药,也可选择化学药。

5. 检测时间 应根据相关信息或不同的试验目的进行选择合理的检测时间,如模型形成时间、药物的起效时间、探索时效关系的要求(必要时)等。如去势形成骨质疏松模型至少需要3个月,肝纤维化模型形成也需较长时间等,药物一般也需达到一定的疗程后才能起效,此时检测时间要根据模型形成和药物起效时间等因素进行确定。此外,若需探索作用-时间关系,需要增加检测时间点以探索药物作用动态过程。

总之,中药新药药效学试验应遵循的总体思路是:药物开发的最终目标是满足临床需求,药效学试验必须紧密围绕临床目标,为临床试验提供支持信息。在明确临床定位的基础上,根据临床定位并结合品种具体特点,进行针对性的药效学试验,要通过药效学研究,来探索药物的作用特点,为后期临床试验设计提供研究方向和参考信息。

(二)毒理学研究

2014年5月原国家食品药品监督管理总局发布了《药物单次给药毒性试验技术研究技术指导原则》,该指导原则规定:"急性毒性(acute toxicity)是指药物在单次或24小时内多次给予后一定时间内所产生的毒性反应。狭义的单次给药毒性研究(single dose toxicity study)是考察单次给予受试物后所产生的急性毒性反应。本指导原则所指为广义的单次给药毒性研究,可采用单次或 24 小时内多次给药的方式获得药物急性毒性信息。"相关研究应该严格按照指导原则进行,用于支持药品注册的单次给药毒性试验必须执行《药物非临床研究质量管理规范》。

药物重复给药毒性试验是药物研发体系的有机组成部分,研究周期长、耗资高、工作量大,若因试验设计不合理,不能给临床提供更多的有用信息,会影响新药研究的进度。下面对目前重复给药试验中存在的主要问题进行探讨:

重复给药毒性试验周期应根据适应证特点及中医临床定位来确定,要重视与其他药理毒理试验设计和研究结果的关联性,要关注同类药物临床使用情况、临床适应证和用药人群、临床用药方案,还要结合受试物理化性质和作用特点,使得重复给药毒性试验结果与其他药理毒理试验研究互为说明、补充和/或印证。如用于治疗高脂血症中药新药,根据其疾病病理过程,临床可能会长期使用,一般需按最长给药周期设计重复给药毒性试验;试验中除观察总胆固醇和甘油三酯以外,还应观察低密度脂蛋白、极低密度脂蛋白、高密度脂蛋白等指标。如定位于治疗绝经后骨质疏松的中药新药,组方中含植物雌激素类药物,除了观察一般性指标外,还应增加观察性激素、血清钙、磷等生化指标,若药效学发现其对雌二醇有明显的升高作用,重复给药毒性试验还应密切关注受试物对子宫内膜的影响。

四、临床试验设计

临床试验的目的是证实试验药物的有效性和安全性,临床研究方案是中药复方新药研发的基本技术路线,因此,建立科学严谨的临床研究方案是开展研究并取得高质量证据的前提。

每一个中药新药的处方组成和功能主治、制剂工艺和剂型特点、实验研究和临床经验等都存在不同程度的差异,所以不同品种所适应的证型和兼证、人群的特点、服药方式和作用特点、起效时间和强度,可能的不良反应等多个方面都可能存在差异,临床研究设计因此也可能存在不同。但是目前,中药新药设计方案普遍存在类同现象,墨守成规,缺少个性化特点。以治疗冠心病心绞痛的中药新药研究为例,治疗气虚血瘀型心绞痛的中药新药有数十种,其处方不同,制剂工艺各异,但其疗效评价、临床特点在说明书中却大同小异。实际上每个新药都有自己的作用特点,因为在临床试验设计中被忽略,导致在临床试验中未注意观察,在资料总结分析中没有提炼,以至于在上市后药品缺乏特色。

总结近年来中药新药临床试验申报资料中临床试验设计不合理情况,主要表现在以下方面:临床试验目的不清,试验分期无区别,缺乏逻辑性,纳入人群、对照选择、观察时点和疗程、剂量、服药方法不合理,疗效判定标准不合理和临床试验质量控制存在问题等。

临床试验方案设计时,首先要依据相关的法规和一般指导原则,其次是参考具体疾病的指导原则。2002年版《中药新药临床研究指导原则》实施已10余年,曾在中药新药的临床研究中发挥了重要的指导作用,但是随着现代医学的发展和中药新药临床研究水平的进步,已难以起到相应的指导作用。为进一步指导、规范中药新药的临床研究,原国家食品药品监督管理总局于2015年11月颁布了《中药新药临床研究一般原则》作为各适应证临床研究的总则,大幅度提高了中药临床试验的整体技术要求,强调体现中药新药临床优势与特点,要充分体现中药新药的临床价值;强调临床研究计划的制定,推进早期探索性试验,加强早期风险评估;详细阐述设计关键内容,以加载试验设计、剂量探索等作为中药新药临床试验常用的设计方法;有效性评价强调临床终点指标及临床价值的体现;完善和提高中药新药安全性评价要求;加强临床试验质量控制。

名老中医经验方和医疗机构制剂的新药转化时,人用经验应是临床试验方案设计的基础,临床定位是核心。好的临床试验方案设计建立在对可靠的人用经验准确把握的基础之上,进一步确定药物的临床定位,然后选择合适的疗效评价指标,使其能够符合疾病发生发展的演变规律及现阶段医学进展,并能挖掘出药物在目标适应证治疗中的作用、地位及潜在的临床价值,体现中医药的特点。下面就中药新药临床试验的关键问题进行讨论阐述,以供名老中医经验方和医疗机构制剂在新药转化方案设计和实施时考虑和参考。

（一）临床定位

《中药新药临床研究一般原则》中指出:临床定位是指中药新药在拟定目标适应证中预期的治疗作用,该作用应具有公认的临床价值。确定药物的临床定位需考虑:适应证疾病发生发展演变规律;适应证疾病现阶段医学进展,所能达到的治疗水平,中医药目前在目标适应证治疗中的作用和地位及药物潜在的临床价值;需明确是治疗用药还是预防用药,是影响疾病进程还是改善症状,是联合现有治疗方法还是单独使用等。

以2017年12月原国家食品药品监督管理总局药品审评中心发布的《中药新药用于类风湿关节炎的临床研究技术指导原则》为例,根据所开发新药特点、临床运用经验、前期的研究结果合理假设临床定位,治疗类风湿关节炎的中药新药的临床定位可以从以下几个方面考虑:

1. 改善临床症状或体征　在不影响原有治疗方案疗效的前提下,中药新药可以定位在缓解疼痛等与类风湿关节炎疾病相关的临床症状或体征上,比如关节疼痛、肿胀、晨僵及关节功能受限等。

2. 改善病情　与改善病情的抗风湿性药物(disease-modifying anti-rheumatic drugs, DMARDs)联合应用,或者单独使用新药治疗,评价中药新药通过缓解病情、降低疾病活动度,保持躯体功能,提高生活质量的临床疗效。

3. 延缓放射学进展　类风湿关节炎以关节滑膜慢性炎症为主要表现,最终导致软骨与骨破坏、关节结构失常,造成关节活动受限、肢体残疾,因此,骨破坏一直是临床关注的重点,中药新药研究也可以定位于延缓放射学进展。

为体现中药新药的特色,除了发布的指导原则明确提出的临床定位外,中药新药也可以考虑其他方面的临床定位,只要该临床定位所反映的疗效体现临床价值和临床实用性,能为患者和医师认可,且不加重病情。

(二) 研究目的

试验目的是设计和制定临床试验方案的前提。只有确定了试验目的,才能进行合理的试验设计。确定一项中药新药的临床试验目的,需依据临床试验计划整体考虑,明确该项临床试验的分期,是探索性试验还是确证性试验,应充分评估已有的基础研究数据或临床试验提供的数据,明确拟开展临床试验需回答的问题,并注意各项临床试验之间合理有序地衔接。

一项临床试验通常仅确定一个主要目的,根据需要可以有一个或多个次要目的。在确定试验目的时应以临床前研究资料为依据,切忌贪多求全,或盲目定位。确定试验目的的依据主要是:处方组成与拟定的功能主治,既往临床应用经验,基础研究结果(药理毒理等),前期临床试验经验和结果,药品监督管理部门的相关要求,相关的指导原则等。

(三) 对照药选择

临床试验中对照的设置常采用安慰剂对照、阳性药物对照,在剂量研究中也可采用剂量 - 效应对照。根据具体的临床试验目的,同一个临床试验中可以采用一个或多个类型的对照。临床试验设计时,选择对照药是十分关键的工作,对照药物选择的错误,将最终影响有效性和安全性的评价。

在符合伦理学的原则上,安慰剂对照是检测中药新药的"绝对"有效性和安全性的最佳途径和方法。只有证实受试药显著优于安慰剂时,才能确定受试药本身的药效作用。安慰剂对照试验适用于以下情况:所研究疾病目前尚无已知公认有效的治疗方法;自限性疾病;某些慢性病自然病程反复波动变化,短期不治疗不至于明显影响疾病的预后;某些易受心理因素影响的疾病,具有精神症状的疾病或精神疾病;疗效判断缺少明确客观的检测指标;受试者使用常规治疗存在不能忍受的不良反应,且已证明常规治疗无效或其风险超出预先的估计。

使用安慰剂对照应符合伦理学要求,不应损害受试者健康和加重其病情。急危重症不适宜单纯应用安慰剂,可采用加载试验设计。如果受试药物和安慰剂对人体的固有反应有较大差别而使得临床试验难以保持盲态,则应采用相应的技术尽量保证试验的盲态。

采用阳性药物对照有助于获得伦理学的批准,可获得中药新药与已上市公认有效药物的"相对"有效性和安全性。"安全、有效、可比"是阳性对照药选择的基本原则。阳性药物原则上应选用有充分临床研究证据,且当前临床普遍使用的同类药物中疗效较好的已上市药物。设置阳性药物设计对照组应注意以下方面:

（1）适应证相同：所选阳性药物其说明书适应证应与试验药物拟定适应证一致；

（2）最优方案：给药剂量、途径、间隔、周期范围等是药物对适用人群的最佳设计；

（3）可比性：选择已上市中成药作为对照时，还应考虑试验药物与阳性药物在功能主治、中医辨证分型上的可比性。

（四）疗程设计

临床试验的疗程是指对目标适应证所规定的药物治疗的持续时间。名老中医经验方和医疗机构制剂在中药新药转化时，疗程设计需要根据疾病发展规律、药物临床定位、临床试验目的以及既往临床用药经验来设定。一般需考虑疾病的病因、病理、发生、发展及转归规律；药理毒理研究结果；文献资料及既往临床用药经验等。

疗程设计存在的问题包括太长或太短。如果疗程太短，一方面可能导致药物疗效难以体现，不能合理评价药物疗效，如用于治疗慢性盆腔疼痛综合征的中药新药，其Ⅲ期临床试验疗程设计为 4 周，主要疗效指标为疾病综合疗效愈显率，结果发现试验组疗效为 35.27%，对照组也仅为 33.31%。慢性盆腔疼痛综合征常迁延难愈、反复发作，若疗程增加为 2~3 个月经周期，试验组疗效可能会明显优于对照组。另一方面，疗程设计明显短于药物实际使用时的疗程，可能会导致上市前研究不能暴露药物的毒性，而在上市后发现大量不良事件、不良反应，给患者造成危害，如某胶囊Ⅱ、Ⅲ期临床试验疗程设计为 7 天，但本品上市后国家不良反应中心陆续收到涉及某胶囊的药品不良反应报告，不良反应表现以肝损害为主，后经研究发现该药造成肝损害主要原因之一是由于患者连续用药超过 7 天所致。如果疗程太长，疾病自身发展会对疗效评价产生影响，如自愈性疾病疗程过长，难以判定疾病的好转或痊愈是否是药物发挥的作用。

（五）观察时点的设计

观察指标的访视点一般包括基线访视点、中间访视点、试验结束访视点、随访期的访视点等。访视点的设计需要考虑疾病特点，试验目的、不同的疗效观测指标等方面。

以发作性疾病的评价为例，评价控制急性发作和评价减少发作频率的临床访视点的设置完全不同。如果是评价患者一段时间内的疾病变化情况，如用匹兹堡睡眠量表评价近一个月的睡眠情况，则疗效指标访视点的设置也应以月为单位。有些疗效指标的变化有其固定的生理周期和规律，应该以其变化周期为基础设置访视点，访视点的设置间隔也应与其变化周期基本一致，如糖化血红蛋白的变化周期一般为 120 天左右，访视时间应间隔 120 天以上。

以观察症状体征消失时间等为疗效指标时，其疗效指标访视点应该根据疾病的发病特点，在预计症状体征消失开始到结束，设置较为密集的访视点。

对自限性疾病或可自行缓解的发作性疾病急性发作期的症状控制治疗为主要目的的临床试验，其主要疗效观测指标的访视点一般不宜超过疾病的自然缓解病程，如治疗感冒的试验疗程应该不超过 5 天。

如果主要疗效指标是疾病的终点(如死亡、残疾、功能丧失)和某些重要的临床事件(如心血管事件、骨折发生),其最终访视点一般应该设置足够长。如果还需要观察疾病是否出现并发症、病情复燃或疾病复发情况,应设置合理的随访期的访视点。

(六) 疗效指标选择

有效性指标又称为疗效指标,是反映药物作用于受试者所表现出的有效性的主要观测与评价工具,主要包括疗效观测指标和以疗效观测指标为基础用于药物疗效比较的评价指标(即疗效评价标准)。反映疾病变化的疗效指标可以是:①疾病临床终点,如死亡、残疾等;②影响疾病进程的重要临床事件,如心肌梗死、心衰等;③生活质量相关指标,可以是评价社会参与能力、生活能力、心理状态等;④临床症状和/或体征,如疼痛、血压、血脂等。疗效指标有多种分类方法,不同的疗效指标反映疾病临床结局变化的层面和重要性、表现形式、观测的方法、统计分析方法,在药物有效性评价中的地位等存在不同。

在一项临床试验设计中,疗效指标应分为主要疗效指标(主要终点)和次要疗效指标(次要终点)。在确证性临床试验中,反映药物有效性的主要疗效指标一般应该是该目标适应证同一研究目的下的临床终点或公认的替代终点。主要指标应根据试验目的选择易于量化、客观性强、重复性高,并在相关研究领域已有公认标准的指标。

主要疗效指标,包括其详细定义等都必须在临床试验设计阶段充分考虑,并在试验方案中明确规定。主要疗效指标不能随意确定,应该与药物拟定的目标适应证、临床定位和临床试验目的相一致,如中药新药作用于类风湿关节炎时,定位在改善临床症状或体征的新药研究,常以一种临床症状或体征的改善作为疗效指标,改善关节疼痛,可选择视觉模拟评分法或疼痛数字分级法等疼痛评估法;如改善关节肿胀、关节压痛或晨僵等症状或体征,可考虑采用国内公认的行业标准;如改善疲乏症状,可选择疲劳严重度量表等国际公认量表等等;而定位在改善病情时,可以根据试验目的选择1至2个主要疗效指标和多个次要疗效指标,如疾病活动度(disease activity score,DAS)评分是欧洲抗风湿病联盟(The European League Against Rheumatism,EULAR)推荐的目前较为常用的 RA 疾病活动度评价指标。

主要疗效指标不宜太多,但有些适应证应选择多个不同维度、相关性较低的多个主要疗效指标,使用多个主要疗效指标评价药物的有效性时,需要统计学方面考虑对 I 类错误进行控制。

次要疗效指标又称为次要终点(secondary endpoint),是与主要临床试验目的相关的重要支持性疗效指标,或与次要目的相关的疗效指标。在一项临床试验中,除了需要设定好主要疗效指标外,也应该根据临床试验的主要目的和次要目的预先设定好次要疗效指标,次要疗效指标可以是多个,但也不宜过多,足以达到试验目的即可。

(七) 临床安全性

近年来,随着中药不良反应报道的逐渐增多,特别是一些传统上认为是无毒药材却引起严重不良反应的报道,中药的安全性问题备受关注,《中药新药临床研究一般原则》中对临床安全性研究提出了新的要求,主要包括:

1. 修订了心、肝、肾功能安全性检测指标相关要求,包括血常规检查,肝功能相关检测指标有丙氨酸氨基转移酶(alanine aminotransferase,ALT)、天冬氨酸氨基转移酶(aspartate aminotransferase,AST)、总胆红素(total bilirubin,TBil;当 TBil 增高时,应追查直接和间接胆红素)、碱性磷酸酶(alkaline phosphatase,ALP)、γ- 谷氨酰转肽酶(γ-glutamyl transpeptidase,GGT);肾功能相关检测指标有尿常规及尿沉渣镜检、微量白蛋白尿、血清肌酐(Scr)、尿 N- 乙酰 -β-D 氨基葡萄糖苷酶(尿 NAG 酶)等;心脏功能相关检测指标十二导联心电图等。

2. 除上述必须观察的安全性指标外,还应根据药物具体情况和目标适应证及纳入人群等特点,合理增加相关安全性指标。例如:受试药物可能导致消化道出血或炎症,或可能对出凝血功能有潜在影响的,增加大便常规和 / 或大便潜血;妊娠期、哺乳期妇女用药,增加全面的子代安全性考察内容等;更年期综合征用药,监测相关激素水平,观察对乳腺、子宫内膜、卵巢的影响。

另外,在中药新药转化时应关注无生命威胁条件下长期治疗药物的安全性问题,要求临床试验中应尽可能增加暴露时间,加强安全性研究的质量控制,强化研究过程中的风险评估等。

(八) 质量控制

中药新药临床试验质量控制是药品评价安全性和有效性的基础。需关注的影响质量控制的常见因素有主观症状评价或量表应用的质量控制、实验室检测指标的质量控制、非实验室检查指标的质量控制、受试者选择及疗效评价的质量控制、临床试验原始数据采集的质量控制等。

在中药新药临床试验中应充分发挥研发者为主体的主导思想,重视立题依据,遵循临床试验一般原则,加强早期探索性研究,避免模板式的、僵化的、做作业式的临床研究思路,采用科学、严谨、可操作的临床试验设计方法,以期及早发现试验药物的作用特点和优势并加以验证。不论是研发者、临床研究者都应在临床试验设计和实施中增强风险意识,避免随意性,提高临床试验的严谨性与科学性,避免发生因设计缺陷或临床试验数据质量问题导致有效性和安全性难以评价的情况。

第三节

转化实例

苏黄止咳胶囊是原国家食品药品监督管理局 2010 年批准上市的治疗"咳嗽变异型哮喘"和"感冒后咳嗽"的中成药。因为苏黄止咳胶囊的转化从治疗咳嗽的理论、填补治疗咳嗽的空白等多个方面有突出创新,并进入西医诊治咳嗽的指南——《慢性咳嗽的诊断与治疗指南(2015)》,与临床常规使用的西药同列为一线用药,因此以苏黄止咳胶囊作为实例,对中药新药转化的成果、经验和启示进行介绍。

一、苏黄止咳胶囊功能主治及临床价值

(一) 处方及功能主治

组方:麻黄、紫苏叶、地龙、蜜枇杷叶、炒紫苏子、蝉蜕、前胡、炒牛蒡子、五味子。

功能主治:疏风宣肺、止咳利咽。用于风邪犯肺、肺气失宣所致的咳嗽、咽痒、痒时咳嗽,或呛咳阵作,气急、遇冷空气、异味等因素突发或加重,或夜卧晨起咳剧,多呈反复性发作,干咳无痰或少痰,舌苔薄白等。临床用于感冒后咳嗽,咳嗽反复发作及咳嗽变异型哮喘符合上述证候者。感冒后咳嗽及咳嗽变异型哮喘见上述证候者。

(二) 临床价值

《咳嗽的诊断与治疗指南》(2015)指出,亚急性咳嗽最常见的原因是感染后咳嗽,其次是咳嗽变异性哮喘、嗜酸性粒细胞性支气管炎等。感染后咳嗽指当呼吸道感染的急性期症状消失后,咳嗽仍然迁延不愈,多表现为刺激性干咳或咳少量白色黏液痰,通常持续 3~8 周,X 线检查无异常,其中以病毒感冒引起的咳嗽最为常见,又称为"感冒后咳嗽"。咳嗽变异型哮喘(cough variant asthma,CVA)是一种特殊类型的哮喘,咳嗽是其主要临床表现,无明显喘息、气促等症状或体征,但有气道高反应性。CVA 临床表现有阵发性、刺激性干咳,夜间及凌晨咳嗽为其重要特征。

据统计,国内哮喘的发病率在 0.11%~2.03%,其中 CVA 约占 1/4 左右,CVA 虽不会危及生命,但是因其长期持续且多在夜间发作或加剧的特征,降低了患者的生存质量,若不进行正确的早期干预治疗,不仅易复发,而且易发展成典型哮喘。由于在世界范围内,无直接治疗咳嗽变异型哮喘的药物,治疗是以氨茶碱和糖皮质激素缓解症状为主,大多数被误诊为支气管炎、呼吸道感染等,大量使用抗生素和止咳药,既延误了病情,又

造成了抗生素的滥用和耐药性的上升等。虽然西医认为感冒后咳嗽为自限性疾病,但由于咳嗽对患者生命质量的影响,临床上仍采用各种药物对其进行干预,目前西医临床治疗感冒后咳嗽,主要以对症治疗为主,常用药物有 H_1 受体拮抗剂、镇咳药物、糖皮质激素、非选择性胆碱能受体阻滞剂(异丙托溴铵)、抗炎药物等,美国 2006 年发表的咳嗽指南中指出,对感冒后咳嗽的治疗迫切需要进一步的研究。

苏黄止咳胶囊是国家药监局批准的国内外第一个治疗"咳嗽变异型哮喘"和"感冒后咳嗽"的中成药,填补了国际、国内空白。

(三) 理论创新

国医大师晁恩祥教授在临床诊疗过程中发现,有一类患者的咳嗽以反复不断的干咳为主,伴有咽喉部发痒,偶尔有少量不容易咳吐的白痰,咳嗽通常为阵发性、挛急性,剧烈咳嗽者常伴有气急、气不得续,亦有"语言不得竟"等症状,甚至有患者夜间咳嗽剧烈,影响睡眠。这一类咳嗽,它的特点几乎没有寒、热的临床表现,很难归入风寒、风热、风燥这类咳嗽的范畴,但该病症状特点符合风证"风盛则痒""风盛则挛急"等特性,并与《诸病源候论》所记载的十咳中的风咳相符:"风咳,语因咳言不得竟是也。"

基于多年临床经验和对中医理论的不断探索,晁恩祥教授提出"风咳"理论,认为咽喉为肺之门户、气体出入升降之通道,易受风邪侵袭,而致肺失宣肃、气道挛急、咳嗽不止。病位在气管、咽喉及肺络同时受犯;其病因病机为风邪犯肺,邪阻肺络,肺气失宣,肺管不利,气道挛急所致;治疗上以疏风宣肺、解痉止咳为原则。

晁恩祥教授根据"风咳"理论组方,以麻黄为君,宣散肺中之邪,止咳平喘;紫菀、五味子等为臣,止咳化痰,收敛肺气,疏解气道挛急;佐以紫苏子、前胡等,不仅增强麻黄疏风之力,而且更加强升降相协作用;配合地龙、蝉蜕等使药进一步疏散风邪,且能利咽止痒。本方立意在于从风论治,该配伍不外散与收、升和降、温同清之间动态平衡,以辛平为期,有独到之处。全方虽有辛温、辛凉之品,但合方体现了辛平之意,无明显的寒热之偏,主方用药与清叶桂《临证指南医案》之所谓"若因风者,辛平解之"不谋而合,也反应了"风咳"古即有之。

二、苏黄止咳胶囊的药效学研究

上市前药效学试验表明,苏黄止咳胶囊可抑制氨水所致小鼠咳嗽和枸橼酸所致豚鼠咳嗽;可增加小鼠气管酚红排泌量;延长磷酸组胺和氯化乙酰胆碱混合液喷雾引喘豚鼠的引喘潜伏期;能抑制巴豆油致小鼠耳肿胀和角叉菜胶致大鼠足肿胀;对卵蛋白哮喘模型豚鼠支气管肺灌流液中白细胞、嗜酸性粒细胞及腹腔液中肥大细胞脱粒发生率有一定的降低作用。

2015 年,中华医学会呼吸分会哮喘学组组长、浙江大学医学院附属第二医院沈华浩教授团队(浙江大学呼吸疾病研究所)开展了"苏黄止咳胶囊对慢性哮喘小鼠气道炎症和气道重构的作用和机制药物基础性研究",该项研究结果已在 2016 年 2 月《自然》(*Nature*)杂志旗下的期刊 *Scientific Reports* 上发表。苏黄止咳胶囊对哮喘小鼠气道高反应性、气道炎症和气道重构改善作用研究结果显示:苏黄止咳胶囊对卵白蛋白(ovalbumin,OVA)诱导的哮喘气道高反应性和气道炎症均有明显的抑制作用;对长期 OVA 诱导的哮喘气道重构有明显的保护作用;对哮喘气道重构的抑制作用可能是通过调控 TGF-β 和 IL-13 等关键炎症因子的表达。李俊英、高明和张忠德等对苏黄止咳胶囊对呼吸道合胞病毒作用、对咳嗽变异性哮喘豚鼠的干预作用等进行了研究,进一步阐明苏黄止咳胶囊的作用机制。

三、苏黄止咳胶囊的药学研究

(一) 中药材质量溯源管理

苏黄止咳胶囊生产企业采用智能传感、物联网、大数据等先进技术,开发中药材质量溯源管理技术,实现药材种子种苗、田间种植、前处理、仓储物流等环节关键信息数据的多维度采集和挖掘,进而构建中药材原料质量溯源系统,达到中药材来源可追溯、去向可查询、质量可查证等目标,从根本上保障了中药材原料质量的稳定可靠性,促进中药材生产流通的现代化、规范化、标准化发展。

(二) 中药生产过程质量控制

苏黄止咳胶囊生产企业融合新型装备技术、仪控技术、自动化技术、过程分析技术等工程技术,以中药工艺合规性为基础,通过对中药生产工艺与质量控制的系统性研究,构建了中药生产过程数字化控制与过程质量控制技术体系,实现了中药生产过程关键质控风险因素的辨识,建立了中药生产过程关键工艺参数的在线测量与调节控制技术,提升了中药生产过程中间体产品质量的均一稳定性。在此基础上,建立了基于过程分析技术的中药生产全过程质量控制体系,实现了药材原料、中间体、成品质量的快速质量检测评价与关键工艺环节生产过程实时质量监测。通过自动化控制与过程质量控制系统的集成,建立了工艺质量信息实时数据库,实现了工艺、质量的动态实时数据的统一储存、管理和统计分析,为中药产品质量评价和质量追溯奠定了技术基础。

(三) 提升质量标准

扬子江药业集团标准参照原国家食品药品监督管理总局标准 YBZ00172008 和《中华人民共和国药典》2015 年版四部,其中盐酸麻黄碱含量、水分、装量差异、微生物限度都高于国家标准。药典标准对紫苏叶主要成分紫苏醛未做定量控制,为提高其质量标准,更有利于患者康复和临床用药安全有效,对苏黄止咳胶囊提取物挥发油中紫苏醛进行定量监控,并建立了 GC 法测定苏黄止咳胶囊提取物挥发油中紫苏醛的含量测定方法。

四、苏黄止咳胶囊的临床研究

(一)上市前临床试验

苏黄止咳胶囊在中国中医科学院西苑医院、广州中医药大学附属医院、天津中医药大学附属第二医院、河南中医学院(现为河南中医药大学)第一附属医院、辽宁中医药大学附属医院和华中科技大学同济医学院附属协和医院等研究中心开展了治疗咳嗽变异型哮喘和感冒后咳嗽的临床试验,通过随机、对照、多中心临床试验证明了苏黄止咳胶囊治疗咳嗽变异型哮喘和感冒后咳嗽的有效性和安全性。

(二)上市后临床研究

上市后临床研究是对上市前临床试验的补充,也是进一步评价药物安全性和有效性、发现药物作用特点的主要研究方法。苏黄止咳胶囊上市后,医疗机构和科研院所等在使用过程中开展了大量的临床研究,近年也有很多研究人员对相关的临床研究进行了系统分析,通过系统评价方法对苏黄止咳胶囊的安全性和有效性进行了循证评价,结果均表明苏黄止咳在治疗咳嗽变异型哮喘和感冒后咳嗽方面安全有效。

五、苏黄止咳胶囊新药转化总结与评价

随着现代医学疾病谱发生变化,研发出既适合现代疾病需要,又符合中医传统理法方药理论指导的现代中成药,已成为中医药工作者的紧迫任务与历史使命。虽然我国中药新药研究数量较大,但仍然存在诸多不足。苏黄止咳胶囊的成功转化,对临床经验方中药新药的转化有以下方面可以借鉴:

(一)结合理论指导,研发思路创新

晁教授在查阅古籍文献时发现,《诸病源候论》所列"有十种咳。风咳,语因咳言不得竟是也",其将"风咳"列于首位,而临床中晁教授所采用的方药也与《临证指南医案》所记载的"若因风者,辛平解之,因于寒者,辛温散之"等观点相近,故将此类咳嗽定名为"风咳",研发出具有"疏风宣肺,解痉止咳"功能的中成药,既填补该病中医药治疗领域的空白,也符合新药开发的要求。

晁恩祥教授突破以往传统中医学有关咳嗽病因、病机的认识,首次创新性的提出以"风咳"为病名,以"从风论治"的新思路,并阐明"风邪犯肺、气道挛急"致咳的发病机制,首创风盛挛急证(风咳),完善形成了中医"风咳"理论,丰富完善了中医内科学的理

论架构,继承基础上进行了创新性的发展。

晁恩祥教授首次将中医"风咳"与西医"感冒后咳嗽""咳嗽变异型哮喘"相结合,形成以证统病的研发思路。从西医角度将"感冒后咳嗽"这个证候学的名称确定为西医病名,并于《咳嗽中医诊疗专家共识意见(2011版)》中得到了中西医同行的认可,从疾病层面达成中、西医的共识。

(二) 总结临床经验,规范临床评价

中医药理论是实践科学,随着中药临床应用的发展而发展,是通过医疗实践的个案积累和历代医家的传承与创新,形成了中医药独特、完整的理论,同时理论又对临床进行着指导。随着经济社会的发展和环境的变化,机体对药物的反应也在变化,医师遣方用药也随之进行了发展和创新。当原有的理论不能指导临床诊疗疾病或中药原有的功能不能指导应用,就需要对临床疾病特点和药物新用进行归纳完善中医药理论,从而指导中药新药的转化。

中成药大多是临床医生多年临床经验的总结,通常是处方先应用于临床诊疗,经过仔细观察、总结疗效、探讨机制,形成有效经验方后再按照中药新药的要求开展相关研究,通过审查批准后上市。所以对于名老中医经验方、医疗机构中药制剂在临床应用过程中要善于发现优势病种、优效人群和作用特点等,然后设计规范的临床试验方案,收集有效性和安全性等相关数据,规范评价在一定范围的人群中的实际临床疗效,为中药新药的转化积累数据。

(三) 科学阐明机制,填补治疗空白

通过查新报告表明,目前市场上和近年来开发的新药大都针对急、慢性支气管炎、感冒咳嗽、上呼吸道感染等,尚无直接针对"咳嗽变异型哮喘"及"感冒后咳嗽"属"风咳"之药。苏黄止咳胶囊是国家药监局批准的国内外第一个治疗"咳嗽变异型哮喘"和"感冒后咳嗽"的中成药,填补了国际、国内空白。

展开苏黄止咳胶囊对慢性哮喘小鼠气道炎症和气道重构的作用和机制药物基础性研究和苏黄止咳胶囊有效成分指纹图谱研究,应用网络分析与数据挖掘方法揭示国医大师晁恩祥教授辨证治疗咳嗽变异性哮喘的生物学机制,首次阐明了"风咳"理论的科学实质。

综上,在中药新药转化过程中,特别是对名老中医经验方和医疗机构制剂转化时,要善于总结临床人用经验,打好数据基础,注重药物的实际疗效,同时对于名老中医的经验或医疗机构制剂的中医理论进行挖掘、总结,在传承基础上总结形成创新的理论,最后在转化前还要做好市场调研,根据药物特点、临床定位和市场需求决定是否有必要进行中药新药的转化。

(张洪春)

参考文献

[1] 毕礼明,陈英兰,奉典旭.转化医学与中医防治肾脏病研究策略 [J].医学争鸣,2016,7 (5): 38-42, 46.

[2] WOOLF S H. The meaning of translational research and why it matters [J]. JAMA, 2008, 299 (2): 211-213.

[3] 钟非,赵阿丽,王乐,等.对中医转化医学内涵的思考 [J].中医药管理杂志,2016,24 (20): 1-2.

[4] 李哲,常暖,李黎.中药医院制剂政策历史、现状及对策 [J].中国中医药图书情报杂志,2014,38 (1): 38-41.

[5] 杨洪军,唐仕欢,申丹.源于中医传统知识与临床实践的中药新药发现研究策略 [J].中国实验方剂学杂志,2014,20 (14): 1-4.

[6] 田元祥,雷燕,曹洪欣,等.基于中医医院制剂处方的中药创新药处方优化模式的探讨 [J].世界科学技术—中医药现代化,2012,14 (4): 1831-1834.

[7] 张桂君.医院制剂开发思路与发展方向 [J].中国中医药信息杂志,2006,13 (6): 12-13.

[8] 陈旭,张雪,申琳,等.医疗机构中药制剂研发现状与展望 [J].中华中医药杂志,2015,30 (7): 2281-2286.

[9] 陈佩毅,吴生齐,唐年忠,等.医疗机构中药制剂向中药新药转化的探讨 [J].中国医药导报,2012,9 (20): 5-6, 9.

[10] 李灿,丁建华,刘春,等.关于医疗机构中药制剂向中药新药转化的思考 [J].中国新药杂志,2016,25 (9): 973-975.

[11] 屠鹏飞,姜勇,郭晓宇.新形势下中药创新药物的发现与研发 [J].中国中药杂志,2015,40 (17): 3423-3428.

[12] 程海波,沈卫星,吴勉华,等.中医药转化医学研究现状与发展述评 [J].南京中医药大学学报,2016,32 (5): 401-404.

[13] 孙学刚,林东兰,吕志平.病证结合的经方方证转化医学研究思路 [J].中华中医药杂志,2013,28 (6): 1644-1647.

[14] 刘绍夔,苗明三,苗艳艳.中医药转化医学探析 [J].中医学报,2012,27 (11): 1460-1464.

[15] 国家食品药品监督管理局.药品注册管理办法 [EB/OL]. (2020-01-22)[2020-04-01]. http://www. gov. cn/zhengce/zhengceku/2020-04/01/content_5498012. htm.

[16] 国家食品药品监督管理局.国家食品药品监督管理局关于印发天然药物新药研究技术要求的通知 [EB/OL]. (2013-01-18)[2019-04-20]. https://www.nmpa. gov. cn/xxgk/fgwj/gzwj/gzwjyp/ 20130118120001687. html.

[17] 田元祥,雷燕,曹洪欣,等.中药创新药处方优化的原则与程序探讨 [J].河北中医,2011,33 (12): 1872-1873.

[18] 郭洁,董宇,唐健元.中药复方新药立题依据的临床问题探讨 [J].中国中药杂志,2017,42 (5): 844-847.

[19] 周刚,王停,何燕萍.中药新药研发中药材研究需关注的问题 [J].中国中药杂志,2014,39 (16): 3192-3195.

[20] 金芳.中药新药注册申请过程中药学研究如何适应"以临床价值为导向的药物创新"要求 [J].中国中药杂志,2017,42 (9): 1797-1802.

[21] 周刚.中药复方新药研发中工艺研究需关注的问题 [J].中国新药杂志,2014,23 (16): 1865-1867.

[22] 周刚,何燕萍.中药复方新药研发中质量标准研究需关注的问题 [J].中国中药杂志,2014,39

(17): 3389-3391.

［23］黄芳华.中药新药药效学试验设计的关注要点与思考 [J].中国中药杂志,2014,39 (6):1136-1139.

［24］黄芳华,王庆利.《药物单次给药毒性研究技术指导原则》解读 [J].中国新药杂志,2015,24 (4):386-389,399.

［25］王停,周刚,赵保胜,等.中药新药研发策略分析 [J].中国新药杂志,2017,26 (8):865-871.

［26］程龙.中药新药临床有效性研究的一般原则 [J].中国中医基础医学杂志,2012,18 (4):437-438,440.

［27］刘炳林.药物临床试验中有效性指标的分类 [J].中国新药杂志,2016,25 (10):1103-1107.

［28］ZHANG C, ZHANG L H, WU Y F, et al. Suhuang antitussive capsule at lower doses attenuates airway hyperresponsiveness, inflammation, and remodeling in a murine model of chronic asthma [J/OL]. Scientific Reports, 2016, 6: 21515 [2019-03-20]. https://doi. org/10. 1038/srep21515.

［29］李俊英,李际强.苏黄止咳胶囊对呼吸道合胞病毒作用的体外实验研究 [J].河北中医,2017,39 (4):575-578.

［30］高明,张忠德,李际强,等.苏黄止咳胶囊对咳嗽变异性哮喘豚鼠的干预作用研究 [J].世界中医药,2017,12 (2):382-385.

［31］张忠德,高明,李际强,等.苏黄止咳胶囊对咳嗽变异性哮喘豚鼠模型疗效的实验研究 [J].广州中医药大学学报,2016,33 (5):693-697.

［32］张燕萍,苗青,晁燕,等.苏黄止咳胶囊治疗咳嗽变异性哮喘的随机对照多中心临床研究 [J].中医杂志,2008,49 (6):504-506.

［33］张燕萍,赵丹,林琳,等.苏黄止咳胶囊治疗咳嗽变异型哮喘 140 例临床研究 [J].中华中医药杂志,2007,22 (11):773-776.

［34］张龙举,刘晓丽,杜飞,等.苏黄止咳胶囊治疗成人咳嗽变异性哮喘疗效与安全性的系统评价 [J].贵州医药,2017,41 (3):283-286.

［35］丁品品.苏黄止咳胶囊治疗感染后咳嗽的 Meta 分析 [D].南京:南京中医药大学,2017.

［36］卜松其,夏清青,张宇锋.苏黄止咳胶囊治疗咳嗽变异性哮喘的系统评价 [J].中医学报,2016,31 (7):965-967.

［37］杜彪,张杰,谢星星,等.苏黄止咳胶囊治疗感冒后咳嗽的系统评价 [J].药物评价研究,2016,39 (3):449-452.

［38］甘春丽,韩维娜,董乃维,等.浅谈中药新药研发若干问题 [J].黑龙江医药,2015,28 (4):775-778.

［39］刘绍龑,苗明三.基于中药新用的中医药理论创新发展研究 [J].中医学报,2012,27 (10):1309-1313.

［40］张洪春,赵丹,晁燕,等.从苏黄止咳胶囊的研发探讨中药新药选题思路 [J].中药新药与临床药理,2009,20 (5):485-487.

基于古方、经方的中药复方新药转化

随着社会的进步，人类疾病谱发生了巨大的变化，其中发病率高和危害性最大的疾病已由感染性等单因素疾病转向以机体自身代谢和调控失常为主的慢性复杂多因素性疾病。虽然近几十年来发现和合成的新化合物以及确认的药物靶点越来越多，投入也越来越大，但药物研发的成功率却持续降低。国际主流医药界也开始认识到单成分单靶点药物的不足。以鸡尾酒疗法为代表的多联抗艾滋病药物所取得的重要成功进一步激发了人们对复方药物的研究兴趣。复方药物通过多成分、多环节、多靶点的整合调节作用在解决慢性复杂多因素疾病的治疗问题上具有单体药物无法比拟的优势，复方药物在 21 世纪新药创制中占据越来越重要的位置已是大势所趋。

中药复方历来是中医临床治病救人的主要形式，是中医辨证论治的具体体现；同时，其所包含的丰富的治疗哲学和临床经验知识也远远超过目前的西药复方药物。特别是传承到现代的古方、经方，其安全性和有效性已经得到长期临床实践的检验。因此，以临床有效的古方、经方为基础进行复方药物的创新研发，其成功率高，也是实现我国新药创制"低投入、高产出、低风险"跨越式发展的重要途径。

第一节

基本思路与方法

一、方剂选择

方剂是凝聚着中医原创精髓的临床复方药物,也是千百年来形成的医药宝库。据不完全统计,自《五十二病房》和《黄帝内经》起,各类文献所记载的方剂总数多达 40 万首以上。从众多的古方、经方中选择适合转化为中药复方新药的方剂也是一个巨大的工程。众所周知,这些古方、经方有着丰富的临床应用基础,开发此类处方可减少药品开发的前期风险,有利于药物适应证、药理模型的确定,保证药物开发的前瞻性,提高药物开发的成功率。

在选择古方、经方进行新药开发时,不仅要充分考虑其特色和优势,而且要对目标病症的发病率、患者群体大小、流行病学规律进行充分的调研。同时,要尽可能全面地进行同类产品的资料收集和比较。在比较开发品种和上市的同类产品时,应注意以下几个方面的问题:开发药物的疗效是否更好、毒副作用是否更低、剂型和剂量是否更易于使用、价格是否更便宜等等。一个项目必须符合 2~3 条上述的优势,才具有开发的价值。此外,在处方选择时也应充分考虑处方中药材资源的可持续利用问题。

二、组方剂量的确定

中医处方千变万化,无不外乎疗效,而中药剂量的变化更是影响疗效的关键和是否产生不良反应的重要因素。同一味中药剂量不同,则功效和主治也不同。如黄连少用可健胃,多用则伤胃;柴胡少量疏肝解郁,多用清解少阳之热。方药之秘,在于剂量。当重则重,当轻则轻。因此,古方、经方的组方剂量是其临床疗效之精髓。对古方、经方进行新药开发,必须明确其组方剂量。目前,对古方、经方组方剂量的确定还主要依赖于医书古籍的记载。但值得注意的是,由于我国古代度量衡制度是随着时代的变迁而不断地发生变化的,不同时期的药物剂量的记载也随之发生变化,在确定古方、经方的组方剂量时一定要根据不同时期的度量衡制度在古代方剂药量记录中的应用情况,将古代药量与现代的计量进行标准量化。在古代,其重量计量单位主要有铢、毫、厘、字、钱、两、斤等;长度计量单位主要有分、寸、尺;容量计量单位主要有合、升、斗、斛、石。陈金依据《中国科学技术史:度量衡卷》中中国历代度量衡量表中所提供的数据,制作了我国东汉到清代方药的古代度量衡单位及标准值简表,可供参考(表 20-1、表 20-2、表 20-3)。此外,一些记载古代方剂的文献中存在大量非重量单位标注药量的情况,如"大枣一枚""羊肝一具""青蒿一握"等,需依据描述进行实物考证明确其剂量范围。

表 20-1　度表(对应值单位为 cm)

时代	分	寸	尺
东汉	0.231	2.31	23.1
三国到晋	0.242	2.42	24.2
南朝到唐小制	0.247	2.47	24.7
北朝后期到唐代大制(取北朝后期值)	0.3	3	30
宋、金	0.314	3.14	31.4
元	0.35	3.5	35
明、清	0.32	3.2	32

表 20-2　量表(对应值单位为 ml)

时代	合	升	斗	斛	石
东汉到唐小制	20	200	2 000	20 000	20 000
北朝后期到唐代大制	60	600	6 000	60 000	60 000
北宋	70.2	702	7 020	70 200	70 200
北宋末年及南宋、金	70.2	702	7 020	35 100	70 200
元	100.3	1 003	10 030	50 150	100 300
明、清	103.5	1 035	10 350	51 750	103 500

表 20-3　衡表(对应值单位为 g)

时代	铢	铢制分	毫*	厘	钱制分	字	钱	两	斤
东汉到唐小制	0.57	3.44						13.75	220
北朝后期到唐代大制(取北朝后期值)	1.72	10.31				1.03	4.13	41.25	660
宋、金	1.72	10.33	0.004 1	0.041		1.03	4.13	41.31	661
元		9.53	0.003 8	0.038	0.38	0.95	3.81	38.12	610
明、清			0.003 7	0.037	0.37	0.93	3.73	37.3	596.8

*注:除"毫""厘""斤"以外,其他单位都是四舍五入到小数点后两位

三、生产工艺优选

将古方、经方转化为中药复方新药,在设定生产工艺路线及参数时,在参照古籍记载的同时还需要对其做深入的考察和优化,以确保产品质量的均一、稳定,而非一味地追求个别成分含量最大。现代中药提取工艺考察方法众多,可根据需求自由选择,也可以参照中药标准汤剂制备工艺进行提取。对于先煎后下等情况,要根据现代研究结果进行合理的选择。如果处方中有含挥发油的药材,可能需要单独提取挥发油。古代方剂不单独提取挥发油是因为受当时技术所限,而在含挥发油药味提取时经常会缩短提取时间,或者要求在香气最盛时服用,这本身就是考虑挥发油提取问题。生产工艺主要影响服用剂量和产品质量;基于现代生产工艺,建立适宜的质量标准,是保证产品安全有效、均一稳定的前提。研发者应根据自身产品的特点以及国家或行业的相关要求,采用"原料 - 提取物 - 制剂"全过程的质量控制技术,制定产品的质量标准,尤其要注意产品质量的均一性。而采用非单纯水提的生产工艺,会对服用剂量带来影响,进而影响临床疗效和药品安全性,因此需借助药理毒理试验为临床试验的开展提供必要的支撑。

第二节

转化实例

一、立题目的与依据

(一) 立题背景

便秘是一个常见的临床症状,表现为粪便干结、排便困难、粪便重量和排便次数减少。随着社会老龄化、现代生活节奏和饮食习惯的改变、疾病谱的变化等,便秘已成为影响现代人生活质量的重要因素之一,尤其以老年人最为多见。据有关数据显示,我国北京、天津和西安地区 60 岁以上老年人的便秘发生率高达 7.3%~20.39%。近年来,青年人的便秘发生率也有逐年上升的趋势。便秘可由许多原因引起,如由器质性疾病或病变引起者,称为继发性便秘。如不存在引起便秘的器质性病变者则称为功能性便秘,也称为单纯性便秘或习惯性便秘或特发性便秘等。

由于功能性便秘的病因及发病机制尚未完全阐明,且其临床个体差异较大,目前尚无确切有效的治疗药物和方案。当前治疗的目标是缓解症状,恢复肠动力和排便功能。

目前西医药物治疗,首选容积性通便药(膨胀剂和渗透性泻药),增加肠道容积,加强对肠道的刺激,以达到通便的作用,但目前除了聚乙二醇(PEG)和乳果糖被列为 A 类证据之外,其他药物的循证医学证据尚不充分。促肠动力药替加色罗是 5-HT$_4$ 受体部分激动剂,可降低肠道内脏敏感性,促进肠道分泌,但由于其对心脏的不良反应,已退出临床。其他促动力药如秋水仙碱、米索前列醇等均因不良反应,在临床被限制使用。含蒽醌类刺激性泻剂虽然有效,但其导致的泻剂依赖性及结肠黑变病不可忽视。生物反馈治疗对出口梗阻型有一定的疗效,但对慢传输型便秘疗效欠佳。鉴于西医学还缺乏十分有效的治疗方法,越来越多的便秘患者已寻求替代医学方法来减轻他们的病痛,特别是传统中医药。

(二) 中医对功能性便秘的认识

便秘在我国传统医学中早有记载,早在《黄帝内经》中已记载便秘与脾胃受寒、肠中有热和肾病有关,如《素问·厥论》指出"太阴之厥,则腹满䐜胀,后不利",认为便秘与脾胃受寒有关;如《素问·举痛论》记载"热气留于小肠,肠中痛,瘅热焦渴则坚干不得出,故痛而闭不通矣",认为便秘与热邪内郁有关。《灵枢·邪气脏腑病形》谓"肾脉急甚为骨癫疾；微急为沉厥奔豚，足不收，不得前后"，认为排泄功能与肾的功能有关。

汉代张仲景对便秘有较全面的认识，他在《伤寒杂病论·辨阳明病脉证并治》中提出"趺阳脉浮而涩，浮则胃气强，涩则小便数，浮涩相抟，大便则鞕，其脾为约，麻子仁丸主之"，提出了"脾约"这一病名，阐明了便秘的发病机制是胃热肠燥，脾阴不足，功能为其约束，并创立了麻子仁丸。其对便秘的认识为后续的历代医家对便秘的诊治确立了基本的法则。

隋代巢元方发扬了张仲景理论，其所著《诸病源候论·大便病诸候·大便不通候》认为"大便不通者，由三焦五脏不和，冷热之气不调，热气偏入肠胃，津液竭燥，故令糟粕否结，壅塞不通也"，充分地阐述了津液不足、糟粕内结、水不能行舟是便秘发生的根本。

1.病因病机 便秘发生的根本病机，虽属大肠传导失常，但与脾、胃、肝、肾等脏腑的功能失调有关。如阳明胃热过盛，热灼津液，津伤液耗，肠失所润；脾气不足，则气虚而传送无力；肝气郁结，气机壅滞，则气内滞而物不行，或气郁化火，火邪伤津，亦可使肠道失润；肾开窍于二阴而恶燥，又主五液，肾阴不足，则肠失濡润，肾阳不足，则阴寒凝滞，津液不通。其病因可归纳为：

(1)饮食不节，热盛津伤：饮酒过度，或过食辛辣厚味，生热助火，以致肠胃积热，燥热内结，耗伤津液，肠道失其濡润，故大便燥结不通，而成热秘之证。如明代虞抟说"饮食失节，或恣饮酒浆，过食辛热，饮食之火，起于脾胃"；或素体阳盛，或热病之后，余热灼津，津亏热燥，大肠失润，传导失司，亦可形成热秘之证。如明代张介宾所说："阳结证，必因邪火有余，以致津液干燥。"

(2)情志失调：忧愁思虑，或郁怒伤肝，或久坐少动以致气机郁滞，或木郁乘土，进而导致津液不布，肠道失润，故大便干结，或欲便不出。故《金匮翼·便闭统论》有"气闭者，气内滞而物不行也"之论。此外，气郁化火，郁火伤津，亦可致大便燥结，排出艰难。

(3)气血虚弱：劳倦过度，年高津衰，或病后、产后及失血过多，以致气血虚弱，气虚则传送无力，血虚则大肠失荣，故见大便秘，或排便艰难。如《医宗必读·秘结》说："更有老年津液干枯，妇人产后亡血，及发汗利小便，病后血气未复，皆能成秘结。"

(4)阳气不足：素体阳虚，或病后阳气虚衰，以致阴寒内盛，凝滞肠胃，阳气不运，津液不通，因而形成冷秘之证。尤怡在《金匮翼·冷秘》中说："冷秘者，寒冷之气，横于肠胃，凝阴固结，阳气不行，津液不通。"

引起便秘的原因虽然复杂，但归纳起来不外乎以上四者，而四者之中，又以燥热与气血虚弱较为常见。

2.分型及证候 历代医家根据证候表现，将便秘主要分为实秘和虚秘两种类型。其中实秘又可根据其病机分为肠胃积热、气机郁滞和阴寒积滞型，而虚秘又可根据其病机分为气虚、血虚、阴虚及阳虚。其证候具体表现为：

(1)实秘

1)肠胃积热

症状：大便干结，腹胀腹痛，面红身热，口干口臭，心烦不安，小便短赤，舌红苔黄燥，脉滑数。

2）气机郁滞

症状：大便干结，或不甚干结，欲便不得出，或便而不爽，肠鸣矢气，腹中胀痛，胸胁满闷，嗳气频作，食少纳呆，舌苔薄腻，脉弦。

3）阴寒积滞

症状：大便艰涩，腹痛拘急，胀满拒按，胁下偏痛，手足不温，呃逆呕吐，舌苔白腻，脉弦紧。

（2）虚秘

1）气虚

症状：粪质并不干硬，虽有便意，但临厕努挣乏力，便难排出，汗出气短，便后乏力，面白神疲，肢倦懒言，舌淡苔白，脉弱。

2）血虚

症状：大便干结，面色无华，心悸气短，失眠多梦，健忘，口唇色淡，舌淡苔白，脉细。

3）阴虚

症状：大便干结，如羊屎状，形体消瘦，头晕耳鸣，两颧红赤，心烦少眠，潮热盗汗，腰膝酸软，舌红少苔，脉细数。

4）阳虚

症状：大便干或不干，排出困难，小便清长，面色㿠白，四肢不温，腹中冷痛，得热则减，腰膝冷痛，舌淡苔白，脉沉迟。

3. 治则治法　便秘的治疗虽然以通下为原则，但绝非单纯用泻下药。实秘当以清热润肠通便，顺气导滞为治，虚秘则以益气养血，温通开结为法。

（三）"麻子仁丸"颗粒的立题意义

1. 处方来源　本方来源于汉代张仲景所著《伤寒杂病论》中所记载的方剂"麻子仁丸"。根据张仲景在《伤寒杂病论》中对"脾约"的描述："问曰：病有太阳阳明……何谓也？答曰：太阳阳明者，脾约是也"，"趺阳脉浮而涩，浮则胃气强，涩则小便数，浮涩相抟，大便则鞭，其脾为约，麻子仁丸主之"，其描述基本符合西医学功能性便秘的症状。趺阳脉属足阳明胃经，诊之可候胃气的盛衰，其脉浮为胃气强，"强"非强盛之意，意为胃中有热，即胃气强。"涩"，主脾阴不足，且因胃热约束脾之转输功能，不能为胃行其津液，致使津液偏渗于膀胱，而不得濡润于肠道，故小便数，大便硬，可用麻子仁丸润下通便。由此可知麻子仁丸主治证为脾阴不足，胃热肠燥所致的便秘，临床常用于习惯性便秘、老人及产后便秘、痔疮术后便秘等胃肠燥热者。

2. 历代医家潜用麻子仁丸的考证　汉代张仲景《伤寒论·辨阳明病脉证并治》曰："趺阳脉浮而涩，浮则胃气强，涩则小便数，浮涩相抟，大便则鞭，其脾为约，麻子仁丸主之。"

宋代朱肱《类证活人书》说："脾约丸治老人津液少。大便涩。又脚气有风。大便燥结者。"

宋代严用和《济生方》谓："脾约麻仁丸,虽不言治肿。然水肿人肾肿水光不可行者,三服效验。"

宋代官修方书《太平惠民和剂局方》云："治肠胃燥涩,津液耗少,大便坚硬,或秘不通,脐腹胀满,腰背拘急,及有风人大便结燥。"

金代成无己《伤寒明理论》记载："约者结约之约,又约束之约也。《内经》曰:饮入于胃,游溢精气,上输于脾,脾气散精,上归于肺,通调水道,下输膀胱,水精四布,五经并行。是脾主为胃行其津液者也。今胃强脾弱,约束津液,不得四布,但输膀胱,致小便数而大便硬,故曰其脾为约。麻仁味甘平,杏仁味甘温。《内经》曰:脾欲缓,急食甘以缓之。麻仁、杏仁,润物也,本草曰:润可去枯,脾胃干燥,必以甘润之物为之主,是以麻仁为君,杏仁为臣。枳实味苦寒,厚朴味苦温。润燥者必以甘;甘以润之;破结者必以苦,若以泄之。枳实、厚朴为佐,以散脾之结约。芍药味酸微寒,大黄味苦寒,酸苦涌泄为阴,芍药、大黄为使,以下脾之结燥。肠润结化,津液还入胃中,则大便利,小便少而愈矣。"

清代王子接《绛雪园古方选注》卷上记载："下法不曰承气,而曰麻仁者,明指脾约为脾土过燥,胃液日亡,故以麻、杏润脾燥,白芍安脾阴,而后以枳朴大黄承气法胜之,则下不亡阴。法中用丸渐加者,脾燥宜用缓法,以遂脾欲,非比胃实当急下也。"

清代张璐说："其人发渴、谵语、脉实、狂妄、潮热自汗、小便赤或小腹绕脐痛,舌苔黄黑,干燥裂,并宜三承气汤选用。并溺赤涩加二冬,切不可用润肠麻仁丸。"

民国廖厚泽说："久病羸弱或老人津枯血燥之便秘,偶用之,可轻快于一时;久任之,则上不思饮食,下见大肠水肿扩张,反愤事而衍为坏证,不可不知。"

3. 现代临床对麻子仁丸防治功能性便秘的认识　林东等采用量化评分法评价了麻子仁丸加味大腹皮、生地、郁李仁、白术治疗 2 900 例肠道实热、肠道气滞、阴虚肠燥及脾虚气弱型便秘患者的临床效果,其结果显示麻子仁丸的疗效与便秘患者的证型具有一定相关性;其中对阴虚肠燥型患者临床治愈率最高,可能与该方之润肠通便作用相关;其次为肠道实热型、肠道气滞型,脾虚气弱型。此外,该方的疗效与年龄有较大的相关性,年龄愈大,临床治愈率越低。宋素青曾用麻子仁丸加减治疗习惯性便秘 32 例。基本方为:火麻仁 15g,白芍 20g,枳实、苦杏仁、大黄、厚朴各 10g,甘草 3g。实证合四逆散加减,虚证加附子、肉桂、枸杞子、菟丝子、肉苁蓉。其治疗结果为治愈 19 例,有效 11 例,无效 2 例。同样,吴振西曾利用麻子仁丸合增液汤加减治疗中老年习惯性便秘 55 例,结果治愈 36 例,好转 15 例,无效 4 例,总有效率为 92.6%。屈振延等用火麻仁为主的麻子仁丸进行加减化裁,用以治疗外伤后便秘、中风后便秘、术后便秘、产后便秘、痔疮便秘、老年性便秘等多种便秘症共 172 例,结果痊愈 164 例,有效 8 例。172 例中,服药 3 剂而达痊愈者 129 例,其余 43 例患者均于服药 4~9 剂后大便畅利,恢复正常。张芳芳使用麻子仁丸治疗骨折后便秘。将患者随机分为 3 组:甲组入院后第 1 周予服清宁丸,第 2 周起兼有实象者服麻子仁丸,兼有虚象者服苁蓉通便口服液;乙组入院时即常规服用麻子仁丸;丙组作为空白对照组,不服用任何通便药物,对遇有严重腹胀、腹痛、便秘者临时服用大黄粉、番泻叶或灌肠等处理。各组患者住院不足 3 周者不在统计之列,均衡 3 组病例数使之各为 30 例,共 90 例。结果空白组患者出现腹胀(和/或腹痛)、便秘分别达 86.67% 和 70.00%,服用麻子仁丸后出现率明显降低,分别为 56.67% 和 37.67%,两组比较有显著性差异($P<0.05$);而采用阶段性辨证用药(服用清宁丸,麻子仁丸,苁蓉通便液)后出现率更低,分别为 26.67% 和 10.00%,与空白对照组比较,有非常显著性差异($P<0.01$),与麻子仁丸组比较,也有显著性差异($P<0.05$)。唐德元等以火麻仁 10~30g,枳实 10~20g,随症加减,治疗 100 例便秘患者,97 例获愈,3 例无效。席作武等用麻仁通便丸治疗 150 例便秘患者,结果痊愈 100 例,显效 25 例,有效 20 例,总有效率 96.67%。王彩凤将麻子仁丸加减用于治疗小儿习惯性便秘 20 余例,效果显著且持久。丁自娟以本方加减治疗糖尿病便秘 30 例。在基本治疗的基础上,对照组加用果导片。治疗组给予麻仁润肠汤治疗。两组疗效比较治疗组临床治愈 25 例(83.3%),有效 3 例(10%),无效 2 例(6.7%),总有效率(93.3%)。对照组临床治愈 15 例(50%),有效 3 例(10%),无效 12 例(40%),总有效率 60%。治疗组总有效率明显高于对照组($P<0.05$),有显著性差异。

卞兆祥等前期针对中草药(包括中药复方、中成药及中西药结合)治疗功能性便秘的现有文献进行了系统评价,检索得到了 29 832 个文献,最终 485 个研究被纳入分析,其中 289 个使用中药复方的研究中,麻子仁丸($n=75$)的使用率最高,在前十个使用率最高的复方中占 33.07%。随后,依照功能性便秘的罗马Ⅲ诊断标准招募了 96 位便秘患者,比较了麻子仁丸三种不同剂量(2.5g 每日 2 次、5.0g 每日 2 次及 7.5g 每日 2 次)治疗功能性便秘的效果,其结果显示:经低剂量组(2.5g 每日 2 次)治疗后,便秘患者的平均完全自主排便次数(CSBMs)由每周的基线 0.5 增加到 1.4[95% 可信区间(CI)0.9,1.9];中剂量组(5.0g 每日 2 次)的每周平均 CSBMs 由 0.5 增加到 1.6(95%CI 1.1,2.1);高剂量组(7.5g 每日 2 次)的每周平均 CSBMs 由 0.5 增加到 2.0(95%CI 1.3,2.8)($P<0.001$)。其中高剂量组(7.5g 每日 2 次)参试者获得了更好的治疗效果。同时,第 6 周(治疗中)、第 10 周(治疗结束)及第 18 周(随访结束)的研究结果显示高剂量组(7.5g 每日 2 次)缓解便秘相关症状如降低便秘的严重程度,缓解排便紧张,改善排便不尽的感觉,改善腹胀及排气的效果最佳。除了低剂量组(2.5g 每日 2 次)外,至少 75% 的参试者声称在治疗期间便秘得到改善。此外,其研究结果显示麻子仁丸具有良好的耐受性,未出现严重的不良反应。在服用麻子仁丸治疗期间,三个不同剂量组的患者于治疗前后的血液尿素、肌酐、丙氨酸转氨酶及天冬氨酸转氨酶水平未见明显变化,仅偶见腹痛、痉挛或腹胀、上消化道不适、腹泻、月经紊乱、面部浮肿、体重增加、尿频、皮疹等不良反应。

以上研究结果表明麻子仁丸及其加减方防治功能性便秘疗效显著,安全性高。

4. 现代药理对麻子仁丸防治功能性便秘的认识　研究者从现代药理学角度对麻子仁丸进行了一系列实验研究。其研究表明麻子仁丸能增加离体豚鼠回肠低温下的收缩频率、最大振幅和平均振幅,提高肠平滑肌的收缩功能,也可使在体肠平滑肌的活动收缩强度增大,频率加快,从而加快小肠和大肠的推进速度;同时,麻子仁丸可以软化大便,增加排便次数与粪便质量,促进体内 P 物质的释放和降低一氧化氮的合成。此外,麻子仁丸可显著增加蟾蜍肠内容物重量,增加肠管容积;增强实验家兔肠段的收缩幅度。

同时,有研究者对麻子仁丸各组方药材防治功能性便秘的作用进行了分析。其中方中火麻仁富含脂肪油,有润滑肠道的作用;其所含的脂肪油在肠道遇碱性肠液后易产生脂肪酸,刺激肠壁,使肠蠕动增强。离体试验证明给予离体家兔肠管 25% 的麻仁丸水剂可显著增加肠管蠕动的幅度,加快其蠕动频率;此外,火麻仁可显著刺激肠黏膜,加快肠管蠕动,增加肠液分泌,抑制大肠吸收水分的功能。方中的芍药富含芍药苷等成分,能增加大肠黏液分泌,促进大小肠的推进运动,提高大小肠含水量,对习惯性便秘具有较好疗效。方中大黄富含番泻苷、芦荟大黄素及大黄酸等致泻成分,番泻苷经肠道细菌作用转为大黄酸蒽酮,作用于结肠中段和远端,使张力增加,运动加强,并可抑制 Na^+ 和水的吸收,同时番泻苷、芦荟大黄素及大黄酸还可抑制葡萄糖在小肠和结肠的吸收,并直接增强肠管平滑肌细胞的电兴奋性,从而促进肠蠕动。方中杏仁富含脂肪油,高达 40%~50%,能有效地提高肠内容物对肠黏膜的润滑作用,达到润肠通便的效果。方中枳实富含橙皮苷和柚皮苷,可使肠道收缩节律增加,既能兴奋胃肠,使蠕动增强,又能降低肠平滑肌张力而具有解痉作用。此外,方中厚朴富含厚朴酚。有研究表明厚朴酚对亢进的肠功能具有拮抗作用,同时对阿托品抑制交感神经 M 受体后小肠运动具有明显的促进作用,有研究表明,厚朴酚对肠平滑肌呈双向调节作用,既可使被抑制的平滑肌兴奋,也可以抑制过度兴奋的平滑肌。

综上所述,麻子仁丸及其组成药味具有调节胃肠道平滑肌功能、增强肠道收缩、润滑肠道壁、增加肠管容积、增加粪便水分而发挥润肠通便的作用。

二、麻子仁丸颗粒的制备工艺与质量控制研究

(一) 处方确定

《伤寒论》中关于麻子仁丸的原始记载为:"麻子仁二升,芍药半斤,枳实半斤(炙),大黄一斤(去皮),厚朴一尺(炙,去皮),杏仁一升(去皮尖,熬,别作脂),上六味,蜜和丸如梧桐子大,饮服十丸,日三服,渐加,以知为度。"而现代关于麻子仁丸的处方存在两个流传的版本:一个版本是魏睦新、王刚主编的《方剂一本通》中记载的麻子仁丸处方:麻子仁 500g、芍药 250g、枳实 250g、大黄 500g、厚朴 250g、杏仁 250g;而另一个版本是李炳照等主编的《实用中医方剂双解与临床》中记载的麻子仁丸处方:麻子仁 20g、芍药 9g、枳实 9g、大黄 12g、厚朴 9g、杏仁 10g。因麻子仁丸的原始记载中其药味剂量采用的是古代度量衡,根据东汉时期的度量衡与现代的重量单位进行折算,其重量的"斤"相当于现在的 220g 左右,"一升"相当于现在的 200ml,约 200g。不难发现麻子仁丸原始

记载中药味剂量与现代版本中各药味的剂量差别较大。但值得注意的麻子仁丸最早起源于东汉张仲景的《伤寒论》,因年久失传,在宋代对张仲景的《伤寒论》进行过重新编撰。根据宋代的度量衡,其重量的"斤"相当于现在的661g左右,"一升"相当于现在的702ml,约700g。显而易见,麻子仁丸原始记载中各药味剂量按宋代时期的度量衡与现代的重量单位进行折算,各药味采用的剂量与王刚主编的《方剂一本通》中关于麻子仁丸处方中各药味采用的剂量基本相当。由此,推断极有可能在宋代对张仲景的《伤寒论》进行重新编撰时编者采用了宋代当时的度量衡进行描述。于是,在后续的开发中采用了王刚主编的《方剂一本通》中的麻子仁丸处方:麻子仁500g、芍药250g、枳实250g、大黄500g、厚朴250g、杏仁250g。因此,值得大家注意的是对于传统古方特别是宋代以前的古方处方确定,需结合其流传和记载的不同版本以及历史的发展进行综合考虑。

(二)剂型确定及制备工艺的优化

麻子仁丸的制法和用法原始记载为:"蜜和丸如梧桐子大,饮服十丸,日三服,渐加,以知为度。"以生药材直接入药,易霉变,卫生学不易达到要求,在现代的临床应用中已多改为汤剂煎服。卞兆祥等前期曾比较了麻子仁丸传统蜜丸与麻子仁丸汤剂浓缩所得颗粒剂治疗慢性便秘的临床效果,其结果显示麻子仁丸传统蜜丸与麻子仁丸颗粒剂改善患者的有效率无差异。与传统蜜丸相比,颗粒剂既保持了汤剂作用迅速的优点,又克服了蜜丸易霉坏变质的缺点;同时,其可溶解或混悬于水中,有利于药物在体内吸收,保持了液体制剂起效快的特点,但较液体制剂性质稳定,便于服用、携带、贮存。因此,选择对麻子仁丸进行现代中药颗粒剂开发。现代研究显示麻子仁中含有丰富的脂肪油,主要起润肠作用;而芍药中芍药总苷,枳实中的橙皮苷和柚皮苷,大黄中的蒽醌类成分如大黄素、芦荟大黄素等成分,厚朴中厚朴酚与和厚朴酚以及杏仁中苦杏仁苷对肠道运动具有较好的促进作用。因此,设计了麻子仁丸颗粒剂的制备路线为:处方中的麻子仁和厚朴两味药材先用乙醇进行提取,其药渣再与其他四味药材合并加水煎煮,然后分别浓缩,合并醇提物和水煎煮物,干燥,加辅料制颗粒,即得。参照中药新药开发关于制备工艺的优化方法的要求,后续采用正交设计,以亚麻酸和厚朴酚的转移率为考察指标对醇提工艺的各种参数,如醇浓度、提取时间、提取溶剂体积及提取次数进行了考察优化;采用正交设计,以芍药苷、橙皮苷、大黄素以及苦杏仁苷的转移率为考察指标对水提工艺的各种参数,如提取时间、提取体积及提取次数进行了考察优化。随后,采用正交设计对后续的成型工艺的各种参数进行了优化,最终确定了麻子仁丸颗粒的最佳制备路线。随后,进行了三批中试生产验证了优选的最佳制备工艺稳定可靠,具有可重复性,表明麻子仁丸颗粒剂的制备工艺可行。

如前所述,对于古代经典名方的生产工艺,其注册明确要求"生产工艺与传统工艺基本一致",应该理解为提取溶剂一致。而卞兆祥等开发的麻子仁丸颗粒与麻子仁丸的汤剂煎服相比,其区别在于方中的麻子仁与厚朴先进行了醇提然后按照传统汤剂工艺进行了煎煮,其原因在于麻子仁与厚朴的有效成分为低极性挥发性成分,因受古代条件和技术的限制,传统工艺无法单独提取。对于生产工艺的变化,借助临床随机对照试验对其有效性和安全性进行了验证。首先,依照功能性便秘的罗马Ⅲ诊断标准招募了 96 位便秘患者,分别给予 2.5g 每日 2 次、5.0g 每日 2 次及 7.5g 每日 2 次三种剂量,其研究结果显示麻子仁丸颗粒剂缓解便秘的效果与其剂量成正相关,在研究中尚未见严重不良反应报告。后续,依照功能性便秘的罗马Ⅲ诊断标准招募了 120 位便秘患者,随机分为麻子仁丸颗粒剂组和安慰剂组,分别服用麻子仁丸颗粒剂和安慰剂颗粒剂,并以番泻叶颗粒作为后备药物进行了临床研究,其研究结果显示麻子仁丸颗粒剂组整体有效率分别为治疗期间(第 6 周)81.7%,治疗结束(第 10 周)80.0%;安慰剂组分别为治疗期间(第 6 周)46.7%,治疗结束(第 10 周)53.3%。同时,麻子仁丸颗粒剂组中有 5 名参试者报告有轻微腹痛的不良反应,安慰剂组有 11 名参试者,报告其症状加重。以上临床试验结果有力地验证了麻子仁丸颗粒的安全性和有效性。

(三) 质量控制及稳定性研究

根据《中药、天然药物质量标准研究技术要求》要求,对麻子仁丸颗粒中的薄层鉴别、含量测定、性状、粒度、水分、溶化性、装量差异、砷盐和重金属检查、微生物限度分别进行了研究和考察,分别建立了麻子仁丸颗粒中六味药材的薄层鉴别;同时采用 UPLC-MS-MS 法建立了同时测定麻子仁丸颗粒中苦杏仁苷、芍药苷、柚皮苷、橙皮苷、芦荟大黄素、大黄酸、大黄素、厚朴酚及和厚朴酚的含量。按照《中华人民共和国药典》(2015年版一部)附录分别对麻子仁丸颗粒的粒度、水分、溶化性、装量差异、砷盐和重金属检查、微生物限度进行了检测,均符合规定的要求。此外,根据优化的生产工艺对麻子仁丸颗粒进行三批中试生产,并参考《中药、天然药物稳定性研究技术指导原则》对三批麻子仁丸颗粒进行了加速试验及长期留样考察,研究结果表明其性状、鉴别、水分、粒度、溶化性、装量差异与含量等各项指标均符合规定,质量稳定。

三、麻子仁丸颗粒的毒理学研究

参照相关技术指导原则,对麻子仁丸颗粒的单次给药毒性及重复给药毒性进行了考察,其单次给药毒性试验结果显示 ICR 小鼠 24 小时内累计灌胃给予 75g/kg 的麻子仁丸颗粒,未见死亡,小鼠经口灌胃给予麻子仁丸颗粒的最大耐受剂量(MTD)为 75g/kg,相当于人口服剂量(7.5g 每日 2 次)的 300 倍。同时,其重复给药毒性试验结果显示 SD大鼠连续 6 个月经口灌胃给予 6.25、12.5、25g/kg 剂量的麻子仁丸颗粒,各组大鼠未见濒死或死亡,一般状态良好,体重、摄食量、血液学、血生化检查均未见异常改变;各剂量组大鼠各脏器组织亦未见药物相关的病理改变。以上结果表明麻子仁丸颗粒具有较高的安全性。

四、总结与评价

目前临床上西药对慢性便秘的治疗尚未有十分有效的办法,而我国早在汉代已对便秘有较全面的认识,并且历代名医拟定了许多十分有效的方剂,其中首推汉代张仲景《伤寒论》上记载的经典名方麻子仁丸。经长期的临床实践证实该方应用安全,疗效确切。面对日益增长的临床需求及传统中药在慢性便秘治疗上的优势,对麻子仁丸进行中药复方新药转化具有十分广阔的市场前景。首先,通过前瞻性临床试验对麻子仁丸防治慢性便秘的功效进行了验证性评价,确证了其新药转化应用的价值。在充分保证安全性和有效性的前提下,选择将麻子仁丸进行现代中药颗粒剂开发,既保持了传统中药的特色,又体现了现代药物制剂"五方便"(服用方便、携带方便、生产方便、运输方便和贮藏方便)的原则。在新药的转化研究中,按照相关技术指导原则对麻子仁丸颗粒剂的现代制备工艺路线及各项工艺参数进行了优化考察,确定了其最佳制备工艺,并通过三批中试生产验证了其制备工艺的稳定性;同时,采用 UPLC-MS-MS 建立了麻子仁丸颗粒中多指标活性成分的质量控制方法,保证了其质量的稳定可控。此外,通过单次给药和重复给药毒性试验及随机对照临床试验进一步验证了麻子仁丸颗粒剂的有效性和安全性。通过以上研究,切实保证了所转化的麻子仁丸颗粒安全有效、质量稳定可控,在保持传统中药特色的同时又融合了现代制剂科学技术,符合中药现代化研究的发展方向。

(卞兆祥　肖海涛)

参考文献

[1] 罗国安,梁琼麟,刘清飞,等. 复方药物研发创新体系展望 [J]. 世界科学技术—中医药现代化,2009, 11 (1): 3-10.

[2] 范骁辉,程翼宇,张伯礼. 网络方剂学:方剂现代研究的新策略 [J]. 中国中药杂志,2015, 40 (1): 1-6.

[3] 陈金. 古代方剂数据挖掘前期数据准备方法探讨 [D]. 沈阳:辽宁中医药大学,2010.

[4] 马秀璟,张永文,周刚. 浅谈中药新药工艺研究及其对质量控制的意义 [J]. 解放军药学学报,2008, 24 (6): 557-559.

[5] 陈畅,程锦堂,刘安. 经典名方研发策略 [J]. 中国中药杂志,2017, 42 (9): 1814-1818.

[6] 陈士林,刘安,李琦,等. 中药饮片标准汤剂研究策略 [J]. 中国中药杂志,2016, 41 (8): 1367-1375.

[7] 中华医学会消化病学分会胃肠动力学组. 中国慢性便秘诊治指南 (2013, 武汉)[J]. 中华消化杂志,2013, 33 (5): 605-612.

[8] 郭晓峰,柯美云,潘国宗,等. 北京地区成人慢性便秘整群、分层、随机流行病学调查及其相关因素分析 [J]. 中华消化杂志,2002, 22 (10): 637-638.

[9] 王永炎,李明富,戴锡孟. 中医内科学 [M]. 上海:上海科学技术出版社,2004.

［10］张伯臾,董建华,周仲瑛.中医内科学 [M].北京:人民卫生出版社,1988.

［11］李培生,梅国强.伤寒论讲义 [M].长沙:湖南科学技术出版社,1986.

［12］邓中甲.方剂学 [M].北京:中国中医药出版社,2003.

［13］林东,陈立生,李芳,等.加味脾约麻仁丸治疗便秘2900例疗效观察 [J].新中医,2000,32(11): 18-19.

［14］宋素青.麻子仁丸加减治疗习惯性便秘32例 [J].新中医,2003,35(7):56-56.

［15］吴振西.麻仁丸合增液汤加减治疗中老年习惯性便秘55例 [J].新中医,2000,32(1):18.

［16］屈振廷,海青云.麻子仁丸方治疗便秘172例 [J].中医药导报,1997,(6):54-54.

［17］张芳芳.骨折后阶段性辨证使用中成药预防便秘的体会 [J].江苏中医药,1998,(11):44.

［18］唐德元.枳实麻仁汤加减治疗便秘100例 [J].湖北中医杂志,1992,14(1):21.

［19］席作武.麻仁通便丸治疗便秘150例 [J].中国中医药科技,2000,(3):1.

［20］王彩凤.麻子仁丸治疗小儿习惯性便秘的体会 [J].中国中医药信息杂志,1998,5(4):36.

［21］丁自娟.麻仁润肠汤治疗糖尿病便秘30例临床观察 [J].中国中医药科技,2006,13(5):357-358.

［22］ZHONG L L D, ZHENG G, DA G L, et al. Chinese herbal medicine for constipation: zheng-based associations among herbs, formulae, proprietary medicines, and herb-drug interactions [J]. Chinese Medicine, 2016, 11 (1): 1-11.

［23］CHENG C W, BIAN Z X, ZHU L X, et al. Efficacy of a Chinese herbal proprietary medicine (Hemp Seed Pill) for functional constipation [J]. American Journal of Gastroenterology, 2011, 106 (1): 120-129.

［24］彭芝配,蒋孟良,郭建生,等.麻仁丸与果导片润肠通便药理作用的实验研究 [J].湖南中医药大学学报,1992,(3):44-47.

［25］郭淑云,徐江雁,高丽英.润肠通便浓缩丸治疗慢性功能性便秘30例临床观察及对患者血中SP、NO影响的研究 [J].中医研究,2006,19(1):26-28.

［26］邱赛红,陈立峰.麻子仁丸与麻仁胶囊通便作用的实验研究 [J].中药药理与临床,1990,(6):5-6.

［27］罗崇解,邱赛红,陈立峰,等.麻仁胶囊与麻仁丸通便作用的研究 [J].中成药,1991,(5):26-28.

［28］郑世存,李晓宇,欧阳兵,等.芍药苷药理作用研究新进展 [J].中国药物警戒,2012,9(2): 100-103.

［29］张在勤,宋新安.大黄研究与临床应用浅析 [J].中国社区医师:综合版,2006,(20):16-17.

［30］王芳.杏仁的现代药理研究及临证应用 [J].中国中医药咨讯,2010,2(33):13.

［31］朱玲,杨峰,唐德才.枳实的药理研究进展 [J].中医药学报,2004,32(2):64-66.

［32］魏理,罗淼珊.厚朴酚对不同功能状态小鼠小肠运动功能的影响 [J].医学理论与实践,2007,20(8):869-870.

［33］魏睦新,王刚.方剂一本通 [M].北京:科学技术文献出版社,2009.

［34］李炳照,陈海霞,李丽萍,等.实用中医方剂双解与临床 [M].北京:科学技术文献出版社, 2008.

［35］冯青然.中药新药开发制备工艺研究的要求和注意点 [J].中国中医药信息杂志, 2001, 8 (7): 26-27.

［36］国家食品药品监督管理局.中药、天然药物稳定性研究技术指导原则 [EB/OL]. (2006-12-30) [2019-05-18]. https://www. nmpa. gov. cn/xxgk/fgwj/gzwj/gzwjyp/20061230010101209. html.

第二十一章

基于现代科研方的中药复方新药转化

源于现代科研方的中药复方是指基于现代药理学、现代提取技术及现代制剂工艺技术，以药效学为引导，结合疾病的发病进展及机制进行组方的中药制剂。该类组方的安全性与有效性缺乏经验支持，因此在进行新药开发时须进行系统的非临床有效性及安全性的研究。

第一节
基本思路与方法

　　基于中医药组方理论,并结合现代医药的研究进展,通过现代药理学实验将中医的"证"与西医的"症"、中医的"主治"与西医的"病"有效地衔接,开发既符合中医药组方理论又能够被现代药理学解释的现代中药复方制剂,这是基于现代科研方的中药复方新药发展的目标,也是中药复方走向国际化的必由之路。

　　基于现代科研方的中药复方新药是在对传统中药继承的基础上对中医药的发展和创新。该类复方新药的研发是一个系统工程,包括中药处方来源和组方、提取和制备工艺、分析和筛选技术与有效配比研究、非临床有效性评价等多个过程(图 21-1),涉及中医临床、中药药理、中药化学、中药药代、生物信息学等多个学科,研制安全、有效、质量可控的创新中药是该领域研究者共同的目标。

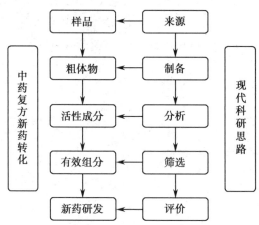

图 21-1　现代科研思路指导复方新药研究示意图

一、处方来源和组方

　　中药复方组方是中药复方新药研发的第一步,是决定中药复方新药研发成功与失败的关键。组方来源于两个方面:一是源于古方、经方和验方(民间验方和临床经验方),该类复方具有一定的临床应用历史和经验,其疗效相对确切;二是基于中医药理论结合现代医学理论,发现并优化的中药复方。两者均可为新药研发奠定良好的基础。

（一）基于中医临床循证医学研究为指导的组方研究

以中医临床循证医学研究为指导,开展了中药处方 - 循证研究 - 组方优化等反复的临床组方筛选优化,组方如图 21-2。

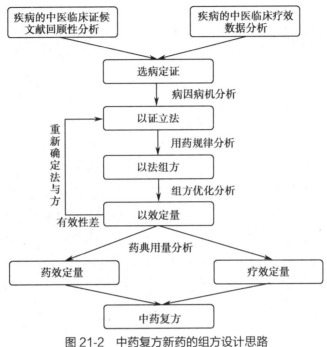

图 21-2 中药复方新药的组方设计思路

（二）基于药物有效组分,针对疾病发生、发展可能的作用环节、作用靶点进行组方

现阶段,主要的研究方法分为以下三种。

1. 基于化学成分中药药性辨析的拆方 - 组方研究 系统论认为处方是药效表达的唯一主体,具有"系统质"即不可拆分的特点,如治疗心肾不交之失眠的名方交泰丸,由黄连和肉桂两位药组成。若把二药拆分开,肉桂和黄连并没有治疗失眠的作用。然而在研发新药过程中,需要进行药物物质基础与相应的生物效应有效关联,为后续药物制备、药效评价以及作用机制与特点的相关研究提供研究方法和理论依据。此方法基本思路为,在系统论的统领下,一步步拆分复方中一味中药或几味中药,并观察疗效的改变情况,使研究范围逐渐缩小,最后阐明哪味药是发挥疗效的关键,并从中发现有效成分,但最终仍需回归中医理论指导下的处方整体,即体现"系统调理,效有偏重""有制之师,各司其用""协同配合,整体效应"的思路,实验设计多采用正交设计等方法。北京中医药大学王庆国团队利用拆方 - 组方的方法,对清开灵注射液进行二次开发,成功研制出由栀子苷、黄芩苷、胆酸、珍珠母这 4 种高纯度单体化合物组合制成的"精制清开灵注射液",实现了中药有效成分组的构建。

2. 基于有效复方中筛选潜力组合的研究 相关报道显示选用 SH-SY5Y 细胞,经谷氨酸损伤造模后,对具有神经修复功能的中药有效组分进行筛选,实验通过大孔树脂洗脱及制备液相,分离出葛根芩连汤的化学组分,实验筛选出具有良好神经细胞保护作用的 C15、D06、D07、E05 等组分。研究还发现,对当归补血汤水提浓缩液经过醇沉、大孔树脂吸附、乙醇洗脱、乙酸乙酯萃取、柱层析分离得到的黄芪甲苷和阿魏酸的混合物组分,对鸡胚 CAM 血管新生具有明显的促进作用。通过这种中药组分配伍途径获得的大部分是中药复方的有效部位。对于中药组分有效部位配伍研究,现阶段也存在成分复杂、作用机制阐述不清等难题。研究者利用指纹图谱整体性特点引申到药效学的相关研究上,对全方中明确的药效成分进行筛选,有助于考察对主要药效成分间的配伍关系即"谱效关系"的研究。

3. 基于复方中的单味药筛选成分进行配伍研究 虽然该组分配伍的基础来源于临床有效复方,但研究并非以全部复方为对象,而是把复方中所含的单味药作为组分单位,依据复方的功能主治,筛选其中每一味药发挥复方药效的有效成分及部位,进一步进行配伍的配比研究。相关报道显示,对黄芪汤中四种组分的抗肝纤维化效应作用进行研究,明确了其最佳组方——甘草酸:黄芪总皂苷的配伍比例为 48:164。除此之外,将中药提取液中不同种类成分进行化合物数据库的重建,并与各成分的活性分布相结合,进行同一种类成分和不同种类成分间多成分相互作用关系的考察,并从成分性质方面进行筛选。如在三七丹参药对的研究中,丹参酮与人参皂苷之间存在复杂的药理相互作用关系,这为深入研究两个中药组分提供了新思路。

二、药效物质制备关键技术

中药材中各种组分的提取、分离是药效物质基础与组分配伍研究的重要组成部分。建立规范化、重复性好的中药标准组分提取分离技术和方法,是完成复方新药的重要技术保障。中药(或方剂)是一个复杂的、包含多种有效成分的天然组合化学库,中药体系不仅包括含量变化悬殊的不同结构类型的化学物质,而且其中仍然有许多有效成分尚未被人们充分了解。因此系统地获取各种中药化学组分对现代中药的系统研发具有至关重要的意义。同时中药复方药效物质基础研究是中药复方现代研究的关键点,是阐明中药复方整体功效及作用的核心环节,是中药安全、有效和质量可控的重要基础。中药复方中所含样品是典型的复杂体系,包含种类众多、含量变化悬殊的化合物,使得中药复方药效物质基础的阐明成为难题,制约着中医药的现代化进程。近几年发展起来的现代分离技术对实现快速、高效地分离制备中药中的活性成分起到了至关重要的作用,有效组分/成分的提取分离方法包括了高效液相色谱技术(主要为超高压液相色谱)、超临界流体萃取技术,以及分子印迹技术。首先利用提取技术从中药材或饮片中提取不同极性或不同类别化学成分群的标准提取物,然后再利用分离制备子系统的大规模工业色谱技术将标准提取物精细分离得到所需标准组分。信息管理贯穿于整个生产制备过程中,并对生产全过程进行质量跟踪控制,同时以化学计量学方法对标准组分的化学和生物信息进行关联与分析,挖掘中医药的内在科学规律。中药材中各种组分的提取、分离、制备是进行中药研究与开发的起点及关键性步骤。建立标准化、规范化、重复性好的中药标准组分提取分离技术方法是现代中药复方研究工作的重要技术保障。

（一）液相色谱技术在中药复方研究中的应用

由于中药所含成分众多,每种药材所含成分都在数百种,甚至上千种,中药复方的成分就更加复杂,并且多数活性成分含量很低,使得中药成分分析工作面临诸多困难,因此借助高灵敏且高效的实验分析仪器与方法,有助于解决中药微量成分的快速分析中出现的难题,有效提升了中药微量成分的分离和制备效率。

1. 高效液相色谱技术在中药复方中的应用　高效液相色谱技术(high performance liquid chromatography,HPLC)是当今中药有效成分含量提取与测定常用技术手段之一。主要分为分析型高效液相色谱技术和制备型高效液相色谱技术。现阶段制备型的高效液相色谱技术主要用于中药样品的制备和分离纯化,并已经成为一种制备纯化中药药品有效可靠的技术手段,样品经过 HPLC 制备、纯化后,能够获得高产率与高纯度的产物。

茶氨酸(N- 乙基 - γ -L- 谷氨酰胺)是茶叶中含量最高的氨基酸,约占游离氨基酸总量的 50% 以上,占茶叶干重的 1%~2%,并使茶汤鲜爽、有焦糖味,报道显示茶氨酸能拮抗由咖啡碱引起的神经兴奋并降低血压。随着研究者对茶氨酸的保健功效进行深入了解,茶氨酸的需求量日益增加。现阶段有关茶氨酸对照品的分离、纯化和合成方法的研究报道较少,目前主要采用化学合成、微生物发酵法进行制备。日本等发达国家仅有少量的茶氨酸对照品,且价格昂贵,限制了对其进行深入研究和应用。肖伟涛等将原料水提后,利用水饱和的氯仿对水相进行萃取,将其蒸发浓缩后离心,利用 HPLC 对上清液进行分离制备,将收集液进行冷冻干燥并用甲醇清洗后得到茶氨酸。此方法所得茶氨酸利用外标法定量,纯度大于 98% 且制备收率大于 60%。

高效液相色谱技术具有三高、一广和一快的特点,即高压、高灵敏度、高效,而且可操作范围广,检测速度快。色谱柱在不损坏的情况下可多次重复使用,有效降低了成本。

2. 超高效液相色谱分离技术在中药复方中的应用　随着中药现代化的不断推进与科学技术手段的发展,研究者对制备分离技术提出了更严格的要求。针对液相色谱分析,不但对产物准确性有严格的要求,也要求有更高的分离效率,尤其在测试对象数目庞大时,液相色谱分析效率便显得更为重要。近段时间以来,超高效液相色谱分离技术(ultra performance liquid chromatography,UPLC)的发展与成熟,有效地改进了传统的高效液相色谱(HPLC)制备与分析中存在的缺点,突破了色谱科学的瓶颈,使中药化学成分制备与分析进入了高效、高通量的时代。

UPLC 是在 HPLC 的基础上研发而来的,充分利用了传统 HPLC 无法比拟的小粒度色谱柱的优势,其填料粒径小于 $2\mu m$,超高压达 105kPa 以上,在更宽的线速度里使柱效保持恒定,不仅提高了流动相流速,并且极大提升了色谱峰分离度和检测灵敏度。与传统 HPLC 系统相比,UPLC 可减少流动相和溶剂消耗,并在相对较短的时间内可获得高通量数据,实现对成百上千种成分快速、精准的定性与定量分析,为中药复方新药的药效物质基础研究提供了更为高效的研究手段。

广西医科大学李杰运用 UPLC 技术研究参麦方对于由阿霉素造模后的大鼠心肌损伤的保护作用,阐述参麦方在体内发挥药效的物质机制。该方法分析药物作用后大鼠尿液的代谢物图谱,并采用偏最小二乘法判别分析(PLS-DA)和正交偏最小二乘法判别分析(OPLS-DA)寻找各组代谢物差异,变量重要性投影(VIP)及 t 检验对潜在内源性标志物进行筛选。成功鉴定出环磷酸腺苷、S-三甲基丁酰基二氢硫辛酰胺、琥珀酰腺苷、4-羟基环氧乙酸、苯丁酰谷氨酰胺、二氢硫辛酰胺、丙酮酸、3-羟基十四烯二酸、丁酸甲酯等 14 种内源性代谢物。由此推断参麦方可通过调节嘌呤代谢、能量代谢、脂肪代谢和部分氨基酸代谢等途径产生保护心肌损伤的作用,并为人参、麦冬配伍的物质基础研究与复方药物治疗疾病的可靠性提供了理论依据。

中药材来源广泛、种类众多、成分繁杂,使其制备工作任务量繁重。运用 UPLC 技术不仅能实现对中药复方成分的快速定性与定量,还能进一步鉴别品种来源、有效部位等,除此以外 UPLC 同样适用于由中药材提取物制成的配方颗粒的成分研究。由此可见,UPLC 以其高效的制备分析功能,在中药复方的新药转化中发挥着举足轻重的作用。

(二)超临界流体萃取技术在中药复方研究中的应用

中药有效成分传统提取制备方法主要包括水浸渍法、煎煮法、水蒸气蒸馏法、回流提取法和升华法等。通过以上方法制备的提取物或提取液一般均为混合物;后续需采用离心法、澄清剂法、板框过滤法、树脂吸附法、醇沉法等技术手段对上述提取液进行再次的分离纯化处理。但是在处理过程中极易出现过滤堵塞、树脂堵孔、高温浓缩耗能高、制备提取废水量大、醇沉试剂消耗量大,并造成环境污染等问题。

超临界流体萃取技术(supercritical fluid extraction,SFE),是一种新型萃取分离有效成分的新技术。利用处于温度高于临界温度、压力高于临界压力的热力学状态的流体作为萃取剂,它可以通过改变压力或温度来调节超临界流体的溶解能力,从液体或固体中萃取出特定成分,进而针对不同种类成分的提取分离具有较高的选择性。SF 作为一种处于超临界状态(比如超临界压力和超临界温度)的高密度流体,既非液体,又非气体,性质介于两者之间,溶解能力与液体相当;流动性、高渗透性与气体相当,并且具有低黏度、高密度和较高的扩散系数。在中药中提取制备有效成分时,这些特点使 SF 成为优良溶剂。

王颖滢等采用 SF 技术制备荷叶总生物碱。传统提取制备过程中,多选用氯仿作为提取溶剂,整个过程耗时繁琐,对研究人员的健康会产生负面影响,且污染环境。在该实验中,研究者采用 SF 技术制备荷叶总生物碱,将萃取压力、萃取温度、萃取时间和夹带剂流速设为工艺参数,利用单因素实验和正交实验相结合的方法,固定制备最佳工艺参数,使荷叶总生物碱的收率大幅度提高。薛鹏喜等利用 SF 技术提取穗花大黄中蒽醌类化合物,结果表明采用 SF 技术得到的萃取物产量与质量均优于醇提法所得,而且该方法萃取耗时少,取率高,并且无需进一步纯化即可满足新药申报规定的要求,实验表明利用该技术萃取穗花大黄中蒽醌类物质具有实际工业应用前景以及产业开发价值。

中药复方作为一个不可分割的有机整体,治疗作用的发挥依赖于多味中药在多个生理、病理环节和水平上的相互协同与制约,作用机制十分复杂。现阶段 SF 技术大部分应用在单味中药有效成分或中间原料的提制备方面,这显然与临床中药以复方为主的使用方式有所差别,急需在复方提取制备以及组分提取制备方面进行深入研究。采用 SF 技术对成分的选择性不同于传统溶剂法,应用时应谨慎选择。中药复方整方提取与单味药提取后合并相比较,可能会存在有效成分和提取物的萃取率及收率的差异。

(三) 分子印迹技术在中药复方研究中的应用

随着我国中药现代化进程的不断推进,中药有效成分制备的新技术研究基础和实际应用已经取得了长足的进步。吸附分离法和色谱分离法是现阶段应用最为广泛的方法,主要包括气固色谱(GSC)、液液色谱(LLC)、液固色谱(LSC)、超临界流体色谱。因为对目的产物的吸附选择性有限,大部分实验需要多次进行柱色谱以及反复重结晶等操作方可获得纯度较高的活性成分,该过程分离周期长、效率低、工艺复杂,同时吸附材料的丢弃和大量溶剂消耗会对环境造成不利的影响。

分子印迹技术(molecularlyimprintingtechnology,MIT)是近几十年发展起来的一门集合分子设计、分子识别、高分子合成、仿生生物工程等多种学科优势而发展起来的交叉学科分支。MIT 为一种针对目标分子的制备,具有特异性识别和结合聚合物的技术,该技术具有选择性高、物理和化学稳定性好、使用寿命长等特点。利用其特异的分子识别能力、高效率的富集与分离能力可轻松分离结构相似的物质,简化中药有效成分的制备纯化过程,减少溶剂的用量,减轻制备过程中可能造成的环境污染,因此在中药活性成分的制备过程中,MIT 技术具有较为广泛的应用空间,如黄酮、甾体、多元酚、有机酸、香豆素、木脂素、生物碱等多种结构类型不同的化合物。MIT 作为一种目标分子合成人工抗体的过程,分子印迹聚合物(molecular imprinted polymers,MIPs)的合成过程则是以目标分子为模板,将具有结构互补的功能单体与模板分子结合后,采用交联剂聚合在一起,再将目标分子清除,留下一系列形状、大小与目标分子相匹配的结合位点。该技术不仅具有类似天然抗体识别的特异性、选择性好和结合能力高等特点,并且具有优良的稳定性,可重复使用以及制备过程简单易操作等优点。

采用 MIT 技术, 模板分子选取为青蒿素, 功能单体选取为丙烯酰胺, 交联剂选取为乙二醇二甲基丙烯酸酯的青蒿素分子印迹聚合物, Scatchard 模型分析表明青蒿素分子印迹聚合物对青蒿素具有良好选择识别和吸附性能, 为中药高速高效制备活性成分青蒿素提供了一种新型方法。董胜强等优化了载体膜的选择、交联剂与引发剂用量以及载体膜在预聚合溶液中的浸泡时间, 并最后确定聚偏氟乙烯(PVDF)为载体膜、甲基丙烯酸(MAA)为功能单体、乙二醇二甲基丙烯酸酯(EDMA)为交联剂, 固定模板、单体及交联剂的加入量比为 $1:4:8$, 乙腈中由 AIBN 引发聚合反应, 制备了一种具有良好吸附香豆素作用的分子印迹复合膜, 其吸附容量达 0.1 518mmol/g, 印迹因子为 2.09; 并进一步确定溶解 - 扩散机制是浓度差驱动下膜的传质机制, 且从桂枝甲醇粗提液中提取分离香豆素的回收率达到了 89.6%。

目前, 此技术在应用过程中仍存在下述问题: 相对于分子质量较高的物质制备时, MIPs 依旧存在一定困难; 功能单体的种类选择较少, 价格较高; 从疏水药物延伸到亲水性药物过程分子印迹和识别尚需研发, 对分子印迹识别过程的机制与具体的定量描述等还缺乏本质上的系统研究。

三、活性组分筛选技术研究

现代中药复方研发的核心就是要找到有效的组分, 当前针对中药活性成分的活性筛选主要采用细胞水平与靶酶水平的高通量筛选。高通量筛选(high throughput screening, HTS)技术是指以分子水平和细胞水平的实验方法为基础, 以微板形式作为实验工具载体, 以自动化操作系统执行试验过程, 以灵敏快速的检测仪器采集实验结果数据, 以计算机分析处理实验数据, 在同一时间检测数以千万的样品, 并以得到的相应数据库支持运转的技术体系。该技术将化学、基因组研究、生物信息, 以及自动化仪器等先进手段有机组合成一个高程序、高自动化的新模式, 从而创造了发现新药的新模式。该技术具有快速、高效等特点, 是发现创新药物有效物质成分的重要技术手段之一, 它有效解决了传统的提取分离、结构鉴定、活性测试的筛选模式研发周期长、工作量大等瓶颈问题。但由于中药活性成分的微量性, 无法进行大范围的活性筛选, 也难于对其进行体内活性确证试验, 使得大部分中药活性成分只能局限于简单的体外筛选, 极易导致大量资源浪费。因此, 建立合适的微量天然产物的活性高效筛选技术, 特别是能够代替整体动物实验的微量成分药效筛选技术, 是药物开发的重要环节。因此, 合适的药效筛选技术不仅仅为药物的分离制备提供支持, 而且是后续评价药物有效性的依据, 针对不同特性样品所采取的筛选技术亦有不同。

(一)活性单体筛选

现阶段, 由于 50% 上市药直接或间接来源于天然产物, 复方中药在新药研发方面具有得天独厚的优势。针对中药结构多样、成分繁杂等特点,近年兴起细胞膜色谱技术可用于快速辨识中药提取物中的先导化合物。

西安交通大学药学院贺浪冲教授首创的细胞膜色谱(cell membrane chromatography,CMC)技术为化合物的体外高通量筛选提供了高选择性、高特异性、高效率的筛选手段。细胞膜色谱法是一种新的生物亲和色谱方法,将含药受体的活性组织细胞膜固定于硅胶表面,制备成细胞膜色谱固定相(CMSP),用液相色谱法研究药物与固定相上细胞膜的相互作用。即将色谱、细胞生物学和受体分子药理学相结合,利用药物与膜及膜受体间存在着某种特异性作用而建立的色谱实验模型,从分子水平上探讨药物作用机制并发现有效活性物质。研究结果表明细胞膜固定相具有细胞膜活性,和分离药物的药理作用密切相关。总之,CMC法是以生物活性分子间相互作用为基础,组分在 CMC 上的保留特性可以反映组分的某种活性作用特性,具有特殊的药理学意义。将CMC 模型用于天然药物筛选中,可以有效地发现其中的活性成分,结合药理实验,则能直接确定天然药物中的某种有效成分,采用"粗分快进,逐步纯化"的分离过程,极大简化了天然药物筛选中的烦琐操作,目标明确,缩短了药物筛选的周期(图 21-3)。同时,对天然药物采用多种 CMC 模型的生物活性筛选,发现同种药物在不同 CMSP 上的保留特性,一药多筛,药尽其用,一方面为天然药物的药理作用研究提供了科学的资料,另一方面也为开发新药、发现新的具有药用价值的单体化合物提供依据。目前 CMC 已成功用于钙离子拮抗剂受体配体结合反应的研究,并用于心血管化学合成药物的高通量筛选和中药有效部位及有效成分的寻找。

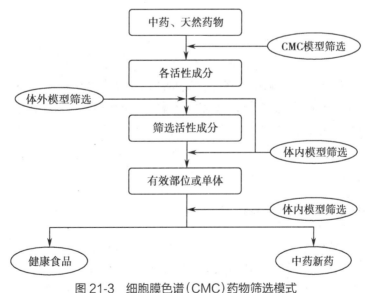

图 21-3 细胞膜色谱(CMC)药物筛选模式

(二) 活性组分 - 等效成分群发现技术研究

中药具有多成分、多靶点、整合作用的特点，其活性组分组成复杂，涉及多重信号、多个靶点。药物相互配伍发挥整合作用是复方中药的特色，从确有疗效的中药复方中发现具有配伍关系的成分组合，有助于阐释复方中药的药效物质基础以及药效物质间的相互作用关系。

在复方中药中，活性组分的发现需要持续对理论和方法进行创新。在中药种类众多的组分中，中药基础研究急需解决的根本关键在于寻找哪些组分能够代表中药药效。中国药科大学李萍团队以中医药整体观和现代系统生物学为指导，基于"从整体中剖析局部，从局部回归整体"的研究观念，首次创建了符合复方中药自身特点、能够科学表征中药活性组分的"等效成分群"研究理论与方法。此理论的科学内涵主要包括：①等效成分群相当于原中药针对某一病症的药效物质，为中药的核心有效部位；②等效成分群定性定量表征明确，即该组分所包含的化合物和含量比例都已被成功地解析清楚；③等效成分群中每个成分通过各自的靶点贡献于整体药效，整个成分群依然保留复方中药"多成分，多靶点"的作用特点。

在复方丹参方的研究中利用该理论方法，从中成功发现一个由 18 个活性成分组成的等效成分群（含量为该原方的 15.01%），该活性组合可以在动物、器官、细胞水平体现复方丹参方抗心肌缺血的整体药效。此研究为复方丹参方药效活性成分的筛选与阐明提供了理论与技术支撑。国家自然科学基金委曾以"中药药效物质基础研究领域取得重要进展"对此研究进行报道。

四、有效配比研究

有效组方的配比研究和确定不仅仅需要从药效角度考虑药物配伍后产生效应叠加或者抵消以优化最佳配伍比例，同时还需要考虑药物配伍后毒性的变化。中药有效组分复杂，复方配伍比例的研究是现代复方制剂研究开发的难点和待解决的问题。张伯礼院士团队基于复方组分配比的优化方法进行研究，对研究方剂复杂系统的方法学进行初步探索，建立了多种中药组分配伍优化筛选的模式。

(一) 计算机辅助有效组分辨识方法研究

首先将复方分离获取若干部位，并研究各部位的化学组成；然后根据试验设计要求，将分离所得各部位重新配伍组合，获取系列样本，并选择代表主要效应的药效指标开展药效学试验，得到以各部位配伍量为自变量、药效活性为因变量的数据集；最后利用基于因果关系发现的算法，辨识关键药效组分并研制现代中药。

(二) 基线等比增减发现模式研究

对于中药小复方配比优化筛选的实验设计方法,其特征是 A、B 两种药物(君药、臣药)在总量恒定的前提下,以药典记载的配比为基线,其间 A 药含量以 10%~30% 递减,B 药含量以 10%~30% 递增;或者 B 药含量以 10%~30% 递减,A 药含量以 10%~30% 递增向两侧扩展,最后扩大到极点,两侧极点分别为单纯 A 药和单纯 B 药;以主要效应和次要效应为评价指标,强化主效应,兼顾次效应;采用整体模型,进行多指标优化和多维时间序列分析,结合离体器官、细胞实验及药化分析结果,依托新的信息处理方法进行系统的分析,确定药物之间的最佳配伍配比范围。

(三) 药效功能筛选模式研究

药效功能筛选的主要思路是以药效团模型的建立为基础,以基于药效团的虚拟筛选为手段,探讨中药及方剂在作用机制上的协同性,从而阐述中药及方剂在化学组成上的配伍特征。这一方法使得方剂配伍从成分配伍开始通过整体论回归到药味层次的配伍,从而使药味配伍、组分配伍、成分配伍及功效配伍有机地衔接成整体,更好地阐释了方剂配伍的科学内涵。

(四) 试验设计 - 非线性建模 - 多目标优化的三联法试验设计 - 非线性建模 - 多目标优化的三联法(ED-NM-MO 三联法)对复方剂量配比优化研究

如何根据所针对的药效指标群寻找最优的复方剂量和比例是中药新药开发中一个非常重要的任务。现有的复方优化方法存在三点问题:①不能同时对多药效指标进行优化;②不具非线性拟合能力或非线性拟合能力较弱;③试验设计方法少而单一。ED-NM-MO 三联法作为中药复方组分配比优化的方法被提出并进行了探索,其引入了试验设计领域的前沿方法,针对多个药效指标的 Pareto 最优集,采用直接选择法和归一化加权选择法,供专家根据对药效指标的不同要求选取相应的最优解;且具有非线性拟合能力和多目标优化能力。ED-NM-MO 三联法符合复方的三个优势:①多药物(部位、组分);②多药效指标(靶点);③非线性[适宜处理复方多自变量、多因变量、非线性的量(比例)效函数关系],是一种适合复方复杂特征的剂量配比优化方法。

五、非临床有效性评价

现阶段,复方中药的处方来源大多为临床经验方,进行过精简、活性组分的筛选和配比关系研究等过程后,最终成药前还要进行非临床有效性评价。此类评价对中药新药非临床有效性的确定,以及阐明其作用特点并揭示可能的作用机制具有重要作用,是研发中的重要环节。非临床有效性的确认和评价阶段需要建立从细胞、组织、器官、整体动物的综合非临床有效性评价技术,系统全面地评价药物的非临床有效性、治疗作用特点和作用机制。将动物评价模型的建立与现代研究对于疾病的认识相结合,模型的建立要结合疾病发生的病因、发病机制,从而反映疾病的本质。传统的相关理论或技术研究体系在中药新药研发的使用过程中相对较弱或起效甚微,不能满足创新中药现代化研究的实际需要。因此在中药复方新药转化过程中迫切需要相关新型生物技术与理论体系的构建、培育和不断完善。

(一) 应用模式生物研究复杂中药靶点

中药复方种类繁多,成分较为复杂,在临床应用中给药途径基本只能选择口服给药。现阶段较频繁使用的整体动物是啮齿类动物,但影响因素较多,不利于进行分子机制的探讨。虽然,基因敲除动物有助于作用靶点的确定,但是实验周期较长,维护相对昂贵且操作烦琐,不易于进行靶点或机制的探寻,有碍于中药复方作用机制的深入研究。所以,中药复方新药转化研究急需一种简单、经济但有效的体内研究模型。

现阶段,鉴于中药复方研究的不断发展,越来越多的报道显示低等模式生物成功应用于非临床有效性试验。模式生物作为一种整体动物,适合于评价复杂中药体系,该模型能够从体内水平检测和研究中药复方的非临床有效性及机制,具有广阔的应用前景。斑马鱼是一种热带淡水硬骨观赏鱼,原产于孟加拉国、印度东部、尼泊尔等地,属辐鳍亚纲鲤科短担尼鱼属,大多成鱼体长约为3~6cm,呈纺锤形,体稍侧扁,因体表有蓝银相间的条纹而得名。斑马鱼为一种新型动物模型,体积小、发育快、用药量少、试验周期短,斑马鱼胚胎及幼鱼透明,可以直接观察到内脏器官发育、心跳和中枢神经系统等胚胎发育情况,且斑马鱼基因组与人类基因组高度相似,其信号传导通路与人类基本近似,可大范围应用于心血管系统、内分泌系统、神经系统的药理活性调节药物以及毒性药物的评价。

相关文献报道显示,小金胶囊对斑马鱼人乳腺癌细胞(MCF-7)移植瘤模型中移植瘤生长起到抑制作用,诱导细胞凋亡并且促进血管新生,有助于阐释抗肿瘤治疗过程中药复方的治疗作用。同时,化疗药物顺铂与复方苦参注射液联用可大大抑制斑马鱼血管新生,为中西医结合治疗肿瘤提供了理论支持。西黄丸的甲醇浸提液可显著抑制斑马鱼胚胎体节间血管生长,处方中的人工牛黄与乳香是产生作用的主要药味。昆海姜辛汤组分配伍溶液作用于硫酸铜溶液诱导建立斑马鱼炎症模型后,通过观察体视荧光显微镜下斑马鱼巨噬细胞数量,发现昆海姜辛汤的合方组分配伍溶液使硫酸铜诱导的斑马鱼炎症模型的巨噬细胞数量大幅度减少,具有抗炎作用。

斑马鱼模型灵活多样的给药方式、高效率的实验流程,非常适合于进行早期和大规模的中药、天然药物有效活性成分分析。在此基础上,斑马鱼发育表型观察的中药整体非临床有效性评价方法可以先将活性组分筛选出来,然后再逐级深入研究不同活性组分的作用及其之间的协同作用。

（二）类器官 3D 培养模型在中药复方研究中的应用

目前,血清药理学作为传统的研究技术,广泛应用于中药复方研究中的细胞实验。但鉴于其绝大多数研究采用正常生理状态下给药动物的血清,在制备过程中可能导致中药成分发生改变,血清自身可能会对中药的药理效应产生干扰,给药剂量与血清中药物浓度不呈线性关系,导致出现血清中的含药量往往达不到药物的临床最大给药剂量等缺陷,这些缺陷使血清药理学实验结果可信度下降。固定剂量复方制剂及天然药物也多采用细胞模型进行非临床有效性试验,但大部分试验将药直接加入培养基中,这种给药模式称为直接给药模式,此操作直接获得结果并具有较高的可信度。

近段时间以来,相关文献报道显示,三维(three-dimension,3D)培养条件下获得的具有类器官(organoids)特点的细胞球在维持细胞形态与功能方面明显优于常规 2D 培养。类器官 3D 培养技术的发展为非临床有效性评价与再生医学的研究开辟了新的途径。3D 培养的细胞球(类器官)可以对体内生长模式进行模拟,更近似于人体的组织微结构,模拟脏器的功能,在进行评价药物毒性试验时可重复给药,激活多条生物活性通路,在于药物特异质毒性评价方面有着不可比拟的优势。

例如,药物进行代谢的主要场所在肝脏,肝细胞或肝实质细胞含有大部分药物代谢所需的转运体和酶,这些转运体和酶在药物代谢与毒性方面扮演着主要的角色。传统 2D 培养的肝细胞呈平面生长,缺少细胞相互间、细胞与胞外基质(extra cellular matrix,ECM)间的接触,细胞极化现象丧失,药物转运体和药物代谢酶表达低水平,以上这些缺陷都限制了传统 2D 细胞在非临床有效性评价中的应用。报道显示,多种 3D 肝细胞模型表明,肝细胞药物转运体和代谢酶的表达呈现高水平,并且能出色地维持其极化状态并保持肝组织特有的功能。同时,类器官 3D 培养模型具有构建周期短、易于操作、价格低廉且作用机制较为清晰等特点。因此该技术在非临床有效性评价方面表现优异,值得大范围推广。

在进行何首乌易感物质顺式二苯乙烯苷(cis-SG)对肝损伤的影响实验时,研究者利用液滴重叠法构建类器官 3D 培养模型。结果显示,相对于传统 2D 培养肝细胞模型,构建成功的类器官 3D 培养模型的 HepG2 细胞和 L02 细胞白蛋白表达分别提高 6.7 和 2.5 倍;尿素生成水平分别提高 15.5 和 8.3 倍,与传统 2D 培养肝细胞模型相比,3D HepG2 细胞的药物 I 相和 II 相代谢酶表达量水平明显增加,例如 CYP2C、CYP3A 以及 CYP2D 表达上调分别为 381.9 倍、87.0 倍和 312.6 倍。在转录水平上,药物转运体表达量也显著上调,以上结果显示实验建立的类器官 3D 培养模型的肝脏合成和代谢能力与传统 2D 培养肝细胞模型相比,优势突出。后续肝毒性评价结果证明,相对于传统 2D 培养肝细胞,3D HepG2 细胞能够更敏锐地评价对乙酰氨基酚等肝毒性阳性药物的毒性差异,并且在 3D HepG2 细胞上重复给药,其半数抑制浓度(IC_{50})值明显低于单次给药。在传统 2D 培养肝细胞模型中,给予何首乌易感物质 cis-SG 后,未检测到 IC_{50},3D

HepG2 细胞上,单次给药方式的 IC_{50} 是肝毒性阳性药物环霉素的 1.9 倍,而其光学异构体反式二苯乙烯苷(*trans*-SG)的 IC_{50} 高于 *cis*-SG,与前期整体动物水平实验的毒性强弱相一致,cis-SG 3D HepG2 细胞上多次给药方式的 IC_{50} 进一步降低,提示长时间使用何首乌可能导致肝损。

以上结果显示,3D HepG2 细胞能够稳定培养且更进一步模拟肝脏合成与代谢功能,特别适用于中药成分产生肝损伤评价与机制的研究。

第二节
转化实例

一、转化实例

(一) 治疗艾滋病中药"复方 SH"的研制

中国的中药典籍中没有对艾滋病进行过记载,因此,若想利用植物进行抗艾滋病研究就必须从零做起。罗士德教授作为有史以来第一人,开始了对上千种植物进行了抗艾滋病活性成分研究。1987年,罗士德教授与美国国家癌症研究所合作开展植物药抗艾滋病的研究,先后对1 000多种植物的不同部位,不同溶剂提取物进行了抗 HIV 活性筛选,发现其中140余种植物对 HIV 具有抑制作用,有20余种显示出较强的抗 HIV 活性,其结果已编撰成专著《中草药抗艾滋病病毒活性研究》,这是我国首次较大规模系统地进行植物抗艾滋病病毒筛选研究。目前很多研究人员以此专著为理论基础进行抗艾滋病病毒研究。同时结合研究的实际情况,收集了2000年以前国内外学者分离或合成的具有抗 HIV 活性的单体化合物4 000余个,出版了专著《抗艾滋病病毒活性化合物》一书。

获得活性成分的数据,筛选出最强的抗艾滋病病毒活性成分后,罗士德教授邀请了几位中医药专家,以中医药理论为指导,结合中药现代化"安全性、有效性、可控性"的标准,按"君、臣、佐、使"的配伍原则,最后通过现代医学研究方法的验证,最终确定了现在代号为"复方 SH"的配方。此配方达到了可称为抗艾滋病病毒药物的标准,"君药"同西药治疗艾滋病相似,可有效杀灭和抑制艾滋病病毒,同时又可有效提高人体CD4,且按照中药的标准,不具有任何毒副作用,对患者人体进行全方位调和。"复方SH"不同于西药单分子用药的特点,可一药多靶点治疗艾滋病。

临床试验前期,"复方 SH"在中国科学院、昆明植物研究所、国家级重点植化室按国家新药研发标准进行了所有相关试验研究。结果表明所有试验数据达标,可进行人体临床试验。

"复方 SH"是首个进入符合国际 GCP 规范的艾滋病临床试验植物药制剂,有严格的患者筛选步骤,有规模化的检测方法。"复方 SH"前期进行体外抗 HIV 病毒实验、毒理实验、药理实验结果表明,对 HIV 病毒抑制、杀灭效果好,提高 CD4,无毒副作用,可长期服用。I、II 期临床试验的结果证明单独服用"复方 SH"对艾滋病治疗有效率达到89%,可供艾滋病感染者长期服用。III 期临床试验采用"双盲疗法"与西药联用进行试验,结果表明其与西药合用可以减毒增效,增加西药疗效。

单独使用治疗 HIV 药物会出现毒副作用,而应用不同的抗 HIV 药物,或者针对不同病毒蛋白(酶),或者作用于同一种酶的不同分子位点的两种或三种药物的联合使用的 HAART 疗法,治疗后患者体内的病毒载量被显著抑制,免疫系统功能得以重建,改善了患者的生活质量,延长了患者的生命。但是,HAART 疗法存在着五个弱点:①药物服用程序严格,患者必须在医生指导下使用,所以很多患者因无法正确地按程序服用药物,使得治疗以无效而告终;②不能彻底清除病毒,患者需要终生服药,但很多患者,特别是第三世界国家的患者无法长期坚持服药,因此停药后患者体内的病毒载量急剧反弹;③长期临床使用会产生严重的毒副反应,往往令患者无法忍受;④长期临床使用,尤其是不能正确遵守疗法的疗程,更会使患者因为毒副反应而停止药物治疗,导致大量耐药毒株出现;⑤治疗后免疫功能并没有得到改善,生活质量差,不能坚持正常的劳动和生活。基于此,传统中医药引起人们的关注。其中,中医临床的辨证施治,关注人体的整体功能的调整,在治疗艾滋病上具有很大的优势。而以中医证候学及病因病理学为基础,从传统中草药中发掘抗病毒和增强免疫的活性产物和先导化合物,并结合现代医学从患者整体调节方面进行研究,成为国内外抗艾滋病病毒药物研究的重要方面和活跃领域。按照中药复方"君、臣、佐、使"的配伍原则,选用多味中药组成复方制剂在治疗艾滋病中发挥着独特的作用。而在用量上来说,中药复方制剂应该更加考虑能够通过精制剔除无效成分,提高有效成分含量来达到和西药的相同的效果。"复方 SH"选用数味中药组成,能抑制艾滋病的生长及杀灭病毒,提高 CD4,且并未观察到任何毒副作用,具备与"鸡尾酒疗法"相似的多靶点作用,被誉为"中式鸡尾酒疗法"。

(二)"毒损脑络"假说与通络救脑注射液开发

王永炎院士在传统中风病理论基础上,总结中风病变的特征、治疗成败的经验,并结合西医学对中风病缺血性损害过程的新观点,对中风病发病机制的深入认识,提出了中风病"毒损脑络"新假说。该假说既符合中医药理论对于中风病变的认识,同时也有现代实验研究的数据支持。现代生物学研究表明,微血管受损是脑出血的核心病变和根本原因,脑出血后导致的脑内血肿、血肿分解产物及脑组织直接损伤释放出的血管活性物质所致的脑水肿、局部血流量、凝血纤溶系统变化及颅内压增高等,严重影响着预后,更甚者将引起再次出血,因此研究微血管的病变可为探求"络病"在现代生物学基础上的一个切入点,将络脉与现代生物学中的微循环调控、血管调节功能、血-脑屏障等病理生理过程相联系,以现代医学对细胞损伤的研究结果(能量代谢障碍、兴奋性氨基酸毒性、细胞钙超载、自由基代谢紊乱、一氧化碳及相关细胞因子和炎症反应)作为病机假说的科学依据,从更微观的基础上给予"毒损脑络"病机假说更好的阐释。

"毒损脑络"假说在总结传统中风发病理论的基础上,从更微观的层次阐述了中风病危重、脑损难复的病机,并给我们的临床治疗提供了一个基本的法则,即解毒通络,为中风病的治疗提供了新的思路,在正确辨证的基础上,针对中风病毒邪之不同,将清热解毒、化瘀解毒、通腑排毒、益气通络解毒等各种方法相互配合，在临床上能够获得很好的疗效，对中风病的诊治起到了很好的指导意义。通络救脑注射液是在"毒损脑络"病机假说基础上由北京中医药大学研发的用于治疗急性脑梗死的纯中药注射液，由栀子苷与三七总皂苷组成。前期的药效学研究显示，该注射液对大鼠脑梗死具有良好的治疗效果，能明显增加局部脑血流量，改善脑梗死所致大鼠的偏瘫体征，减轻脑水肿和神经细胞的继发性损害，改善缺血区微循环，改善神经功能缺损。方中栀子苷与三七总皂苷分别是中药栀子与三七主要的活性成分。栀子性寒味苦，归心、肺、三焦经，具有泻火除烦、清热利尿、凉血解毒之功效；三七味甘、微苦，性温，归肝、胃、心、小肠经，具有止血、散瘀、消肿、止痛、补虚、强壮等功效，两药配伍，共奏凉血解毒、化瘀通络之功效。现代药理学研究发现，通络救脑注射液及其组分可有效改善大脑中动脉缺血再灌注（MCAO）模型大鼠神经功能损伤，提高神经功能评分，改善脑组织病理形态改变，对缺血性脑损伤显示了良好的保护作用。通络救脑注射液及其组分可降低 MCAO 模型大鼠脑含水量、降低血 - 脑屏障（blood brain barrier，BBB）通透性，提示保护 BBB，减轻脑水肿可能是该注射液发挥脑保护作用的重要机制。通络救脑注射液及其组分可调节缺血性损伤后脑组织血管内皮生长因子（VEGF）及血管生成素（ANG-1）的表达，这可能是该注射液发挥血管屏障保护作用的分子靶点。栀子苷和三七总皂苷均显示出改善缺血性脑损伤的作用，两者发挥量效的时程有所不同，栀子苷在病变早期效果明显，三七总皂苷在病变中期作用突出，通络救脑注射液在多个环节作用上优于两组分，显示出复方配伍的疗效优势。

（三）治疗急性早幼粒细胞白血病新药复方黄黛片

复方黄黛片的处方是原中国人民解放军第 210 医院科研攻关小组、中医血液科治疗白血病的经验方，其是在多年临床实践的基础上，参阅古今文献，基于中医对白血病的认识，依据白血病邪毒内蕴，骨髓瘀滞的病理特点，从"致病先祛邪，邪去而元气自复"的理论受启发，以"祛邪复正"为治则，以"解毒活血，益气生血"为法，选用雄黄、青黛、太子参和丹参组方而成。经国家药品监督管理部门批准由中国医学科学院血液学研究所血液病医院牵头组成临床试验协作组进行临床 Ⅱ 期试验，通过双盲双模拟、随机对照、多中心临床试验进一步考察复方黄黛片治疗急性早幼粒细胞白血病的疗效和不良反应。通过多年临床实践及现代医学药理实验研究发现，其对急性早幼粒细胞白血病（APL）的疗效显著，5 年生存率可达 87%。

上海交通大学瑞金医院、中国科学院广州生物医药与健康研究院等多个研究小组，在陈竺院士、陈赛娟院士的领导下发现，对于急性早幼粒细胞白血病的小鼠模型，单独应用硫化砷可延长小鼠的生存期，而青黛、丹参、太子参三药联合可取得明显强于单独或两药联合产生的治疗效果。在白血病细胞模型中，硫化砷、丹参酮单独应用时可引起白血病细胞一定程度的分化，而青黛、丹参、太子参三药联合可使白血病细胞"改邪归正"、分化成熟。研究表明，在分子水平上，利用生物化学的方法，从分子水平阐明三药联合可显著增强由硫化砷引起的 PML/RARα 癌蛋白的降解,具有"祛邪"的作用。硫化砷起"君药"作用;丹参酮促进细胞分化,符合"臣药"特征;靛玉红(即青黛的有效成分)抑制细胞周期,其作用强度略弱,较符合"佐药"性状。而丹参酮与靛玉红都能增加负责运输硫化砷的蛋白的基因表达,促使硫化砷更多进入细胞,都起到"使药"的作用。陈竺院士的研究成果充分地证明了中药配伍"君、臣、佐、使"是有科学基础的。陈竺院士也提出:"希望能够以砷剂这一成分简单清楚的中药作为研究范例,探索利用现代分子生物学的语言来描述复方协同治疗、以毒攻毒、祛邪扶正、辨证与辨病等中医药传统理论的内涵。"不少专家认为从分子生物学和生物化学的角度看,这项研究几乎近于无懈可击、堪称"完美"。该研究非常经典地解析和阐明了一个完全依据中医理论研发出来的中药复方,在细胞和分子水平的明确的作用靶点和机制。而且,每种药物在分子水平的作用与中医对每味药物在复方中的地位和作用的认识竟然呼应得如此之好,令人惊叹。该成果的发现,不仅为理解复方黄黛片治疗 APL 的机制提供了一个理论框架,同时也为深入理解其他古老复方的治疗机制开辟了新的途径,更为利用现代生物学开启中医药源头创新之路带来了新的曙光。

(四)从中药现代化看昆仙胶囊

类风湿关节炎(rheumatoid arthritis,RA)是一种以慢性进行性关节病变为主的自身免疫性疾病,为对称性的多关节炎,常见于双手、腕、肘、膝、踝和足关节受累后。该疾病可反复发作,持续多年可以导致关节畸形及功能丧失,还会累及心脏,引发严重并发症,具有较高致残率、致死率。类风湿关节炎是一个世界范围内的疾病,分布于所有种族和民族,患病率为 0.4%~1.0%。多年以来,非甾体抗炎药在我国风湿及类风湿关节炎用药中一直占领主导地位,包括吲哚美辛、萘普生、布洛芬、双氯芬酸、尼美舒利、洛索洛芬、美洛昔康、塞来昔布(西乐葆)等。在风湿及类风湿关节炎用药中,在我国重点城市主要医院此类药物的消费总额已突破 1 亿元大关,但这类药物也表现出严重的副作用,如恶心、食欲不佳、呕吐、腹胀、腹泻、腹痛、消化道溃疡、出血、穿孔、肾脏损害、外周血细胞减少、凝血障碍、肝功损害、过敏反应(哮喘、皮疹),以及耳鸣、听力下降、无菌性脑膜炎等。由于该类药物价格高昂,且需长期用药,不良反应明显,因而影响了临床应用,有些非甾体抗炎药逐渐退出市场。然而,中药在用于类风湿关节炎的防治中,以其安全性高、毒性小的特点,日益受到临床重视,这给中成药带来了发展机遇,其在市场上将占据更大的份额,市场地位将进一步提升,类风湿关节炎治疗药物的市场格局也将随之发生变化。

从 1963 年起,对治疗风湿痹痛、跌打损伤,研究者筛选以抗炎镇痛为主要药效的共计 200 种中药和草药进行实验研究。1976 年,研究者发现了昆明山海棠。昆明山海棠(tripterygium hypoglaucum hutch,简称 THH)是卫矛科雷公藤属植物,又名粉背雷公藤、火把花等,具有祛风除湿、活血舒筋之功效,主治风湿痹痛、半身不遂、痛经、出血不止、疝气痛、急性传染性肝炎、红斑狼疮、慢性肾炎、癌肿等疾病。

从 20 世纪 60 年代开始,雷公藤被应用于临床。通过对雷公藤和昆明山海棠系统的药理学和毒理学比较研究,发现两者的免疫抗炎作用效果相似,但昆明山海棠的毒性比雷公藤要弱得多。在此基础上,研究者对昆明山海棠进行深入挖掘,研制成功了火把花根片。然而诸多实验发现,火把花的主要毒性成分是三环氧化物雷藤素甲,与同属的植物雷公藤相比,虽然毒性较小,无蓄积毒性,但仍有一定的肝、肾和性腺毒性,而且其毒性大小与用药部位、炮制方法、剂量大小、制剂工艺等有关。并且,没有有效成分的质量标准。

针对以上问题,研究者首先试图分离出毒性成分,但是实验发现效 - 毒成分难以完全分离。研究者进一步通过药物配伍来拮抗毒性,在毒性没有增加的情况下提高疗效,达到相对地降低毒性的目的。通过对几十个有补益肝肾作用的药方进行配伍试验,发现枸杞子和菟丝子共同配伍可明显降低昆明山海棠的毒性。研究者用同样的方法,发现淫羊藿能使昆明山海棠的免疫抑制作用增强一倍,同时具有改善骨质损伤的作用。

由昆明山海棠、枸杞子、淫羊藿、菟丝子 4 味中药组成的昆仙胶囊为雷公藤中药系列的第三代升级制剂,属于纯中药制剂。作为中药现代化的代表药物,昆仙胶囊的药材来源于四川药材 GAP 基地,保证了药材质量的稳定性。在提取工艺上,该药物采用了先进的大孔树脂提取技术,能够去除 95% 的杂质,改变了中药在人们心中"粗糙"的形象。在质量控制上,其利用高效液相色谱仪将主成分雷公藤甲素定量至微克,将有效成分淫羊藿总苷定量至毫克,在此基础上,以指纹图谱获得其谱效关系,从而指导提取纯化工艺与量效关系,由此解决了该药无明确质量标准的问题。

在Ⅲ期临床试验期间,研究者在英国依照英国风湿病协会的 RA 诊断和疗效标准,进行了 32 例临床预试,显效率 59.4%,有效率 94%。在日本治疗 16 例,显效率 62.5%,有效率 87.5%。药效实验表明,昆仙胶囊主要具有免疫抑制、细胞因子拮抗和抗炎镇痛这三种功效。在免疫抑制方面,昆仙胶囊能明显抑制 T 细胞转化,并呈现一定的量 - 效关系;对 CD4、CD8 细胞均有一定抑制作用,也呈一定量 - 效关系。对 CD4 细胞的作用明显强于 CD8 细胞,可恢复风湿、类风湿关节炎患者的 CD4/CD8 比值,而不影响正常机体的 CD4/CD8 比值。该药对 NK 细胞的抑制效果较弱,对巨噬细胞的吞噬功能无明显影响,表明昆仙胶囊对非特异性免疫反应的抑制作用较弱,不会导致感染,不会诱发胸腺、肾上腺、脾脏等免疫器官的萎缩。在细胞因子拮抗方面,昆仙胶囊对小鼠的肿瘤坏死因子、白细胞介素 1、白细胞介素 2、白细胞介素 6 有明显的抑制作用,说明昆仙胶囊能抑制炎性细胞因子,具有抗炎镇痛作用,但不影响前列腺素合成。以此同时,昆仙胶囊具有类似激素样作用,但无激素类药物的副作用。在抗炎作用方面,昆仙胶囊能降低血浆中一氧化氮的浓度,从而减弱破骨细胞的活性,有效保护软骨组织,对大鼠佐剂性关节炎的原发性及继发性关节炎损伤有很强的抑制作用。通过对对照组、模型组和治疗组大鼠关节滑膜、软骨的观察与对比,发现昆仙胶囊能有效地延缓或阻止骨关节的损伤。在毒理研究方面,昆仙胶囊的急性毒性较弱,大鼠及犬的六个月长期毒性实验结果显示,其免疫抑制(抗体形成及细胞因子拮抗)有效剂量较毒性剂量低;经过与在临床等效剂量的同等倍数毒剂量的环磷酰胺、硫唑嘌呤进行大鼠1个月慢毒比较,环磷酰胺等能够引起肝、肾、骨髓等严重损伤和致死,然而昆仙胶囊除引起睾丸萎缩外,未对其他器官产生明显毒性影响,昆仙胶囊对生殖系统有一定的影响,但却是可逆的。

昆仙胶囊自上市以来,随着其在临床中的广泛应用,作为"九五"国家中医药重点科技攻关项目所研究的唯一成果,其真正的价值所在正逐渐被发掘。而此药物的研发过程与国际接轨,走在了中药现代化的前沿为中国的医疗保健事业作出贡献。相信在不久的将来,昆仙胶囊将成为国内,乃至国际上风湿、类风湿领域的首选中成药。

二、关键问题

中药复方,系指两种或两种以上的中药按照中医辨证论治原则指导下,针对病情有机地组合而成的方剂。由于中药复方制剂由多种药味所组成,因此常常对疾病的多个病理环节或靶点发挥药效学的综合作用,并有可能达到标本兼治之目的。复方用药近来也引起西医的重视,从治疗艾滋病的"鸡尾酒疗法"以及世界卫生组织的青蒿素类抗疟药联合用药策略(artemisinin combination therapies,ACTs),到近来西医提出的"固定复方制剂"的概念和新药研发思路,都说明了复方配伍用药在治疗方面具有明显的优势,同时还会使一些老药通过复方配伍又可以继续发挥新的治疗作用,实际上是延长了一个药物在市场上的寿命。因此,无论从科学上还是从经济效益角度,复方制剂势必会成为业界和行业青睐的重点。中药复方制剂涉及两种或更多药味联合用药的问题,中医药在长期的发展中形成了自己特有的组方理论和方法。但由于中药复方的特殊性,即物质基础不明、靶点不清等缺陷,使得如何从现代医学角度理解中药复方配伍的合理性以及如何科学评价中药复方作用于多靶点的综合性作用,成为困扰着业界的一个问题。一个理想的中药复方制剂,不仅可以用中医药理论阐述清楚,也能用现代医学的语言解释明白。换言之,这样的复方配伍中医明白,西医也可以理解。如果中药复方制剂达到这样的水准,中医药现代化和国际化又向前迈出了坚实的一大步。欲达此目的,需要多学科的合作并采用前沿的科学思路和手段。

随着中医药学科自身的发展及现代科学技术水平的进步,以及西方医药学文化的冲击,基于现代科研方的中药复方新药转化是新药研究的一个重要方向。中药复方新药的研发经历了基于天然药物化学分离分析手段和药理示踪的药效物质筛选与辨识的还原论阶段,到基于系统生物学和网络药理学的整体论阶段。总之,到目前为止,不管是哪一种研发模式,都取得了一些卓有成效的研究成果,但是也都存在一些问题,需要进一步解决。

(叶祖光　张广平　李　晗)

参考文献

［1］任钧国，刘建勋．中药复方新药组方设计思路与方法［J］．中国中药杂志，2015，40（17）：3413-3415．

［2］李翼飞，赵琰，屈会化，等．精制清开灵对高脂血症大鼠血脂的影响［J］．北京中医药大学学报，2013，36（1）：38-41．

［3］吕敏，张玉峰，王毅，等．具有神经细胞保护作用的中药组分快速筛选方法研究［J］．中国中药杂志，2013，38（10）：1581-1584．

［4］董海燕，杨建刚，肖志强，等．4种中药和3个方剂促血管新生作用及有效组分的研究［J］．中药材，2013，36（8）：1297-1300．

［5］XU G L, XIE M, YANG X Y, et al. Spectrum-effect relationships as a systematic approach to traditional chinese medicine research: current status and future perspectives [J]. Molecules, 2014, 19 (11): 17897-17925.

［6］LIU X, WANG X L, WU L, et al. Investigation on the spectrum-effect relationships of Da-Huang-Fu-Zi-Tang in rats by UHPLC-ESI-Q-TOFMS method [J]. J Ethnopharmacol, 2014, 154 (3): 606-612.

［7］仝欣，陈高峰，陆雁，等．基于均匀设计分析黄芪汤活性组分抗二甲基亚硝胺大鼠肝纤维化的配伍作用［J］．中国中西医结合杂志，2011，31（10）：1389-1393．

［8］SONG H P, WU S Q, HAO H, et al. A chemical family-based strategy for uncovering hidden bioactive molecules and multicomponent interactions in herbal medicines [J/OL]. Scientific Reports, 2016, 6: 23840 [2019-03-30]. https://www. ncbi. nlm. nih. gov/pmc/articles/PMC4812296/. DOI: 10. 1038/srep23840.

［9］赵丹，王朝旭．茶氨酸的国内外研究现状［J］．食品科学，2002，23（5）：145-147．

［10］陈瑛．茶氨酸提取方法的研究［J］．绍兴文理学院学报：哲学社会科学版，1997，17（6）：71-76

［11］李炎，陈昕．茶氨酸合成与应用［J］．广州食品工业科技，1998，14（3）：23-26．

［12］陈瑛，陶文沂．几种激素对茶愈伤组织合成茶氨酸的影响［J］．无锡轻工业大学报，1998，7（1）：74-77．

［13］肖伟涛，朱小兰，陈波．制备高效液相色谱分离纯化茶氨酸对照品［J］．中草药，2004，32（2）148-150．

［14］覃莎．UPLC-MS/MS在中成药多组分同时分析中的应用研究［D］．南宁：广西大学，2013．

［15］李杰，马增春，梁乾德，等．参麦方对于大鼠心肌损伤保护作用的代谢组学研究［J］．中国药理学通报，2016，32（11）：1559-1565．

［16］周锋．超临界二氧化碳萃取中药有效成分若干问题分析［J］．临床医药文献电子杂志，2016，3（50）：10056-10056．

［17］王颖滢，蒋益虹，陈杰华，等．超临界CO_2流体萃取荷叶总生物碱工艺研究［J］．中国食品学报，2011，11（6）：35-41．

［18］薛鹏喜．穗花大黄中蒽醌类化合物的提取工艺研究［D］．成都：西南交通大学，2012．

［19］HUANG Y, FENG Y, TANG G, et al. Development and validation of a fast SFC method for the analysis of flavonoids in plant extracts [J]. J Pharm Biomed Anal, 2017, 140 (5): 384-391.

［20］林喆，罗艳，原忠．分子印迹技术在中药活性成分分离纯化中的应用［J］．中草药，2007，38（3）：457-460．

［21］衣丽娜，尹小英，江一帆，等．分子印迹技术高效分离中药活性成分的应用［J］．国际药学研究杂志，2012，39（4）：307-310．

［22］MA X H, LI J P, WANG C, et al. A review on bio-macromolecular imprinted sensors and their applications [J]. Chinese Journal of Analytical Chemistry, 2016, 44 (1): 152-159.

［23］李小燕，仝海娟，雷福厚，等.青蒿素分子印迹聚合物分子识别性研究 [J]. 中草药，2012, 43 (4): 795-798.

［24］董胜强，李承溪，朱秀芳，等.香豆素分子印迹复合膜的制备与性能研究 [J]. 云南大学学报 (自然科学版), 2014, 36 (1): 101-107.

［25］谢宏凯，高乾善，耿岩玲，等.三七素分子印迹聚合物的制备及其识别性能研究 [J]. 山东科学，2016, 29 (1): 25-32.

［26］ZHU F L, WANG J, ZHU L J, et al. Preparation of molecularly imprinted polymers using theanine as dummy template and its application as SPE sorbent for the determination of eighteen amino acids in tobacco [J/OL]. Talanta, 2016, 150: 388-398 [2019-01-20]. https://doi. org/10. 1016/j. talanta. 2015. 12. 038.

［27］熊晶晶.茶皂素印迹聚合物的制备及其在茶皂素粗提物纯化中的应用 [D]. 南昌：南昌航空大学，2014.

［28］贾华.分子印迹聚合物提取甘草酸及检测非法添加物的研究 [D]. 北京：北京理工大学，2016.

［29］BERENGERE C, CECILE V, KARSTEN H, et al. Synthesis of amolecularly imprinted polymer for the solid-phaseextraction of betulin and betulinic acid from plane bark [J]. Phytochem Anal, 2010, 21 (2): 180-185.

［30］CHEN F F, WANG R, SHI Y P. Molecularly imprinted polymer for the specific solid-phase extraction of kirenol from Siegesbeckia pubescens herbal extract [J]. Talanta, 2012, 89 (2): 505-512.

［31］NEWMAN J, CRAGG G·M. Natural products as sources of new drugs from 1981 to 2014 [J]. J Nat Prod, 2016, 79 (3): 629-661.

［32］杨华，齐炼文，李会军，等.以"等效成分群"为标示量的中药质量控制体系的构建 [J]. 世界科学技术—中医药现代化，2014, 16 (3): 510-513.

［33］LIU P, YANG H, LONG F, et al. Bioactive equivalence of combinatorial components identified in screening of an herbal medicine [J]. Pharm Res, 2014, 31 (7): 1788-1800.

［34］张伯礼，王永炎.方剂关键科学问题的基础研究—以组分配伍研制现代中药 [J]. 中国天然药物，2005,(5): 258-261.

［35］黄志军，兰小红，赵刚，等.小金胶囊对斑马鱼移植瘤的抗肿瘤作用 [J]. 中成药，2016, 38 (9): 1902-1906.

［36］薛迪，韩利文，何秋霞，等.复方苦参注射液联合顺铂对斑马鱼血管生成的协同作用 [J]. 时珍国医国药，2015, 26 (7): 1585-1587.

［37］王思锋，刘可春，王希敏，等.西黄丸对斑马鱼胚胎血管生成的影响 [J]. 中国医院药学杂志，2010, 30 (10): 821-823.

［38］彭维兵，周玲晓，付先军，等.基于斑马鱼模型的昆海姜辛汤组分配伍的抗炎作用研究 [J]. 山东科学，2017, 30 (2): 37-42.

［39］LAUSCHKE V M, HENDRIKS D F G, BELL C C, et al. Novel 3D culture systems for studies of human liver function and assessments of the hepatotoxicity of drugs and drug candidates [J]. Chemical Research in Toxicology, 2016, 29 (12): 1936-1955.

［40］CLEVERS H. Modeling development and disease with organoids [J]. Cell, 2016, 165 (7): 1586-1597.

［41］LAU T T, LEE L Q P, LEONG W, et al. Formation of model hepatocellular aggregates in a hydrogel scaffold using degradable genipin crosslinked gelatin microspheres as cell carriers [J]. Biomedical

Materials, 2012, 7 (6): 065003 [2018-12-15]. https://doi. org/10. 1088/1748-6041/7/6/065003.

[42] RAMAIAHGARI S C, DEN BRAVER M W, HERPERS B, et al. A 3D in vitro model of differentiated HepG2 cell spheroids with improved liver-like properties for repeated dose high-throughput toxicity studies [J]. Archives of Toxicology, 2014, 8 (5): 1083-1095.

[43] YORIMITSU T, KLIONSKY D J. Endoplasmic reticulum stress: a new pathway to induce autophagy [J]. Autophagy, 2007, 3 (2): 160-162.

[44] OYADOMARI S, ARAKI E, MORI M. Endoplasmic reticulum stress-mediated apoptosis in pancreatic β -cells [J]. Apoptosis, 2002, 7 (4): 335-345.

[45] ZHANG J, MORRIS MW Jr, DORSETT-MARTIN W A, et al. Autophagy is involved in endoplasmic reticulum stress-induced cell death of rat hepatocytes [J]. Journal of Surgical Research, 2013, 183 (2): 929-935.

[46] JORDAN R, WANG L J, GRACZYK T M, et al. Replication of a cytopathic strain of bovine viral diarrhea virus activates PERK and induces endoplasmic reticulum stress-mediated apoptosis of MDBK cells [J]. Journal of Virology, 2002, 76 (19): 9588-9599.

[47] WANG K. Autophagy and apoptosis in liver injury [J]. Cell Cycle, 2015, 14 (11): 1631-1642.

[48] 李婷婷, 李瑞红, 刘振兴, 等. 基于类器官 3D 培养的何首乌易感物质肝毒性评价 [J]. 药学学报, 2017, 52 (7): 1048-1054.

[49] 王永炎. 关于提高脑血管疾病疗效难点的思考 [J]. 中国中西医结合杂志, 1997, 17 (4): 195-196.

[50] 刘亚琼, 朱陵群, 王硕仁, 等. 中风病 "毒损脑络" 病机假说研究进展 [J]. 北京中医药大学学报, 2009, 32 (2): 98-100.

[51] 司银楚, 吴海霞, 许红, 等. 通络救脑注射液对脑缺血大鼠脑皮质梗塞灶 Glu 及其 NMDA 受体表达的影响 [J]. 中国医药学报, 2003, 18 (8): 466-467.

[52] 李卫红, 王东坡, 李兴广, 等. 通络救脑注射液及其有效成分对拟缺血损伤人脑微血管内皮细胞的保护作用 [J]. 安徽中医学院学报, 2011, 30 (6): 42-46.

[53] 郭晓谨. 通络救脑注射液两有效组分栀子苷、三七总皂苷发挥血管保护作用的配伍机制研究 [D]. 北京: 北京中医药大学, 2014.

[54] 马家宝. 通络救脑注射液对缺血损伤脑微血管内皮细胞 GluR3 表达及功能的影响 [D]. 北京: 北京中医药大学, 2016.

[55] 姜昭妍. 通络救脑注射液及有效组分对缺血性脑损伤的保护作用 [D]. 北京: 北京中医药大学, 2016.

[56] 郭晓谨, 周梦佳, 李峰, 等. 通络救脑注射液及其有效组分对拟缺血损伤脑微血管内皮细胞 BDNF 表达的影响 [J]. 中国中医基础医学杂志, 2014, 20 (8): 1065-1066.

[57] 汤轶波. 通络救脑注射液抗大鼠局灶性脑缺血损伤相关分子机制的研究 [D]. 北京: 北京中医药大学, 2011.

[58] 杨志真. 复方黄黛片在急性早幼粒细胞白血病巩固强化治疗中的临床对照观察 [D]. 广州: 广州中医药大学, 2012.

[59] 王钺, 隆长锋. 中药昆明山海棠的研究进展 [J]. 医学综述, 2006, 12 (11): 691-692.

[60] 张宁, 易无庸. 昆仙胶囊临床应用进展 [J]. 中医临床研究, 2014, (7): 147-148.

[61] 王笑丹, 徐强, 林昌松, 等. 昆仙胶囊对大鼠诱导性关节炎滑膜及血清 γ IP-10 的影响 [J]. 辽宁中医药大学学报, 2012, 14 (7): 161-164.

[62] 杨岫岩, 杨少锋, 徐强, 等. 昆仙胶囊治疗类风湿关节炎多中心临床研究 [J]. 中国中西医结合杂志, 2011, 31 (6): 769-774.

［63］鲁莹，丁朝霞，杨少锋，等.昆仙胶囊对 MRL/lpr 小鼠狼疮性肾炎的代谢组学研究 [J]. 中药药理与临床 , 2011, 27 (1): 78-81.

［64］陈婷，李海坚，麦伟民.昆仙胶囊联合强的松治疗难治性肾病综合征的临床观察 [J]. 中药药理与临床 , 2011, 27 (6): 97-99.

［65］刘明斌，熊志伟，徐丹，等.HIV 耐药的研究进展 [J]. 中国艾滋病性病 , 2007, 13 (6): 588-591.

［66］YEUNG S, DAMME W V, SOCHEAT D, et al. Access to artemisinin combination therapy for malaria in remote areas of Cambodia [J]. Malaria Journal, 2008, 7 (1): 96-96.

［67］严春潮，刘胜君.糖尿病诊断与防治新进展 [J]. 亚太传统医药 , 2010, 6 (2): 98-101.

第二十二章

基于临床功效的中药复方新药转化

第一节

概念与研究现状

一、中药复方功效的概念

功效，又称功能，是中医药理论指导下的中药治疗作用的高度概括与总结，如益气活血、清热解毒等，是中医应用中药辨证论治的主要理论依据之一，对中医临床用药具有重要的指导作用。中药复方是中医临床药物治疗的主要方法与手段，是中医学的重要组成部分。中药复方是在辨证的基础上，根据病情选择适当的中药，按照一定法度进行组合，并确定一定用量比例，制成一定的剂型应用于临床的中药组合。因此，中药复方的作用主要是通过中药的配伍形式表现出来，也就是说，中药复方功效是在中医药理论指导下，运用中药四气、五味、归经及功效理论，对多味中药配伍整体治疗作用的概括与总结，是中医语言对中药复方作用特有的表述。

二、中药复方功效的研究现状

随着现代医学的发展，研究发现中药药理学与中药复方功效之间存在着紧密的关系，采用中药药理学的理论、方法、技术开展中药复方功效的验证、表述，赋予中药复方功效现代医学内涵，使中药复方的作用和效果更加微观、量化，对于中药复方功效的现代研究具有重要的作用。

无论是中药复方功效与中药药理作用之间的关联分析，还是中药复方的药理实验研究，均从不同侧面证实，中药复方的功效不仅仅是多种药理指标的累积和叠加，更重要的是复方功效代表一种对疾病的整体整合作用，这种整体作用是一个复方多成分、多靶点、多途径的药理效应相互作用的复杂网络体系。因此，中药复方功效的药理实验研究，需要采用不同的实验技术从不同角度进行，并对实验结果进行整合分析。

开展中药复方功效的药理研究，重要的是选择与功效相关的药理模型。目前，在进行中药复方功效研究中应用较多的是疾病或病理动物模型、细胞模型，通过多个模型、多个药理指标的评价，从而全面阐释中药复方的功效。由于这种研究方式无需辨证或辨证不充分，同时这种情况下也难以对药理研究模型进行辨证，因此这些研究在对中医理论科学阐释中的指导作用非常有限，且由于病、证概念和研究思路上的差异,这些药理模型研究结果是现代医学意义上对疾病病理生理过程干预的评价,只能部分反映复方功效的作用特点,并且某些药理研究结果难以与中医药学的传统理论形成一致,甚至经临床验证的某些经典中药复方在实验研究中难以达到预期的结果。

选择符合中医临床的病证结合或证候模型开展中药复方功效的药理研究也不断出现在许多文献研究中,如研究中药复方的益气作用,就选择气虚证的动物模型,根据复方的适应证进行相应的药理指标的观察。由于疾病病理生理过程、证候变化与药理指标之间具有密切的关联性,因此,药理指标的选择应是既能反映证候特点,又可以体现疾病病理生理过程的关键环节。但由于目前疾病证候客观化研究开展的深度和广度不足,使得复方中药干预的指标体系受到一定局限,同时证候与病理生理过程的变化之间的关系还缺乏相应的敏感性指标或者指标群的认识。因此,中药复方功效与中药药理学之间的关系还有待更深入的研究。目前中国中医科学院西苑医院刘建勋研究团队提出了源于中医临床的中药复方功效的评价思路与方法,在建立与临床接近的病证结合动物模型的研究基础上,结合疾病的最新研究进展,从宏观、微观等不同层次,应用多个药理或证候模型,通过药理学相关评价指标进行整合分析,合理阐释了中药复方功效的科学内涵,为中药复方功效的评价提供了借鉴。

第二节
基本思路与方法

历代医家对中药复方功效进行了诸多研究,但多停留在中医理论水平层面,目前采用现代科学技术开展中药复方的药理作用、物质基础等研究日益增多,但有关中药复方功效的现代研究仍未得到大家的重视。因此,如何通过中药复方的现代研究,科学、有机地阐释复方功效的科学内涵,是中医药理论研究的难点,也是中医药理论研究的关键科学问题。总结中药复方功效的研究现状发现,中药复方功效的研究思路主要有两种,即传统的中药复方功效研究和现代的中药复方功效研究。毋庸置疑,采用君臣佐使、七情配伍等中药配伍理论开展中药复方功效的研究,在中药复方功效研究中不可或缺,但采用现代科学技术研究中药复方功效是目前研究的主流,也是中药复方研究的难点。

中药复方功效现代研究存在的关键问题,主要是混淆了药效与功效之间的关系,难以体现中医辨证论治的用药特点。为此,根据中医临床辨证论治、病证结合、方证相应的用药特点,经过十余年的探索和研究,提出中药复方功效现代研究与评价的新思路(图22-1):在中医理论指导下,根据中药复方的功效与主治,从中医临床出发,将疾病中医证候的诊断标准、疗效评价技术与方法用于中药复方功效研究;制备符合中医临床病证特征的动物模型,建立动物模型的中医证候评价技术与方法;开展中药复方整体、细胞、分子等多层次的非临床有效性评价;结合中药化学、中药药代动力学、生物信息学等现代科学技术与方法,开展中药复方功效的物质基础研究;阐释中药复方发挥功效的机制及物质基础。该思路主要是针对中药复方功效的特点,通过病证结合两方面的研究与评价,全面反映中药复方的作用特征;通过多学科的融合,从药效与物质基础两方面阐释中药复方功效的科学内涵。

中药复方功效的现代研究是一个复杂的系统工程。在研究过程中,一方面要注意多学科的交叉融合,体现中医与西医的结合、临床与基础的结合、局部与整体的结合、宏观与微观的结合、疾病与证候的结合;另一方面,需要了解中药复方功效的特点,即特定的药味组成、特定的药效成分组成、特定的药理作用等。中药复方功效"拟临床"的研究思路与方法,虽然对中药复方的发展提供了有益的借鉴,但也需要不断改进与完善。相信随着中药复方功效研究的不断发展,许多新的思路、理论、方法、技术等将不断出现,必将促进中药复方研究的发展与繁荣。

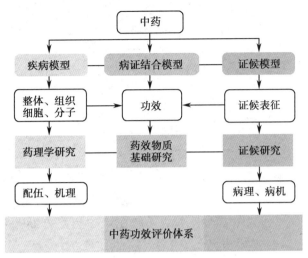

图 22-1 中药复方功效"拟临床"研究与评价思路

第三节

转化实例

双参芎连颗粒是借鉴循证药学研究方法,结合中国中医科学院西苑医院治疗冠心病的长期临床用药经验,通过最佳处方组成及最佳配伍剂量正交设计而研制的治疗冠心病心绞痛痰瘀互结证的在研中药复方新药(已获临床试验批件)。双参芎连颗粒主要由丹参、川芎、人参、山楂、黄连、泽泻、红曲等 7 位中药组方而成,具有祛瘀化痰、解毒通脉、行气止痛的功效,用于治疗冠心病心绞痛痰瘀互结证,症见胸闷胸痛,气短心悸,纳呆脘胀,头重身困,痰多体胖,舌紫黯或有斑点,苔腻或浊,脉弦滑、涩或结代。下面以双参芎连颗粒的研制案例具体介绍如何开展符合中药特点的功效评价。

一、基于中医四诊的功效评价

辨证论治、病证结合是目前中医临床用药的主要特点,证候是中药复方功效的靶标,是中药功效形成的理论基础,离开证候评价,则功效成为无本之木、无源之水。因此,开展中药复方新药功效的评价,就必须围绕证候进行相关的研究与评价。

1. 冠心病痰瘀互结证模型的制备　病证结合动物模型同时具有病理生理和证候的特征,非常符合中医临床辨病与辨证相结合的实际情况,可同时观察中药复方对疾病及证候的影响,准确研究和评价中药的干预作用和作用特点,因此,建立与中药复方相应的病证结合动物模型是开展中药复方功效评价的第一步。目前制备中医证候特征动物模型主要通过两种途径来研究:第一是在特定的化学、生物、机械和物理的致病因素作用下,复制出西医或中医病名的动物模型,以病代证,病证结合或再用中药或中医疗法观察疗效及监测病理改变;第二是模拟中医传统病因建立动物模型,包括采用模拟中医病因的单因素造模和复合因素造模方法,与"途径一"结合起来,既运用了中医疾病的病因学说,又考虑了西医疾病的病理生理机制。但是,发现和判断证候的主要依据是患者的主观症状,这些主观症状如何在动物体上表达是证候动物模型建立的最大难题,这也是目前证候动物模型可重复性和可推广性存在争议的关键问题。为此,可将文献研究、临床观察、动物实验研究三方面有机结合起来,以建立病证结合动物模型拟临床研究的思路与方法:首先开展对研究疾病的近年中医临床文献研究,包括疾病的主要证型特点,临床症状以及相关的客观化实验室指标改变；然后进行前瞻性的临床研究，对文献结果进行验证，分析疾病证候过程中的病理生理学特点，以及主要的客观实验室指标的改变。针对双参苓连颗粒的功能主治，在动物模型拟临床研究思路的指导下，采用小型猪高脂饲料喂养复合介入法冠状动脉血管内皮损伤的方法制备了冠心病痰瘀互结证小型猪模型（图 22-2）。

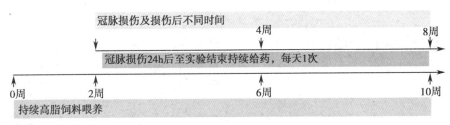

图 22-2　冠心病痰瘀互结证小型猪模型制备方法

2. 基于中医四诊的中药功效评价　中医证候是指疾病过程中某一阶段或某一类型的病理概括，反映疾病的阶段性本质，是辨证论治的前提和基础。因此，以证候为核心的中医动物模型的研究是评价中药新药非临床有效性、预测药物毒性和副作用的一个重要手段和工具。但是，由于实验动物与人体的巨大差异性，使以四诊方式通过相应症、舌、脉、形、色、神等症状与体征表现出来的证候难以在实验动物中得到完全的体现。为此，在病证结合模型制备的基础上，参照《中药新药治疗冠心病心绞痛的临床研究指导原则》（2002 年版），同时考虑到动物本身特点，将包括主症、兼症、舌象、脉象在内的四诊信息进行客观化分级评分，制定小型猪痰瘀互结证型冠心病心绞痛中医证候诊断及评分标准：以 30 点体表心电图分级评分代表小型猪痰瘀互结证冠心病证候的主症（胸闷胸痛、胸膈痞满、刺痛固定），以体重指数和进食情况分级评分代表兼症（痰多体胖，纳呆脘胀），以舌下血管分布及舌苔颜色分级评分代表舌象（舌质、舌苔），以无创血流动力学 6 项指标（心率、心排血量、每搏输出量、心脏加速指数、左室做功、外周血管阻力）分级评分代表脉象。该方法不仅可以客观、动态、量化检测和评价证候，而且可以实时观测疾病证候的演变过程，具有很好的客观性和重现性（图 22-3）。

（1）主症（胸闷胸痛，胸膈痞满，刺痛固定）评分：痰瘀互结证主要表现为胸闷胸痛，胸膈痞满闷痛，痰多体胖，纳呆脘胀等症状及舌象、脉象改变。其中胸闷胸痛，胸膈痞满闷痛是其主症，结合西医学检测方法，应用以 30 点体表心电图（BS-ECG）进行表征，计算心肌缺血程度（$\sum$ -ST：ST 段升高总 mV 数）及心肌缺血范围（N-ST：ST 段升高总点数）。具体评分标准如下：0 分：$\sum$ -ST ≤ 10mV，N-ST ≤ 5；1~2 分：10<$\sum$ -ST ≤ 15mV，5<N-ST ≤ 10；3~4 分：15<$\sum$ -ST ≤ 25mV，10<N-ST ≤ 20；5~6 分：25<$\sum$ -ST ≤ 30mV，20 < N-ST ≤ 30。结果显示，双参苓连颗粒 3 个剂量组动物主症评分均明显下降（$P < 0.05$ 或 $P < 0.01$）（图 22-4）。

（2）兼症（痰多体胖，纳呆脘胀）评分：痰多体胖，纳呆脘胀是痰瘀互结证的兼症，主要体现在体重、消化方面，采用体重指数（BMI）和进食情况进行评分。具体评分标准如

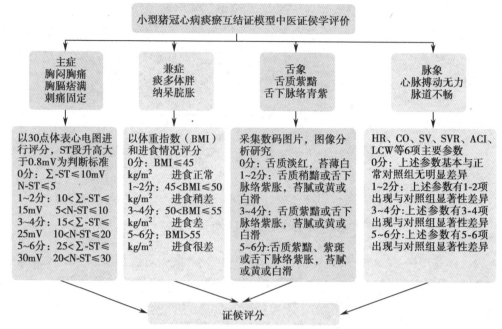

图 22-3　冠心病痰瘀互结证小型猪模证候评价方法

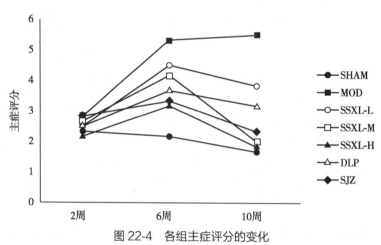

图 22-4　各组主症评分的变化

SHAM：假手术组；MOD：冠心病痰瘀互结证模型组；SSXL-L：双参苎连颗粒低剂量组（0.5g 生药/kg）；SSXL-M：双参苎连颗粒中剂量组（1.0g 生药/kg）；SSXL-H：双参苎连颗粒高剂量组（2.0g 生药/kg）；DLP：丹蒌片组（0.24g/kg）；SJZ：辛伐他汀（舒降之）组（1mg/kg）

下：0 分：BMI ≤ 45kg/m²，进食正常；1~2 分：45<BMI ≤ 50kg/m²，进食稍差；3~4 分：50<BMI ≤ 55kg/m²，进食差；5~6 分：BMI>55kg/m²，进食很差。结果发现（图 22-5、图 22-6）：高脂饲料喂养 10 周（给药 8 周）时，双参苎连颗粒高剂量组 BMI 明显下降，中剂量组高脂饲料喂养 10 周时兼症评分明显降低（$P<0.05$），高剂量组高脂饲料喂养 6 周和 10 周时的兼症评分明显降低（$P<0.05$ 或 $P<0.01$）。

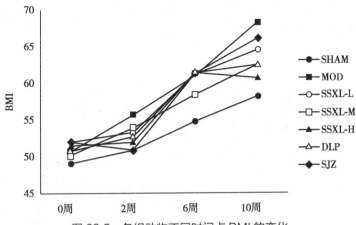

图 22-5 各组动物不同时间点 BMI 的变化

SHAM：假手术组；MOD：冠心病痰瘀互结证模型组；SSXL-L：双参芎连
颗粒低剂量组(0.5g 生药 /kg)；SSXL-M：双参芎连颗粒中剂量组(1.0g 生
药 /kg)；SSXL-H：双参芎连颗粒高剂量组(2.0g 生药 /kg)；DLP：丹蒌片组
(0.24g/kg)；SJZ：辛伐他汀（舒降之）组(1mg/kg)

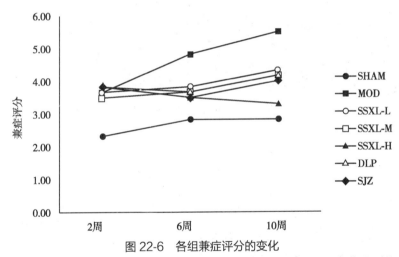

图 22-6 各组兼症评分的变化

SHAM：假手术组；MOD：冠心病痰瘀互结证模型组；SSXL-L：双参芎连颗粒
低剂量组(0.5g 生药 /kg)；SSXL-M：双参芎连颗粒中剂量组(1.0g 生药 /kg)；
SSXL-H：双参芎连颗粒高剂量组(2.0g 生药 /kg)；DLP：丹蒌片组(0.24g/kg)；
SJZ：辛伐他汀（舒降之）组(1mg/kg)

(3) 舌象及舌下脉络评分：舌象是中医证候诊断需采集的重要内容之一，结合临床舌
象诊断与客观化研究的进展，采用数码相机采集动物舌面，用 Adobe Photoshop CS5 软
件选取舌体区域 3 点，计算红色（R）、绿色（G）、蓝色（B）及颜色模型（Lab）数值。具体评
分标准如下：0 分：舌质淡红，苔薄白；1~2 分：舌质黯或舌下脉络紫胀，苔腻或黄或白滑；
3~4 分：舌质紫黯或舌下脉络紫胀，苔腻或黄或白滑；5~6 分：舌质紫黯、紫斑或舌下脉络
紫胀，苔腻或黄或白滑。结果显示，高脂喂养 10 周（给药 8 周），双参芎连颗粒高、中剂

量组的 R、R/G、R/B、S 值明显高于模型组（$P<0.05$ 或 $P<0.01$）；高脂 6 周和 10 周（给药 4 周和 8 周）时，中、高剂量组在高脂 6 周和 10 周时的舌象评分均明显下降（$P<0.05$ 或 $P<0.01$）（图 22-7、图 22-8）。

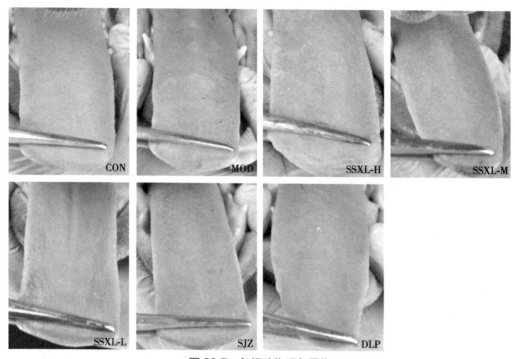

图 22-7　各组动物舌象图像

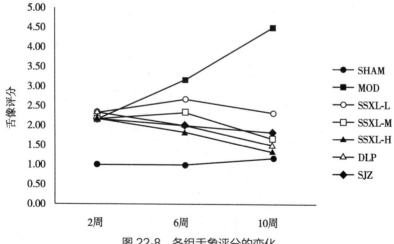

图 22-8　各组舌象评分的变化

SHAM：假手术组；MOD：冠心病痰瘀互结证模型组；SSXL-L：双参芎连颗粒低剂量组（0.5g 生药 /kg）；SSXL-M：双参芎连颗粒中剂量组（1.0g 生药 /kg）；SSXL-H：双参芎连颗粒高剂量组（2.0g 生药 /kg）；DLP：丹蒌片组（0.24g/kg）；SJZ：辛伐他汀（舒降之）组（1mg/kg）

(4)脉象评分:脉象是中医证候诊断的四诊内容之一,现代研究发现,脉象的形成与血管的舒缩功能及血液流动的状态密切相关,主要体现在血流动力学方面。为此,采用无创血流动力学检测仪,选择6项主要参数反映脉象的变化:心率(heart rate,HR)、心排血量(cardiac output,CO)、每搏输出量(stroke volume,SV)、外周血管阻力(systemic vascular resistance,SVR)、心脏加速指数(acceleration index,ACI)、左心做功(left cardiac work,LCW)等。具体评分标准如下:0分:上述参数基本与对照组无统计学差异;1~2分:上述参数有1~2项出现与对照组有显著性差异;3~4分:上述参数有3~4项出现与对照组有显著性差异;5~6分:上述参数有5~6项出现与对照组有显著性差异。结果显示,双参芎连颗粒中、低剂量组仅高脂饲料喂养10周时的脉象评分明显降低($P<0.05$或$P<0.01$),而高剂量组高脂饲料喂养6周和10周时的脉象评分均明显降低($P<0.05$或$P<0.01$)(图22-9~图22-12)。

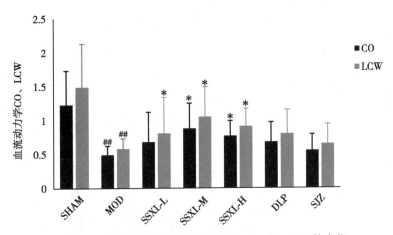

图22-9 各组动物无创血流动力学参数COL、CW的变化

SHAM:假手术组;MOD:冠心病痰瘀互结证模型组;SSXL-L:双参芎连颗粒低剂量组(0.5g生药/kg);SSXL-M:双参芎连颗粒中剂量组(1.0g生药/kg);SSXL-H:双参芎连颗粒高剂量组(2.0g生药/kg);DLP:丹蒌片组(0.24g/kg);SJZ:辛伐他汀(舒降之)组(1mg/kg)

二、基于证候要素的功效评价

中医理论认为血瘀是冠心病最为重要的病因病机之一,贯穿于冠心病发生发展的全过程,但是近年来随着认识的不断发展,社会环境和人群生活水平的变化以及冠心病病理机制的深入研究,发现冠心病的病机演变规律不仅仅在于瘀血阻滞心脉,更多的是与痰、瘀、毒密切相关,是一个动态发展变化的过程,痰浊内阻是诱导冠心病的首要因素,痰浊内阻,碍气阻络,可影响血液正常运行,致使血行滞缓而停蓄,日久为瘀,瘀血形成之后,既无以载气,亦阻碍气机,影响气对津液之输布、宣化,导致津液凝聚而成痰饮,

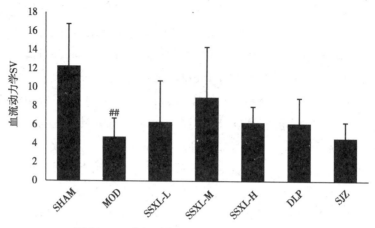

图 22-10　各组动物无创血流动力学参数 SV 的变化

SHAM：假手术组；MOD：冠心病痰瘀互结证模型组；SSXL-L：双参芎连颗粒低剂量组（0.5g 生药 /kg）；SSXL-M：双参芎连颗粒中剂量组（1.0g 生药 /kg）；SSXL-H：双参芎连颗粒高剂量组（2.0g 生药 /kg）；DLP：丹蒌片组（0.24g/kg）；SJZ：辛伐他汀（舒降之）组（1mg/kg）

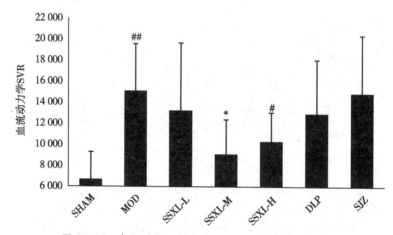

图 22-11　各组动物无创血流动力学参数 SVR 的变化

SHAM：假手术组；MOD：冠心病痰瘀互结证模型组；SSXL-L：双参芎连颗粒低剂量组（0.5g 生药 /kg）；SSXL-M：双参芎连颗粒中剂量组（1.0g 生药 /kg）；SSXL-H：双参芎连颗粒高剂量组（2.0g 生药 /kg）；DLP：丹蒌片组（0.24g/kg）；SJZ：辛伐他汀（舒降之）组（1mg/kg）

而成痰瘀互结的病变过程，同时痰瘀互病，蕴结日久，邪毒内生，毒邪致病，以败坏形质，伤及脉管与心。三者相互影响，导致与冠心病相关的多种病理结果，最终形成痰、瘀、毒共同致病的病机特点。因此，采用前文所述小型猪冠心病痰瘀互结证模型，通过研究痰瘀互结证病因病机、证候要素与病理生理指标之间的相关性，将不同的实验指标进行综合考察，全面分析，确立证候要素痰凝、血瘀、毒结与病理生理指标群之间的关系，建立了痰、毒、瘀相关的药效指标群（图 22-13），研究评价了双参芎连颗粒治疗冠心病的祛瘀化痰通脉的功效。

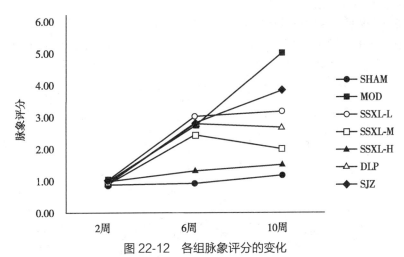

图 22-12　各组脉象评分的变化

SHAM：假手术组；MOD：冠心病痰瘀互结证模型组；SSXL-L：双参芎连颗粒低剂量组（0.5g 生药 /kg）；SSXL-M：双参芎连颗粒中剂量组（1.0g 生药 /kg）；SSXL-H：双参芎连颗粒高剂量组（2.0g 生药 /kg）；DLP：丹蒌片组（0.24g/kg）；SJZ：辛伐他汀（舒降之）组（1mg/kg）

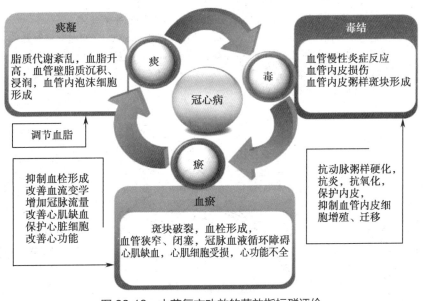

图 22-13　中药复方功效的药效指标群评价

1. 对痰凝的影响　研究显示痰瘀型冠心病患者总胆固醇、甘油三酯、低密度脂蛋白胆固醇均较非痰瘀型冠心病患者和健康人群高。中医认为痰浊内阻是诱导冠心病的首要因素，其病理表现更多地体现在血脂代谢紊乱方面。因此，通过实验测定动物血脂水平（TC、TG、HDL-C、LDL-C 和 VLDL-C）的变化以代表痰凝的情况。结果发现，高脂 6 周时，双参芎连颗粒低剂量组血清 TC、VLDL-C 水平，双参芎连颗粒中剂量组血清 VLDL-C 水平，双参芎连颗粒高剂量组血清 TC 水平均明显下降（$P<0.05$ 或 $P<0.01$）。

高脂饲料喂养 10 周时,双参芎连颗粒高、中剂量组血清 TG、TC、LDL-C、VLDL-C 水平均明显降低($P<0.05$ 或 $P<0.01$),同时双参芎连颗粒低剂量组 TC、VLDL-C 水平也明显降低($P<0.05$)。高脂饲料喂养 10 周时,双参芎连颗粒高剂量组肝脏 TC、TG 含量均明显降低($P<0.05$ 或 $P<0.01$),同时双参芎连颗粒中剂量组肝脏 TG 含量也明显降低($P<0.05$)(图 22-14~ 图 22-21)。

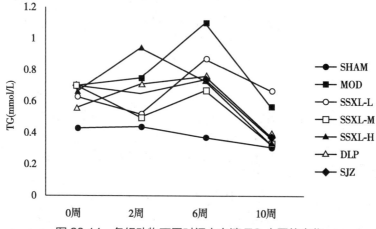

图 22-14　各组动物不同时间点血清 TG 水平的变化

SHAM: 假手术组;MOD: 冠心病痰瘀互结证模型组;SSXL-L: 双参芎连颗粒低剂量组(0.5g 生药 /kg);SSXL-M: 双参芎连颗粒中剂量组(1.0g 生药 /kg);SSXL-H: 双参芎连颗粒高剂量组(2.0g 生药 /kg);DLP: 丹蒌片组(0.24g/kg);SJZ: 辛伐他汀(舒降之)组(1mg/kg)

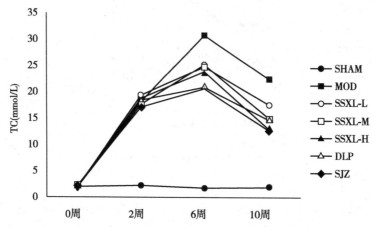

图 22-15　各组动物不同时间点血清 TC 水平的变化

SHAM: 假手术组;MOD: 冠心病痰瘀互结证模型组;SSXL-L: 双参芎连颗粒低剂量组(0.5g 生药 /kg);SSXL-M: 双参芎连颗粒中剂量组(1.0g 生药 /kg);SSXL-H: 双参芎连颗粒高剂量组(2.0g 生药 /kg);DLP: 丹蒌片组(0.24g/kg);SJZ: 辛伐他汀(舒降之)组(1mg/kg)

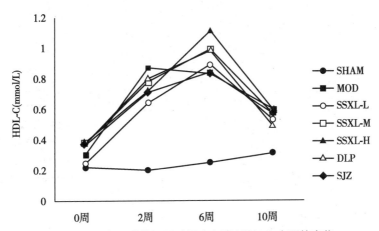

图 22-16　各组动物不同时间点血清 HDL-C 水平的变化

SHAM：假手术组；MOD：冠心病痰瘀互结证模型组；SSXL-L：双参芎连
颗粒低剂量组(0.5g 生药 /kg)；SSXL-M：双参芎连颗粒中剂量组(1.0g 生
药 /kg)；SSXL-H：双参芎连颗粒高剂量组(2.0g 生药 /kg)；DLP：丹蒌片组
(0.24g/kg)；SJZ：辛伐他汀(舒降之)组(1mg/kg)

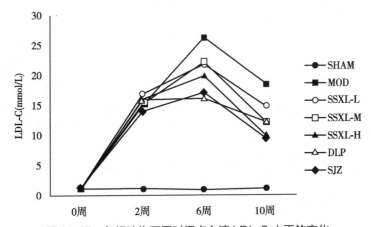

图 22-17　各组动物不同时间点血清 LDL-C 水平的变化

SHAM：假手术组；MOD：冠心病痰瘀互结证模型组；SSXL-L：双参芎
连颗粒低剂量组(0.5g 生药 /kg)；SSXL-M：双参芎连颗粒中剂量组(1.0g
生药 /kg)；SSXL-H：双参芎连颗粒高剂量组(2.0g 生药 /kg)；DLP：丹蒌
片组(0.24g/kg)；SJZ：辛伐他汀(舒降之)组(1mg/kg)

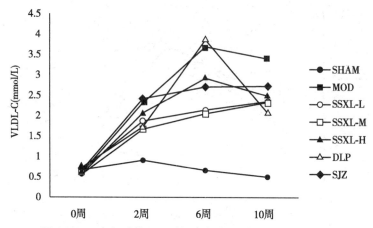

图 22-18　各组动物不同时间点血清 VLDL-C 水平的变化

SHAM：假手术组；MOD：冠心病痰瘀互结证模型组；SSXL-L：双参芎连颗粒低剂量组（0.5g 生药 /kg）；SSXL-M：双参芎连颗粒中剂量组（1.0g 生药 /kg）；SSXL-H：双参芎连颗粒高剂量组（2.0g 生药 /kg）；DLP：丹蒌片组（0.24g/kg）；SJZ：辛伐他汀（舒降之）组（1mg/kg）

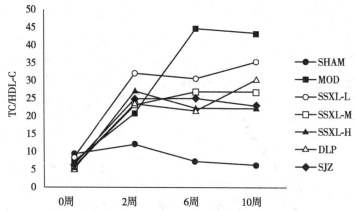

图 22-19　各组动物不同时间点血清 TC/HDL-C 水平的变化

SHAM：假手术组；MOD：冠心病痰瘀互结证模型组；SSXL-L：双参芎连颗粒低剂量组（0.5g 生药 /kg）；SSXL-M：双参芎连颗粒中剂量组（1.0g 生药 /kg）；SSXL-H：双参芎连颗粒高剂量组（2.0g 生药 /kg）；DLP：丹蒌片组（0.24g/kg）；SJZ：辛伐他汀（舒降之）组（1mg/kg）

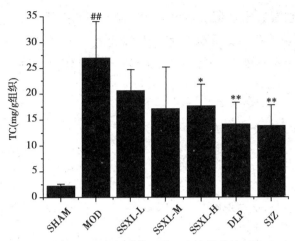

图 22-20 各组动物肝脏 TC 水平的比较

SHAM：假 手 术 组；MOD：冠 心 病 痰 瘀 互 结 证 模 型
组；SSXL-L：双 参 芎 连 颗 粒 低 剂 量 组（0.5g 生药 /kg）；
SSXL-M：双 参 芎 连 颗 粒 中 剂 量 组（1.0g 生药 /kg）；
SSXL-H：双参芎连颗粒高剂量组（2.0g 生药 /kg）；DLP：丹
蒌片组（0.24g/kg）；SJZ：辛伐他汀（舒降之）组（1mg/kg）

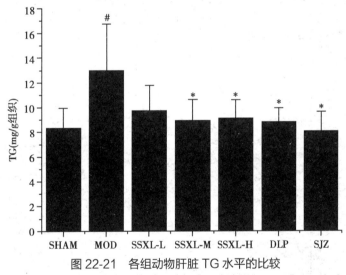

图 22-21 各组动物肝脏 TG 水平的比较

SHAM：假手术组；MOD：冠心病痰瘀互结证模型组；SSXL-L：双参
芎连颗粒低剂量组（0.5g 生药 /kg）；SSXL-M：双参芎连颗粒中剂量
组（1.0g 生药 /kg）；SSXL-H：双参芎连颗粒高剂量组（2.0g 生药 /kg）；
DLP：丹蒌片组（0.24g/kg）；SJZ：辛伐他汀（舒降之）组（1mg/kg）

2. 对血瘀的影响　血瘀证的客观化研究显示，血瘀证与血液流变、微循环、血流
动力学等血液循环系统的功能密切相关。本实验通过对动物不同时间点（0、2、6 和 10
周）血液流变学、血流动力学（见脉象、疾病）的检测反映血瘀的情况。结果发现，高脂

6周时,双参芎连颗粒高、中剂量组全血黏度在切变率 5S^{-1} 下明显降低,同时双参芎连颗粒高剂量组全血黏度在切变率 60S^{-1} 下也明显降低;高脂饲料喂养 10 周时双参芎连颗粒高、中剂量组全血黏度在切变率 5S^{-1}、60S^{-1} 下同样明显下降($P<0.05$)(图 22-22~图 22-25)。

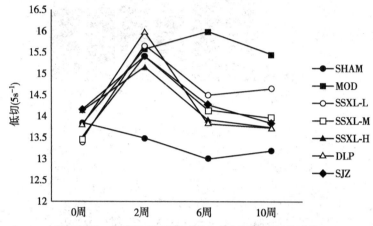

图 22-22　各组动物不同时间点全血黏度低切的变化

SHAM:假手术组;MOD:冠心病痰瘀互结证模型组;SSXL-L:双参芎连颗粒低剂量组(0.5g 生药 /kg);SSXL-M:双参芎连颗粒中剂量组(1.0g 生药 /kg);SSXL-H:双参芎连颗粒高剂量组(2.0g 生药 /kg);DLP:丹蒌片组(0.24g/kg);SJZ:辛伐他汀(舒降之)组(1mg/kg)

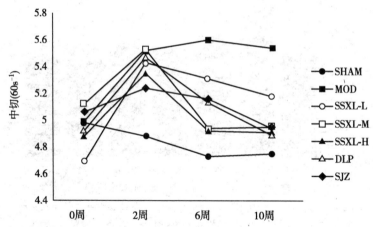

图 22-23　各组动物不同时间点全血黏度中切的变化

SHAM:假手术组;MOD:冠心病痰瘀互结证模型组;SSXL-L:双参芎连颗粒低剂量组(0.5g 生药 /kg);SSXL-M:双参芎连颗粒中剂量组(1.0g 生药 /kg);SSXL-H:双参芎连颗粒高剂量组(2.0g 生药 /kg);DLP:丹蒌片组(0.24g/kg);SJZ:辛伐他汀(舒降之)组(1mg/kg)

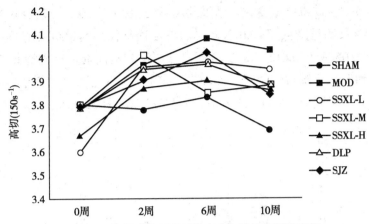

图 22-24　各组动物不同时间点全血黏度高切的变化

SHAM：假手术组；MOD：冠心病痰瘀互结证模型组；SSXL-L：双参芎连颗粒低剂量组(0.5g 生药 /kg)；SSXL-M：双参芎连颗粒中剂量组(1.0g 生药 /kg)；SSXL-H：双参芎连颗粒高剂量组(2.0g 生药 /kg)；DLP：丹蒌片组(0.24g/kg)；SJZ：辛伐他汀(舒降之)组(1mg/kg)

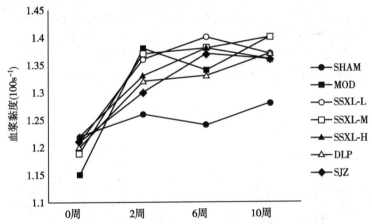

图 22-25　各组动物不同时间点血液流变学(血浆黏度)的变化

SHAM：假手术组；MOD：冠心病痰瘀互结证模型组；SSXL-L：双参芎连颗粒低剂量组(0.5g 生药 /kg)；SSXL-M：双参芎连颗粒中剂量组(1.0g 生药 /kg)；SSXL-H：双参芎连颗粒高剂量组(2.0g 生药 /kg)；DLP：丹蒌片组(0.24g/kg)；SJZ：辛伐他汀(舒降之)组(1mg/kg)

3. 对毒结的影响

(1) 对炎症反应的影响：根据炎症反应的致病特点，中医将其归属于毒邪致病的范畴。炎症反应在动脉粥样硬化冠心病的发生发展全过程中具有关键的作用。C 反应蛋白(CRP)已被证明是反映动脉粥样硬化发展和临床心血管事件的敏感性指标，具有明显的相关性。此外 CRP 也和炎症因子 TNF-α 和 IL-6 之间有密切的联系。因此，炎症因子是冠心病产生、发展、预后的重要指标。为此，本实验测定了炎症因子 hs-CRP，

TNF-α 和 IL-6 以反映毒结的变化。结果发现,高脂 6 周时,双参芎连颗粒高、中剂量组血清 TNF-α 含量明显降低($P<0.01$),同时双参芎连颗粒高剂量组血清 hs-CRP 含量也明显降低($P<0.05$ 或 $P<0.01$)。高脂 10 周双参芎连颗粒高剂量组血清 hs-CRP、IL-6 和 TNF-α 含量均明显下降($P<0.05$ 或 $P<0.01$);同时双参芎连颗粒中剂量组血清 hs-CRP 和 TNF-α 含量明显降低($P<0.05$ 或 $P<0.01$)(图 22-26~图 22-28)。

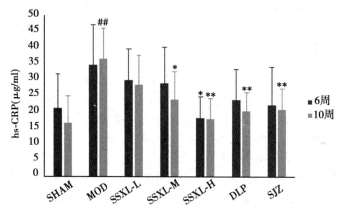

图 22-26　各组动物不同时间点血清 hs-CRP 的变化

SHAM:假手术组;MOD:冠心病痰瘀互结证模型组;SSXL-L:双参芎连颗粒低剂量组(0.5g 生药 /kg);SSXL-M:双参芎连颗粒中剂量组(1.0g 生药 /kg);SSXL-H:双参芎连颗粒高剂量组(2.0g 生药 /kg);DLP:丹蒌片组(0.24g/kg);SJZ:辛伐他汀(舒降之)组(1mg/kg)

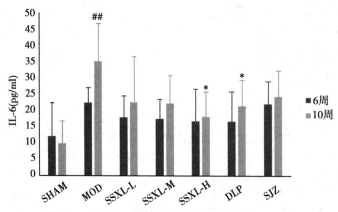

图 22-27　各组动物不同时间点血清 IL-6 的变化

SHAM:假手术组;MOD:冠心病痰瘀互结证模型组;SSXL-L:双参芎连颗粒低剂量组(0.5g 生药 /kg);SSXL-M:双参芎连颗粒中剂量组(1.0g 生药 /kg);SSXL-H:双参芎连颗粒高剂量组(2.0g 生药 /kg);DLP:丹蒌片组(0.24g/kg);SJZ:辛伐他汀(舒降之)组(1mg/kg)

(2)对脂质代谢过氧化的影响:脂质代谢紊乱是痰瘀互结证的主要病理生理表现,脂质代谢过程中产生的过氧化物对血管内皮、心肌组织及全身的组织细胞均会产生致病作用,中医将这些过氧化及其损伤作用均归属于毒结的范畴。本实验通过监测脂质

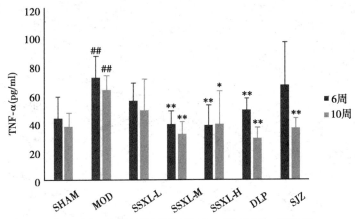

图 22-28 各组动物不同时间点血清 TNF-α 的变化

SHAM：假手术组；MOD：冠心病痰瘀互结证模型组；SSXL-L：双参
芎连颗粒低剂量组（0.5g 生药 /kg）；SSXL-M：双参芎连颗粒中剂量
组（1.0g 生药 /kg）；SSXL-H：双参芎连颗粒高剂量组（2.0g 生药 /kg）；
DLP：丹蒌片组（0.24g/kg）；SJZ：辛伐他汀（舒降之）组（1mg/kg）

过氧化相关的指标 SOD、MDA、NO 和 T-AOC、GSH、GSH-Px 和 T-AOC 等以反映中药
复方对毒结的影响。结果显示，高脂饲料喂养 10 周时，双参芎连颗粒高、中、低三个剂
量组血清 SOD 活性明显增加（$P<0.05$ 或 $P<0.01$），血清 MDA 含量均明显减少（$P<0.05$
或 $P<0.01$），血清 NO 含量均明显增加（$P<0.05$ 或 $P<0.01$）。同时双参芎连颗粒高剂量
组肝脏 GSH 含量和 T-AOC 均明显增加（$P<0.05$ 或 $P<0.01$），高、低剂量组肝脏 SOD 活
性均明显增加（$P<0.05$ 或 $P<0.01$），高、中剂量组肝脏 MDA 含量均明显减少（$P<0.05$ 或
$P<0.01$），高剂量组肝脏 NO 含量均明显降低（$P<0.01$）（图 22-29~ 图 22-36）。

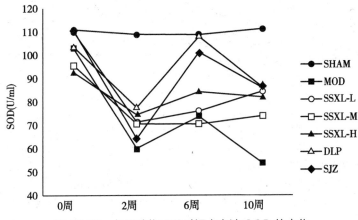

图 22-29 各组动物不同时间点血清 SOD 的变化

SHAM：假手术组；MOD：冠心病痰瘀互结证模型组；SSXL-L：双参芎连
颗粒低剂量组（0.5g 生药 /kg）；SSXL-M：双参芎连颗粒中剂量组（1.0g 生
药 /kg）；SSXL-H：双参芎连颗粒高剂量组（2.0g 生药 /kg）；DLP：丹蒌片组
（0.24g/kg）；SJZ：辛伐他汀（舒降之）组（1mg/kg）

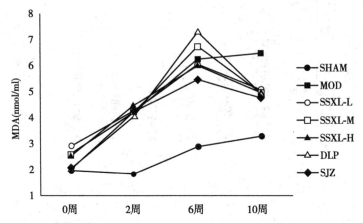

图 22-30　各组动物不同时间点血清 MDA 的变化

SHAM：假手术组；MOD：冠心病痰瘀互结证模型组；SSXL-L：双参芎
连颗粒低剂量组（0.5g 生药 /kg）；SSXL-M：双参芎连颗粒中剂量组（1.0g
生药 /kg）；SSXL-H：双参芎连颗粒高剂量组（2.0g 生药 /kg）；DLP：丹蒌
片组（0.24g/kg）；SJZ：辛伐他汀（舒降之）组（1mg/kg）

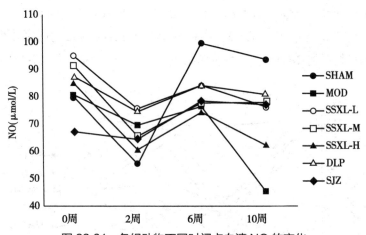

图 22-31　各组动物不同时间点血清 NO 的变化

SHAM：假手术组；MOD：冠心病痰瘀互结证模型组；SSXL-L：双参芎连
颗粒低剂量组（0.5g 生药 /kg）；SSXL-M：双参芎连颗粒中剂量组（1.0g 生
药 /kg）；SSXL-H：双参芎连颗粒高剂量组（2.0g 生药 /kg）；DLP：丹蒌片组
（0.24g/kg）；SJZ：辛伐他汀（舒降之）组（1mg/kg）

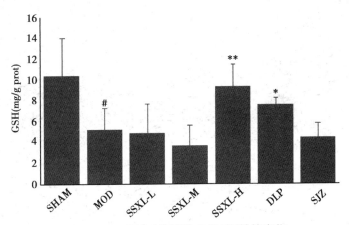

图 22-32　各组动物肝脏 GSH 活性的变化

SHAM：假手术组；MOD：冠心病痰瘀互结证模型组；SSXL-L：
双参芎连颗粒低剂量组（0.5g 生药 /kg）；SSXL-M：双参芎连颗粒
中剂量组（1.0g 生药 /kg）；SSXL-H：双参芎连颗粒高剂量组（2.0g
生药 /kg）；DLP：丹萎片组（0.24g/kg）；SJZ：辛伐他汀（舒降之）组
（1mg/kg）

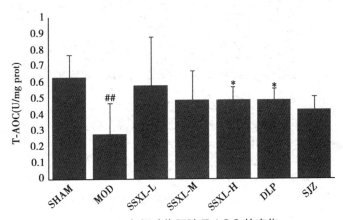

图 22-33　各组动物肝脏 T-AOC 的变化

SHAM：假手术组；MOD：冠心病痰瘀互结证模型组；SSXL-L：
双参芎连颗粒低剂量组（0.5g 生药 /kg）；SSXL-M：双参芎连颗粒
中剂量组（1.0g 生药 /kg）；SSXL-H：双参芎连颗粒高剂量组（2.0g
生药 /kg）；DLP：丹萎片组（0.24g/kg）；SJZ：辛伐他汀（舒降之）组
（1mg/kg）

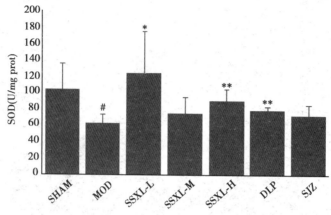

图 22-34　各组动物肝脏 SOD 的变化

SHAM：假手术组；MOD：冠心病痰瘀互结证模型组；SSXL-L：双参
芎连颗粒低剂量组(0.5g 生药 /kg)；SSXL-M：双参芎连颗粒中剂量
组(1.0g 生药 /kg)；SSXL-H：双参芎连颗粒高剂量组(2.0g 生药 /kg)；
DLP：丹蒌片组(0.24g/kg)；SJZ：辛伐他汀(舒降之)组(1mg/kg)

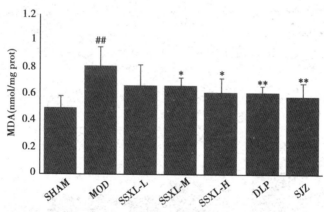

图 22-35　各组动物肝脏 MDA 的变化

SHAM：假手术组；MOD：冠心病痰瘀互结证模型组；SSXL-L：双参
芎连颗粒低剂量组(0.5g 生药 /kg)；SSXL-M：双参芎连颗粒中剂量
组(1.0g 生药 /kg)；SSXL-H：双参芎连颗粒高剂量组(2.0g 生药 /kg)；
DLP：丹蒌片组(0.24g/kg)；SJZ：辛伐他汀(舒降之)组(1mg/kg)

三、基于疾病的中药复方功效评价

中药复方的功效不仅影响证候的变化,也影响疾病的变化。因此,中药复方功效的评价也要针对复方的主治疾病进行,才能全面反映中药复方功效的结果。冠心病是由于冠状动脉粥样硬化斑块形成导致血管管腔狭窄,甚至阻塞,冠状动脉血流量减少,心肌组织氧供失衡,从而引发心绞痛、心肌梗死等临床综合征。冠状动脉粥样硬化、心肌缺血是冠心病的主要病理环节。

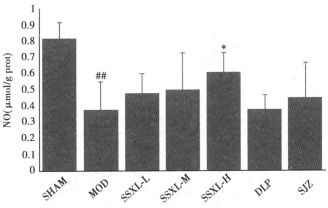

图 22-36 各组动物肝脏 NO 的变化

SHAM：假手术组；MOD：冠心病痰瘀互结证模型组；SSXL-L：
双参芎连颗粒低剂量组（0.5g 生药 /kg）；SSXL-M：双参芎连颗粒
中剂量组（1.0g 生药 /kg）；SSXL-H：双参芎连颗粒高剂量组（2.0g
生药 /kg）；DLP：丹蒌片组（0.24g/kg）；SJZ：辛伐他汀（舒降之）组
（1mg/kg）

1. 对冠状动脉病变的影响

（1）对冠状动脉管腔狭窄的影响：冠状动脉粥样硬化的结果必然导致管腔狭窄，冠状动脉直径的变化可以准确反映冠脉狭窄的情况。通过对小型猪冠状动脉造影，应用冠脉造影定量分析（quantitation of coronary angiography，QCA）测定血管直径（coronary diameter，CD），可观察冠脉阻塞程度。结果显示，高脂饲料喂养 10 周时，双参芎连颗粒三个剂量组均可不同程度减轻冠脉造影所示的管腔狭窄（$P<0.05$ 或 $P<0.01$），管腔丧失明显减小（$P<0.01$）（图 22-37、图 22-38）。

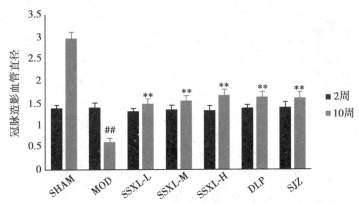

图 22-37 各组动物冠脉造影血管直径变化

SHAM：假手术组；MOD：冠心病痰瘀互结证模型组；SSXL-L：双参芎连颗粒低剂量组（0.5g 生药 /kg）；SSXL-M：双参芎连颗粒中剂量组（1.0g 生药 /kg）；SSXL-H：双参芎连颗粒高剂量组（2.0g 生药 /kg）；DLP：丹蒌片组（0.24g/kg）；SJZ：辛伐他汀（舒降之）组（1mg/kg）

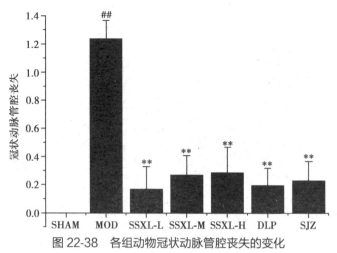

图 22-38　各组动物冠状动脉管腔丧失的变化

SHAM：假手术组；MOD：冠心病痰瘀互结证模型组；SSXL-L：双参芎连颗粒低剂量组（0.5g 生药 /kg）；SSXL-M：双参芎连颗粒中剂量组（1.0g 生药 /kg）；SSXL-H：双参芎连颗粒高剂量组（2.0g 生药 /kg）；DLP：丹蒌片组（0.24g/kg）；SJZ：辛伐他汀（舒降之）组（1mg/kg）

（2）对冠状动脉粥样硬化的影响：冠脉粥样硬化是冠心病的主要病理表现，动脉粥样硬化斑块的变化可以准确反映中药复方的作用。采用血管内超声技术，可以通过软件自动分析斑块的构成和对应的比例（深绿表示纤维斑块，浅绿表示纤维 - 脂质斑块，红色表示坏死核，白色代表深度钙化斑块），并能观察冠脉的狭窄、中膜、内膜厚度的变化，详细了解冠脉粥样硬化的情况。结果发现，10 周时，双参芎连颗粒（高、中剂量）可显著降低斑块负荷（$P<0.01$）（图 22-39、图 22-40）。

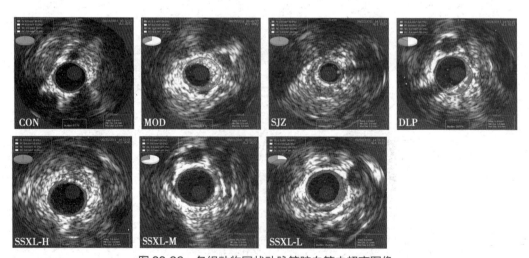

图 22-39　各组动物冠状动脉管腔血管内超声图像

CON：正常对照组；MOD：冠心病痰瘀互结证模型组；SJZ：辛伐他汀（舒降之）组（1mg/kg）；DLP：丹蒌片组（0.24g/kg）；SSXL-H：双参芎连颗粒高剂量组（2.0g 生药 /kg）；SSXL-M：双参芎连颗粒中剂量组（1.0g 生药 /kg）；SSXL-L：双参芎连颗粒低剂量组（0.5g 生药 /kg）

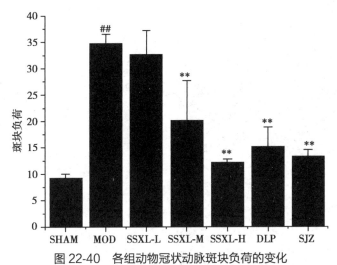

图 22-40　各组动物冠状动脉斑块负荷的变化

SHAM：假手术组；MOD：冠心病痰瘀互结证模型组；SSXL-L：
双参芎连颗粒低剂量组（0.5g 生药 /kg）；SSXL-M：双参芎连颗粒
中剂量组（1.0g 生药 /kg）；SSXL-H：双参芎连颗粒高剂量组（2.0g
生药 /kg）；DLP：丹蒌片组（0.24g/kg）；SJZ：辛伐他汀（舒降之）组
（1mg/kg）

（3）冠状动脉病理学检查：冠脉的病理组织形态学变化更能直观评价中药复方对冠脉的作用。本实验采用 HE 染色的方法，光镜下观察冠状动脉前降支的组织结构，主要观测管腔狭窄程度、内膜损伤情况等；通过计算机图像分析软件分别测定以下指标：内弹力膜内面积（internal elastic lamina area，IELA），残余腔面积（lumen area，LA），最大内膜厚度（internal thickness，IT）及中膜厚度（media thickness，MT）。通过公式计算管腔狭窄程度：1-LA/IELA；血管的内膜厚度和中膜厚度比值：IT/MT。

病理学观察显示，双参芎连颗粒低剂量组可见冠状动脉粥样硬化斑块形成，斑块面积小于模型组，内膜增厚和管腔狭窄，斑块内可见较多泡沫细胞、炎细胞及平滑肌细胞，可见片状钙化灶，斑块局部内可见少量坏死灶。双参芎连颗粒中剂量组可见冠状动脉粥样硬化斑块形成，斑块面积小于模型组，内膜增厚和管腔狭窄程度低于模型组（$P<0.05$ 或 $P<0.01$），斑块内可见泡沫细胞、炎细胞及平滑肌细胞，可见小片状钙化灶，斑块局部内可见少量坏死灶，双参芎连颗粒高剂量组粥样硬化斑块形成，斑块面积明显小于模型组（$P<0.01$），内膜增厚和管腔狭窄程度减轻（$P<0.01$），斑块内可见少量泡沫细胞、炎细胞及平滑肌细胞，可见点状钙化灶，斑块局部内可见极少量坏死灶（图 22-41~ 图 22-44）。

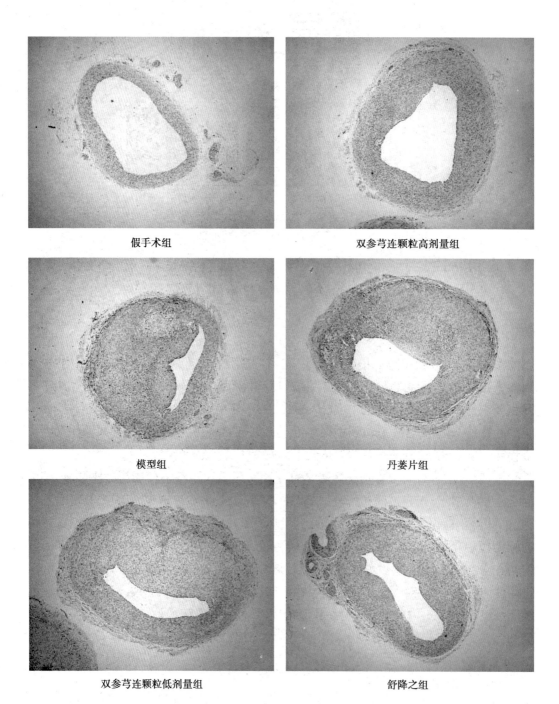

假手术组　　　　　　　　　　　双参芎连颗粒高剂量组

模型组　　　　　　　　　　　　丹蒌片组

双参芎连颗粒低剂量组　　　　　舒降之组

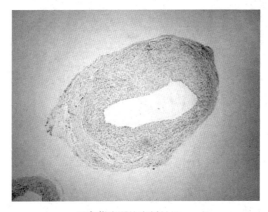

双参芎连颗粒中剂量组

图 22-41　各组动物冠状动脉组织病理形态（HE 染色，×400）

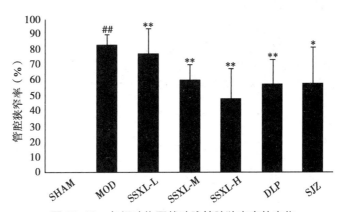

图 22-42　各组动物冠状动脉管腔狭窄率的变化

SHAM：假手术组；MOD：冠心病痰瘀互结证模型组；SSXL-L：双参
芎连颗粒低剂量组（0.5g 生药 /kg）；SSXL-M：双参芎连颗粒中剂量
组（1.0g 生药 /kg）；SSXL-H：双参芎连颗粒高剂量组（2.0g 生药 /kg）；
DLP：丹蒌片组（0.24g/kg）；SJZ：辛伐他汀（舒降之）组（1mg/kg）

2. 对心肌缺血的影响

（1）对心功能的影响：心功能的降低是心肌缺血的主要病理生理表现，心功能的变化可以反映中药复方对冠心病的治疗作用。本实验采用彩色多普勒超声诊断仪测量心功能的多项参数：室间隔收缩期厚度（IVSs）、左心室舒张期内径（LVIDs）、左心室收缩期内径（LVIDd）、左心室收缩末期容积（ESV）、左心室舒张末期容积（EDV），计算心脏收缩功能指标射血分数（EF）及缩短分数（FS）。结果显示，高脂饲料喂养 10 周时，双参芎连颗粒中、高剂量组左室后壁收缩末期厚度（LVPWs）、EF 和 FS 值明显增加（$P<0.05$ 或 $P<0.01$）（图 22-45、图 22-46）。

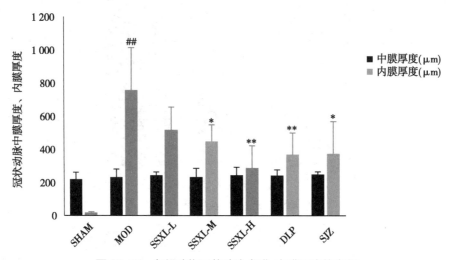

图 22-43　各组动物冠状动脉中膜、内膜厚度的变化

SHAM：假手术组；MOD：冠心病痰瘀互结证模型组；SSXL-L：双参芎连颗粒低剂量组（0.5g 生药 /kg）；SSXL-M：双参芎连颗粒中剂量组（1.0g 生药 /kg）；SSXL-H：双参芎连颗粒高剂量组（2.0g 生药 /kg）；DLP：丹蒌片组（0.24g/kg）；SJZ：辛伐他汀（舒降之）组（1mg/kg）

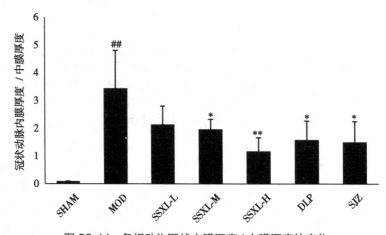

图 22-44　各组动物冠状内膜厚度 / 中膜厚度的变化

SHAM：假手术组；MOD：冠心病痰瘀互结证模型组；SSXL-L：双参芎连颗粒低剂量组（0.5g 生药 /kg）；SSXL-M：双参芎连颗粒中剂量组（1.0g 生药 /kg）；SSXL-H：双参芎连颗粒高剂量组（2.0g 生药 /kg）；DLP：丹蒌片组（0.24g/kg）；SJZ：辛伐他汀（舒降之）组（1mg/kg）

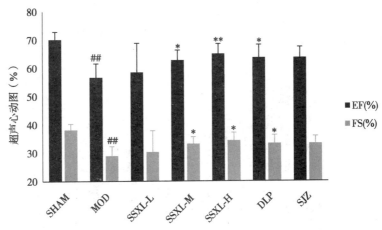

图 22-45　各组动物超声心动图参数 EF、FS 的变化

SHAM：假手术组；MOD：冠心病痰瘀互结证模型组；SSXL-L：双参芎连颗粒低剂量组（0.5g 生药 /kg）；SSXL-M：双参芎连颗粒中剂量组（1.0g 生药 /kg）；SSXL-H：双参芎连颗粒高剂量组（2.0g 生药 /kg）；DLP：丹蒌片组（0.24g/kg）；SJZ：辛伐他汀（舒降之）组（1mg/kg）

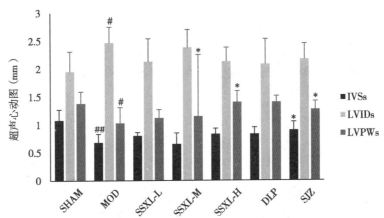

图 22-46　各组动物超声心动图参数 IVSs、LVIDs、LVPWs 的变化

SHAM：假手术组；MOD：冠心病痰瘀互结证模型组；SSXL-L：双参芎连颗粒低剂量组（0.5g 生药 /kg）；SSXL-M：双参芎连颗粒中剂量组（1.0g 生药 /kg）；SSXL-H：双参芎连颗粒高剂量组（2.0g 生药 /kg）；DLP：丹蒌片组（0.24g/kg）；SJZ：辛伐他汀（舒降之）组（1mg/kg）

（2）对心肌缺血程度的影响：心肌缺血程度和范围的测定可以直接评价中药复方对心肌缺血的保护作用。本实验采用 30 点体表心电图与心肌硝基四氮唑蓝（nitrotetrazolium blue，NT-B）染色两种方法进行评价。结果显示双参芎连颗粒高、中、低剂量均不同程度地显著降低 ΣST、N-ST（$P<0.01$）。双参芎连颗粒高、中、低剂量组心脏梗死区 / 心脏，梗死区 / 心室比值也明显降低（$P<0.05$ 或 $P<0.01$）（图 22-47~图 22-49）。

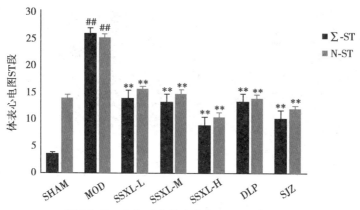

图 22-47　各组动物体表心电图 ST 段的变化

SHAM：假手术组；MOD：冠心病痰瘀互结证模型组；SSXL-L：双参芎连颗粒低剂量组（0.5g 生药 /kg）；SSXL-M：双参芎连颗粒中剂量组（1.0g 生药 /kg）；SSXL-H：双参芎连颗粒高剂量组（2.0g 生药 /kg）；DLP：丹蒌片组（0.24g/kg）；SJZ：辛伐他汀（舒降之）组（1mg/kg）

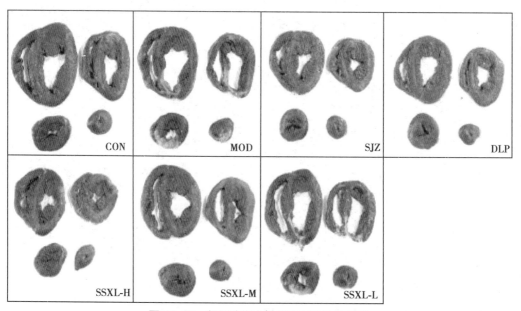

图 22-48　各组动物心肌组织 NT-B 染色图

CON：正常对照组；MOD：冠心病痰瘀互结证模型组；SJZ：辛伐他汀（舒降之）组（1mg/kg）；DLP：丹蒌片组（0.24g/kg）；SSXL-H：双参芎连颗粒高剂量组（2.0g 生药 /kg）；SSXL-M：双参芎连颗粒中剂量组（1.0g 生药 /kg）；SSXL-L：双参芎连颗粒低剂量组（0.5g 生药 /kg）

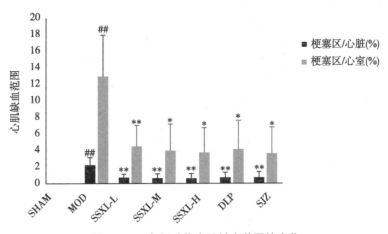

图 22-49　各组动物心肌缺血范围的变化

SHAM:假手术组;MOD:冠心病痰瘀互结证模型组;SSXL-L:双参芎连
颗粒低剂量组(0.5g 生药 /kg);SSXL-M:双参芎连颗粒中剂量组(1.0g 生
药 /kg);SSXL-H:双参芎连颗粒高剂量组(2.0g 生药 /kg);DLP:丹蒌片组
(0.24g/kg);SJZ:辛伐他汀(舒降之)组(1mg/kg)

(3) 对血清心肌酶谱的影响:心肌细胞内有丰富的生物酶,如 AST、LDH、CK、
CK-MB 等,当心肌细胞受到缺血缺氧损伤后,导致膜的完整性破坏,通透性增高,细胞
多种生物酶溢出到血液中,表现为其血清中的酶活性升高,其中 CK 是心肌细胞线粒体
能量转换中的关键酶。血清心肌酶谱测定的结果发现,双参芎连颗粒高、中剂量组血清
CK、LDH 活性均明显降低($P<0.05$ 或 $P<0.01$)(图 22-50~ 图 22-52)。

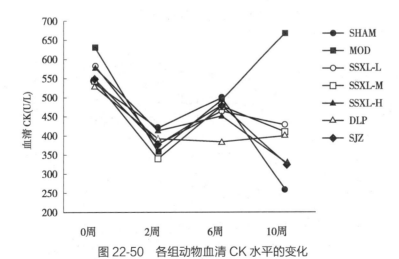

图 22-50　各组动物血清 CK 水平的变化

SHAM:假手术组;MOD:冠心病痰瘀互结证模型组;SSXL-L:双参芎连
颗粒低剂量组(0.5g 生药 /kg);SSXL-M:双参芎连颗粒中剂量组(1.0g 生
药 /kg);SSXL-H:双参芎连颗粒高剂量组(2.0g 生药 /kg);DLP:丹蒌片组
(0.24g/kg);SJZ:辛伐他汀(舒降之)组(1mg/kg)

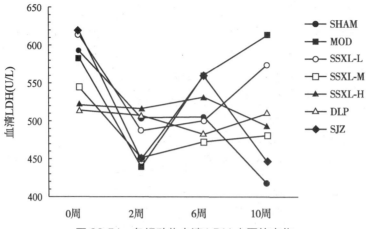

图 22-51   各组动物血清 LDH 水平的变化

SHAM: 假手术组;MOD: 冠心病痰瘀互结证模型组;SSXL-L: 双参芎连颗粒低剂量组(0.5g 生药 /kg);SSXL-M: 双参芎连颗粒中剂量组(1.0g 生药 /kg);SSXL-H: 双参芎连颗粒高剂量组(2.0g 生药 /kg);DLP: 丹蒌片组(0.24g/kg);SJZ: 辛伐他汀(舒降之)组(1mg/kg)

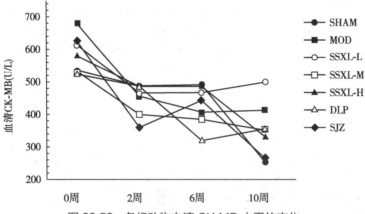

图 22-52   各组动物血清 CK-MB 水平的变化

SHAM: 假手术组;MOD: 冠心病痰瘀互结证模型组;SSXL-L: 双参芎连颗粒低剂量组(0.5g 生药 /kg);SSXL-M: 双参芎连颗粒中剂量组(1.0g 生药 /kg);SSXL-H: 双参芎连颗粒高剂量组(2.0g 生药 /kg);DLP: 丹蒌片组(0.24g/kg);SJZ: 辛伐他汀(舒降之)组(1mg/kg)

(4)对心脏病理组织形态的影响:心肌组织病理形态学的改变可以评价中药复方对心肌组织病理变化的影响。光镜观察,双参芎连颗粒可抑制局部心肌细胞水肿变形和坏死。透射电镜观察,双参芎连颗粒组心肌细胞较少见到核两端有水肿,线粒体的脊和膜仅有轻度肿胀和缺失,肌节完整(图 22-53、图 22-54)。

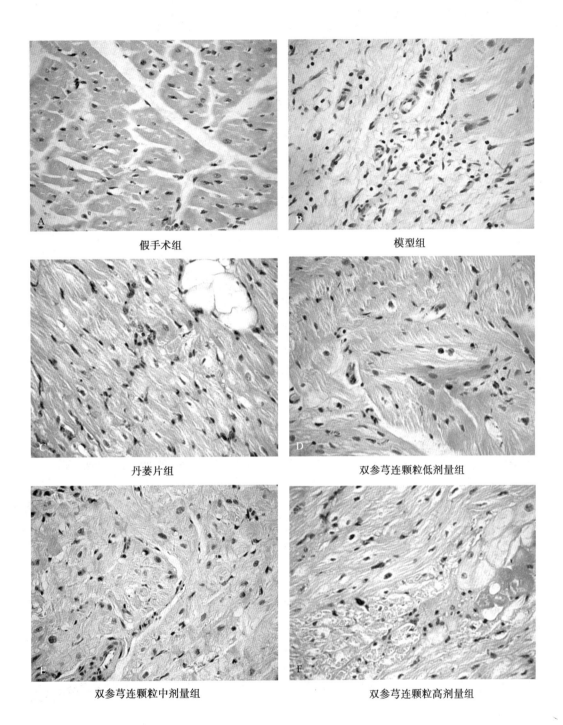

假手术组

模型组

丹蒌片组

双参芎连颗粒低剂量组

双参芎连颗粒中剂量组

双参芎连颗粒高剂量组

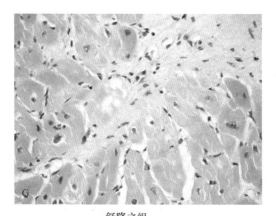

舒降之组

图22-53　各组动物心肌组织病理形态学比较（HE 染色，×400）

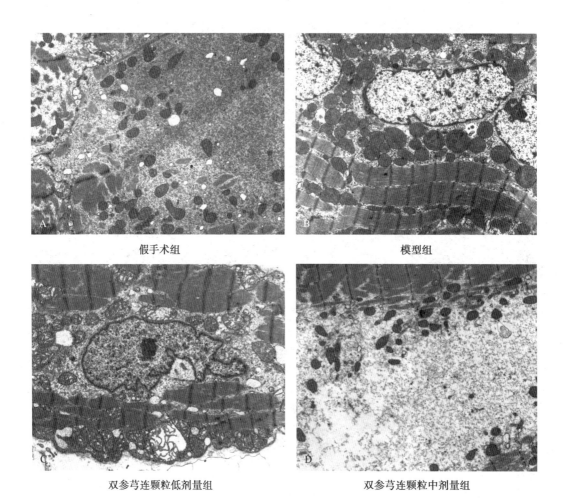

假手术组　　　　　　　　　　　　　　　模型组

双参苈连颗粒低剂量组　　　　　　　　　双参苈连颗粒中剂量组

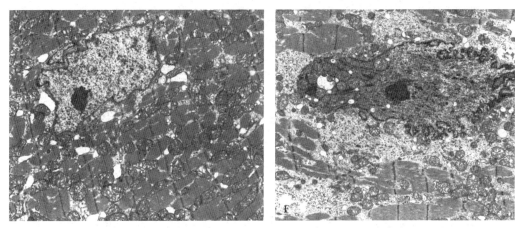

双参芎连颗粒高剂量组 丹蒌片组

图 22-54 各组动物心肌组织透射电镜超微结构变化的比较(×4 000)

综上所述,双参芎连颗粒的功效评价是通过多指标,从证候、疾病两方面展开的,这为基于功效评价的中药复方新药非临床有效性评价提供了探索性的研究示范。此外,在中药复方新药的非临床有效性评价中,单独的病证结合模型的评价仍存在不足,还需要结合其他疾病、细胞模型进行全面、深入的评价,才能全面揭示中药复方的作用特点和作用机制(图 22-55),为进一步的临床应用奠定基础。

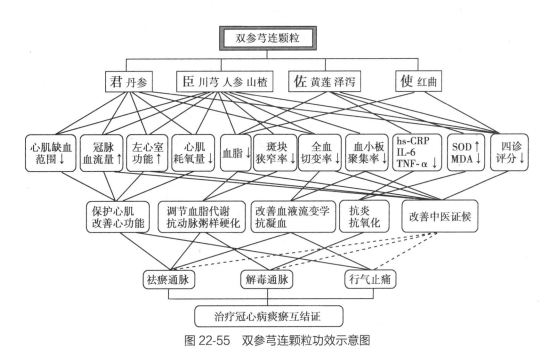

图 22-55 双参芎连颗粒功效示意图

(刘建勋 任钧国 李 磊 任建勋)

参考文献

［1］唐林,柴瑞华,初杰.中药功效与方剂作用间的关系[J].实用中医内科杂志,2008,22(5):76-77.

［2］刘建勋,任钧国.源于中医临床的中药复方功效的现代研究思路与方法[J].世界科学技术—中医药现代化,2015,17(7):1372-1379.

［3］任钧国,刘建勋.中药功效评价研究的思路与方法[J].中药药理与临床,2012,28(5):237-240.

［4］刘建勋.病证结合动物模型拟临床研究思路与方法[M].北京:人民卫生出版社,2014:3-11.

［5］李欣志,刘建勋,任建勋,等.痰瘀互结证冠心病小型猪模型的建立[J].中国中西医结合杂志,2009,29(3):228.

［6］李欣志,马晓斌,李磊,等.小型猪冠心病模型痰瘀互结证候诊断与评分[J].中国中医基础医学杂志,2009,15(11):825-827.

［7］中国中医研究院西苑医院基础研究室药理组.心外膜心电图方法的改进[J].新医药学杂志,1978,(11):52-53.

［8］林成仁,任建勋,李磊,等.痰瘀同治方对冠心病痰瘀互结证小型猪模型中医证候评分的影响[J].中国中药杂志,2013,38(24):4357-4361.

［9］刘建勋,林成仁,任建勋,等.小型猪痰瘀互结证冠心病"痰、毒、瘀"病机演变规律的实验研究[J].中国中药杂志,2013,38(23):4138-4143.

［10］袁肇凯,黄献平,王丽萍,等.冠心病"痰瘀"证素特征的临床研究[J].云南中医学院学报,2011,34(1):3-7.

［11］姚爱兰,朱传安.肥胖者血液流变学改变和其动脉粥样硬化的危害因素[J].中国血液流变学杂志,2007,17(2):255-256.

［12］熊兴江,王阶.血脂异常辨治思路与方法[J].中国中药杂志,2010,35(5):1349-1351.

［13］宋剑南,刘东远,牛晓红,等.高脂血症与中医痰浊关系的实验研究[J].中国中医基础医学杂志,1995,1(1):49-51.

［14］林成仁,李磊,任建勋,等.痰瘀同治方对小型猪痰瘀互结证冠心病血液流变性及血脂的改善作用[J].中国中药杂志,2014,39(2):300-303.

［15］任建勋,李磊,林成仁,等.痰瘀同治方对小型猪冠状动脉粥样硬化炎症反应的影响[J].中国中药杂志,2014,39(2):285-290.

［16］刘建勋.病证结合动物模型拟临床研究思路与方法[M].北京:人民卫生出版社,2014:238-259.

［17］李磊,林成仁,任建勋,等.痰瘀同治方对痰瘀互结证冠心病小型猪心功能的改善作用[J].中国中药杂志,2014,39(3):483-487.

［18］刘建勋,林成仁,任建勋,等.痰瘀同治方对痰瘀互结证冠心病小型猪心肌组织的保护作用[J].中国中药杂志,2014,39(4):726-731.

附篇

第二十三章

我国中药注册分类沿革与技术要求

第一节

我国中药注册政策体系形成、发展的历史沿革

一、初始阶段

为适应我国药品研制生产的工作需要,加快药品研制生产的规范化和法制化,1963年,我国原卫生部、原化工部和原商业部联合颁布了《关于药政管理的若干规定(草案)》,这是自中华人民共和国成立以来药政的第一部综合性法规,草案的第二章规定了药品新产品的管理原则,从新产品的定义、设立药品审定委员会、新产品的报批程序、临床和生产的审批以及哪类药品属原卫生部审批均有明确的规定。1965年,原卫生部、原化工部联合下达了《药品新产品管理暂行办法(草案)》,这个办法经过1964年一年的调研,根据《关于药政管理的若干规定(草案)》,对新药的管理做了更为具体的规定,是我国第一个执行的药品新产品管理办法,该办法规定了新药的定义,临床、生产审批的具体要求。但在"文革"期间,法规并未得到执行,药品制造行业局面一度非常混乱。1978年国务院颁布了《药政管理条例(试行)》,但由于《条例》没有规定相应的处罚条款,内容简单,几乎全是义务性规定,再加上法制建设不健全,致使一些违法行为得不到及时处理。

1980年,国务院要求药品生产、供应、使用、检验、标准和外贸进出口等方面有一部完整的法律加以规范,经过多次修改,直到1985年,国务院和原卫生部出台了《中华人民共和国药品管理法》和《新药审批办法》,标志着我国的药品监督管理开始进入了法制化进程。

1985年颁布的《新药审批办法》是我国第一个专门的药品注册法规,明确了新药审批程序、制度及有关规定,并考虑到开放政策和国际情况,对中、西药品及生物制品根据我国国情划分了不同类型,提出了不同的技术要求,以区别对待,体现了我国自己的政策。在执行中,根据实践情况,又制定了中药、西药审批办法的补充规定,使新药的研究、生产逐步向规范化、科学化、标准化方向发展。《新药审批办法》的出台大幅消减了省级地方卫生行政部门在审批新药方面的权力,一定程度上提高了上市新药的质量,使全国范围内新药审批的混乱局面得到一定程度的改变,新药临床试验和生产上市的审批权限开始向中央集中。自1985年《新药审批办法》执行到1999年,关于《中华人民共和国药品管理法》的实施办法以及新药审批的相关办法、规定、通知等相继发布(表23-1)。

表 23-1 1985—1999 年我国发布的新药相关政策文件

时间	发布文件
1987 年 3 月 24 日	《关于新药保护及技术转让的规定》
1988 年	《关于新药审批管理的若干补充规定》
1989 年 1 月 7 日	《中华人民共和国药品管理法实施办法》
1989 年 9 月 25 日	《关于新药报批若干问题的通知》
1992 年 4 月 1 日	《关于药品审批管理若干问题的通知》
1992 年 5 月 4 日	《新药审批办法》有关中药部分的修订和补充规定
1999 年 5 月 1 日	《新药审批办法》修订

1998 年,国家药品监督管理局(SDA)成立,我国药事管理进入一个全新阶段。1999 年,国家药品监督管理局发布了新的《新药审批办法》(简称《办法》)。该《办法》对中药新药的注册类别进行了更加详细的划分,对中药新药的临床前研究、临床试验和生产条件都提出了更高的要求。

二、发展阶段

2002 年,国家药品监督管理局发布了《药品注册管理办法》(试行),第一次明确提出药品注册的概念,明确提出了国家鼓励研究创制新药,对创制的新药实行快速审批。2003 年国家药品监督管理局更名为国家食品药品监督管理局(SFDA),在 2002 年发布的相关法规基础上又发布了《药物非临床研究质量管理规范(试行)》(GLP)和《药物临床试验管理规范》(GCP),我国中药相关制度进一步完善。与之前相比,2002 年发布的《药品注册管理办法(试行)》将中药注册分类由以前的 5 类增加到 11 类。其中对改剂型或改变生产工艺的制剂明确提出:改变剂型或改变生产工艺时,如果生产工艺无质的改变,可减免药理、毒理和临床的申报资料。这一规定将此前相关规定中的改剂型新药的主要药效学试验和临床验证试验全部取消,大幅降低了中药新药制剂研发的要求,这一规定为日后一段时间内改剂型中药新药的过度研发埋下了隐患。

2005 年,原国家食品药品监督管理局出台《药品注册管理办法》,进一步规范了中药上市药品改剂型、改变给药途径、增加新适应证的管理,将中药注册分类由 2002 年的 11 类更改为 9 类。2007 年,原国家食品药品监督管理局发布了新修订的《药品注册管理办法》,此法明确对中药的新药和仿制药的概念做出了规定。2008 年,原国家食品药品监督管理局又发布了《中药注册管理补充规定》,在临床前研究和临床研究资料的提供方面,给予"来源于古代经典名方""主治为证候"以及"主治为病证结合"的中药复方制剂的不同规定。2007 年发布的《药品注册管理办法》及 2008 年发布的《中药注册管理补充规定》提高了中药的新药、改剂型药品、仿制药注册申报的技术要求,有效遏制了中药非理性研发、申报的状况。2008—2013 年,中药新药注册申请的总数趋于稳定。

三、改革阶段

时隔 9 年,原国家食品药品监督管理总局(CFDA)于 2016 年发布的《药品注册管理办法(修订稿)》拉开了药品注册法规改革序幕,鼓励以临床价值为导向的药物创新,并提出了药品注册申请人、临床试验信息管理平台、上市后变更管理等一大波新概念,对审评时限、关联申报、补充申请"三变更"、临床研究风险职能等做出了变革。

2017 年,原国家食品药品监督管理总局再次发布《药品注册管理办法(修订稿)》,落实鼓励以临床价值为导向的药物研制政策,首次对中药注册分类进行了重大变革,分为创新药、改良型新药、同方类似药、古代经典名方四类,不再以"成分"作为中药注册分类依据,开始建立符合中药特点的新药评审体系。2020 年,国家市场监督管理总局发布《药品注册管理办法》,落实对中药注册申请的重大改革。正式将中药注册按照中药创新药、中药改良型新药、古代经典名方中药复方制剂、同名同方药进行分类。国家药品监督管理局(SDA)支持中药传承和创新,建立和完善符合中药特点的注册管理制度和技术评价体系,鼓励运用现代科学技术和传统研究方法研制中药,加强中药质量控制,提高中药临床试验水平。中药注册申请时,申请人应当进行临床价值和资源评估,突出以临床价值为导向,促进资源可持续利用。

综上,中药注册分类从 1985 年、1999 年的 5 类,到 2002 年的 11 类,到 2005 年、2007 年的 9 类,再到 2020 年的 4 类,这是一个从简单到复杂,到再简化的过程,也体现出我国中药注册管理理念的变化(图 23-1)。

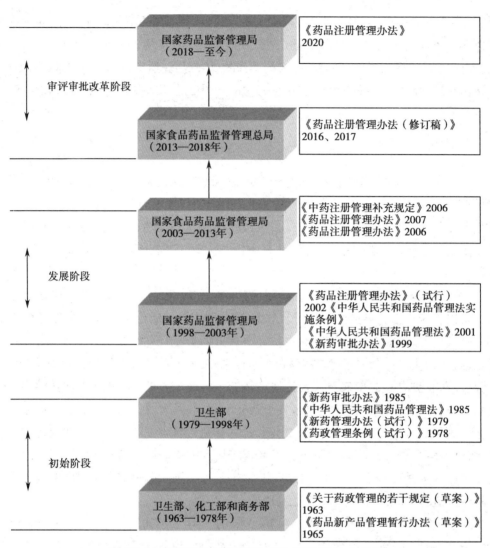

图 23-1　我国药品注册政策体系形成发展的历史沿革

第二节

中药注册分类与上市许可管理

一、1985—2008 年期间的中药注册分类与技术要求

（一）1985 版《新药审批办法》有关中药注册重点内容解读

1. 中药新药分为五类。

第一类：中药材的人工制成品；新发现的中药材；中药材新的药用部位。

第二类：改变中药传统给药途径的新制剂；天然药物中提取的有效部位及其制剂。

第三类：新的中药制剂（包括古方、秘方、验方和改变传统处方组成者）。

第四类：改变剂型但不改变给药途径的中成药。

第五类：增加适应证的中成药。

2. 管理部门为原卫生部。临床前研究：第一、二、三类新药及第四、五类新药中的麻醉品、精神药品、放射药品、计划生育药品，由原卫生厅（局）初审后报原卫生部审批；其他第四、五类新药申请临床研究由原卫生厅（局）审批，抄报原卫生部备案。新药审批由原卫生部批准，发给"新药证书"及批准文号。

3. 新药研究技术要求　提供申请临床研究资料和申请生产资料两大类。

（1）申请临床研究：第一类中药新药资料要求最全，需要所有临床前和临床研究试验资料；其次是第二类中药新药，可免提供临床前"三致"试验资料；第三类中药新药由于来源于临床，故可免提供化学研究、一般药理研究、"三致"试验资料，但必须提供临床前主要药效学试验和长期毒性试验资料；第四、五类（改剂型和增加适应证）中药新药的研究资料要求相对较少，只需提供必要的临床前主要药效学试验、和／或初步稳定性试验资料（表 23-2）。

（2）申请生产研究分为两类：临床试验和临床验证。临床试验分三期进行，临床验证不分期。第一、二、三类新药进行临床试验，第四、五类新药进行临床验证。

表 23-2　1985 年《新药审批办法》（已废止）规定的中药注册分类及报送资料要求

报送资料	项目编号	新药类别				
		第一类	第二类	第三类	第四类	第五类
申请临床	1	+	+	+	+	+
研究	2	+	+	+	+	+

报送资料	项目编号	新药类别				
		第一类	第二类	第三类	第四类	第五类
申请临床研究	3	+	+	−	−	−
	4	+	+	−	−	−
	5	+	−	−	+	−
	6	+	+	+	−	+
	7	+	+	±	±	±
	8	+	+	−	−	−
	9	+	+	+	−	−
	10	+	+	见说明(4)	−	−
	11	+	−	−	−	−
	12	见说明(5)	−	−	−	−
	13	见说明(6)	−	−	−	−
	14	+	+	+	+	−
	15	+	+	+	+	+
	16	+	+	+	+	−
	17	+	−	−	−	−
	18	+	+	+	+	+
申请生产	19	+	+	+	+	−
	20	+	+	+	+	+
	21	+	+	+	+	+
	22	+	+	+	+	+
	23	+	+	+	+	+

注：报送资料编号说明：

1. 新药名称及命名的依据（包括正式品名、拉丁名、汉语拼音等），原动、植、矿物名称及科、属、种的学名、产地、药用部位，选题的目的与依据（包括处方来源、组方说明及文献资料等）。

2. 处方组成和制备工艺。

3. 与质量有关的理化性质研究资料及文献资料。

4. 有效成分或有效部位的化学、物理研究资料及文献资料。

5. 人工制成品与原药材的理化对比试验方法及数据。

6. 根据传统中医药学理论和经验提供的处方依据。

7. 与治疗作用有关的主要药效学试验资料及文献资料。

8. 一般药理研究的试验资料及文献资料。

9. 动物急性毒性试验资料及文献资料。

10. 动物长期毒性试验资料及文献资料。

11. 致突变试验资料及文献资料。

12. 生殖毒性试验资料及文献资料。

13. 致癌试验资料及文献资料。

14. 药物的初步稳定性试验资料及文献资料。

15. 临床研究用药品质量标准草案及起草说明(含有毒性药味的应有含量或限度测定方法)。

16. 临床研究用样品及其检验报告书(样品数量至少应为全检需要量的 3 倍),及按"药品卫生标准"检验的报告书。

17. 原药材标本。

18. 拟进行临床研究(试验或验证)的计划及供临床医师参阅的临床前药理、毒理研究结论综述。

19. 药品的稳定性试验资料、结论(包括自然和化学动力学方法测试结果)。

20. 生产用药品质量标准草案及起草说明。

21. 样品 3 批(应有代表性,制剂应为连续生产的 3 批)及其检验报告书(样品每批数量至少应为全检需要量的 3 倍)及按"药品卫生标准"检验的报告书。

22. 临床研究负责单位整理的临床研究总结资料,并附各临床研究单位的临床报告等资料。

23. 药品包装材料、标签、由临床研究单位起草的产品试用或使用说明书样稿(包括新药品名、主要成分、功能与主治、用法与用量、毒副作用、禁忌证、注意事项、贮藏等)。

说明

(1)有关新药药理、毒理各项试验,可参阅"新药药理、毒理研究的技术要求"。

(2)有关临床试验或验证,可参阅"新药(中药)临床研究的技术要求"。

(3)新药(中药)申报资料项目表中的"±"号表示须报送试验资料或详细文献资料。

(4)第三类新药中临床用药时间长的新药,须进行长期毒性试验,参阅长期毒性试验项下的试验周期等。

(5)第一类新药中"中药材的人工制成品"须报送 12. 生殖毒性试验中的致畸胎试验资料及文献资料,如致畸胎试验结果为阳性,还应报一般生殖毒性试验等资料。

(6)第一类新药中"中药材的人工制成品"须报送 11. 致突变试验资料及文献资料,如致突变试验结果为阳性者,还应报 13. 致癌试验资料。

(7)第一类新药中"新发现的中药材",由省、自治区、直辖市卫生厅(局)审核批准限在本省、自治区、直辖市辖区内销售使用。如在全国范围内销售使用,须报原卫生部审批。该类药材的申报资料可视情况而定。

(8)第一类新药中"中药材新的药用部位"所需申报资料视情况而定。

(9)凡申请进行临床研究时报送的资料有改动者,在申请生产时均需重新补报。

(10)所报资料应由研制负责人签名,研制单位签章。并注明各项研究工作原始资料(注明实验日期、实验者)的保存地点和联系人姓名。

(11)临床前和生产时所报资料,均须按资料项目中的规定号码编号。

(二) 1992 年《新药审批办法》有关中药部分的修订和补充规定重点内容解读(对比 1985 版《新药审批办法》)

1. 中药新药的分类仍然为五类,但在具体内容上有所新增和调整,扩大了中药新药的范围

第一类:中药材的人工制成品;新发现的中药材及其制剂;中药材中提取的有效成分及其制剂(新增)。

第二类:中药注射剂(新增);中药材新的药用部位及其制剂(由一类调整为二类);中药材、天然药物中提取的有效部位及其制剂;中药材以人工方法在体内的制取物及其制剂(新增)。

第三类：新的中药制剂；以中药为主的中西药复方制剂（新增）；从国外引种或引进养殖的习用进口药材及其制剂（新增）。

第四类：改变剂型或改变给药途径的药品；国内异地引种和野生变家养的动植物药材（新增）。

第五类：增加新主治病证的药品。

2. 管理部门仍然为原卫生部，同 1985 版《新药审批办法》。

3. 研究技术要求

(1)1992 版补充规定中单列了药材申报资料项目，包括来源、生态环境、栽培（养殖）技术（包括加工炮制）、性状和组织特征；药材的理化性质、农药残留量、重金属、砷盐及检验方法等 21 项。

(2)制剂申报资料项目中将药材部分内容剥离出，仍然分为申请临床研究资料和申请生产资料两大类：包括处方、剂型、生产工艺、理化性质、鉴别、检查、含量测定、剂量、稳定性、药理、毒理、临床研究、药品质量标准草案及所需对照品等研究资料等 21 项。

(3)对分类申报资料进行了单独的说明和注释，并分别详列出药理研究的技术要求（首次提出实验室条件、仪器设备、各种试剂及组织管理均应符合 GLP 要求）、毒理研究的技术要求、临床研究的技术要求、质量标准研究的技术要求、质量稳定性研究的技术要求、质量标准用对照品研究的技术要求、命名的技术要求等，使中药新药开发工作更加清晰和规范。

（三）1999 年《新药审批办法》有关中药注册重点内容解读（对比 1992 版《新药审批办法》有关中药部分的修订和补充规定）

1. 中药新药的分类仍然为五类，在第一类中新增复方中提取的有效成分，第二类中新增复方中提取的有效部位群

第一类：中药材的人工制成品；新发现的中药材及其制剂；中药材中提取的有效成分及其制剂；复方中提取的有效成分（新增）。

第二类：中药注射剂；中药材新的药用部位及其制剂；中药材、天然药物中提取的有效部位及其制剂；中药材以人工方法在体内的制取物及其制剂；复方中提取的有效部位群（新增）。

第三类：新的中药复方制剂；以中药疗效为主的中药和化学药品的复方制剂；从国外引种或引进养殖的习用进口药材及其制剂。

第四类：改变剂型或改变给药途径的制剂；国内异地引种和野生变家养的动植物药材。

第五类：增加新主治病证的药品。

2. 管理部门　由原卫生部变更为国家药品监督管理局（SDA）。新药的申报与审批分为临床研究和生产上市两个阶段，SDA 对整个环节都提出了更高的要求，分别提出了

GLP、GCP、GMP 规范。初审由原省级药品监督管理部门负责,复审由国家药品监督管理局负责。经国家药品监督管理局批准后方可开展新药临床研究,一般在完成Ⅲ期临床试验后经国家药品监督管理局批准,即颁发新药证书。

3. 研究技术要求　仍然将中药新药材申报资料及中药新药制剂申报资料分别单列,且均细化为:综述资料、药学资料、药理资料、临床资料四大类共 22 项。

(1)临床前研究:明确提出从事新药安全性研究的实验室应符合国家药品监督管理局《药品非临床研究质量管理规范》(GLP)的相应要求。

(2)临床研究:明确提出研制单位和临床研究单位进行新药临床研究,均须符合国家药品监督管理局《药品临床试验管理规范》(GCP)的有关规定;由 1992 版新药的临床研究包括临床试验与临床验证变更为临床试验和生物等效性试验;由 1992 版临床试验一般分为三期进行变更为临床试验分为Ⅰ、Ⅱ、Ⅲ、Ⅳ期。

4. 生产要求　持有《药品生产企业许可证》并符合国家药品监督管理局《药品生产质量管理规范》(GMP)相关要求的企业或车间可同时发给批准文号,取得批准文号的单位方可生产新药。对已经批准生产的新药,原生产单位增加规格、改进生产工艺、修改质量标准等,应提出补充申请。

(四) 2002 年《药品注册管理办法》(试行)有关中药注册重点内容解读(对比 1999 版《新药审批办法》)

1. 中药新药分类更改为十一类,大部分是将之前五类的内容拆分开来,其中第六类分为了三类,即 6.1 传统中药复方制剂、6.2 现代中药复方制剂、6.3 天然药物复方制剂。主要更改的内容是取消复方中提取的有效成分及部位群,中西药复方制剂、引种和引进养殖的动植物药材;新增改变工艺的制剂,已有国家标准的中成药制剂。增加药品新的适应证或者功能主治调整为报国家药品监督管理局批准的补充申请事项。

第一类:未在国内上市销售的从中药、天然药物中提取的有效成分及其制剂。

第二类:未在国内上市销售的来源于植物、动物、矿物等药用物质制成的制剂。

第三类:中药材的代用品。

第四类:未在国内上市销售的中药材新的药用部位制成的制剂。

第五类:未在国内上市销售的从中药、天然药物中提取的有效部位制成的制剂。

第六类:未在国内上市销售的由中药、天然药物制成的复方制剂。

第七类:未在国内上市销售的由中药、天然药物制成的注射剂。

第八类:改变国内已上市销售药品给药途径的制剂。

第九类:改变国内已上市销售药品剂型的制剂。

第十类:改变国内已上市销售药品工艺的制剂。

第十一类:已有国家标准的中成药和天然药物制剂。

2. 管理部门　仍然为国家药品监督管理局(SDA),主管全国药品注册管理工作,负责对药物临床研究、药品生产和进口的审批,原省、自治区、直辖市药品监督管理局受国家药品监督管理局的委托,对药品注册申报资料的完整性、规范性和真实性进行审核。

3. 研究技术要求　申报资料中将中药新药材与中药新制剂合并,共分为四大类:综述资料、药学研究资料、药理毒理研究资料、临床研究资料共 33 项。

(1)临床前研究主要在药理毒理部分增加了:过敏性(局部、全身和光敏毒性)、溶血性和局部(血管、皮肤、黏膜、肌肉等)刺激性等主要与局部、全身给药相关的特殊安全性试验资料和文献资料;动物药代动力学试验资料及文献资料。

(2)临床前研究对特殊制剂提出具体要求:具有依赖性倾向的新药,需报送药物依赖性试验资料;用于育龄人群并可能对生殖系统产生影响的新药(如避孕药、性激素、治疗性功能障碍药、促精子生成药以及致突变试验阳性或有细胞毒作用的新药),需要报送生殖毒性研究资料;与已知致癌物质有关、代谢产物与已知致癌物质相似的新药,在长期毒性试验中发现有细胞毒作用或对某些脏器、组织细胞有异常显著促进作用的新药,致突变试验阳性的新药,均需报送致癌试验资料。

(3)对改剂或改变生产工艺的制剂明确提出:改变剂型或改变生产工艺时,如果生产工艺无质的改变,可减免药理、毒理和临床的申报资料。大幅降低了中药新药研发的难度,造成了中药改剂新药在一段时间内的泛滥。

(4)临床研究增加提供知情同意书样稿、伦理委员会批准件等资料。

(五) 2005 年《药品注册管理办法》有关中药、天然药物注册分类重点内容解读 [对比 2002 版《药品注册管理办法》(试行)]

1. 中药新药分类更改为九类　①第六类增加了 6.4 中药、天然药物和化学药品组成的复方制剂;②没有把中药注射剂作为专门的一类单独列出,就是强调无论何种剂型,应该按照其主要有效成分含量决定类别;③改变影响药品质量的生产工艺调整为原国家食品药品监督管理局审批的补充申请事项。

第一类:未在国内上市销售的从植物、动物、矿物等物质中提取的有效成分及其制剂。

第二类:新发现的药材及其制剂。

第三类:新的中药材的代用品。

第四类:药材新的药用部位及其制剂。

第五类:未在国内上市销售的从植物、动物、矿物等物质中提取的有效部位及其制剂。

第六类:未在国内上市销售的中药、天然药物复方制剂。

第七类:改变国内已上市销售中药、天然药物给药途径的制剂。

第八类:改变国内已上市销售中药、天然药物剂型的制剂。

第九类:已有国家标准的中药、天然药物。

2. 相应规范了药品注册受理方式,确立了新的药品注册审批模式　原省级药品监督管理部门首先进行形式审查,确认符合完整性后即予受理。受理后原省级药品监督管理部门开展现场核查,审查其真实性和规范性,同时启动药品注册检验,原省级药品监督管理部门审查完成后将审查结论和全部申报资料上报原国家食品药品监督管理局。原国家食品药品监督管理局组织进行技术审评,最后做出是否批准的决定。

3. 研究技术要求　鉴于对中药、天然药物注射剂安全性和质量控制复杂性的考虑,对其技术要求另行制定。

(六) 2007 版《药品注册管理办法》有关中药、天然药物注册分类重点内容解读(对比 2005 版《药品注册管理办法》)

1. 中药新药分类仍然为九类,主要变化如下　①第六类范围有所变化,传统中药和现代中药复方制剂取消,改为 6.1 中药复方制剂,所包含的范围增大,包括来源于古代经典名方的中药复方制剂、主治为证候的中药复方制剂、主治为病证结合的中药复方制剂三类;6.2 天然药物复方制剂和 6.3 中药、天然药物和化学药品组成的复方制剂不变。②第七类定义由 2005 版“指给药途径或局部改为全身给药的制剂”改为“指给药途径或吸收部位之间相互改变的制剂”,改变给药途径注册分类所涵盖的范围扩大了,不仅包括了原局部改为全身用药的情况,还包括了给药途径不变,但吸收部位不同的情况。③第九类“已有国家标准的中药、天然药物”更改为“仿制药”——是指注册申请我国已批准上市销售的中药或天然药物。

第一类:未在国内上市销售的从植物、动物、矿物等物质中提取的有效成分及其制剂。

第二类:新发现的药材及其制剂。

第三类:新的中药材的代用品。

第四类:药材新的药用部位及其制剂。

第五类:未在国内上市销售的从植物、动物、矿物等物质中提取的有效部位及其制剂。

第六类:未在国内上市销售的中药、天然药物复方制剂。

第七类:改变国内已上市销售中药、天然药物给药途径的制剂。

第八类:改变国内已上市销售中药、天然药物剂型的制剂。

第九类:仿制药。

2. 注册管理

(1)将部分原 SFDA 的职能通过委托的形式明确给原省级药品监督管理部门行使,强化权力制约机制,形成多部门参与,各部门之间相互协调、相互制约的工作格局。进一步明确了补充申请的事权划分,在保留了原 SFDA 对一部分重大事项的审批权外,将部分补充申请委托原省级药品监督管理部门进行审评和审批。

（2）着重加强了真实性核查：从制度上保证申报资料和样品的真实性、科学性和规范性，严厉查处和打击药品研制和申报注册中的造假行为，从源头上确保药品的安全性。

3. 研究技术要求

（1）第一类：若已有由同类成分组成的已上市的有效部位及其制剂，则应进行与该有效部位进行药效学及其他方面的比较。通过比较提供其优势和特点的依据。

（2）第三类：长期毒性试验资料，2005 版"按照申报资料项目说明和申报资料具体要求"改为"可以用文献综述代替试验研究或按规定可减免试验研究资料"。

（3）第六类：6.1 类的药效学试验有减免的情况存在，但所有的中药复方制剂均不能减免安全性试验。此外，新办法中对 6.3 类中西复方的安全性要求有所提高，一般药理学由原来的可需进行改为必须进行。

（4）第八类：取消了 2005 版"改变剂型时，如果生产工艺无质的改变，可减免药理、毒理和临床的申报资料"的说法，提出了具体的要求，提高了对简单改剂型申请的技术要求，更加关注其技术合理性和研制必要性，进一步引导企业有序申报。

（七）2008 版《中药注册管理补充规定》中药、天然药物注册分类重点内容解读

《中药注册管理补充规定》是与 2007 年正式实施的《药品注册管理办法》相配套的一个规范性文件。由于《药品注册管理办法》是面对所有药品的，难以充分体现中药注册管理的特殊性，该文件进一步细化和明确了有关中药注册管理的要求。

1. 中药新药分类　着重对 2007 版的 6.1 中药复方制剂的分类进行了细化，科学合理地调整了相应的技术要求。

（1）增加了"来源于古代经典名方的中药复方制剂"的分类：符合这类要求的复方，是经过长期临床应用、疗效确切、具有明显特色和优势的古代经典名方，不再要求进行以动物实验证明药效的评价模式，也不再要求进行临床研究。但是在说明书上要注明处方和其功能主治等的具体来源。

（2）增加了"主治为证候的中药复方制剂"的分类：此类复方强调对其组方合理性和临床应用基础等进行审查。由于中医药界对证候的动物模型存在争议，所以药效学评价上可不采用尚不成熟的证候动物模型，而是把评价的重点放在临床验证上提高要求。对此类复方的功能主治范围严格加以限定，只能以中医术语表述对证候的疗效，不能擅自增加对西医疾病的作用描述。

虽然对上述两类有临床应用基础的中药复方新药减免了动物药效试验，但在安全性上严格把关，都要求必须进行临床前的安全性研究，确保用药安全。

2. 注册管理

（1）明确了中药注册管理的总体要求：坚持中药的研制必须以中医药理论为指导，强调临床实践基础，突出中医药特色。在中药质量方面，强调药材基源、产地、关键工艺参数等的重要性，为今后监管要求的提高奠定基础。同时，注重对资源的可持续利用及对

环境保护的影响等。

（2）鼓励创新：提出主治病证未在国家批准的中成药【功能主治】中收载的新药，申请人可提出特殊审批的申请，鼓励中药在疑难杂症和新出现疾病方面发挥作用。

3. 研究技术要求

（1）首次提出了明确药材来源、关键工艺技术参数的要求，并纳入保证中药质量的控制环节中，结合现有的指标检测，逐步实现"源头控制""过程控制"和"指标控制"三者相结合的质量保证体系。

（2）进一步明确了对改剂型申请的要求，强调必须通过临床试验来证明改剂型的合理性和必要性，同时取消了原来简单改剂型的情形。

（3）把对仿制药的管理理念从"仿标准"转变为"仿品种"，要求与被仿品种在处方组成、药材基源、生产工艺过程及工艺参数等方面保持一致性，否则不能仿制。或者通过临床试验来保证与被仿制品种质量的一致性。

（4）强化了对临床评价研究的具体要求，促进临床研究水平提高。

二、2020 年中药注册分类调整思路与重要意义

（一）注册分类的调整

2020 版《药品注册管理办法》为突出中药优势，充分考虑中药特点，明确国家鼓励运用现代科学技术和传统研究方法研制中药，建立和完善中药特点的注册分类和技术评价体系，促进中药传承和创新，同时注重对中药资源的保护，促进资源可持续利用。《药品注册管理办法》明确了中药研发的最新政策方向：建立和完善符合中药特点的注册管理制度和技术评价体系，鼓励运用现代科学技术和传统研究方法研制中药，加强中药质量控制。在此版本中，中药注册分类分别为：中药创新药、中药改良型新药、古代经典名方中药复方制剂、同名同方药。注册分类由 2007 版《药品注册管理办法》9 类简化为 4 类，主要调整在于：①将 2007 版 1~6 类，无论单方还是复方，只要是新处方都归为中药创新药的范畴；②将 2007 版的 7、8 类和以补充申请注册的增加适应证的新药归类为中药改良型新药；③将 2008 版《中药注册管理补充规定》6.1 中药复方制剂中"来源于古代经典名方的中药复方制剂"单列为古代经典名方中药复方制剂一类；④ 2007 版 9 类仿制药归类为同名同方药。

2020 版《中药注册分类及申报资料要求》将中药创新药、中药改良型新药、古代经典名方中药复方制剂三类都归纳为中药新药，并将中药注册分类中的第三类古代经典名方中药复方制剂细分为"3.1 按古代经典名方目录管理的中药复方制剂（以下简称 3.1 类）"及"3.2 其他来源于古代经典名方的中药复方制剂（以下简称 3.2 类）"。3.2 类包括未按古代经典名方目录管理的古代经典名方中药复方制剂和基于古代经典名方加减化

裁的中药复方制剂。具体参见图 23-2。

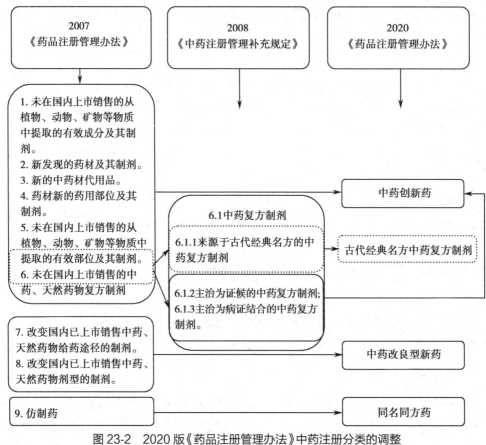

图 23-2　2020 版《药品注册管理办法》中药注册分类的调整
(图片获得《中药药理与临床》杂志授权使用)

(二) 研究技术要求的调整

1. 注册申报资料分成行政文件和药品信息、概要、药学研究资料、药理毒理研究资料、临床研究资料五个模块,申请人基于不同注册分类、不同申报阶段以及中药注册受理审查指南的要求提供相应资料。

2. 第三类古代经典名方中药复方制剂是单列出来的一类中药新药,这类新药的技术要求有重大变化:对于 3.1 类中药复方制剂,参考 2019 年《古代经典名方中药复方制剂及其物质基准的申报资料要求(征求意见稿)》,免除药效和临床试验;对于 3.2 类中药复方制剂,如果提取工艺采用全方水煎煮,并且提供人用历史资料,即可减免药效学试验与临床试验。

3. 增加人用经验　具有人用经验的中药复方制剂,可根据人用经验对药物有效性的支持程度,适当减免药效学试验;若人用经验对有效性具有一定支撑作用,处方组成、工艺路线、临床定位、用法用量等与既往临床应用基本一致的,则可不提供药效学试验资料。

4. 增加药材资源评估　药品上市许可持有人或中药生产企业对未来 5 年内中药资源的预计消耗量与预计可获得量之间的比较,以及对中药产品生产和中药资源可持续利用可能造成的影响进行科学评估的过程。

5. 强调药材、饮片、中间体、制剂的质量控制。

(1)提供药材的基源(包括科名、中文名、拉丁学名)、药用部位(矿物药注明类、族、矿石名或岩石名、主要成分)、药材产地、采收期、饮片炮制方法、药材是否种植养殖(人工生产)或来源于野生资源等信息。

(2)明确饮片炮制方法,提供饮片炮制加工依据及详细工艺参数。

(3)列出中间体的质量控制标准,包括项目、方法和限度,必要时提供方法学验证资料。

新版中药注册分类思路的调整符合中药特点和转化实际情况,对促进中药新药转化高质量发展具有重大意义:第一,中药新药研发已弱化了过去"成分、部位"的概念,不再以此作为分类的依据,而是遵循中医药自身规律,强调"临床价值"为前提,对中药注册分类进行优化,并且中药注册分类不代表药物研制水平及药物疗效的高低,仅表明不同注册分类的注册申报资料要求不同。第二,坚持以临床价值为导向,鼓励中药创新研制。中药新药转化是"临床 - 实验室 - 临床"的过程,这明显有别于化学药物和生物制品,人用经验的重要性大于动物实验的重要性。第三,加强古典医籍精华的梳理和挖掘,促进中药传承发展。新增"古代经典名方中药复方制剂"注册分类,并将 3.1 类单列管理,充分发挥中医药的原创优势。

第三节

中药新药转化现状与前景展望

一、中药新药转化现状

2010—2013 年，中药审批完成药品注册和补充申请受理共 2 420 件，批准中药共 185 件，批准中药临床研究共 162 件（图 23-3）。

2014—2018 年，接收中药注册申请包括新药临床试验申请（IND）共 387 件，新药申请（NDA）共 191 件，仿制药申请（ANDA）共 104 件，补充申请共 1 384 件，进口再注册共 111 件，复审共 278 件（图 23-4）。

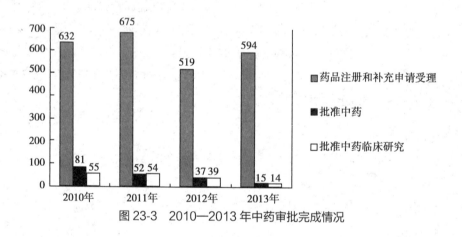

图 23-3　2010—2013 年中药审批完成情况

二、中药新药创制与转化的主要问题分析

目前中药新药转化的瓶颈问题主要集中在立项选题、临床前研发、临床试验、产品质量控制等各环节的规范性、科学性方面。随着法规及技术标准体系的完善，中药新药的准入门槛不断提高，虽然一定程度上中药新药批准的数量减少，但批准的质量却发生了根本性变化。

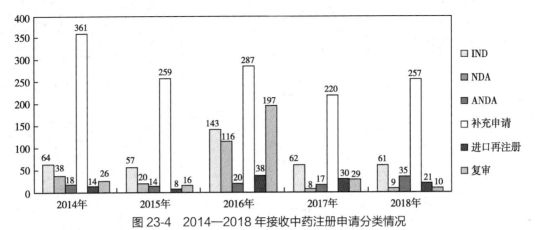

图 23-4　2014—2018 年接收中药注册申请分类情况

IND：新药临床试验申请（investigational new drug）；NDA：新药申请（new drug application）；ANDA：仿
制药申请（abbreviated new drug application）

（一）不批准临床的主要原因

不能获得批准临床的主要原因大致可以分为 9 大类（表 23-3）。

表 23-3　中药新药不能获批临床的主要原因

序号	主要原因	编号	具体描述
1	研发立项	①	有效部位、有效成分筛选与确定不合理或相关研究工作不充分
		②	既往临床使用情况对经验方进入临床试验的支持依据不足，如对某地某部分人有效的经验方不一定适合大规模的人群
		③	未充分考虑药材资源、环境保护以及可持续发展问题
		④	药品注册申报类别判定与所进行的研究内容不相配备，研究出来的成果无法支持其进入临床试验
		⑤	药代动力学研究结果不支持拟定的临床给药途径选择或给药剂量的设定
		⑥	研究依据不支持现有剂型的选择，例如，在胃液中破坏率只有 5% 的某品种却选择肠溶片这种剂型，这就反映出申请人在剂型选择方面考虑非常不充分
2	组方合理性	①	组方与传统中医理论相违背或理法方药无一致性
		②	现代方、科研方的组方依据缺乏实验数据支持

序号	主要原因	编号	具体描述
3	适应证确定	①	药物临床应用定位不明确
		②	适应证选择过于宽泛
		③	注册申报目的与课题研究内容不对应
		④	适应证的诊断标准、疗效判定标准和方法不明确或不合理,临床方案缺乏可行性
4	非临床有效性	①	药效学试验设计存在问题或方法学不合理,导致药物非临床有效性支持依据不足
		②	已有的药效学研究资料难以支持对药物拟定适应证的有效性评价
		③	已有的药效学研究结果已证实药物药效作用不理想或对拟定适应证的有效性支持力度不足
5	非临床安全性	①	毒理学研究设计或方法学存在问题,无法支持实验数据的合理性
		②	试验数据本身存在问题
		③	已有研究结果提示药物毒性明显,安全窗小。不能获得较好的收益/风险比
		④	毒理试验缺项等
6	工艺合理性	①	中药复方提取工艺研究不充分
		②	有效部位、有效成分的制备工艺合理性不足
		③	工艺无法实验工业化大生产
		④	制剂工艺不合理,忽略传统工艺
7	质量标准研究存在缺陷和稳定性研究不足	①	质量标准研究存在明显缺陷,无法对品种质量进行合理控制
		②	稳定性研究和考察未能达到相关要求
8	研究资料规范性和真实性	①	原始研究资料记录不规范、欠完整详细,研究质量保证性、质量控制性差
		②	申报资料造假
		③	补充发补资料未能按规定时间、要求补回
9	药代动力学	①	药代动力学研究设计不合理、不规范

(二) 不批准生产的主要因素

不能获得批准生产的主要原因大致可以分为 5 大类,详见表 23-4。

表 23-4 中药新药不能获批生产的主要原因

序号	主要原因	编号	具体描述
1	有效性	①	临床试验设计、有效性观察指标、统计分析方法等存在问题,研究结果难以为受试药物的临床有效性提供有效支持
		②	已有的临床研究数据表明拟上市品种临床效果欠佳,没有上市的价值
		③	试验研究质量缺乏有效控制,未严格执行 GCP 规范
2	安全性	①	受试品种的安全性无法得到明确评价
		②	受试品种本身不良反应大
3	合法性	①	临床试验实施过程中不符合药品注册管理法律法规的相关要求
4	工艺或处方	①	在申请上市时,申报品种的工艺或处方、剂型选择与批准临床试验时相比,发生了改变
5	资料规范性和真实性	①	原始研究资料记录不规范、欠完整详细,研究质量保证性、质量控制性差
		②	申报资料的真实性存在缺陷
		③	补充发补的资料逾期未补回
		④	主动撤回注册申请或因欠费终止审批程序等

三、中药新药转化的前景展望

"十二五"时期是中医药发展进程中极具历史意义的五年,中医药发展国家战略取得重大突破,中医药事业获得长足发展,基本形成中医药医疗、保健、科研、教育、产业、文化整体发展新格局,对增进和维护人民群众健康的作用更加突出,对促进经济社会发展的贡献明显提升。当前,中医药发展站在更高的历史起点上,迎来天时、地利、人和的大好时机。国务院印发实施《中医药发展战略规划纲要(2016—2030 年)》,将中医药发展摆在了经济社会发展全局的重要位置。人民群众在全面建成小康社会中激发出的多层次多样化健康服务需求,将进一步释放中医药健康服务的潜力和活力。深化医药卫生体制改革,加快推进健康中国建设,迫切需要在构建中国特色基本医疗制度中发挥中医药特色作用。中医药注重整体观,追求天人合一,重视治未病,讲究辨证论治,这些符合当今医学发展的方向,适应疾病谱的变化和老龄化社会的到来,为中医药振兴发展带来了广阔的前景。中医药以其绿色生态、原创优势突出、产业链长、促进消费作用明显的特点,为供给侧结构性改革提供了新的经济增长点。中医药文化作为中华民族优秀传统文化代表,将为建设文化强国提供不竭动力和源泉。实施"走出去"战略和推动"一带一路"建设,中医药国际交流与合作不断深入,将为促进人类健康做出更大贡献。

新药研发与人类健康息息相关，中药复方新药的转化以中医药体系中蕴含的丰富临床经验为基础，通过与现代科学技术有机结合，必将焕发出勃勃生机，中药复方新药必将在预防、治疗、康复、保健综合模式的新医疗体系各环节中表现出更强的应用潜力和价值优势。

（曾　瑾　赵军宁）

参考文献

[1] 潘学田. 中国药政管理的四十五年 [J]. 中国药学杂志, 1994, 29 (10): 579-581.

[2] 国家药品监督管理局. 新药审批办法. [EB/OL](1999-04-22)[2019-5-23]. https://www. nmpa. gov. cn/ xxgk/fgwj/gzwj/gzwjyp/19990422010101746. html

[3] 张晓东，周跃华，刘璐，等. 近年我国中药新药注册申请情况分析 [J]. 中国新药杂志, 2014, 23 (24): 2845-2848.

[4] 卫生部. 新药审批办法 [EB/OL]. (1985-07-01)[2016-11-23]. http://www. docin. com/p-1793307818. html.

[5] 卫生部.《新药审批办法》有关中药部分的修订和补充规定 [EB/OL]. (1992-05-04)[2011-12-5]. https://wenku. baidu. com/view/4dbba986492fb4daa58da0116c175f0e7dd119d7. html

[6] 国家食品药品监督管理局.《药品注册管理办法》[EB/OL]. (2007-09-26)[2019-3-15]. https:// www. nmpa. gov. cn/xxgk/fgwj/gzwj/gzwjyp/20070926135501954. html.

[7] 韩玲，朱家谷. 对《药品注册管理办法》和《中药注册管理补充规定》中药理毒理方面变化的认识和理解 [J]. 中国中药杂志, 2008, 33 (24): 2992-2994.

[8] 国家食品药品监督管理局.《中药注册管理补充规定》[EB/OL]. (2008-01-07)[2020-4-30]. https:// www. nmpa. gov. cn/xxgk/fgwj/gzwj/gzwjyp/20080107120001991. html.

[9] 国家市场监督管理总局. 药品注册管理办法. [EB/OL]. (2020-01-22)[2020-7-1]. http://gkml. samr. gov. cn/nsjg/fgs/202003/t20200330_313670. html.

[10] 国家药品监督管理局. 中药注册分类及申报资料要求. [EB/OL]. (2020-09-27)[2020-10-9]. https://www. nmpa. gov. cn/xxgk/ggtg/qtggtg/20200928164311143. html.

[11] 国家药监局综合司. 古代经典名方中药复方制剂及其物质基准的申报资料要求 (征求意见稿) [EB/OL]. (2019-03-22)[2019-3-28]. https://www. nmpa. gov. cn/directory/web/nmpa/xxgk/zhqyj/ zhqyjyp/20190327150101694. html.

[12] 国家食品药品监督管理局. 2010 年度药品审评报告 [EB/OL]. (2011-10-9)[2019-3-29]. http:// www. gov. cn/gzdt/2011-10/09/content_1964772. htm.

[13] 国家食品药品监督管理局. 2011 年度药品审评报告 [EB/OL]. [2013-11-24]. http://www. doc88. com/ p-9935636671464. html.

[14] 国家食品药品监督管理总局药品审评中心. 2012 年度药品审评报告 [EB/OL]. [2014-8-19]. https:// xueshu. baidu. com/usercenter/paper/show?paperid=6bca9fe98304bb8e71ae2efae11f587a&site=xueshu_se.

[15] 国家食品药品监督管理总局药品审评中心. 2013 年度药品审评报告 [EB/OL]. (2014-3-17)[2016-7-19]. https://www. nmpa. gov. cn/directory/web/nmpa/yaopin/ypjgdt/20140307090701197. html.

[16] 国家食品药品监督管理总局药品审评中心. 2014 年度药品审评报告 [EB/OL]. (2015-3-13)[2016-2-15]. https://www. nmpa. gov. cn/directory/web/nmpa/yaopin/ypjgdt/20150313083501920. html.

[17] 国家食品药品监督管理总局药品审评中心. 2015 年度药品审评报告 [EB/OL]. (2016-3-4)[2016-3-30]. http://www. wtyy. com. cn/content/2016/03-04/1803489031. html.

［18］国家食品药品监督管理总局药品审评中心. 2016 年度药品审评报告 [EB/OL]. (2017-3-17)[2018-2-4]. https://www. nmpa. gov. cn/yaopin/ypjgdt/20170317082401656. html.

［19］国家食品药品监督管理总局药品审评中心. 2017 年度药品审评报 [EB/OL]. (2018-3-22)[2018-3-26]. https://www. nmpa. gov. cn/xxgk/fgwj/gzwj/gzwjyp/20180322103801253. html.

［20］国家食品药品监督管理总局药品审评中心. 2018 年度药品审评报告 [EB/OL]. (2019-7-1)[2019-7-4]. https://www. nmpa. gov. cn/xxgk/yjshp/yjshpkp/20190701200901249. html.

［21］佟笑，陈玉文. 中药新药注册申请未获批准原因分析 [J]. 时珍国医国药，2017, 28 (9): 2268-2269.

［22］张晓东，张磊，王海南. 近年我国中药新药注册申请不批准原因分析 [J]. 中国中药杂志，2012, 37 (15): 2333-2337.

第二十四章

日本汉方制剂管理制度

一、日本汉方制剂的来源及发展

日本汉方医学源自于中国传统医学。隋唐时期中医药学传入日本,在明治维新以前一直作为日本的主流医学,但在明治时代,由于"脱亚入欧"政策的影响,日本中医药逐渐衰落。直到 1950 年,随着一批汉方学术团体的发展,汉方制剂在日本又逐渐兴起,逐渐形成了具有日本特色的汉方制剂体系。

1972 年,由日本厚生省选出 210 个以我国东汉张仲景的《伤寒杂病论》与《金匮要略》等收载的经典处方作为非处方药批准使用。1974 年发布《一般用汉方制剂承认基准》,处方均出自《伤寒论》《金匮要略》《太平惠民和剂局方》《万病回春》《外台秘要》《备急千金要方》等,同时参考日本的《经验汉方处方分量集》《汉方诊疗的实际》《汉方诊疗医典》《汉方医学》等汉方医学书籍中的成分分量、用法用量以及功效等。1976年,以"业已经 3000 年人体临床检验为由",破例收录 146 个汉方药到国家药典,并纳入国家健康保险。1989 年出版的《汉方 GMP》,日本汉方药制剂 GMP 即按此标准实施。日本在开发研究汉方成药制剂时多选用我国名医典籍中的古方,很少选用现代临床使用的经验方,提出"标准汤剂"概念,其制剂需保持与"标准汤剂"化学和生物学等同,剂型只以颗粒剂、散剂、片剂、丸剂等七种类型为主,颗粒剂占 60% 以上。日本目前生产汉方药 900 多个品种,以 210 个古方生产的汉方药在国际市场上覆盖率高达80%。其主要产品包括救心丹(六神丸基础上研制)、小柴胡汤(获美国 FDA 临床实施许可)等。

由于医学流派的涌现,加之医家长期临床经验的积累和受西医的影响,日本汉方形成具备了自身特色的体系,即以《伤寒论》为理论的基本框架,具有注重方与证对应、西医医学病名与方剂对应、方剂应用加减变化少等特点。

二、日本汉方制剂的管理制度

日本将汉方制剂分为医疗用汉方制剂和一般用汉方制剂。其中,医疗用汉方制剂适用于日本的社会保险和国民健康保险,须由医生开处方,在医院的药局或调剂药局买药,类似于中国的处方药。一般用汉方制剂未纳入日本医保体系,由民众在各类药局自行购买使用,类似于中国的非处方药。目前有 148 种医疗用汉方制剂,294 种一般用汉方制剂。

日本汉方制剂的管理制度由《日本药局方》和《一般用汉方制剂承认基准》两部分构成,具体如下:

1. 日本药局方　《日本药局方》是日本国药典的名称,英文缩写为 JP,《日本药典》由日本药局方编辑委员会编纂,日本厚生省颁布执行。其分两部出版:第一部收载原料药及其基础制剂;第二部主要收载生药、家庭药制剂和制剂原料。目前最新版为 2016

年出版的第十七改正版(即 JP17)。《日本药局方》的医药各条规格包括 26 条项目,具体见表 24-1。

表 24-1 《日本药局方》医药条规

序号	日本药局方各条项目	中文翻译
1	日本名	日本名
2	英名	英名
3	ラテン名	拉丁名
4	日本名別名	日本名别名
5	構造式	结构式
6	分子式及び分子量	分子式及分子量
7	化学名	化学名
8	CAS 登録番号	CAS 登录号码
9	基原	基源
10	成分の含量規定	成分含量规定
11	表示規定	表示规定
12	製法	制法
13	製造要件	制造条件
14	性状	形状
15	確認試験	确认试验
16	示性値	示性值
17	純度試験	纯度试验
18	意図的混入有害物質	有意混入的有害物质
19	乾燥減量、強熱減量又は水分	干燥减量、强热减量或水分
20	強熱残分、灰分又は酸不溶性灰分	强热残分、灰分或酸不溶性灰分
21	製剤試験	制剂试验
22	その他の特殊試験	其他特殊试验
23	定量法	定量法
24	貯法	储蓄法
25	有効期間	有效期限
26	その他	其他

2. 一般用汉方制剂承认基准　目前最新版《一般用汉方制剂承认基准》为平成 29

年(2017年)版,日本在研究开发的汉方制剂大多来自我国名医典籍中的古方,其中有将近一半的方剂来自《伤寒论》《金匮要略》,同时也有少量方剂出自日本汉方医籍,如《本朝经验方》《方机》《吉益东洞经验方》《勿误药室方函》等。1974年日本厚生劳动省发布《一般用汉方处方承认审查内规》,2008年修改为《一般用汉方制剂审批基准》,并收录了汉方处方210个,到2013年汉方处方共收录294个。

在《一般用汉方制剂承认基准》中每个处方都明确有成分含量、用法用量以及功能功效,如下面所列举的四逆汤与四君子汤:

> 83 四逆湯
> 〔成分·分量〕甘草 2-4.8、乾姜 1.5-3.6、加工ブシ 0.3-2.4
> 〔用法·用量〕湯
> 〔効能·効果〕体力虚弱あるいは体力が消耗し、手足が冷えるものの次の諸症:
> 感冒、急·慢性胃腸炎、下痢、はきけ

> 84 四君子湯
> 〔成分·分量〕人参 3-4、白朮 3-4(蒼朮も可)、茯苓 4、甘草 1-2、生姜 0.5-1、大棗 1-2
> 〔用法·用量〕湯
> 〔効能·効果〕体力虚弱で、痩せて顔色が悪くて、食欲がなく、疲れやすいものの次の諸症:胃腸虚弱、慢性胃炎、胃のもたれ、嘔吐、下痢、夜尿症

处方中组成药物无炮制,均为生药;药物剂量为范围剂量,各药品生产的申请者可在此范围内自主确定药材配伍量;功能主治相对宽泛,症状与疾病名称并用,如四君子汤中既有食欲不振等症状,也有慢性胃炎、胃胀等西医病名。

《一般用汉方制剂承认基准》中大部分处方中药材配伍量并非固定不变,而是给出了一个剂量范围,各药品生产的申请者可在此范围内自主确定药材配伍量;同时,在只以水为提取溶剂的前提下,申请者亦可自主选择剂型、制定工艺及质量标准。对于不包括在《一般用汉方制剂承认基准》内的、于1968—2015年批准生产的汉方制剂,其他企业也可以申请生产,而申请所需开展的研究工作也相对简便,只需进行工艺及质量标准研究,即使是改变原有药物的剂型,只要不新增使用除水以外的其他溶剂,即可无需药理和临床研究。这与我国的仿制药以及改剂型药物有相似之处,但日本政府并不限制该类申请,这就导致了在日本同一品名的汉方药,其处方配伍量、制剂工艺、产品规格以及质量标准均有可能不同的现象,这和国内的情况差别是非常大的。在中国,同一品名的中成药其处方配伍、制剂工艺、质量标准均是统一的,不同企业生产的同一中成药均执行统一的法定标准。

日本汉方制剂说明书所载事项与中国说明书基本相同,包含了【警示语】【药品名称】【成分】【性状】【功能主治】【用法用量】【不良反应】【禁忌】【注意事项】【药理毒理】【药代动力学】【规格】等项。但部分项存在着一些差异,主要有以下几点:

(1)药品名称:汉方制剂的名称由"企业名"加"目录中处方名"加"提取物名称"加"药物类别"组成;我国要求中药新药命名一般不采用人名、地名、企业名称命名,多采用处方名加剂型的命名方式。

(2)成分:日本汉方制剂【成分】项除处方药味组成外,还有各药味折合日用生药量和提取物的总含量;我国【成分】项仅包括处方所含的药味或成分,不包括折合生药量。

(3)功能主治:日本汉方制剂说明书中【功能主治】项并没有遵照古代医籍处方的记载,而是采用症状加西医病名的表述方式且表述非常宽泛。由于上市前不需要临床试验验证,所以其【功能主治】中所载的症状及西医病名缺少临床证据的支持。另外,日本药政部门不要求不同企业生产的相同处方名制剂的【功能主治】表述与《一般用汉方制剂承认基准》中收载的完全一致,因此不同生产企业生产的同处方名的【功能主治】项表述不同的现象非常普遍。在我国,除法规明确规定不需要进行临床试验的品种外,一般药品说明书中所列的功能主治必须有充分的证据支持。有明确中西医疾病者,根据临床试验的结果确定中西医疾病的合理表述,还包括相应的症状和体征的内容。除申请人申请修改外,不同企业生产的同品种说明书【功能主治】项原则上应一致。

(4)安全性信息:日本汉方制剂说明书中安全性信息相对详细和全面,说明书中【注意事项】包括了我国说明书中【不良反应】【注意事项】【妊娠期妇女及哺乳期妇女用药】【儿童用药】【老年患者用药】和【药物相互作用】等项。除对已明确的药物相互作用及上市后监测到的不良反应及其发生率进行描述外,还包括了基于药理作用的单味药物可能导致的不良反应和合并用药的提示。我国中成药处方药中安全性信息主要基于已观察到的不良反应或可疑不良反应等进行描述,目前还有部分药品说明书中表述为"尚不明确",对于不同企业生产的同品种说明书也未要求一致。

3. 日本汉方制剂注册申报与审批

(1)注册申报:与欧盟一样,日本在申请草药注册时也是采用通用技术文件(CTD)规定的格式和术语。日本传统草药注册,即汉方药注册分为一般用汉方制剂和医疗用汉方制剂注册。一般用汉方制剂为经长期临床使用,认为安全、有效,所使用的生药作用比较缓和的制剂,相当于我国的中药非处方药。医疗用汉方制剂主要指所用生药作用相对较强、需要医师监督指导使用的制剂,相当于我国的中药处方药。

医疗用汉方制剂申请注册所需的材料包括5个部分:①申请书等行政情报以及提交文件的情报,包括申请资料目录、生产销售批准申请书、证明文件、知识产权状况等;②资料概要,包括品种质量概括资料、临床试验概要等通用技术文件(CTD);③关于品种质量的文件,包括详细数据或报告书、参考文献等;④非临床试验报告;⑤临床试验报告。

与医疗汉方制剂不同,一般汉方制剂申请注册上市时所需提交的材料按药品中成分上市的历史有所区别:①含有新有效成分的医药品,须提交历史使用状况、质量材料、安全性评价资料、药理及毒理学研究资料、药物动力学评价资料和临床试验资料;②其他的医药品,须提供历史使用情况、质量资料里的规格、试验方法和项目、临床试验资料。此外,在安全性评价资料中的稳定性试验项目、药物动力学研究的吸收度资料、毒理学研究的投药毒性研究和局部刺激性研究资料在必要时需要提供审查。

（2）审批流程：医疗用汉方制剂申请注册上市，可以向厚生劳动省或者都道府县地方药事管理机构进行申请。与地方审批程序相比，厚生劳动大臣批准的新医药品增加了药事分科会的审查及毒、剧药和生物制品等的指定刊载。一般汉方制剂申请注册审批也分为厚生大臣审批和地方药事管理机构审批两种方式，其中厚生劳动省对新的一般汉方制剂审批增加了审查专门协议会和部会审议。其中，申请区分含有新的一般用成分的医药品及含有已批准的一般用医药品有效成分的医药品要进行同一性调查；申请区分含有新的有效成分医药品及新的给药途径医药品要进行适合性调查；审查专门协议会是在机构进行的审查，但听取专门委员的意见。含有新的一般用成分的医药品等在一般用医药品部会审议，报告给药事分科会。受批准后，由机构联系申请者。医疗用汉方制剂和一般用汉方制剂审批流程如图 24-1 与图 24-2 所示：

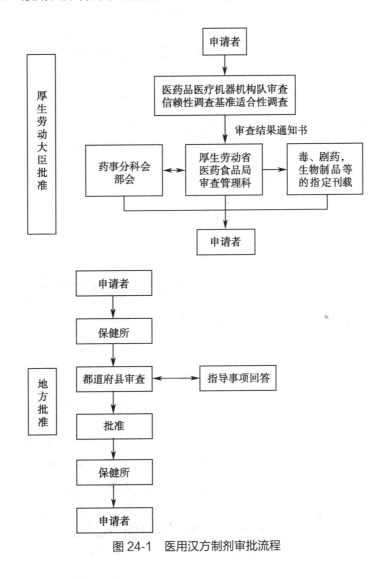

图 24-1　医用汉方制剂审批流程

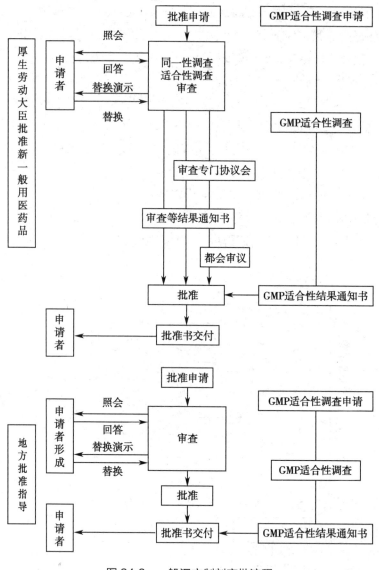

图 24-2　一般汉方制剂审批流程

三、日本汉方制剂与我国中药制剂对比

　　经典名方为国之瑰宝,长期以来一直备受业内人士的关注,但我国对于经典名方相关政策的制定起步较晚。2008 年原国家食品药品监督管理局发布的《中药注册管理补充规定》中第七条指出:来源于古代经典名方的中药复方制剂,是指目前仍广泛应用、疗效确切、具有明显特色与优势的清代及清代以前医籍所记载的方剂。2018 年《古代经典名方目录(第一批)》和《古代经典名方中药复方制剂简化注册审批管理规定》发布,其中历经 10 年,经典名方相关政策才形成较为配套的政策体系。

在 1976 年日本就制定了《药品生产质量管理规范》(GMP),1989 年日本又颁布了《汉方药 GMP》,汉方药制剂的生产按此标准实施。在质量标准中除了检测性状、干燥减重、崩解时限等常规检测项目以外,日本对于汉方药中重金属残留量和农药残留量的监控是非常严格的。为确保产品的安全有效,2014 年日本汉方协会公布《药用植物的栽培、采集、加工指南》,在对药用植物的栽培、采集、加工、加工后处理等全过程的品质管理上做出了更高水平的规范指导。在中国,由于很多中成药批准上市时间早,其质量工艺和标准相对简单,甚至没有鉴别和定量测定标准。此外,还存在药材的产地种植区域不清,产期不明,使得中药产品质量得不到保障的情况。近年来,随着国家药监部门提高药品质量工作的逐步推进,同时对新批准药品质量标准技术要求的提高,这一情况才得以改善,但在药材种植、采收、加工、储存等规范化管理方面还有待进一步完善。

在专利保护方面,日本采用专利网战略、模仿性创新战略、促进专利实施战略、海外市场专利先行战略、研究开发/专利/生产经营结合的整体战略等专利战略体系为汉方药的发展保驾护航。另外,日本在汉方药的制备和生产技术方面的专利申请意识上早于我国,占了一定先机。近年来,我国在中医药知识产权保护措施上也加大了力度,虽然在国际专利的申请方式、申请前评估和申请成功率等方面还有很多经验要学习,但也取得了不错的进展。

追根溯源,日本汉方医学来源于中医学,在汉方医学的研究和应用上有多年的经验,但日本的汉方药均以生药入药,无炮制也不强调理论指导,这种弃医存药的局面是无法与中药相提并论的。另外,日本汉方制药企业数量与中国相比,其市场占有量不在同一数量级,其所占据的国际市场份额数据更是不足以信。有学者指出,汉方的经验,尤其是在监管方面,对中国的参考意义不是很大,但在其药品的质量控制,特别是从药材源头到药品生产的全过程质量控制方面,还是有值得我们学习和借鉴之处。

(曾　瑾)

参考文献

[1] 靳士英.日本反废止汉方医与中国反废止中医之斗争及其比较 [J].中华医史杂志,1993,23 (1):45-51.

[2] 杨瑾,加茂智嗣,能濑爱加.汉方药在日本的发展现状 [J].中草药,2016,47 (15):2771-2774.

[3] 董丽丽,李野,刘春波.日本汉方药发展概况及其借鉴意义 [J].国际医药卫生导报,2004,(13):66-68.

[4] 么历,肖诗鹰,刘铜华.国内外中药市场分析 [M].北京:中国医药科技出版社,2003:12.

[5] 薛斐然,周贝.日本汉方制剂对我国经典名方注册监管的启示 [J].世界科学技术—中医药现代化,2017,19 (4):587-589.

[6] 日本厚生劳动省 (MHLW).一般用漢方製剤製造販売承認基準について [EB/OL].(2017-03-28) [2018-01-28].http://www.nikkankyo.org/event/event2.htm.

[7] 陈雪梅,蔡秋杰,张华敏.日本汉方药概况及其对我国中医古代经典名方制剂研发的启示 [J].中国中医药图书情报杂志,2018,42 (2):1-4.

[8] 独立行政法人医薬品医療機器総合機構,一般用漢方製剤承認基準の改正について [EB/OL].

(2012-08-30)[2018-01-28]. http://www. mhlw. go. jp/file/06-Seisakujouhou-11120000-Iyakushokuhin-kyoku/0000092785. pdf.

［9］ 薛斐然，刘炳林，周贝. 日本汉方制剂说明书与我国中成药说明书对比浅析 [J]. 中国现代中药 , 2017, 19 (6): 877-879.

［10］ 赵赛. 中草药注册法律比较研究 [D]. 广州 : 华南理工大学 , 2012.

［11］ 宋立平，金兆祥，徐晓阳，等. 日本汉方药注册介绍 [J]. 中草药 , 2008, 39 (11): 1757-1761.

［12］ 国家食品药品监督管理局. 关于印发中药注册管理补充规定的通知 [EB/OL]. (2008-01-07) [2018-12-15]. https://www. nmpa. gov. cn/xxgk/fgwj/gzwj/gzwjyp/20080107120001991. html.

［13］ 肖月园，杨志波. 日本汉方医学发展带来的启示 [J]. 中国中西医结合皮肤性病学杂志 , 2018, 17 (6): 554-558.

美国植物药临床试验与新药转化

许多人类用于治疗疾病的药物产品均源于天然物。同中药一样，天然界的动物和矿物质也可以成为美国 FDA 批准上市的药物，如治疗白血病的三氯化二砷和治疗高脂血症的鱼油衍生物。

一些严重的疾病，包括癌症、疟疾和艾滋病，迫切需要新的药物。最近出现的寨卡病毒（Zika 病毒），可造成胎儿严重缺陷，这是又一个对全球公众健康的挑战。因此，所有可能的新药来源，包括植物和其他天然物及其提取物和衍生物，都应该得到人们的重视。

在美国，新药的上市申请（NDA）需要遵照《联邦食品药物和化妆品法》（FDCA）和相关法规指南的要求。一般来讲，需要有设计良好、有对照组的两个（或多个）临床试验来证明这种药物对患者的益处。也就是说，药物必须能够安全使用，其好处必须大于其对患者可能带来的危害。把来源于动、植物中的复杂混合物直接用来作为新药（如中药制剂作为植物药）的临床研究是可行的。中药申请 IND 的临床试验，仍需要相关多学科的安全性评价，其风险评价的基本点和那些高度纯化的合成药物和生物制剂是一致的。有关药物审评相关的基本政策和指南文件，读者可以到美国 FDA 网站查询。

植物和其他天然物（如鱼油）可以作为食品、膳食补充剂、化妆品或药物在美国销售。为鼓励和促进植物药在美国的发展，美国 FDA 出版了植物药研发指南并建立了相应的审评流程。一个专门的植物学审评组（BRT）也于 2003 年在药物评价和研究中心（CDER）正式成立。本章重点介绍美国植物药研发的基本思路，中药广泛使用对市场可能产生的优势以及在临床研究和其他技术上面临的挑战。

越来越多的研究包括初步临床试验，都提示天然混合物（如植物粗提物、复方）可能具有增加和／或协同效应。例如，在体外（in vitro）和体内（in vivo）试验中表明植物中多种分子对耐药病原菌比单一成分有更好的抑制杀灭作用〔（如青蒿叶（Artemisia）中的青蒿素（artemisinin）和黄酮类化合物（flavonoids）；白毛茛（goldenseal）叶子和根茎的生物碱（berberine alkaloids）和黄酮类化合物〕。复杂的混合物协调作用的预试结果，可作为进一步临床研究的参考。然而，验证单一植物（或多个中药组成的复方）治疗疾病的效果仍需要有与化学药物相当的临床试验数据。

下面将简单介绍自 1962 年以来影响美国药物立法的主要历史事件，美国 FDA 当前对植物药临床试验相关政策和指南的思考，以及旨在服务于新药开发的审评监管的理念，讨论一些植物制品的临床数据报道，包括已经批准上市的新药申请（NDA），并对植物药临床试验和批号之间一贯性的问题进行解释。

第一节

美国药品法律法规沿革——新药上市标准

一、美国药品法律法规沿革

在 1901 年前后，白喉患者通常会采用来自马血清的抗毒素进行治疗。当时由于使用了被破伤风污染的抗毒素而导致了 13 名儿童死亡。在此事件发生之后的 1902 年，美国国会通过了《生物制剂控制法案》(Biologic Control Act)。这是美国政府为疫苗和抗毒素生产制定的第一部法规。1906 年，当美国 FDA 成立时，该机构只能对已经出现的问题做出回应。当时药品上市是完全自由而不需要美国 FDA 批准的，厂家也不用提交任何测试研究结果和药物不良反应的报告。虽然政府可以要求一些危险的产品撤市，但是政府（而不是厂家）需要提供风险的证据。磺胺药水中使用二甘醇造成 100 多人死亡的案例，促使美国颁布《联邦食品药物和化妆品法》(FDCA,1938)。该法要求厂家在药品上市营销前提供有关产品的安全性文件，然而当时很少有人关注到底如何建立安全评价体系。一些当时获得批准的药物其实有相当大的但是鲜为人知的毒性。例如，异丙烟肼和异烟肼具有严重的肝毒性，这是药物批准上市很久之后才发现的。药物在动物身上的毒性研究（如致癌性研究）也少有人问津。

沙利度胺(thalidomide)引起的出生缺陷，是 1962 年《基福弗 - 哈里斯药品法修正案》(1962 Kefauver-Harris Amendments)出台的直接导火索。该修正案对制造商提出了新的要求，即必须在保证安全的同时证明药物是有效的。从此，证明药物的安全性和有效性便成为了新药批准上市销售的先决条件。如果没有确凿的有效性证据，FDA 可以拒绝批准该药物新药申请(NDA)。最关键的是，法案中明确指出"充足和良好对照的临床试验"是药品有效性证据的唯一来源。法律的意旨还在于规定临床试验要有一个以上（即复数），这一直是 FDA 对新药申请(NDA)批准的常规要求。

在 FDCA 于 1962 年修正案颁布之后，美国 FDA 对如何设计选择最佳的临床试验方案和实际操作，出台了一系列法规和指南文件。1970 年，美国 FDA 发布了法规（现在的 21CFR 314.126,1985 年修订）来描述充分和良好对照的临床研究的重要组成部分。1985 年，另一条法规——21CFR 314.50,描述了新药申请的基本格式和内容(21 CFR 314.50：Content and Format of an Application)。1997 年，一项新法律——《FDA 现代化法案》(FDAMA)允许基于单一但充分和良好对照的临床研究的"确切证据"来支持新药上市的申请。同时，美国 FDA 也发表了许多指南来阐明其对现有法规条例的思考和解释,以对制药业提供指导性建议,来增加新药临床试验成功的可能性。例如,美国 FDA 在 1988 年发表了非常关键的指南——《新药申请临床与统计部分格式和内容》(*the Guideline on the Format and Content of the Clinical and Statistical Sections of New Drug Applications*)。该指南提供了大量的信息来阐明怎样分析和表述有对照组的临床试验结果,以及如何撰写安全性和有效性的综合报告。本指南后来在很大程度上被"人类使用药品注册技术标准协调国际理事会"(International Council on Harmonisation of Technical Requirements for Registration of Pharmaceuticals for Human Use, ICH) 的两个指南所取代:E3 (Structure and Content of Clinical Study Reports, 临床研究报告的结构和内容) 和 ICH M4E (the Common Technical Document: Efficacy, 通用技术文件:疗效)。其他重要的 ICH 指南还包括:E4- 支持药品注册的剂量 - 反应信息 (Dose-Response Information to Support Drug Registration); E5- 种族因素 (Ethnic Factors) (若提交的数据区域范围局限,则应该讨论是否添加数据); E6- 良好的临床试验操作 (Good Clinical Practice, GCPs); E9- 临床试验的统计原则 (Statistical Principles for Clinical Trials); E10-对照组的选择 (Choice of Control Group)。FDA 最近出台的《行业指南 - 非劣效临床试验 (草案)》(*Guidance for Industry-Non-Inferiority Clinical Trials*) 对指导非劣效临床试验做了进一步的说明。

自 1962 年以来,绝大部分新药物上市都基于两个(或更多的)随机和有对照组的临床试验。其中包括 2006 年和 2012 年分别获得上市批准的植物药 Veregen (茶叶,*Camellia Sinensis* 中的茶多酚制成的膏剂外用治疗尖锐湿疣) 和 Fulyzaq (现称 Mytesi,来源于巴豆属植物 *Croton lechleri* 树液中的一种治疗艾滋病毒 / 艾滋病腹泻的口服药物)。除了典型的安慰剂对照试验,各种各样的临床试验设计也根据需要而问世。如 21 CFR 314.126 所提及的阳性对照临床试验、剂量 - 效果研究和病史对照临床试验。这些大致分类的临床设计还包括多种特殊的设计,如合并用药研究、交叉用药研究、自主调节临床设计等。虽然 1962 年修正案要求至少有两个良好控制的临床研究,但 1997 年出台的 FDAMA 法案则表示一个临床试验的结果可作为新药上市的依据。美国 FDA 为此及时发表指南——《提供药物和生物制品临床疗效的证据》(*Providing Clinical Evidence of Effectiveness for Human Drug and Biological Products*, 1998 年 5 月) 来解释在什么情况下可采用这种灵活的做法。据最近报道,2005—2012 年间,美国 FDA 批准了治疗 206 个适应证的 188 种新的治疗用制剂,总共有 448 个证明疗效的关键临床试验 (pivotal trail),其中大约 1/3 的上市新药是基于显示疗效的关键临床试验。FDA 的新药评审过程和有关安全性、有效性的评价标准适用于小分子化学药物、植物药和生物制剂。就药物的审评理念和原则而言,以复杂混合物为主要成分的植物药与合成或高度纯化的药物是基本一致的。

在美国开展新药的临床试验,需要提交试验用新药 (IND) 的申请,以保证研究药物不会对临床试验的受试人群造成不必要的伤害。如果试验药物缺乏人类使用经验,那这种全新药物的安全性则需要非临床数据,即动物实验来支持。美国 FDA 强调,任何临床研究必须遵循对受试者安全进行适当保护的原则,包括把临床方案提交伦理审查委员会(IRB)审阅通过和让患者填写恰当的知情同意书(见 21 CFR 56 和 50 节)。知情同意表格应告知受试者试验产品潜在的风险和可能的效益,以及在临床试验期间服用其他产(药)品的权利。

本章主要介绍植物药临床试验的大致内容,包括 IND 阶段早期临床试验和后期临床试验侧重点的不同之处。在此不对新药研究开发所包括的其他细节进行论述。

二、新药研究和开发过程的多个阶段

目前,新药从基础研究、临床开发到上市批准,大多会持续几年甚至十几年时间。新药的研发过程通常可分为:通过化学和药理学的研究寻找活性物质的阶段和后续的开发阶段,包括临床前期(如动物药理毒理研究)和临床试验阶段。我们将讨论一些新药开发的临床研究阶段的共性,然后介绍植物和其他复杂天然产物新药研发的一些特性。

(一) 新药临床研究阶段的基本划分

基于不同临床试验的范围和预期目的,新药临床研究通常可分为以下三个阶段:

1. Ⅰ 期临床试验——新药的安全性研究　新药 Ⅰ 期临床试验通常在 20~80 位健康的志愿者中进行,以发现药物最常见的急性不良反应并估计剂量和疗效的关系。如果一个全新药物(例如,新分子实体 NME)没有任何人类使用经验,则 Ⅰ 期临床试验是"第一次人类试验",在少数几个志愿者身上进行。起始剂量需要以动物毒理学试验来支持。然后,可以逐步增加到预计的治疗剂量范围。对于某些毒性较大的药物(如抗肿瘤药物),Ⅰ 期临床研究一般是在患者身上进行的。其目的是把剂量升高到最大耐受剂量(maximum tolerance dose,MTD),并评估可能的治疗作用(如肿瘤的反应)。Ⅰ 期临床试验一般也包括药代动力学参数评估(如药物吸收、分布、代谢和排泄等)和确定药效学的指标(如使用生物标志物指示可能的治疗效果,以及对心率、血压、电解质等生理参数的影响)。

2. 有对照的 Ⅱ 期临床试验——新药的初步疗效观察　有对照的 Ⅱ 期临床试验是通过收集数据来验证药物在患有某种疾病人群中的初步临床效果。根据以往在人体中使用的经验,许多植物制剂(如中药、民族药等)在通常情况下可以开启 Ⅱ 期临床试验。在 Ⅰ 期临床试验研究中的新药,若没有不可接受的毒性,一般也可以进入 Ⅱ 期临床试验并观察初步效果和药效学反应。Ⅱ 期临床试验通常需要几十至上百名患者。临床试验的规模,如受试者数量等,还取决于研究终结点。小规模研究以药效学为终点;大规模研究以临床结果为终点。以临床效果为终点的 Ⅱ 期临床试验通常是双盲、随机试验。患者往往被随机分配到使用不同剂量的治疗组或对照组。对照组可以是无活性对照组(安慰剂组)或活性药物对照组(阳性对照组)。和 Ⅰ 期临床试验一样,Ⅱ 期临床试验仍然需要评估新药的安全性,包括短期的不良反应。

3. Ⅲ期临床试验研究——确定新药的有效性和安全性 通过Ⅰ期、Ⅱ期临床试验表明新药在特定的患者群体中显效,并且足够安全后,就可以进行设计良好、有对照的Ⅲ期临床试验。Ⅲ期临床试验经常涉及相对较大数量的患者,通常由几百至几千名参与者来进一步证明产品是否有益于疾病治疗,包括确定在早期阶段的试验中无法检测到的稀有的不良反应。由于规模较大、周期较长,Ⅲ期临床试验更能够显示新药的真正药效和不良反应。

(二) 新药申请(NDA)批准和上市后研究(Ⅳ期临床试验)

数据充分、设计良好、有对照的Ⅲ期临床试验一般用来证明药品的有效性。成功的Ⅲ期临床试验的下一步是提交新药申请(NDA)或生物制剂(BLA)。虽然提交申请并获得上市批准是新药研发最为关键的里程碑,新药批准后的研究及开发工作一般仍会继续。Ⅳ期临床试验研究可以在药品获批后继续解答对于药物尚存的问题如安全性的质疑,及该药物在其他特殊患者群中的疗效。比如,美国 FDA 对目前已获批的两种植物药,Veregen 和 Fulyzaq(Crofelemer)都提出了不同的Ⅳ期临床和非临床的试验要求。在新药上市之后,美国 FDA 也会在网站上发布对该新药上市前的主要审批意见和总结报告。美国 FDA 也会发表文章介绍典型案例,如总结了植物药 Veregen 和 Fulyzaq(Crofelemer)的特点和审评理念。植物药物开发者也可以在临床设计和数据分析等多方面借鉴相关小分子化学药物的 NDA 成功案例。本章节以下部分将着重介绍植物药物的早期及后期临床试验,以及 FDA 为工业界提供的植物药产品指南中的基本原则。

第二节

美国植物新药的临床研究与新药转化的基本要求

植物药物可以来源于一个或多个原药材及其提取物，包括那些仅经过部分纯化但仍包含一个或多个分子的活性物质产品。植物药研发的申办方只需研究植物药复合物整体的治疗效果，而不需研究来源于单一药材的植物药产品中每个分子的临床作用。虽然 21 CFR 300.50 要求对有多种成分的固定组合药进行拆方研究，复方植物药（如中药复方）的早期临床试验可以仅评估复方产品作为整体的疗效。美国 FDA 最近修改了关于固定组合药物的规定，对于来源于四种或更多原药材的植物药物，无需进行拆方试验，即无需证明每种药材对整个复方药物临床效果的贡献。因为对于 4~5 种药材或更多药材的复方，进行拆方试验来研究每种药材的功效（例如，ABCD>ABC，ABD，BCD，ACD 等）是不现实的。

早在 2004 年，美国 FDA 就向工业界发布了《植物药物指南》，试图推动和加快植物药物早期临床试验的进展。比如，如果人类使用经验已表明药物的相对安全性，那么该植物药产品的动物毒理实验则可以减少或者延迟。大部分不含有已知显著毒性成分的中药和民族药，都可能按植物药直接进入 II 期临床试验。美国 FDA 也通过会议或撰文积极宣传有关植物新药的临床审批（IND）和上市申请（NDA）的审评经验，来帮助研发人员更好地了解美国 FDA 的指南及审评过程。美国 FDA 在最近更新的指南中鼓励研发人员使用"整体数据"来根据具体情况处理有关植物药的批次差异问题以确保质量和治疗的一致性。我们将进一步阐述如何在各个临床开发阶段达到以上目的。

一、植物新药申请临床试验（IND）的基本要求

在美国，植物产品可以按药物、膳食补充剂和其他产品来监管。目前在美国市场上销售的中药材和成药绝大多数属于膳食补充剂或食品类。植物药和膳食补充剂的区分主要取决于产品标签上的用途。膳食补充剂只能标识一些对人体结构和功能方面的促进作用。同时，法律不允许膳食补充剂产品标签上说明或暗示其产品有治疗或预防疾病的作用。是否需要申请 IND 主要取决于试验的目的和该产品上市后的标签用途，而不是基于其物理或化学性质。如果一些中药产品准备在美国作为膳食补充剂销售，申请 IND 甚至临床研究本身可能就是不必要的。比如，旨在探讨有足够上市使用经验的植物制品与人体正常结构或功能机制相关性的临床试验

属于膳食补充剂的范畴。例如药食两用产品抗氧化、植物纤维和肠蠕动规律性等相关研究,就不一定需要申请 IND。若想查询已经上市的或预期用途是作为食品、膳食补充剂和化妆品的草药产品进行人体试验是否需要 IND,研究人员可联系 FDA（INDsFoodsDietarySuppCosmetics@fda.hhs.gov）。

中药作为植物药在美国进行临床试验,如果其目的是将产品作为一种现代药物来治疗、减轻或预防疾病或相关症状,那么 IND 申请是必须的。有关评估某些细胞机制或药效学的反应,如抗氧化、免疫调节和 COX-2 抑制的试验是否需要 IND 取决于相关的临床数据是否用于支持这种药物的未来标签和市场用途,以及是否有安全隐患。美国 FDA 对 IND 的审查有利于帮助发起者完善试验设计和减少安全隐患。特别是对大规模、昂贵的、对疾病的治疗或预防有深远影响的临床试验,美国 FDA 多学科的综合审评可以使研究者少走弯路。

二、美国 FDA《植物药指南》的基本原则

虽然大多数中药已被广泛使用,但作为活性成分未知或难以量化的复杂混合物,有其特性和新药开发过程中的实际问题。美国 FDA 的植物药指南考虑到了这些特性,解释了植物药和小分子化学药物审评观念的不同之处。即植物药原则上不需要纯化和鉴定出所有的有效成分。根据中药使用的安全性,不含有毒植物的中药制品大都可以进入 Ⅱ 期临床试验。但是美国 FDA 批准新药的基本点,比如所要求的产品质量标准及其安全性、有效性的证据,同样也适用于准备在美国作为植物药上市的中药产品。质量标准对小分子化学药物可能相对简单、直接,但对植物药产品质量则需要考虑植物药是混合物,其活性成分可能未知这一特点。监管的目的不是为植物药创建一个单独的治疗药物类别,而是怎样灵活有效地保证植物药批号之间的一贯性或一致性。通过多批号、多剂量的临床试验,也可以作为植物药批号之间一贯性的依据。

一般情况下,对植物药有效性和安全性的临床评估与合成药和高纯度药物（如小分子化学药物）的评估并没有明显的不同。为了让美国 FDA 理解和接受临床试验结果,临床研究本身必须经过精心设计,并被认真执行（参见 21 CFR 314.126）。新药临床研究的更多信息可以参阅 CDER 指南,如《申请中有关临床统计部分的格式与内容（1988 年 7 月）》。美国 FDA 网站也有其他有关提交新药（包括特殊疾病和药物类别）的申请指南。

1. 申请 IND 之后的第一个临床试验——可选性 Ⅰ 期临床研究　许多中药产品具有悠久的使用历史或数年的国内上市经验。典型的新分子实体（NME）所必需的 Ⅰ 期临床研究,第一次人类临床试验（first-in-human study）对大多数植物药研究来说很可能是不必要的。因此,许多 IND 承办者选择略过 Ⅰ 期临床试验而在患者中启动 Ⅱ 期临床试验来收集证明植物药安全性和有效性的初步证据。在通常情况下,试验中所采用的剂量来自以往作为膳食补充剂或中草药使用的经验。剂量爬坡的 Ⅰ 期试验,或者动物的

毒理数据,可以用来支持更高剂量的Ⅱ期临床研究。

根据以往的人类使用经验,植物药临床研究的Ⅰ期、Ⅱ期临床试验的顺序可以与小分子化学药物不同。例如,日本汉方大建中汤在健康志愿者中进行其药代动力学研究之前就已经完成了Ⅱ期临床试验来观察该药对患者术后预防肠梗阻和缩短恢复时间(如肝切除术、胃切除术和大肠癌手术)的潜在功效。更多关于植物药Ⅰ期、Ⅱ期临床试验顺序的例子可以在美国卫生部(NIH)网站——ClinicalTrials.gov上了解到,例如"对绿茶茶多酚E和厄洛替尼在头颈部癌前病变患者中的化学预防试验"(NCT01116336)和"脂质体姜黄素在健康志愿者中的评估"(NCT01403545)。

2. 启动有对照的Ⅱ期临床试验　有足够安全性信息的市售膳食补充剂和已上市的中草药产品一般可以直接进入Ⅱ期临床试验。据前文所述,草药或膳食补充剂的人类使用经验,包括病例报告和其他无对照的临床数据,以及文献中报道的初步试验均能用作安全性信息来支持IND的申报,经美国FDA许可后开展有对照的Ⅱ期临床研究。过去的经验也可以指导选择针对特定疾病作为IND适应证的Ⅱ临床研究及可能的有效剂量。有对照的Ⅱ期临床试验所使用的植物产品的组成成分(如原药材的种类和每种原药材的重量)和用于制备植物产品的过程(如溶剂与药材的比例及其他加工条件)应该相对固定。

大多数Ⅱ期临床研究的目的是证明产品初步的安全性和有效性,为进一步大规模的后期临床研究(如Ⅲ期临床)奠定基础。由于与质量相关的变量和很多其他因素可能会潜在地改变临床研究结果,Ⅱ期临床试验中有希望的结果仍需要用其他试验来印证。如果有生物实验方法可用来检测受试植物药样品不同批号之间的活性,则能够对剂量选择和批次一致性的评估起到重要作用。

3. 有关临床试验设计的思考　对目前已有成熟有效治疗方法的严重疾病,承办者一般需采用"添加式(add-on)"设计方案进行初期的临床试验。也就是说,植物药物与安慰剂分别加入标准治疗中进行比较。此外,当研究性新植物药与市售药一起在"添加式"试验中进行研究,或与其他已批准的药物共同使用时,需要进行药物-药物相互作用的研究来排除意外不良反应的可能性。在特定情况下,植物药的不同剂量、给药间隔及可能的相互作用研究可以在健康志愿者中进行,以提供更多信息进一步支持在患者中进行的有对照组的临床研究。

一般来说,和其他新药研发一样,Ⅲ期临床试验是植物药开发最关键的一环,需要更大量且质量稳定的多批次产品,甚至多个剂量的临床试验,来最终验证产品的安全性和有效性。

4. 化学、生产及质量控制(CMC)挑战　与从未在人体中使用过的全新药物相比,有人类使用经验的植物药(如上市中草药)可以提供相对较少的CMC(化学、生产及质量控制)便可支持启动早期临床研究。例如,美国FDA的指南不要求承办者对植物药做进一步纯化或鉴别植物复合物中的有效成分。含有多种类别化合物的植物复合物本身可以当作一个活性药物看待。然而,和纯化的非植物药物不同,植物药CMC控制需要对植物原料方面进行控制(包括规范化的良好的种植与采收,GACP)以保证质量和安全,并进而支持后期开发过程中药物批次的一致性。

三、促进植物药临床研发的《植物药指南》修订版

美国 FDA 在 2016 年完成了对 2004 年定稿的《植物药指南》的修订。修订版《植物药指南》总结了两个植物药 NDA——Veregen(治疗尖锐湿疣)和 Fulyzaq(治疗艾滋病相关的腹泻)上市审批和在过去十几年来近 600 个 IND 的审查经验,并以此对植物药物后期临床开发提供了指导性建议,包括怎样用多种数据来应对植物药批号一致性的挑战。其中一条是在Ⅲ期临床试验研究中,选用多个批号和多个剂量的建议。例如,在关于 Veregen(10% 和 15% 软膏)和 Fulyzaq(125mg、250mg、500mg,每日两次)的研究中都采用了多剂量、多批号的Ⅲ期临床试验。这样不仅可以更好地证明药物的安全性和有效性,还可以为质量标准的制定提供依据。如果不同批号、不同剂量对临床效果没有大的影响,那么批号间存在的质量指标的一些可以观察到的和看不到的变化,就很可能不会对植物药的临床疗效有显著的影响。植物药的临床试验设计总则,即用设计良好的临床试验来证明其安全性和有效性,总体来说与高度纯化的小分子没有明显的不同。在Ⅲ期临床试验遇到的一个重要的问题是如何根据以往临床试验来看植物药和对照组的疗效差别,进而决定试验人数的多少。过分乐观地解读Ⅱ期临床试验或无对照试验的数据,可能会导致Ⅲ期临床试验因规模太小而无法充分证明药物的疗效。

(一)支持新药上市的剂量 - 疗效的关系

植物药物的临床数据不仅可以证明研究中所用的剂量比安慰剂或阳性对照组更有效(或不次于阳性对照组),还可以显示药物的临床疗效和剂量的关系是否敏感。因此,剂量疗效的关系也可以用来检验植物药的治疗效果是否会受植物药物不同批次变化的影响。假如一个有随机、多剂量、平行组设计的Ⅲ期临床研究证明多个剂量均有类似的治疗效果,那么,就不必对多批次间的一些化学成分变化而过分担忧。例如,Veregen 两个剂量(10% 和 15%)在临床试验中的疗效无显著差异。两个剂量组相比对照组均对尖锐湿疣具有显著疗效,基本平坦的剂量 - 疗效曲线表明新药中不可控的未知化学成分(总计 10%)对治疗效果可能并不起到关键作用。值得一提的是,在欧洲只有 Veregen10% 的软膏上市,而不是 FDA 批准的 15% 的软膏。

在 Fulyzaq 用于治疗艾滋病相关腹泻的这个案例中,产品的安全性和有效性从共计 696 位患者每日两次服用 125mg、250mg 或 500mg 的 Fulyzaq 的Ⅲ期临床试验中获得。其中,与安慰剂组相比,Fulyzaq125mg 剂量组有临床反应(每周 ≤ 2 次水便)的患者所占比例明显更大(17.6%vs.8.0%,单向 P 值 <0.01);此反应与 500mg 剂量组相似。当以 125mg 剂量每日两次使用时,预测的消化道内药物活性物质的浓度

为 240μM（基于平均分子量 2 200 道尔顿来计算）。此浓度已经高于该药物在体外抑制氯离子通道所需的浓度数倍，而抑制氯离子通道是原料药（Crofelemer）的作用机制。也就是说，药理学研究表明，Fulyzaq 的剂量范围为 125~500mg，每日两次，实际上可以使药物浓度在肠系膜上的氯离子通道呈现饱和。因此，在这个Ⅲ期临床试验的剂量范围内观察不到明显的剂量 - 疗效关系也是顺理成章的。当药物在作用靶点浓度呈现饱和状态时，临床效果受药品批次中化学成分含量变化的影响也是可以忽略的。该药物的已知作用机制还使得实施生物测定以确保 Fulyzaq 批次间的一致性成为可能。

（二）多批次Ⅲ期临床试验来证实植物药批次间的一致性

从分子水平来鉴定出所有植物药的活性成分往往是不切实际的。一个折中的办法是把植物药原料药的混合物整体看作是“一个活性药物成分”（API）。植物原药材、原料药和成品药制剂中的组成成分会在一定范围内波动是可以理解的。植物制品批次间化学成分的某些差异，包括因种植采收和纯化过程的差异，会不同程度地反映到各个产品。植物药批次之间的一致性也不会像纯品小分子化学药物一样直接明了。

对于高度纯化的小分子药物，临床效果可以直接与活性药物成分的含量挂钩。质控的重要目的之一就是控制杂质的含量。然而对于原料药成分复杂的植物制剂，质控的目的主要是批号间的一致性。如果在临床试验中能够收集多批次和多剂量的质量、临床治疗效果和副反应等数据，不但可以用于更好地证明批次间质量和疗效的相关性，并能为制订更为切实可靠的质量标准提供依据。

和小分子药物相比，成分复杂的植物药多批次和多剂量的临床研究意义更加重要。如何选择代表性批次来进行其确证临床效果的临床试验和动物毒理实验也是承办者需要考虑的一个重要因素。Ⅲ期临床试验所选择的批次应该具有一定的代表性，而并不一定过分要求某些化学质量指标的严格与恒定，以免对将来新药批准后大规模生产造成不必要的困难。下面根据文献资料中标准绿茶提取物的数据，以 Polyphenon E® 作为一个例子来解释选择多个批次进行临床研究的可能益处。

文献中曾报道一批 Polyphenon E® 含有 65% 的表没食子儿茶素没食子酸酯（EGCG）和 89.5% 的总儿茶素（Rizzi F，2014）。另一批用于动物肿瘤预防研究的 Polyphenon E® 与第一批次仅有微小成分含量的差别。在早期研究中使用的另一批 Polyphenon E® 则含有相对低的 EGCG（51.4%），以及可能较低的总儿茶素含量。如果在Ⅲ期临床试验中只选择了与前两批成分非常相似的 Polyphenon E®，那么在将来上市销售的批次中对 EGCG 与儿茶素含量的标准会相应地变得严格。如果在临床试验阶段就包含了多个批次和相对宽松的 EGCG 与儿茶素的含量范围，而且并未观察到批次的不同和临床效果之间的显著相关性，那么获批后对 EGCG/ 儿茶素含量的质量控制范围标准也将会相应地变得宽松些。美国 FDA 建议承办者在Ⅲ期临床试验中要考虑到不同批次间原材料收集地区 / 来源的差异、已知成分含量变化范围（如已知的标记化合物重量百分比)等因素对临床结果可能造成的影响。

在Ⅲ期临床试验中所使用的多个批次植物药的质量数据还可以为 NDA 质量控制标准提供重要的依据。例如,Veregen 的原料药 Sinecatechin(也叫 Polyphenon E®)含有 85%~95%(按重量计算)的茶多酚,其中包括超过 55% 的儿茶素没食子酸酯(EGCG)和其他儿茶素衍生物。总儿茶素及单个儿茶素原料药的规格是在临床批次的分析数据上建立起来的。尽管批次效应分析在确保批次的一致性方面很重要,但这些分析通常被认为只是探索性的。美国 FDA 没有硬性要求植物药上市必须做正式的批次效应相互关系的统计分析。

四、植物产品在临床开发过程中的安全性评价

无论是植物药还是合成药或高纯度药物都不存在绝对的安全性。所以美国 FDA 在评估风险的同时考虑到可能的临床效益。与合成或高度纯化的药物一样,植物药的安全性数据也需要来自有对照组的临床试验。对于以慢性病为适应证的药物来说,长期、非盲的临床试验也是非常重要的。对于慢性疾病,通常需要至少持续服用药物 6~12 个月[参见 ICH 指南 E1A 延长患者群体用药时间来评估临床安全:治疗非致命性疾病的长期用药(1995 年 3 月)]。

根据美国 FDA10 多年的审评经验,大多数植物新药研究的申请(IND)被允许进入初步临床试验(即临床Ⅰ、Ⅱ期试验)。其中出于安全考虑而被拒绝进入临床试验者则较少。一些可能阻止美国植物药 IND 进入早期临床试验(即 clinical hold)的原因包括:

1. 临床试验设计不当。例如,不适当的对照组,未恰当地定义受试者所患疾病。

2. 产品安全性数据不足。草药、传统药、膳食补充剂使用不够充分,或已有的动物毒理实验无法提供足以支持植物药临床试验所需要的安全性数据。例如,以往的临床经验或动物数据指南支持短期低剂量的临床,而不足以支持更长周期的临床试验。

3. 植物原药材/原料药/产品描述鉴别内容不够详尽。例如,产品在不同国家或地区可能使用不同的药用植物,或市售产品有可能含一个或多个有毒的替代草药。

4. 植物药物产品中含潜在的剧毒成分(如附子、乌头类药材),但没有相应的动物毒理试验,或者没有提供充足的上市产品的工艺流程及分析数据来证明受试药品和多年使用的产品都是相当安全的。

5. 质量问题(如污染或掺假)带来的不安全性和申请本身的可信度。例如,PC-SPES 的临床曾经是 NIH 部分资助的一个项目。后来,消费者从中检出包括瓦夫林的两种化学合成药成分,IND 被立即叫停。

6. 草药与共同服用药物的相互作用未知,可能会对受试者造成安全隐患。如果没有体外/体内试验来排除植物药与共同服用的药物之间可能存在的相互作用,那么"添

加式"临床方案设计则需要特别谨慎甚至避免。

IND 临床试验叫停的一些障碍是可以解决的,但美国 FDA 的决定并不一定意味着需要完全放弃该药物的开发计划。承办者需要组织多学科人员来解决已有的问题,并提交"对临床限制决定的全面答复"(Complete Response to a Clinical Hold)。如果美国 FDA 认为问题得到合理解决并同意 IND 承办者的临床试验可以开展,那么承办者将收到 IND 是"安全可继续"的正式信件而重新启动临床研究。

《植物药指南》指出,GLP 的动物毒理学研究要在 Ⅲ 期临床试验或新药申请前完成。已有的草药、传统药人类使用经验甚至临床数据一般不如长期、高剂量的动物毒理学研究更能清楚地显示药物可能存在的毒性,包括对容易受到损害靶器官的毒性。

五、复方中药的拆方试验

美国 FDA 在《植物药指南》中明确指出来自单一物种的单一部位(即一味草药,如人参)的植物药产品不属于"固定组合药物"(fix-dose combination drug)。因此,不需要逐一研究单味草药中的多种成分对植物药整体治疗功效的贡献。如果没有安全性问题,含多种中草药、民族药药材的复方植物药也无需在开始早期临床试验时阐明每味药材对复方药的临床效果有何贡献。2015 年年底,内部讨论已久的"固定组合药品法规"提案的最终修订稿得以发表,为有传统医学系统(如中医药、印度医学)使用经验的复方作为植物药的临床拆方试验研究提供了更大的灵活性。根据复方传统药经常含有 4~5 味或更多味药材的实际情况,IND 的承办者和新药的制造商可以不对这些相对大的复方进行拆方试验。也就是说,申请新药批准也不需要来证明每种草药在产品中均发挥效用。例如,四物汤是 A 熟地黄、B 白芍、C 当归和 D 川芎四味药的组合。如果针对四物汤进行拆方试验,至少需要证明它比四个包含其中三味药(ABC、ABD、ACD 和 BCD)的部分组合有更好的疗效。FDA CDER 主管临床研究政策的权威人士认为这样要求有强人所难之嫌,而用"不符合实际"的理由对四个和四个以上的传统药处方不做临床拆方试验的要求。

目前已有中药单味药制剂和数个复方中药在美国进行植物药临床研究。例如,公开 IND 申报和临床试验的复方中药包括天津天士力的丹参滴丸胶囊(T89),上海中医药大学和上海现代中医药技术发展有限公司的扶正化瘀片,江苏康缘药业的桂枝茯苓胶囊,石家庄以岭药业的连花清瘟胶囊等。除了丹参滴丸胶囊含有三味中药(丹参、三七和冰片)之外,上述其他复方都是由四种以上药材制成,因此没有拆方的压力。美国 NIH 官方网站显示,已经完成的 T89 Ⅲ 期临床试验把入选患者随机分为四组,即 T89 高剂量治疗组,T89 低剂量治疗组、三七加冰片拆方对照组和安慰剂对照组。由此可见,FDA 对这个 Ⅲ 期临床的设计采取了折中的灵活办法,没有坚持要厂家增加丹参和冰片的临床拆方对照组。抗疟药复方蒿甲醚(Coartem)含有蒿甲醚和本芴醇两个活性成分,而且本芴醇制剂在复方蒿甲醚 NDA 之前并没有上市。但是 FDA 也在复方蒿甲醚 NDA 审批过程中同样没有要求拆方对照的临床试验数据,给这个 NDA 开了绿灯。因此,研究复方植物新药的治疗效果需要设计良好的有对照的临床试验,而临床试验的重点应在整个复方植物药,而不是某个或某些药材,更不是某种成分。

六、美国 FDA 对中药特别是复方中药作为植物药研究的基本要求

美国 FDA 的植物药开发指南中对单方和复方中药来源的植物药没有进行区分。

单方或者一种植物一个部位来源的植物药含有的多种化合物都可以按活性药物成分(API)对待,但不需要证明每个化合物对该植物药的总体安全性、有效性的贡献。两味或者三味药材的小复方有可能需要临床的拆方试验。如天士力的丹参滴丸Ⅲ期临床试验包括三七加冰片组。四味或者四味以上的复方(如连花清瘟胶囊)由于拆方的临床试验过于复杂,一般不做要求。美国 FDA 还为此修改法规来减少不必要的环节来支持植物药研发。

需要通过设计良好的临床试验来证明植物药安全性和有效性的要求和化学药物是基本一致的。所以说,植物药实际上是新分子实体(NME)或者多个 NME 的复方药。比如,VEREGEN 的安全性、有效性是通过两个较大样本量的Ⅲ期临床试验来验证的,植物药治疗组的有效率较对照组超过 20%,具有临床价值而且也有统计学意义,达到新药上市申请 NDA 的基本要求。植物药成分一般比较复杂,批次间的有效性是否有所不同是一个关注点。Ⅲ期临床试验所选择批次的代表性是一个重要议题。

植物药成分复杂的特性需要一个综合性指标来进行从原药材到成品药的全过程质量控制。原药材的规范化种植采收(GACP)旨在减少药材批次间成分、质量和生物活性的波动。生产工艺需要在Ⅲ期临床试验时确定下来,但是质量标准的细节可以根据临床试验各个批次的实际数据进行调整。中药的粗提物,尤其是复方的粗提物需要有生物活性检测方法来作为批次间一致性的重要质量标准,以保证批次间以及临床试验用药和上市后药品疗效的一致性。

与大部分小分子化药不同,植物药的药代动力学研究可以在Ⅱ期临床试验验证其初步安全性和有效性之后进行。对于能否检测到活性成分在体内的暴露量和相关代谢物,研发者需要在Ⅲ期临床试验或 NDA 之前进行探索性研究。外用药 VEREGEN 的系统药代动力学是上市后通过健康志愿者喝茶来完成的。Fulyzaq(现名 Mytesi)的原料药(drug substance)Crofelemer 因为是花青素的寡聚物而不被吸收,降解之后被吸收的成分与茶叶中的茶多酚类似,所以 FDA 没有进一步要求做更深入的药代动力学研究。

　　用来支持植物药Ⅲ期临床试验安全性的 GLP 药理毒理和其他药品也没有大的区别,只是供试药品同样要有代表性。

　　总之,植物药的安全性、有效性也要通过设计良好的、有对照组的临床试验来验证。质量控制、药理毒理、药代动力学等需要结合植物药成分复杂的特点而综合考虑,具体问题具体分析。

第三节

美国植物药临床研究设计的案例与评价

下面根据文献资料讨论三种候选植物药的临床试验设计中存在的一些实际问题。这三种植物药分别是用于治疗疟疾的青蒿(*Artemisia annua* L.),治疗指甲真菌感染的茶树油(tea tree oil),以及治疗急性呼吸道感染的狭花天竺葵(*Pelargonium sidoides*)。

一、开发青蒿抗疟疾植物药的可能性

屠呦呦教授因发现对疟疾具有良好治疗作用的青蒿素而获得 2015 年诺贝尔生理学或医学奖。青蒿素类药物的使用已经拯救了上千万人的生命。但是,由于疟原虫对青蒿素单一药物疗法耐药性的日趋严重,以青蒿素为基础的联合疗法(artemisinin-based combination therapies,ACTs),如复方蒿甲醚(Coartem),即蒿甲醚 / 本芴醇(Artemether/Lumefantrine),逐渐替代了青蒿素而成为世界卫生组织推荐治疗疟疾的一线用药。不过制造这些 ACTs 需要比纯品青蒿素更高的成本,使得边远贫困的疫区仍得不到质优价廉的 ACTs。总之,目前疟疾仍然是世界范围内一种被忽视的严重疾病,全球近半数人口有被蚊子叮咬而患疟疾的危险。就在屠呦呦教授获得诺贝尔奖的 2015 年,仍有超过两亿的人口得了疟疾,而且约有 43 万例患者死于疟疾,其中大多数是 5 岁以下儿童。

早在 2005 年,一些科学家就发表公开信,建议比尔·盖茨基金会支持对青蒿或青蒿提取物和青蒿素纯品化药进行抗疟的对照临床研究。初步临床观察和药代动力学 / 药效动力学(PK/PD)数据表明青蒿全草可能比青蒿素单一药物疗法有更好的抗疟效果。此外,用青蒿全草制备的植物药(如标准化提取物),不需要额外的纯化步骤,进而可降低成本。另外,体外和体内动物实验数据也显示青蒿全草中的其他化合物(如黄酮)可以增加青蒿素的抗疟活性。

由于青蒿素类药品供应的问题,青蒿全草一直在一些无法获得 ACTs 的地区被患者使用。世界各地的科学家们也在继续研究青蒿全草及其提取物作为抗疟植物药。尽管初步数据表明青蒿全草可以提供足够的青蒿素(和其他可能的有抗疟活性的分子),但还没有足够的临床数据来证明青蒿全草有和 ACTs(比如复方蒿甲醚)相似的抗疟效果。考虑到解决青蒿素耐药性和降低药价的双重需要,青蒿治疗疟疾仍然值得进一步研究。

二、茶树油治疗甲真菌病临床研究中对照组的选择

美国 FDA 最近召开了数次药剂配制咨询委员会（Pharmacy Compounding Advisory Committee）公开会议，来审查被提名物质是否有资格被列入 503A 联合使用药物名单（compounding drugs list）中。一些植物产品，包括澳大利亚产的茶树油，也被列入审核名单之中，根据 FD&C 法案第 503A 条的规定，联合使用药物如果满足 FD&C 法案第 503A，则可于第 501(a)(2)(B)条、502(f)(1)条和 505 条中被豁免。FDA 也发表了有关 503A 联合使用药物评估标准的指导文件。

在茶树油作为治疗指甲真菌感染（灰指甲，甲真菌病）的 503A 联合使用药物审查过程中，FDA 分析了两个独立的、随机的和有安慰剂对照的试验。但若有关茶树油临床试验的目的是寻求作为新药 NDA 注册审批的话，那么以下两个临床研究的对照组选择都是有问题的。

第一个临床研究观察了含 2% 盐酸布替萘芬和 5% 茶树油（药物组合）的乳膏在治疗甲真菌病中的临床效果。一共 60 个受试者（实验组 40 人和对照组 20 人）在未知所用药的情况下接受 8 周每天 3 次治疗。在开始治疗的第 36 周后，使用药膏的受试者中 80% 达到了"整体治愈"，对比安慰剂组无一人达到了"整体治愈"。此处整体治愈被定义为：整体评估下所有症状的痊愈，以及真菌的清除及正常指甲的逐渐生长。虽然这个实验很清楚地证明了含 5% 茶树油的组合乳膏的有效性，但在缺少盐酸布替萘芬单一药物治疗组与茶树油单一治疗组数据的情况下，5% 茶树油的治愈率仍然未知。因此，茶树油单独治疗组与匹配的安慰剂组之间的对照试验才应该是确证茶树油有效性的合理临床研究方案。

在第二个茶树油随机、双盲、多中心阳性对照的临床试验中，共计有 117 个趾甲真菌病患者接受治疗。其中，53 名患者接受外用 1% 克霉唑溶液（clotrimazole）阳性药物，另外 64 名患者接受 100% 茶树油治疗。经过持续 6 个月的治疗后，分别有 61% 接受克霉唑治疗的受试者和 60% 接受茶树油治疗的受试者显效。遗憾的是，克霉唑 1% 溶液不是 FDA 批准的治疗甲真菌病的药物，用它作为"阳性对照（active control）"证明茶树油的有效性对申请 FDA 的 NDA 也很可能是不适合的。

三、狭花天竺葵用于治疗急性呼吸道感染的临床试验

许多植物药临床试验的一个共同问题是临床试验的人数不足。尤其是对常见病进行的临床试验，如急性呼吸道感染（ARIs），往往需要更多的患者来验证药物的临床效果。其原因包括治疗有效性的判定标准本身带有高度主观性，较高的自愈率，以及各试验组间不同比例患者退出试验等问题。例如，奥司他韦（达菲）治疗流行性感冒的两个安慰剂对照和随机双盲的 III 期临床试验，在美国和其他国家进行，共计有 1 355 个

成年受试者。此外,在年龄 ≥ 65 岁的老年患者(3 个临床试验,累计共 741 名)和年龄在 1~12 岁之间的儿童患者(698 名)中也分别进行了类似的双盲和安慰剂对照的临床试验。

一种南非出产的药用植物狭花天竺葵(也称非洲天竺葵)的片剂和液体制剂已经在德国和许多欧洲国家作为治疗急性呼吸道感染(ARIs),包括缓解普通感冒症状的草药,并以各种商品名(如 Umckaloabo、EPs® 7630)上市。在 2012 年,欧洲 EMA 草药产品委员会认为这些产品可以作为"传统草药"而不是基于需要临床数据支持的类似美国植物药的"草药单行本"。尽管在不同的患者(比如普通感冒患者、急性支气管炎患者)人群(儿童 / 成人)中进行了多个随机、安慰剂对照的临床试验,但目前这些数据还不足以证明天竺葵对治疗哪种急性呼吸道感染(ARIs)有效。

如前所述,这些文献报道的临床试验虽然有对照组,但因规模小且使用未经验证以及具有高度主观性的观察者评分量表(observer rating scale)来评判天竺葵的有效性,与美国 FDA 对植物药上市需要"设计良好的Ⅲ期临床试验"的要求还有一定距离。另外,除了临床试验的设计问题,研究者也要注意一些文献中作者可能存在的发表性偏倚问题。例如,一个有"阳性"结果的天竺葵乙醇水溶液提取物(EPs)的试验研究了低剂量组(EPs 30 滴,每日 3 次,52 例;安慰剂,51 例)和高剂量组(EPs 60 滴,每日 3 次,52 例;安慰剂,52 例)。遗憾的是,在发表的论文中只报告了低剂量组的临床数据。尽管作者声明会公布高剂量组的数据,但这些数据目前仍无法找到。如果高剂量组效果不如低剂量组,或者有更严重的不良反应,那么这些数据将对消费者提供较好的合理用药指导。

四、讨论与评价

通过恰当、良好对照的临床试验来证明药品的安全性和有效性是美国 FDA 批准新药上市的必要法规条件。同时,美国 FDA 也根据具体情况来减少企业需要进行多个临床试验的压力,如用一个扎实的Ⅲ期临床试验,甚至Ⅱ期临床试验来支持治疗重大疾病新药的上市。美国 FDA 也鼓励新药研究人员在申请审查过程中与美国 FDA 共同协商,让中草药、传统民族药以植物试验用新药的形式,在保证安全的前提下跳过Ⅰ期临床,尽快启动有良好对照的Ⅱ期临床试验。为了让植物新药或者复杂的天然药新药通过 NDA 审批,临床试验需要对剂量反应和多批次(药物)进行评估,以保证不同批次间质量和疗效的一致性。正如 Veregen 和 Fulyzaq 研发和审批经验所提示的,多个有代表性的批次质量控制数据,包括到位的对原药材原料药中存在的"自然差异"的控制(如规范化种植、规范化提取纯化和制剂工艺等),对植物药是可行的。

对复合成分的植物新药研究也的确越来越受到关注。自 2004 年第一版《植物药指南》定稿以来,美国 FDA 大约审查了 600 个植物新药 IND 申请。2016 年年底修订版《植物药研发指南》向工业界提供了更多美国 FDA 对后期植物药的临床和质量控制的综合思考。美国 FDA 同时强调,无论是植物药或合成药,还是单味药或复方植物药,都必须在有良好对照的临床试验中证明药物的临床作用,即效益必须大于可能存在的风险。美国 FDA 也用多种形式向研究人员解释临床研究和其他药物开发应该注意的问题,例如怎样利用综合数据和各种方法(如生物活性实验、多批次多剂量的临床试验等)来保证质量和疗效一致性,从而促进植物药和其他天然来源的新药开发,包括那些在传统医学中使用的多种草药的复合物。虽然植物药申请进入后期阶段药物开发的百分比似乎低于其他药物(如纯化的小分子药物),但是多个植物药进入Ⅲ期临床试验,预示着下一个全新分子实体(NME)的植物药 NDA 已经不远。

青蒿素成为安全、有效的疟疾治疗药物并挽救了数千万人的生命,这是药用植物成为新药可行资源之潜力的一个里程碑。从青蒿中提取青蒿素目前仍是有效的提供价廉原料药的首选方式。屠呦呦教授从中药青蒿中发现青蒿素而获得 2015 年诺贝尔生理学或医学奖,无疑又让更多的科研人员把视野聚焦到植物天然物的药用价值上来。青蒿片剂可以治疗对青蒿素有耐药性的疟疾患者,也给中药作为植物药的研发提供了又一科学依据。

中药的悠久使用历史和丰富的文献资料,在科技发达的今天仍是可以挖掘的宝库。中药经典名方的进一步商品化,也会让更多的中药复方脱颖而出。利用中草药,特别是已上市品种的广泛使用经验,结合现代行之有效的临床试验方法,中草药作为现代植物药的科学研究之一也将为人类治疗疾病的迫切需要做出新的贡献。

(窦金辉)

致谢及声明:

本章得益于作者在美国 FDA 工作的经验。作者特别感谢 Robert Temple 博士、Shaw Chen 博士和 Julie Beitz 博士等人的指导。药物审评中心何如意博士、唐健元博士和徐增军博士也对本章内容提出宝贵意见,在此一并致谢。

文章所述为个人观点,并不代表目前及以前工作单位的政策或立场。

参考文献

[1] NEWMAN D J, CRAGG G M. Natural products as sources of new drugs over the 30 years from 1981 to 2010 [J]. J Nat Prod, 2012, 75 (3): 311-335.

[2] WAGNER H, ULRICH-MERZENICH G. Synergy research: approaching a new generation of phyto-pharmaceuticals [J]. Phytomedicine, 2009, 16 (2-3): 97-110.

[3] ELFAWAL M A, TOWLER M J, REICH N G, et al. Dried whole-plant Artemisia annua slows evolution of malaria drug resistance and overcomes resistance to artemisinin [J]. Proc Natl Acad Sci U S A, 2015, 112 (3): 821-826.

[4] ETTEFAGH K A, BURNS J T, JUNIO H A, et al. Goldenseal (*Hydrastis canadensis* L.) extracts synergistically enhance the antibacterial activity of berberine via efflux pump inhibition [J]. Planta Med, 2011, 77 (8): 835-840.

[5] Food and Drug Administration. Food and Drug Administration Moderization Act of 1997 [EB/

OL]. (2016-06-15)[2018-3-15]. https://www. gpo. gov/fdsys/pkg/PLAW-105publ115/pdf/PLAW-105publ115. pdf.

［6］ Q&A: Rajeshwari Sridhara, Robert Temple on trial design [J/OL]. Cancer Discovery, 2013, 3 (3): 245 [2016-6-15]. http://cancerdiscovery. aacrjournals. org/content/3/3/245. DOI: 10. 1158/2159-8290.

［7］ SMITHY J W, DOWNING N S, Ross J S. Publication of pivotal efficacy trials for novel therapeutic agents approved between 2005 and 2011: a cross-sectional study [J]. JAMA Intern Med, 2014, 174 (9): 1518-1520.

［8］ US Food and Drug Administration. The Drug Development Process [EB/OL]. [2019-3-7]. https://www. fda. gov/patients/learn-about-drug-and-device-approvals/drug-development-process

［9］ US Food and Drug Administration. 21 CFR 300. 50-Fixed-combination prescription drugs for humans [EB/OL]. [2019-02-26]. https://www. gpo. gov/fdsys/pkg/CFR-2011-title21-vol5/pdf/CFR-2011-title21-vol5-sec300-50. pdf.

［10］ CHEN ST. Regulation of research: is it a drug trial or a supplement trial ？ [J] Fitoterapia, 2011, 82 (1): 14-16.

［11］ U. S. Department of Health and Human Services, Food and Drug Administration. Guidance for Clinical Investigators, Sponsors, and IRBs: Investigational New Drug Applications (INDs)—Determining Whether Human Research Studies Can Be Conducted Without an IND [EB/OL]. (2015-10-30)[2019-02-15]. https://www. fda. gov/downloads/Drugs/Guidances/UCM229175. pdf.

［12］ YOSHIKAWA K, SHIMADA M, WAKABAYASHI G, et al. Effect of Daikenchuto, a traditional Japanese herbal medicine, after total gastrectomy for gastric cancer: a multicenter, randomized, double-blind, placebo-controlled, phase Ⅱ trial [J]. J Am Coll Surg, 2015, 221 (2): 571-578.

［13］ MUNEKAGE M, ICHIKAWA K, KITAGAWA H, et al. Population pharmacokinetic analysis of daikenchuto, a traditional Japanese medicine (Kampo) in Japanese and US health volunteers [J]. Drug Metab Dispos, 2013, 41 (6): 1256-1263.

［14］ ITOH T, YAMAKAWA J, MAI M, et al. The effect of the herbal medicine dai-kenchu-to on postoperative ileus [J]. J Int Med Res, 2002, 30 (4): 428-432.

［15］ RIZZI F, NAPONELLI V, SILVA A, et al. Polyphenon E®, a standardized green tea extract, induces endoplasmic reticulum stress, leading to death of immortalized PNT1a cells by anoikis and tumorigenic PC3 by necroptosis [J]. Carcinogenesis, 2014, 35 (4): 828-839.

［16］ FU H, HE J, MEI F, et al. Lung cancer inhibitory effect of epigallocatechin-3-gallate is dependent on its presence in a complex mixture (polyphenon E)[J]. Cancer Prev Res (Phila), 2009, 2 (6): 531-537.

［17］ CHANG PY, MIRSALIS J, RICCIO E S, et al. Genotoxicity and toxicity of the potential cancer-preventive agent polyphenon E [J]. Environ Mol Mutagen, 2003, 41 (1): 43-54..

［18］ World Health Organizaiton. World Malaria Report 2015 [R/OL]. [2016-6-15]. http://apps. who. int/iris/bitstream/10665/200018/1/9789241565158_eng. pdf.

［19］ FERREIRA J F, LUTHRIA D L, SASAKI T, et al. Flavonoids from Artemisia annua L. as antioxidants and their potential synergism with artemisinin against malaria and cancer [J]. Molecules, 2010, 15 (5): 3135-3170.

［20］ DESROSIERS M R, WEATHERS P J. Effect of leaf digestion and artemisinin solubility for use in oral consumption of dried Artemisia annua leaves to treat malaria [J]. J Ethnopharmacol, 2016, 190: 313-318.

［21］ WRIGHT C W, LINLEY P A, BRUN R, et al. Ancient Chinese methods are remarkably effective for the preparation of artemisinin-rich extracts of Qing Hao with potent antimalarial activity [J]. Molecules, 2010, 15 (2): 804-812.

［22］ RASOANAIVO P, WRIGHT C W, WILLCOX M L, et al. Whole plant extracts versus single compounds for the treatment of malaria: synergy and positive interactions [J/OL]. Malar J., 2011, 10 (S1): S4 [2016-6-15]. https://doi. org/10. 1186/1475-2875-10-S1-S4.

［23］ SYED T A, QURESHI Z A, ALI S M, et al. Treatment of toenail onychomycosis with 2% butenafine and 5% Melaleuca alternifolia (tea tree) oil in cream [J]. Trop Med Int Health, 1999, 4 (4): 284-287.

［24］ BUCK D S, NIDORF D M, ADDINO J G. Comparison of two topical preparations for the treatment of onychomycosis: Melaleuca alternifolia (tea tree) oil and clotrimazole [J]. J Fam Pract, 1994, 38 (6): 601-605.

［25］ LIZOGUB V G, RILEY D S, HEGER M. Efficacy of a pelargonium sidoides preparation in patients with the common cold: a randomized, double blind, placebo-controlled clinical trial [J]. Explore (NY), 2007, 3 (6): 573-584.

传统经典名方新药转化名录

序号	方剂名称	方剂来源	方剂处方	方剂功能主治	中成药名称	中成药处方	中成药功能主治	药品批文数
1	散偏汤*	《辨证录》（清代陈士铎）	白芍,川芎,郁李仁,柴胡,白芥子,香附子,甘草,白芷	行气活血,通络止痛	治偏痛颗粒	川芎,柴胡,白芷,香附,白芍,郁李仁,白芥子,甘草	行气,活血,止痛。用于血管性头痛和偏头痛	7
2	二妙丸	《丹溪心法》（元代朱丹溪）	炒苍术,盐黄柏	燥湿清热	二妙丸	苍术(炒),黄柏(炒)	燥湿清热。用于湿热下注,足膝红肿热痛,下肢丹毒,白带,阴囊湿痒	11
3	二妙散	《丹溪心法》（元代朱丹溪）	盐黄柏,麸炒苍术	清热燥湿	二妙丸	苍术(炒),黄柏(炒)	燥湿清热。用于湿热下注,足膝红肿热痛,下肢丹毒,白带,阴囊湿痒	11
4	左金丸	《丹溪心法》（元代朱丹溪）	黄连,吴茱萸	清泻肝火,降逆止呕	左金片	黄连,吴茱萸	泻火疏肝,和胃止痛。用于肝火犯胃,脘胁疼痛,口苦嘈杂,呕吐酸水,不喜热饮	1
					左金胶囊	黄连,吴茱萸	泻火,疏肝,和胃止痛。用于肝火犯胃,脘胁疼痛,口苦嘈杂,呕吐酸水,不喜热饮	1
5	越鞠丸	《丹溪心法》（元代朱丹溪）	香附,川芎,苍术,栀子,六神曲	行气解郁	越鞠丸	香附(醋),川芎,栀子(炒),苍术(炒),六神曲(炒)	理气解郁,宽中除满。用于胸脘痞闷,腹中胀满,饮食停滞,嗳气吞酸	17
					越鞠片	香附(醋),川芎,栀子(炒),苍术(炒),六神曲(炒)	理气解郁,宽中除满。用于胸脘痞闷,腹中胀满,饮食停滞,嗳气吞酸	1
6	虎潜丸	《丹溪心法》（元代朱丹溪）	黄柏(酒炒),知母(酒炒),熟地黄,陈皮,白芍,锁阳,虎骨(用狗骨代,炙),龟板(酒炙),干姜	滋阴降火,强壮筋骨	健步丸	盐黄柏,盐知母,熟地黄,当归,酒白芍,牛膝,豹骨(制),醋龟甲,陈皮(盐炙),干姜,锁阳,羊肉	补肝肾,强筋骨。用于肝肾不足,下肢痿软,步履艰难,腰膝酸软	8

续表

序号	方剂名称	方剂来源	方剂处方	方剂功能主治	中成药名称	中成药处方	中成药功能主治	药品批文数
7	完带汤*	《傅青主女科》(清代)(傅山)	白术(土炒)、山药(炒)、人参、白芍(酒炒)、车前子(酒炒)、苍术(制)、甘草、陈皮、黑芥穗、柴胡	补脾疏肝、化湿止带	妇科白带片	白术(炒)、苍术、荆芥、党参、甘草、柴胡、山药、白芍(炒)、车前子(炒)	健脾舒肝，除湿止带。用于脾虚湿盛，带下连绵，腰膝酸痛	5
					妇科白带胶囊	白术(炒)、苍术、荆芥、党参、甘草、柴胡、山药、白芍(炒)、车前子(炒)	健脾舒肝，除湿止带。用于脾虚湿盛，带下连绵，腰膝酸痛	2
					止带片	白术(炒)、苍术、荆芥、党参、甘草、柴胡、山药、白芍(炒)、车前子(炒)	健脾祛湿，理气舒肝。用于湿阻碍脾、肝郁气滞，白带不止	3
8	龙脑丸	《黄帝素问宣明论方》(金代)(刘完素)	当归、龙胆草、黄连、黄柏、黄芩、芦荟、青黛、大黄、木香、麝香	清泻肝胆实火	当归龙荟丸	酒当归、龙胆(酒炙)、芦荟、青黛、栀子、酒黄连、酒黄柏、酒黄芩、盐黄柏、木香、人工麝香	泻火通便。用于肝胆火旺，心烦不宁，头晕目眩，耳鸣耳聋，胁肋疼痛，脘腹胀痛，大便秘结	2
9	肾气丸	《严氏济生方》(宋代)(严用和)	熟地黄、山药、山茱萸、茯苓、泽泻、牡丹皮、肉桂、炮附片、川牛膝、盐车前子	温补肾阳、利水消肿	济生肾气丸	熟地黄、牡丹皮、茯苓、肉桂、牛膝、山药、山茱萸(制)、泽泻、附子(制)、车前子	温肾化气，利水消肿。用于肾阳不足，水湿内停所致的肾虚水肿，腰膝酸重，小便不利，痰饮咳喘	69

续表

序号	方剂名称	方剂来源	方剂处方	方剂功能主治	中成药名称	中成药处方	中成药功能主治	药品批文数
10	当归生姜羊肉汤	《金匮要略》(汉代张仲景)	当归,生姜,羊肉	补气养血,温中暖肾	归羊颗粒	当归,生姜,羊肉	补养气血,温中散寒。用于久病体虚,产后虚寒腹痛,气血亏损	1
11	当归芍药散	《金匮要略》(汉代张仲景)	当归,白芍,茯苓,白术,泽泻,川芎	养血调肝,健脾利湿	当归芍药颗粒	白芍,当归,川芎,白术,茯苓,泽泻	养血疏肝,健脾利湿,活血调经。用于肝郁,脾虚型的原发性痛经	1
12	芎归胶艾汤*	《金匮要略》(汉代张仲景)	阿胶,川芎,甘草,艾叶,当归,芍药,干地黄	养血止血,调经安胎	妇康宝颗粒	熟地黄,艾叶,阿胶,川芎,当归,白芍,甘草	补血调经,止血安胎。用于失血过多,面色萎黄,月经不调,小腹冷痛,胎漏下血,痔漏下血	6
					妇康宝口服液	熟地黄,艾叶,阿胶,川芎,当归,白芍,甘草	补血调经,止血安胎。用于失血过多,面色萎黄,月经不调,胎漏胎动,痔漏下血	23
					妇康宝煎膏	熟地黄,川芎,芍药,艾叶,甘草,当归,阿胶,红糖,蔗糖,米酒	补血调经,止血安胎。用于失血过多,面色萎黄,月经不调,小腹冷痛,胎漏胎动,痔漏下血	1
13	酸枣仁汤	《金匮要略》(汉代张仲景)	炒酸枣仁,甘草,知母,茯苓,川芎	养血安神,清热除烦	酸枣仁合剂	酸枣仁,知母,茯苓,川芎,甘草	清热泻火,养血安神。用于虚烦不眠,心悸不宁,头目眩晕	8
					酸枣仁糖浆	酸枣仁,知母,茯苓,川芎,甘草	清热泻火,养血安神。用于虚烦不眠,心悸不宁,头目眩晕	9

续表

序号	方剂名称	方剂来源	方剂处方	方剂功能主治	中成药名称	中成药处方	中成药功能主治	药品批文数
14	黄芪桂枝五物汤*	《金匮要略》(汉代张仲景)	黄芪,芍药,桂枝,生姜,大枣	益气温经,和血通痹	胃肠灵颗粒	黄芪,白芍,桂枝,生姜,甘草,大枣	温中益气,缓急止痛。用于脘腹胀痛,喜按,食少,乏力,舌淡脉弱,适用于慢性胃炎,十二指肠溃疡有上述症状者	1
					黄芪健胃膏	黄芪,白芍,桂枝,生姜,甘草,大枣	补气温中,缓急止痛。用于脾胃虚寒所致的胃痛,症见胃痛拘急,畏寒肢冷,喜温喜按,心悸自汗;胃、十二指肠溃疡见上述证候者	1
15	桂枝芍药知母汤*	《金匮要略》(汉代张仲景)	桂枝,芍药,甘草,麻黄,生姜,白术,知母,防风,附子(炮)	通阳行痹,祛风逐湿,和营止痛	寒热痹颗粒	桂枝,防风,白芍,知母,附子,干姜,麻黄,白术,甘草,地龙	散寒清热,和营定痛。用于肌肉关节疼痛,局部之发热,或触之不热但自觉发热,全身热象不显,以及风湿关节炎见上述证候者	1
16	泻心汤	《金匮要略》(汉代张仲景)	大黄,黄连,黄芩	泻火燥湿	一清胶囊	黄连,大黄,黄芩	清热泻火解毒,化瘀凉血止血。用于火毒血热所致的身热烦躁,目赤口疮,咽喉牙龈肿痛,大便秘结,咯血,衄血,痔血;咽炎、扁桃体炎、牙龈炎见上述证候者	76
					一清颗粒	黄连,大黄,黄芩	清热泻火解毒,化瘀凉血止血。用于火毒血热所致的身热烦躁,大便秘结,目赤口疮,咽喉牙龈肿痛,吐血,咯血,衄血,痔血;咽炎、扁桃体炎、牙龈炎见上述证候者	
					三黄片	大黄,盐酸小檗碱,黄芩浸膏	清热解毒,泻火通便。用于三焦热盛所致的目赤肿痛,口鼻生疮,牙龈肿痛,咽喉肿痛,心烦口渴,尿黄,便秘;亦用于急性胃肠炎,痢疾	202

续表

序号	方剂名称	方剂来源	方剂处方	方剂功能主治	中成药名称	中成药处方	中成药功能主治	药品批文数
17	人参健脾丸（汤）	《证治准绳》（明代王肯堂）	人参、麸炒白术、茯苓、山药、陈皮、木香、砂仁、炙黄芪、当归、炒酸枣仁、制远志	健脾益气、和胃止泻	人参健脾丸	人参、白术（麸炒）、茯苓、山药、陈皮、木香、砂仁、炙黄芪、当归、酸枣仁（炒）、远志（制）	健脾益气、和胃止泻。用于脾胃虚弱所致的饮食不化、恶心呕吐、脘痛便溏、不思饮食、体弱倦怠	186
18	归肾丸	《景岳全书》（明代张景岳）	熟地黄、枸杞子、山茱萸、菟丝子、茯苓、当归、山药、杜仲	滋阴养血、填精益髓	归肾丸	熟地黄、山茱萸、枸杞子、菟丝子、当归、茯苓、山药、杜仲（盐炒）	滋阴养血、填精益髓。用于肾水不足、腰酸脚软、精亏血少、头晕耳鸣	1
19	独参汤	《修月鲁般经后录》引《十药神书》（录自《医方类聚》卷一五〇）	人参	补气固脱。主治诸般失血与疮疡溃后、气血俱虚、面色苍白、恶寒发热、手足清冷、自汗或出冷汗、脉微细欲绝者。	人参袋泡茶	人参	大补元气、生津止渴、补脾益肺。用于体虚所致的身倦乏力、心悸气短、失眠健忘属气虚证者	1
20	滋肾通关丸	《兰室秘藏》（金代李东垣）	肉桂、黄柏、知母	清下焦湿热、助膀胱气化	滋肾丸	黄柏（盐炒）、知母（盐炒）、肉桂	滋肾清热、化气通关。用于热蕴膀胱、小腹胀满、尿闭不通	10
21	良附丸	《良方集腋》（清代谢元庆）	高良姜、香附	疏肝理气、温胃祛寒。治胃有郁滞、肝胃气滞、胃脘疼痛、喜温喜按、或成胸胁胀痛、或致痛经、苔白、脉沉紧者。	良附丸	高良姜、醋香附	温胃理气。用于寒凝气滞、脘痛吐酸、胸腹胀满	17

序号	方剂名称	方剂来源	方剂处方	方剂功能主治	中成药名称	中成药处方	中成药功能主治	药品批文数
22	丹栀逍遥散	《内科摘要》（明代薛己）	当归、白芍、茯苓、白术、柴胡、牡丹皮、栀子、甘草	养血健脾、疏肝清热	丹栀逍遥片	柴胡、当归、白芍、白术、茯苓、甘草、牡丹皮、栀子	疏肝健脾，解郁清热，养血调经。用于肝郁脾弱，血虚发热，两胁作痛，头晕目眩，月经不调等症	3
					丹栀逍遥胶囊	柴胡、当归、白芍、白术、茯苓、甘草、牡丹皮、栀子	疏肝健脾，解郁清热，养血调经。用于肝郁脾弱，血虚发热，两胁作痛，头晕目眩，月经不调等症	1
23	当归补血汤	《内外伤辨惑论》（金代李东垣）	黄芪、当归（酒洗）	补气生血	归芪口服液	黄芪（制）、当归	补气生血。用于气血两虚引起的贫血症	1
					当归丸	当归、黄芪（蜜炙）	活血补血，调经止痛。用于月经不调，经来腹痛	17
					当归补血丸	当归、黄芪	补养气血。用于身体虚弱，气血两亏	14
					当归补血口服液	当归、黄芪	补养气血。用于气血两虚	1
24	五苓散	《伤寒论》（汉代张仲景）	桂枝、猪苓、茯苓、泽泻、白术	利水渗湿、温阳化气	五苓片	茯苓、泽泻、猪苓、桂枝、白术	温阳化气，利湿行水。用于小便不利，水肿腹胀，呕逆泄泻，渴不思饮	7
25	半夏泻心汤*	《伤寒论》（汉代张仲景）	半夏（洗）、黄芩、干姜、黄连、甘草（炙）、人参、大枣（擘）	寒热平调、消痞散结	生姜泻心片	生姜、甘草、人参、干姜、黄芩、半夏（姜制）、黄连、大枣	和胃散痞，用于胃中不和，心下痞满，干噫食臭，肠鸣下痢	0

续表

序号	方剂名称	方剂来源	方剂处方	方剂功能主治	中成药名称	中成药处方	中成药功能主治	药品批文数
26	抵当汤	《伤寒论》（汉代张仲景）	水蛭、虻虫、大黄、桃仁	攻逐蓄血	脑塞安胶囊	水蛭、虻虫、大黄、桃仁	破血祛瘀，通经透络。用于动脉粥样硬化性血栓性脑梗死恢复期瘀血阻络证者，症见半身不遂、偏身麻木、口舌歪斜、舌强语謇或不语、舌质暗淡有瘀斑，脉沉细或沉弦	1
					逐瘀通脉胶囊	水蛭、虻虫、大黄、桃仁	破血逐瘀，通经活络。主治血瘀型眩晕证，症见眩晕、头痛耳鸣、舌质暗红，脉沉涩	1
27	炙甘草汤	《伤寒论》（汉代张仲景）	甘草（炙）、生姜（切）、人参、生地黄、桂枝（去皮）、阿胶、麦门冬（去心）、麻仁、大枣	益气滋阴，通阳复脉	养心定悸口服液	地黄、麦冬、红参、大枣、阿胶、黑芝麻、桂枝、生姜、炙甘草	养血益气，复脉定悸。用于气虚血少，心悸气短，心律不齐，盗汗失眠，咽干舌燥，大便干结	1
					养心定悸膏	地黄、麦冬、红参、大枣、阿胶、黑芝麻、桂枝、生姜、炙甘草	养血益气，复脉定悸。用于气虚血少，心悸气短，心律不齐，盗汗失眠，咽干舌燥，大便干结	2
28	茵陈蒿汤	《伤寒论》（汉代张仲景）	茵陈、栀子、大黄	清热，利湿，退黄	茵栀黄口服液	茵陈提取物、栀子提取物、黄芩苷提取物（以黄芩苷计）、金银花提取物	清热解毒，利湿退黄。用于肝胆湿热所致的黄疸，症见面目悉黄、小便黄赤；急、慢性肝炎见上述证候者	1

续表

序号	方剂名称	方剂来源	方剂处方	方剂功能主治	中成药名称	中成药处方	中成药功能主治	药品批文数
29	葛根芩连汤	《伤寒论》(汉代张仲景)	葛根、炙甘草、黄芩、黄连	解表清里	葛根芩连丸	葛根、黄芩、黄连、炙甘草	解肌透表，清热解毒，利湿止泻。用于湿热蕴结所致的泄泻腹痛，便黄而黏，肛门灼热；及风热感冒所致的发热恶风，头痛身痛	1
					葛根芩连口服液	葛根、黄芩、黄连、炙甘草	解肌清热，止泻止痢。用于泄泻痢疾，身热烦渴，下痢臭秽	1
					葛根芩连片	葛根、黄芩、黄连、炙甘草	解肌清热，止泻止痢。用于湿热蕴结所致的泄泻、痢疾，症见身热烦渴，下痢臭秽，腹痛不适	33
					葛根芩连胶囊	葛根、黄芩、黄连、炙甘草	解肌清热，止泻止痢。用于泄泻痢疾，身热烦渴，下痢臭秽	2
30	鸡苏散	《伤寒直格》(金代刘完素)	滑石、甘草、薄荷	疏风解暑	薄荷六一散	滑石、薄荷、甘草	祛暑利热，利小便。用于暑热烦渴，小便不利	
31	荆防败毒散	《摄生众妙方》(明代张时彻)	羌活、柴胡、前胡、独活、防风、茯苓、枳壳、荆芥、桔梗、川芎、甘草	发汗解表，消疮止痛	荆防合剂	荆芥、防风、羌活、独活、前胡、柴胡、川芎、枳壳、桔梗、甘草	发汗解表，散风祛湿。用于感冒风寒，头痛身痛，恶寒无汗，鼻塞流涕，咳嗽	5

续表

序号	方剂名称	方剂来源	方剂处方	方剂功能主治	中成药名称	中成药处方	中成药功能主治	药品批文数
31	荆防败毒散	《摄生众妙方》（明代张时彻）	羌活、柴胡、前胡、独活、枳壳、茯苓、荆芥、防风、桔梗、川芎、甘草	发汗解表，消疮止痛	荆防颗粒	荆芥、防风、羌活、独活、柴胡、前胡、川芎、枳壳、茯苓、桔梗、甘草	发汗解表，散风祛湿。用于感冒风寒，头痛身痛，恶寒无汗，鼻塞流涕，咳嗽	15
32	百合固金汤	《慎斋遗书》（明代周之干）	地黄、熟地黄、麦冬、川贝母、百合、当归、白芍、甘草、玄参、桔梗	滋养肺肾，止咳化痰	百合固金口服液	百合、地黄、熟地黄、麦冬、玄参、川贝母、当归、白芍、桔梗、甘草	养阴润肺，化痰止咳。用于肺肾阴虚，燥咳少痰，痰中带血，咽干喉痛	4
					百合固金片	百合、地黄、熟地黄、麦冬、玄参、川贝母、当归、白芍、桔梗、甘草	养阴润肺，化痰止咳。用于肺肾阴虚，燥咳少痰，痰中带血，咽干喉痛	2
					百合固金颗粒	百合、地黄、熟地黄、麦冬、玄参、川贝母、当归、白芍、桔梗、甘草	养阴润肺，化痰止咳。用于肺肾阴虚，燥咳少痰，痰中带血，咽干喉痛	1
33	延寿丹	《世补斋医书》（清代陆九芝）	何首乌、稀莶草、菟丝子、杜仲、牛膝、女贞子、桑叶、忍冬藤、生地、桑椹子膏、金樱子膏、旱莲草膏、黑芝麻膏	补益肝肾，滋养精血	首乌丸	制何首乌、熟地黄、黄酒牛膝、桑椹、桑叶、墨旱莲、酒女贞子、黑芝麻、莲子草叶（制）、黑桑丝子、金樱子（酒蒸）、菟丝子、盐补骨脂、稀莶草（制）、金银花（制）	补肝肾，强筋骨，乌须发。用于肝肾两虚，头晕目花，耳鸣，腰酸肢麻，须发早白；亦用于高脂血症	10

续表

序号	方剂名称	方剂来源	方剂处方	方剂功能主治	中成药名称	中成药处方	中成药功能主治	药品批文数
34	清上蠲痛汤*	《寿世保元》(明代龚廷贤)	当归(酒洗)、小川芎、白芷、细辛、羌活、独活、防风、菊花、蔓荆子、片苓(酒炒)、麦门冬、甘草(生)	治头痛	川芎清脑颗粒	川芎、当归、防风、羌活、白芷、细辛、苍术、黄芩、蔓荆子、麦冬、甘草、生姜、菊花	祛风胜湿，活血止痛。用于风湿蒙闭，瘀血阻滞所起的偏头痛	1
35	八正散	《太平惠民和剂局方》(宋代太平惠民和剂局)	炒车前子、瞿麦、萹蓄、滑石、栀子、炙甘草、木通、熟大黄	清热泻火，利水通淋	清淋颗粒	瞿麦、木通、滑石、大黄、萹蓄、盐车前子、栀子、炙甘草	清热泻火，利水通淋。用于膀胱湿热所致的淋证，症见尿频涩痛、淋沥、小腹胀满、口干咽燥	15
36	川芎茶调散	《太平惠民和剂局方》(宋代太平惠民和剂局)	薄荷、川芎、荆芥、细辛、防风、白芷、羌活、炙甘草	疏风止痛	川芎茶调口服液	川芎、白芷、羌活、细辛、防风、薄荷、荆芥、甘草	疏风止痛。用于风邪头痛，或有恶寒、发热、鼻塞	1
					川芎茶调丸(浓缩丸)	川芎、白芷、羌活、防风、薄荷、荆芥、甘草	疏风止痛。用于风邪头痛，或有恶寒、发热、鼻塞	3
					川芎茶调冲剂	川芎、白芷、羌活、细辛、防风、薄荷、荆芥、甘草	疏风止痛。用于风邪头痛，或有恶寒、发热、鼻塞	1
					川芎茶调散	川芎、白芷、羌活、细辛、防风、薄荷、荆芥、甘草	疏风止痛。用于外感风邪所致的头痛，或有恶寒、发热、鼻塞	15

续表

序号	方剂名称	方剂来源	方剂处方	方剂功能主治	中成药名称	中成药处方	中成药功能主治	药品批文数
36	川芎茶调散	《太平惠民和剂局方》(宋代太平惠民和剂局)	薄荷、川芎、荆芥、细辛、防风、白芷、羌活、炙甘草	疏风止痛	川芎茶调滴丸	川芎、防风、白芷、细辛、羌活、甘草、薄荷、荆芥	疏风止痛。用于风邪头痛,或有恶寒、发热,鼻塞	1
					川芎茶调片	川芎、白芷、羌活、细辛、薄荷、防风、荆芥、甘草	疏风止痛。用于风邪头痛,或有恶寒、发热,鼻塞	5
					川芎茶调袋泡茶(川芎茶调袋泡剂)	川芎、白芷、羌活、细辛、防风、荆芥、甘草	疏风止痛。用于外感风邪所致的头痛,或有恶寒、发热,鼻塞	2
					川芎茶调颗粒	川芎、白芷、羌活、细辛、防风、薄荷、荆芥、甘草	疏风止痛。用于风邪所致的头痛,或有恶寒、发热,鼻塞	11
37	戊己丸	《太平惠民和剂局方》(宋代太平惠民和剂局)	黄连、吴茱萸、白芍	疏肝理脾,清热和胃	戊己丸	黄连、吴茱萸(制)、白芍(炒)	泻肝和胃,降逆止呕。用于肝火犯胃,肝胃不和所致的胃脘灼热疼痛、呕吐吞酸、口苦嘈杂、腹痛泄泻	3

续表

序号	方剂名称	方剂来源	方剂处方	方剂功能主治	中成药名称	中成药处方	中成药功能主治	药品批文数
38	逍遥散	《太平惠民和剂局方》(宋代《太平惠民和剂局》)	柴胡、当归、白芍、白术、茯苓、生姜、薄荷、炙甘草	疏肝解郁，健脾和营	逍遥颗粒	柴胡、当归、白芍、炒白术、茯苓、薄荷、甘草、生姜	疏肝健脾，养血调经。用于肝郁脾虚所致的郁闷不舒、胸胁胀痛、头晕目眩、食欲减退、月经不调	26
39	青娥丸	《太平惠民和剂局方》(宋代《太平惠民和剂局》)	核桃仁、盐补骨脂、杜仲、大蒜	补肾强腰	健腰丸	杜仲(盐炒)、补骨脂(盐炒)、核桃仁(炒)、大蒜	温肾，壮筋骨。用于肾虚腰痛，膝软无力	0
					青娥丸	盐杜仲、盐补骨脂、核桃仁(炒)、大蒜	补肾强腰。用于肾虚腰痛，起坐不利，膝软无力	5
40	败毒散	《太平惠民和剂局方》(宋代《太平惠民和剂局》)	柴胡、前胡、川芎、枳壳、羌活、独活、人参、甘草、桔梗、生姜、薄荷	散寒祛湿，益气解表	人参败毒胶囊	独活、羌活、川芎、柴胡、前胡、枳壳、桔梗、茯苓、甘草、生姜、薄荷、人参	益气解表，散寒祛湿。用于气虚外感风寒湿邪所致恶寒发热、无汗、口不渴、头痛、肢体酸痛沉重、咳嗽、乏力，舌苔白腻，脉浮无力	1
41	丁桂散	《外科传薪集》(清代马文植)	丁香、肉桂	温经通络，散寒止痛	丁桂温胃散	丁香、肉桂	温胃散寒，行气止痛。用于寒性脘腹及寒性腹痛	1
42	犀黄丸	《外科全生集》(清代王洪绪)	牛黄、麝香、乳香、没药、黄米饭	清热解毒，化痰散结，活血消肿，祛瘀止痛	西黄丸	牛黄、麝香、乳香(制)、没药(制)	清热解毒，和营消肿。用于痈疽疔毒、瘰疬、流注、癌肿等	54
					西黄胶囊	牛黄、麝香、乳香(制)、没药(制)	解毒散结，消肿止痛。用于毒瘀互结、痈疽疔疮、阴疽肿痛，多发性脓肿、淋巴结炎、寒性脓疡属上述证候者。	2

续表

序号	方剂名称	方剂来源	方剂处方	方剂功能主治	中成药名称	中成药处方	中成药功能主治	药品批文数
43	缩泉丸	《魏氏家藏方》（宋代魏岘）	乌药、盐益智仁、山药	温肾祛寒，缩尿止遗	缩泉丸	山药、益智仁、乌药	补肾缩尿。用于肾虚所致的小便频数、夜间遗尿	8
					缩泉胶囊	山药、益智仁、乌药	补肾缩尿。用于肾虚之小便频数、夜卧遗尿	1
44	桑菊饮	《温病条辨》（清代吴瑭）	杏仁、连翘、薄荷、桑叶、菊花、苦梗、甘草、苇根	疏风清热，宣肺止咳	桑菊感冒合剂	桑叶、菊花、连翘、薄荷、苦杏仁、桔梗、甘草、芦根	疏风清热，宣肺止咳。用于风热感冒初起，头痛，咳嗽，口干，咽痛	17
					桑菊感冒片	桑叶、菊花、连翘、薄荷素油、苦杏仁、桔梗、甘草、芦根	疏风清热，宣肺止咳。用于风热感冒初起，头痛，咳嗽，口干，咽痛	135
45	增液汤	《温病条辨》（清代吴瑭）	玄参、麦冬、地黄	增液润燥	增液颗粒	玄参、地黄、麦冬	养阴生津，清热润燥。用于热邪伤阴、津液不足所引起的阴虚内热，口干咽燥，大便燥结；亦可用于感染性疾病高热患者热盛伤阴、体液耗损的辅助用药	1
46	二至丸	《证治准绳》（明代王肯堂）	女贞子、墨旱莲	滋补肝肾	二至丸	女贞子（蒸）、墨旱莲	补益肝肾，滋阴止血。用于肝肾阴虚，眩晕耳鸣，咽干鼻燥，腰膝酸痛，月经量多	14

续表

序号	方剂名称	方剂来源	方剂处方	方剂功能主治	中成药名称	中成药处方	中成药功能主治	药品批文数
47	玉屏风散	《医方类聚》（朝鲜金礼蒙）	防风、黄芪（蜜炙）、白术	益气固表止汗	丹溪玉屏风颗粒	黄芪、防风、白术（炒）	益气，固表，止汗。用于表虚不固，自汗恶风，面色㿠白，或体虚易感风邪者	2
					玉屏风丸	黄芪、白术（炒）、防风	益气，固表，止汗。用于表虚不固，自汗恶风，面色㿠白，或体虚易感风邪者	9
					玉屏风口服液	黄芪、防风、白术（炒）	益气，固表，止汗。用于表虚不固，自汗恶风，面色㿠白，或体虚易感风邪者	89
					玉屏风滴丸	黄芪、防风、白术（炒）	益气，固表，止汗。用于表虚不固，自汗恶风，面色㿠白，或体虚易感风邪者	1
					玉屏风胶囊	黄芪、防风、白术（炒）	益气，固表，止汗。用于表虚不固，自汗恶风，面色㿠白，或体虚易感风邪者	1
					玉屏风袋泡茶	黄芪、防风、白术（炒）	益气，固表，止汗。用于表虚不固，自汗恶风，面色㿠白，或体虚易感风邪者	1
					玉屏风颗粒	黄芪、防风、白术（炒）	益气，固表，止汗。用于表虚不固，自汗恶风，面色㿠白，或体虚易感风邪者	1
48	清燥救肺汤*	《医门法律》（清代喻嘉言）	桑叶（经霜者，去枝梗）、石膏（煅）、甘草、人参、胡麻仁（炒，研）、真阿胶、麦门冬（泡，去心）、杏仁（泡，去皮尖、炒黄）、枇杷叶（刷去毛，蜜涂炙黄）	清燥润肺，养阴益气	清燥润肺合剂	桑叶、石膏、甘草、麦冬、黑芝麻、阿胶、麦冬、苦杏仁、北沙参、枇杷叶	清燥润肺。用于燥气伤肺，干咳无痰，气逆而喘，咽干鼻燥，心烦口渴	2

续表

序号	方剂名称	方剂来源	方剂处方	方剂功能主治	中成药名称	中成药处方	中成药功能主治	药品批文数
49	五子衍宗丸	《摄生众妙方》(明代张时彻)	枸杞子、菟丝子、覆盆子、五味子、车前子	补肾益精	五子衍宗丸	枸杞子(炒)、菟丝子、五味子(蒸)、覆盆子、车前子(盐制)	补肾益精。用于肾虚精亏所致的阳痿不育,遗精早泄,腰痛,尿后余沥	82
					五子衍宗口服液	枸杞子、菟丝子(炒)、覆盆子、五味子、车前子(醋制)	补肾益精。用于肾虚腰痛,阳痿不育,精早泄	15
					五子衍宗片	枸杞子(炒)、菟丝子、五味子(蒸)、覆盆子、车前子(盐制)	补肾益精。用于肾虚精亏所致的阳痿不育,遗精早泄,腰痛,尿后余沥	11
					五子衍宗胶囊	枸杞子(炒)、菟丝子、覆盆子、五味子(蒸)、车前子、盐前子	补肾益精。用于肾虚腰痛,精早泄,阳痿不育	2
					五子衍宗颗粒	枸杞子(炒)、菟丝子、覆盆子(醋制)、五味子(盐制)、车前子	补肾益精。用于肾虚腰痛,尿后余沥,遗精早泄,精早泄,阳痿不育	1
					益肾丸	枸杞子、菟丝子(盐制)、五味子(酒制)、车前子、覆盆子	填精补髓,益肾扶阳。用于身体虚弱,肾亏阳痿,梦遗滑精,尿液浑浊	2

续表

序号	方剂名称	方剂来源	方剂处方	方剂功能主治	中成药名称	中成药处方	中成药功能主治	药品批文数
49	五子衍宗丸	《摄生众妙方》（明代张时彻）	枸杞子、菟丝子、覆盆子、五味子、车前子	补肾益精	益肾液	枸杞子、菟丝子（盐制）、五味子（酒制）、覆盆子	填精补髓，益肾扶阳。用于身体虚弱，肾亏阳痿，梦遗滑精，尿液浑浊	1
50	止嗽散	《医学心悟》（清代程国彭）	紫菀、百部、白前、桔梗、荆芥、陈皮、甘草	宣利肺气，疏风止咳	止嗽丸	紫菀（制）、白前、甘草、桔梗、荆芥（制）、陈皮	止嗽去痰，疏风理肺。用于风邪犯肺咳嗽咽痒，痰不易咯出者	1
					止嗽口服液	紫菀（制）、白前、甘草、桔梗、荆芥（制）、陈皮	止嗽祛痰，疏风理肺。用于风邪犯肺咳嗽咽痒，痰不易咯出者	1
					止嗽片	紫菀（制）、白前、甘草、桔梗、荆芥（制）、陈皮	疏风解表，止咳化痰。用于感冒引起的咳嗽，咯痰不爽等	5
					止嗽袋泡茶	紫菀（制）、白前、甘草、桔梗、荆芥（制）、陈皮	疏风解表，止咳化痰。用于感冒引起的咳嗽，咯痰不爽等	1
51	三妙丸	《医学正传》（明代虞抟）	盐黄柏、炒苍术、牛膝	燥湿清热，消肿止痛	三妙丸	苍术（炒）、黄柏、牛膝（炒）	清热燥湿。用于湿热下注所致的痹病，症见足膝红肿热痛，下肢沉重，小便黄少	5
52	接骨紫金丹	《疡科选粹》（明代陈文治）	土鳖虫、醋乳香、醋没药、煅自然铜、煅大黄、血竭、硼砂、当归	活血定痛，接骨续筋	接骨七厘散	乳香（制）、没药（制）、骨碎补（烫）、熟大黄（酒蒸）、当归、血竭、土鳖虫、硼砂、自然铜（醋煅）	活血化瘀，接骨止痛。用于跌打损伤，续筋接骨，血瘀疼痛	4

续表

序号	方剂名称	方剂来源	方剂处方	方剂功能主治	中成药名称	中成药处方	中成药功能主治	药品批文数
53	枳术丸	《内外伤辨惑论》（金代李东垣）	白术，麸炒枳实	健脾消痞	枳术丸	枳实（炒），麸炒白术	健脾消食，行气化湿。用于脾胃虚弱，食少不化，脘腹痞满	3

备注：

1. 数据来源：药智数据库，方剂与中成药处方挖掘系统。

2. 标记＊号表示是来自国家中医药管理局发布《古代经典名方目录（第一批）》中的方剂。共有9个处方被开发成15个制剂。

3. 某些中成药和古方处方会有出入，比如：古方中用"人参""芍药""勺药"等，中成药会改用"党参""白芍""甘草"等；古方中没有用"甘草"等，而中成药会增加。

（李天录 张好霞）